JN013703

虎の門病院式
がん治療

虎の門病院 編著

バリューメディカル

発刊にあたって

患者さん中心の高度ながん医療を提供しています

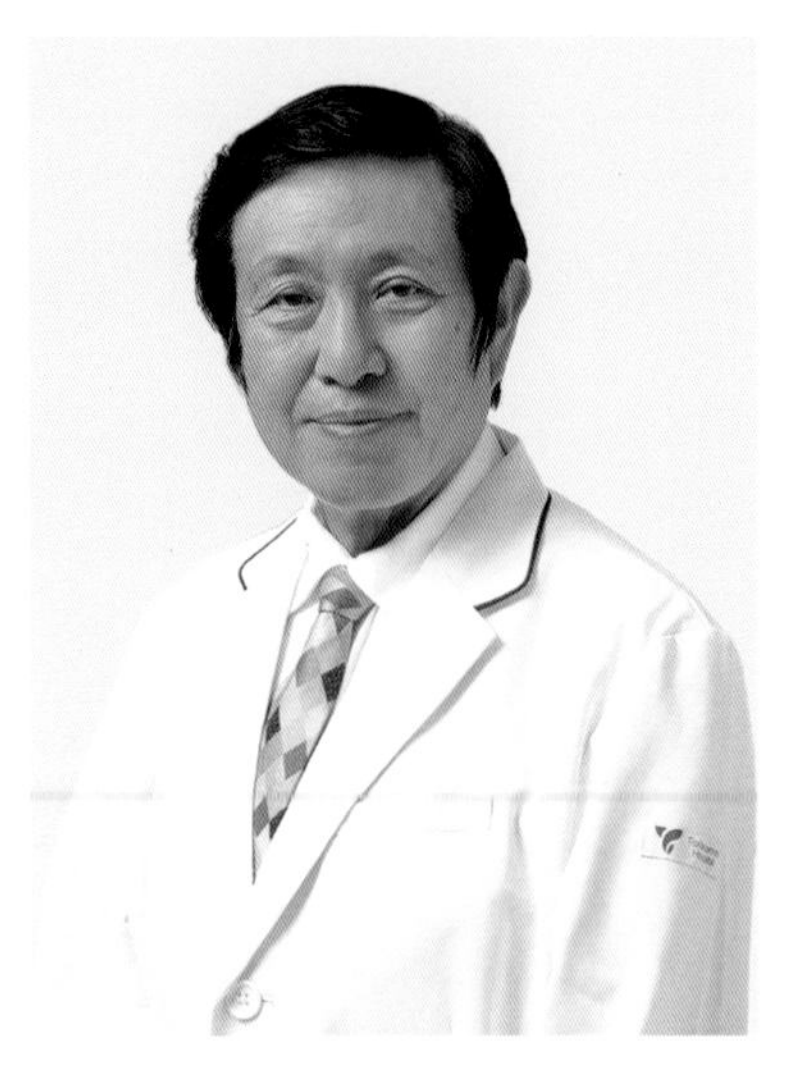

虎の門病院　院長　門脇（かどわき） 孝（たかし）

この度、虎の門病院は「虎の門病院式がん治療」を編纂し、皆様にお届けします。

本書はまず、がん治療についての全般的な基礎知識と最新情報について触れています。次に当院が提供するがん治療を軸として、さまざまながんとその治療法について解説しています。がん治療に対して、患者さんやそのご家族が感じる疑問を解消するお手伝いをしたいという思いを込めました。

当院は「医学への精進と貢献、病者への献身と奉仕を旨とし、その時代時代になしうる最良の医療を提供すること」を基本理念に、１９５８年５月の設立当初から、病に苦しむすべての人々を救うべく、門戸を開いてきました。

２０１９年５月には、高度な医療水準の追求および急性期医療のさらなる推進をめざして、病院を移転しました。移転後は、高度先進医療・予防医療・高齢者総合医療に取り組んでいます。新病院は地上19階・地下3階に生まれかわり、手術室は20室に増設され、最新の設備と医療機器を導入し、充実した医療を提供しています。

現在40を超える診療科を擁し、各科に臓器別の高度かつ専門的な医療を行うプロフェッショナルを数多くそろえています。また、高度急性期病院として広く地域医療の中核を担い、高い評価を得ています。

当院の提供するがん医療は、「集学的治療」「体への負担を軽くする低侵襲医療」「あきらめない医療」「寄り添う医療」を特徴としています。

患者さん中心の高度ながん医療を行うために、経験豊富な医師のみならず多職種のスペシャリストが集い、関連する領域が診療科・職種の垣根なく連携することで、「全人的がん医療」を提供しています。

がん治療だけでなく全身のあらゆる臓器と疾患を診ることができる、言い換えれば「全身をくまなく診ることができるからこそ、がんにも強い」のです。

現代は、がんとともに生活していく時代に入ってきています。本書が皆様の治療と日々の暮らしの一助となれば幸いです。

２０２４年１月

虎の門病院式 がん治療

もくじ

Part 4 チーム医療の現場

Part 5 がん Q&A

＊本書掲載の情報は２０２４年１月現在のものです。

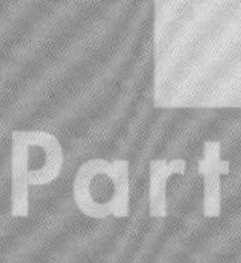

Part 1 がんの基礎知識

がんのこと、正しく知っていますか？

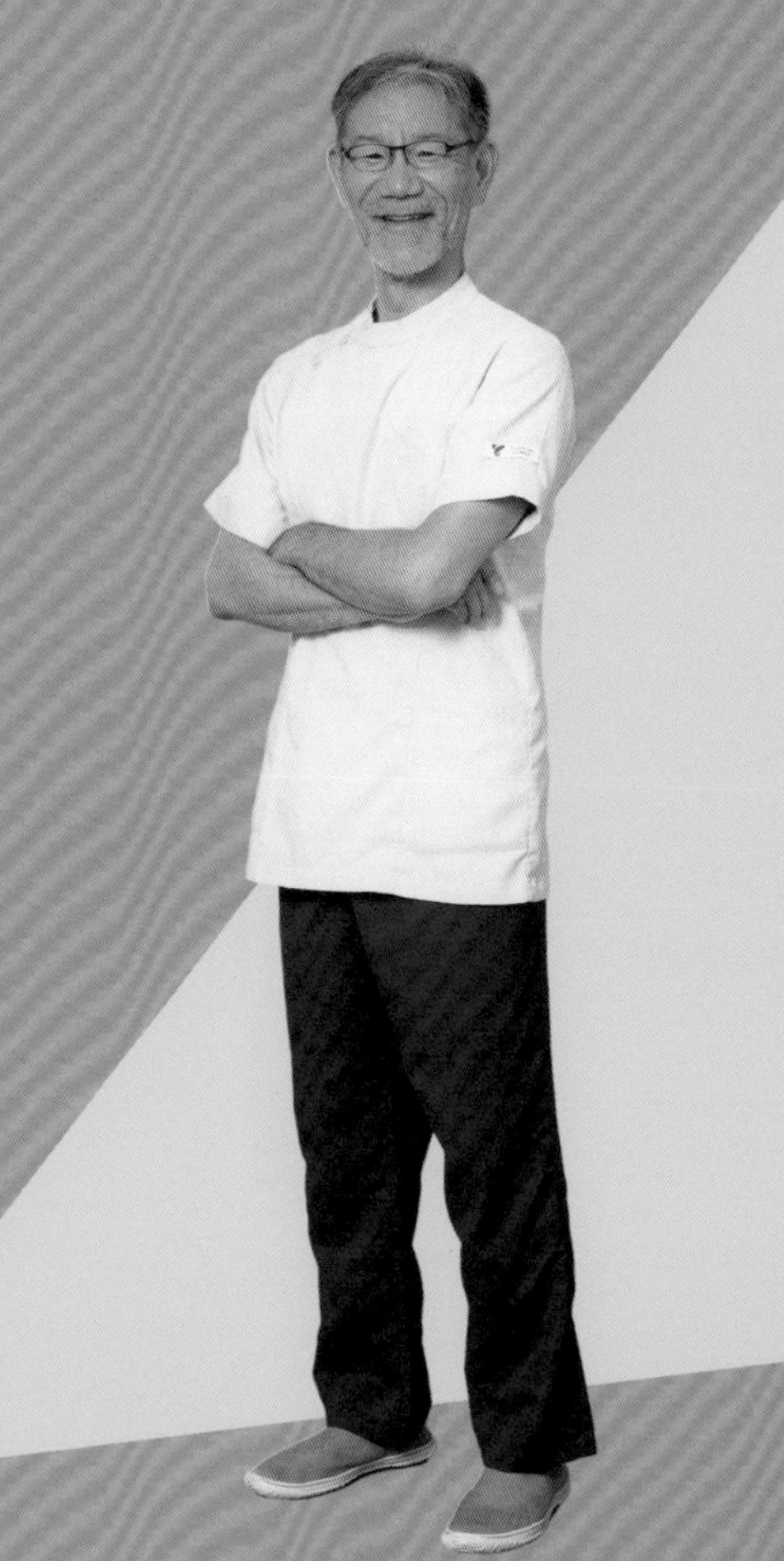

虎の門病院は総合病院である一方、がん治療の面でも各診療科において、がん専門施設に勝るとも劣らない経験と実績を持っており、トータルでまさに**「虎の門がんセンター」**として機能しています。虎の門がんセンターを表すキーワードは**「あきらめない」「体にやさしい」「シームレス」**です。

たとえがんが進行していても、重い合併症をお持ちでも、超高齢でも、私たちは何とか役に立ちたい！ この本を読んでいただければ、そんな私たちの想いをわかっていただけると思います。「まずは相手を知る」ために、がんについての一般的な知識をご紹介します。

消化器外科（下部消化管）
副院長
黒柳 洋弥
（くろやなぎ ひろや）

そもそも、「がん」とは？

臨床腫瘍科　部長
三浦 裕司
（みうら ゆうじ）

がんは細胞の病気であり、遺伝子の異常により起きる病気

がんとは、そもそも何なんでしょうか？　1847年に、ドイツの病理学者ルドルフ・ウィルヒョウは、がんが「無秩序な細胞の増加である」ことを発見しました。しかし、なぜ細胞が無秩序な増殖を起こすのかについては、長年謎のままでした。それから100年以上が経過し、1970年代になり、アメリカの研究者バーマスとビショップにより、がんが遺伝子の異常で起きることがわかりました。

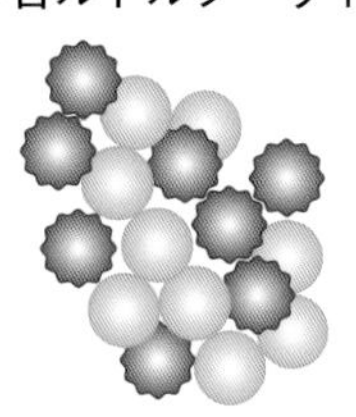

遺伝子の異常は、なぜ起きる？

がんは、細胞の異常であり遺伝子の異常であることがわかりました。それでは、その遺伝子の異常を起こす原因は何でしょうか？

例えば、皆さんご存じの通り、たばこなど、生活習慣の中で発がん物質へさらされることは、がんの原因として知られています（90ページ参照）。そのほかにも、ヘリコバクター・ピロリという胃の中にいる細菌と胃がん（48ページ参照）、肝炎ウイルスと肝臓がん（52ページ参照）、ヒトパピローマウイルスと子宮頸がん（82ページ参照）など、細菌やウイルスの感染症が、がんのリスクになることがわかっています。

また、親から子に遺伝するような遺伝子の中にも、発がんに関連するものがあり、遺伝性腫瘍と呼ばれます（24ページ参照）。

しかし、実はこれらの原因は全体のがんの中ではごく一部であり、個々の患者さんにおいて、原因は不明なことがほとんどです。あえて言うとすれば、歳を重ねることが一番のがんのリスクということでしょうか。

よく患者さんから「先生、私たばこも吸わないし、食事にも気をつけていたのに、なんでがんになったのでしょう……」と尋ねられることがあります。必ずしも患者さんの生活習慣が悪かったからがんになったというわけではないことを理解し、「がん＝生活習慣が悪かった」という間違った認識をしないことが大切です。

がん細胞は常に体の中で発生しています

このように私たちの体の細胞は、さまざまな理由で常に刺激にさらされ、ある一定の割合で遺伝子の異常が起こり、がん化しています。すなわち、常にがん細胞が生まれているのです。

では、なぜすべての人ががんにならないかというと、例えばがん細胞も決定的な遺伝子異常があると長生きできず、増殖する前に死んでしまいますし、本来外敵である細菌などを排除するために人に備わっている免疫システムも、がん細胞を異物として認識し、がんが増殖する前にやっつけてくれます。

しかし、がん細胞が死なずに増殖するような力を獲得したり、免疫から逃れる力を獲得した場合、無秩序な増殖

が始まり、病気としての「がん」が発症するわけです。

がんが大きくなるまでにはどのくらいかかる？

それでは、1個のがん細胞が、私たちが認識できるがんになるまで、どのくらいかかるのでしょうか？

1㎝のがんの中には、約10億個のがん細胞が含まれていると考えられます。1個のがん細胞が10億個になるには、約10〜20年の年月がかかるといわれています。しかし、1㎝から2㎝になるには、1〜2年といわれています。

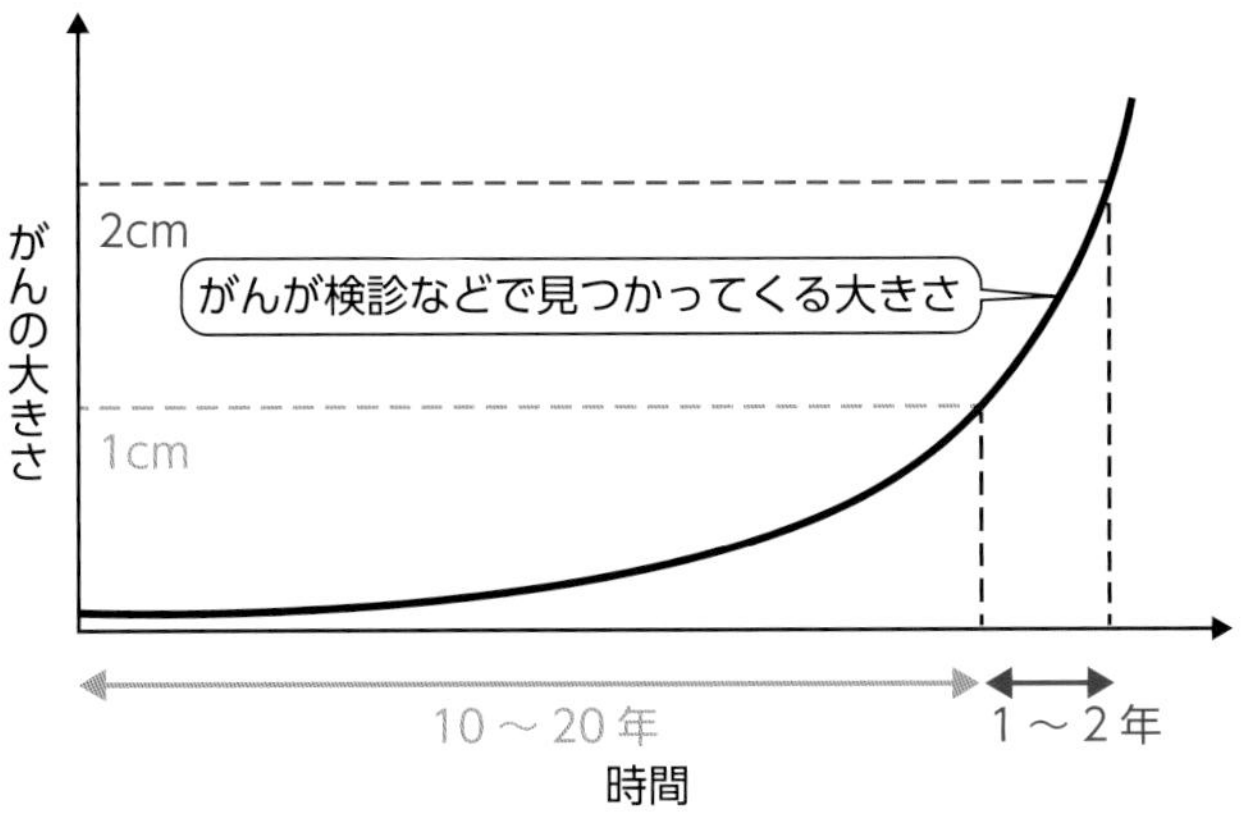

図1　がんの大きさと時間

これは、細胞分裂が倍々で起きるからでもありますし、前述した免疫からの回避のシステムが、腫瘍の大きさによってさらに加速するからとも考えられます。そのため、「図1」に示しますように、がんは直線的に大きくなるのではなく、右肩上がりに大きくなると考えられます。

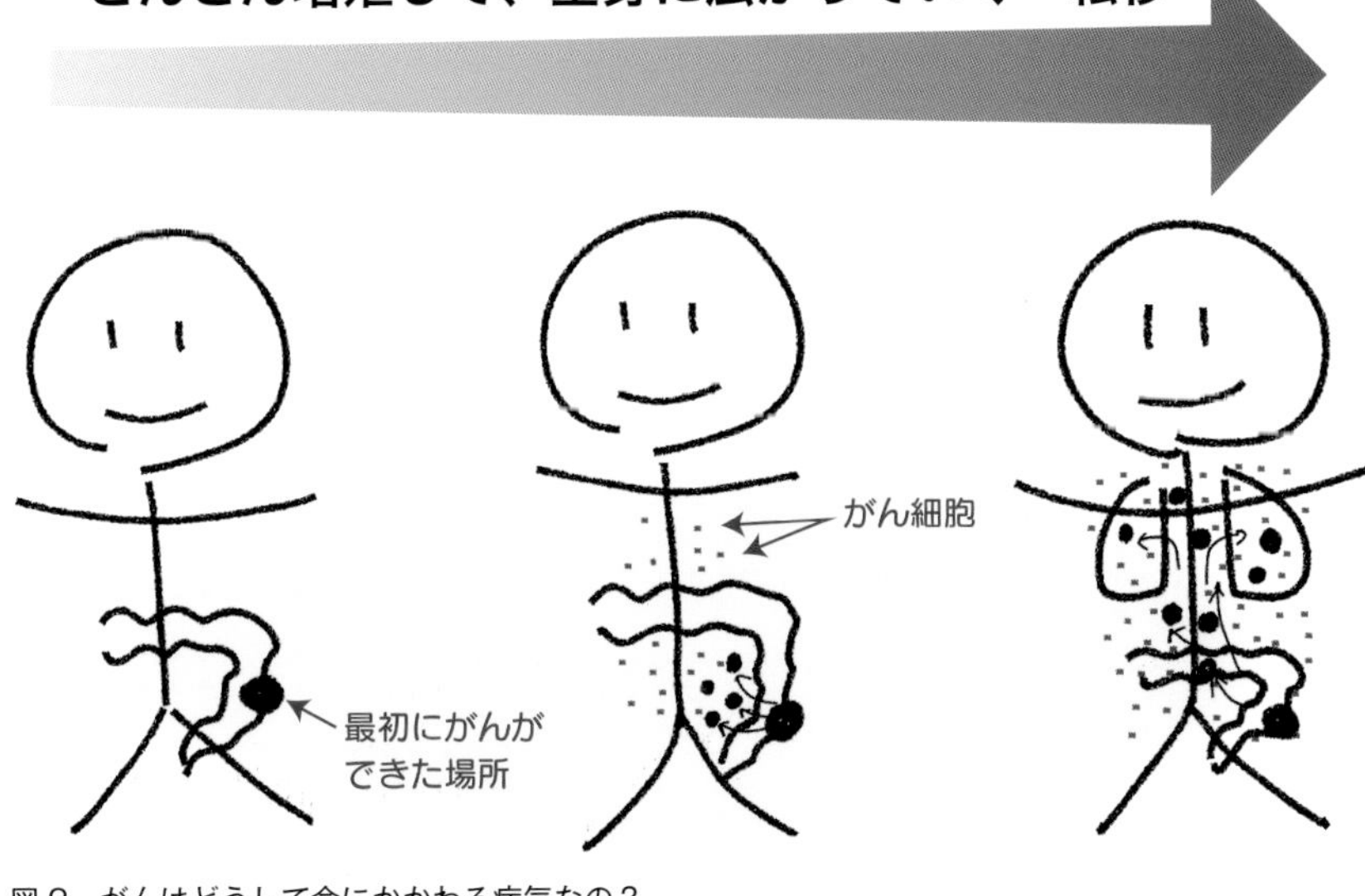

図2　がんはどうして命にかかわる病気なの？

がんはなぜ命にかかわるの？

次に、なぜがんは命にかかわる病気なのかについて、考えてみましょう。このことを理解するためには、「局所と全身」という考え方を理解する必要があります。

局所のがんは、どれだけ大きくなっても（頭蓋(ずがい)内など狭いスペースでの増大や心臓・血管など、直接命にかかわる臓器の破壊を例外として）、それだけで命にかかわる可能性は、一般的に低いと考えられています。

しかし、がん細胞のレベルで、全身にがんが広がった場合（これを私たちは、転移と呼びます）、さまざまな臓器の働きを邪魔したり、がん細胞自体がエネルギーを消費したりすることにより、生命活動を維持できなくなります（図2）。

がんを完治させるためには、がん細胞が局所にとどまっているうちに、手術などの局所治療で取り除いてしまうことが重要です。いったん全身にがん細胞が存在するようになった場合は、薬物による全身治療で、それらのがん細胞がそれ以上増えないように、抑え込むことが治療の目標になります。

がんになっても自分らしく生きる

がんという病気は、身体的な影響だけでなく、心理的、社会的にも影響を与えるといわれています。それは、がんという病気の持つイメージや偏見にとらわれてしまうことも原因の1つではないでしょうか？

がんになったからといって、自分が自分でなくなってしまったわけではありません。人生や生活の中にがんや治療という部分が加わってしまうかもしれませんが、幸せに生きるという人生の目標は変わらないはずです。

がんになってもこれまで通り、楽しいことをしながら自分らしく生きることを目標にしていくことが大事であり、私たち医療者も社会も、そのためのサポートをしていければと思っています。

がんのこと、正しく知っていますか？②

日本のがん事情

身近な病気だからこそ、正しく知ろう

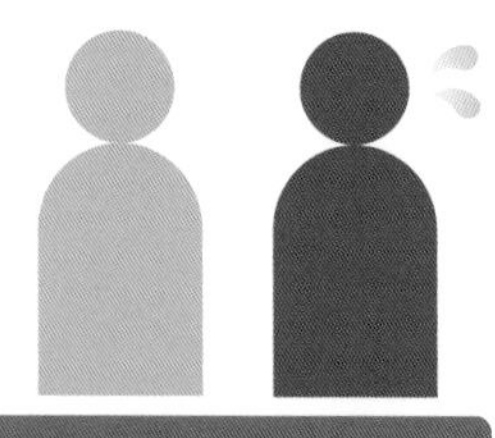

２人に１人ががんになる時代であり、がんは私たちにとって身近な病気になっています。だからこそ、私たちは、がんに関する正しい数字を正しく解釈する必要があります。
ここでは、日本におけるがんに関する統計について解説します。

臨床腫瘍科　部長
三浦 裕司
（みうら ゆうじ）

がんで命を落とす人は増えてる？ 減ってる？

「がん治療は年々発達している、検診による早期発見で治る人も増えてるって聞くけど、がんの死亡数は上がり続けてるって話も聞きます……。一体、どっちが正しいんですか？」。時折、このような質問をされることがあります。日本におけるがんの死亡率は実際、どうなっているのでしょうか？

がん研究振興財団が発刊している「がんの統計２０２３」に掲載されている図を見てみましょう。「図1」で、赤い実線で示されたがん（悪性新生物〈腫瘍〉）の総死亡数は１９８１年に死因の第1位になり、その後も年々増え続けています。これを見ると、確かにがんによる死亡の総数は増えています。

ただし、もちろん同時に日本では高齢化が進み、高齢者の数も増えています。高齢者が増えるとがんの総数は増えますので、がんの総死亡数が増えるのは当然の結果です。

そのため、死亡率を正しく判断するために、もし、どの年代層も基準人口と同じ人数だった場合に死亡率はどうかという「年齢調整死亡率」（図２）を確認すると、男性（青実線）も女性（赤実線）も減少傾向にあります。

それでも、がんの年齢調整死亡率が減少し始めたのは、１９９０年代後半になってからであり、これまで長らく続けてきたがん予防や、早期発見、治療法の開発などの取り組みが、やっと実を結び始めたのだと思います。

人口10万対
悪性新生物〈腫瘍〉
脳血管疾患
結核
心疾患
肺炎
老衰
350 300 250 200 150 100 50 0
1947 1950 1960 1970 1980 1990 2000 2010 2021（年）

図１　主要死因別死亡率年次推移（1947～2021年）

どのようながんの死亡率が減少しているの？

「図3」は、同じく年齢調整死亡率をがんの部位別に表したものです。

肺がんは、男性では2000年代初頭から減少しており、女性でも徐々にではありますが減少傾向にあります。これは明らかに喫煙率の低下と相関しており、喫煙による肺がんを含めた健康への悪影響を社会として認識し、これに取り組んできた成果であるといえるでしょう。

男性でも女性でも近年著明に減少しているのは、胃がん、肝臓（かんぞう）がんになります。

これは、それぞれ胃がんだとピロリ菌（48ページ参照）、肝臓がんだと肝炎ウイルス（52ページ参照）という発がんの原因が解明され、それを予防、排除する方法が確立されたことが大きいです。まさに科学の勝利といえるでしょう。

そして今、もう1つの科学の勝利が現実のものとして見えてきたのが、子宮頸（しきゅうけい）がんの撲滅です（82ページ参照）。

子宮頸がんの95%以上が、ヒトパピローマウイルス（HPV）が原因で起きることが知られており、ワクチン接種が有効とされています。世界保健機関（WHO）は、HPVワクチン接種率80～100%と効果的ながん検診を組み合わせることで、今世紀中に子宮頸がんは根絶できるという試算を出しています。

これまでに人類が地球上から撲滅できた唯一の感染症は天然痘（てんねんとう）であり、これにもワクチンが大きな効力を発揮しました。そしてワクチンが撲滅できる可能性のある次の病気が、感染症ではなくがんの一種であるという事実は、私たちに大きな希望をもたらしてくれているように思います。

人口10万対（対数）
男
女
男女計

図2　がん年齢調整死亡率年次推移（1958～2021年）・全がん・全年齢

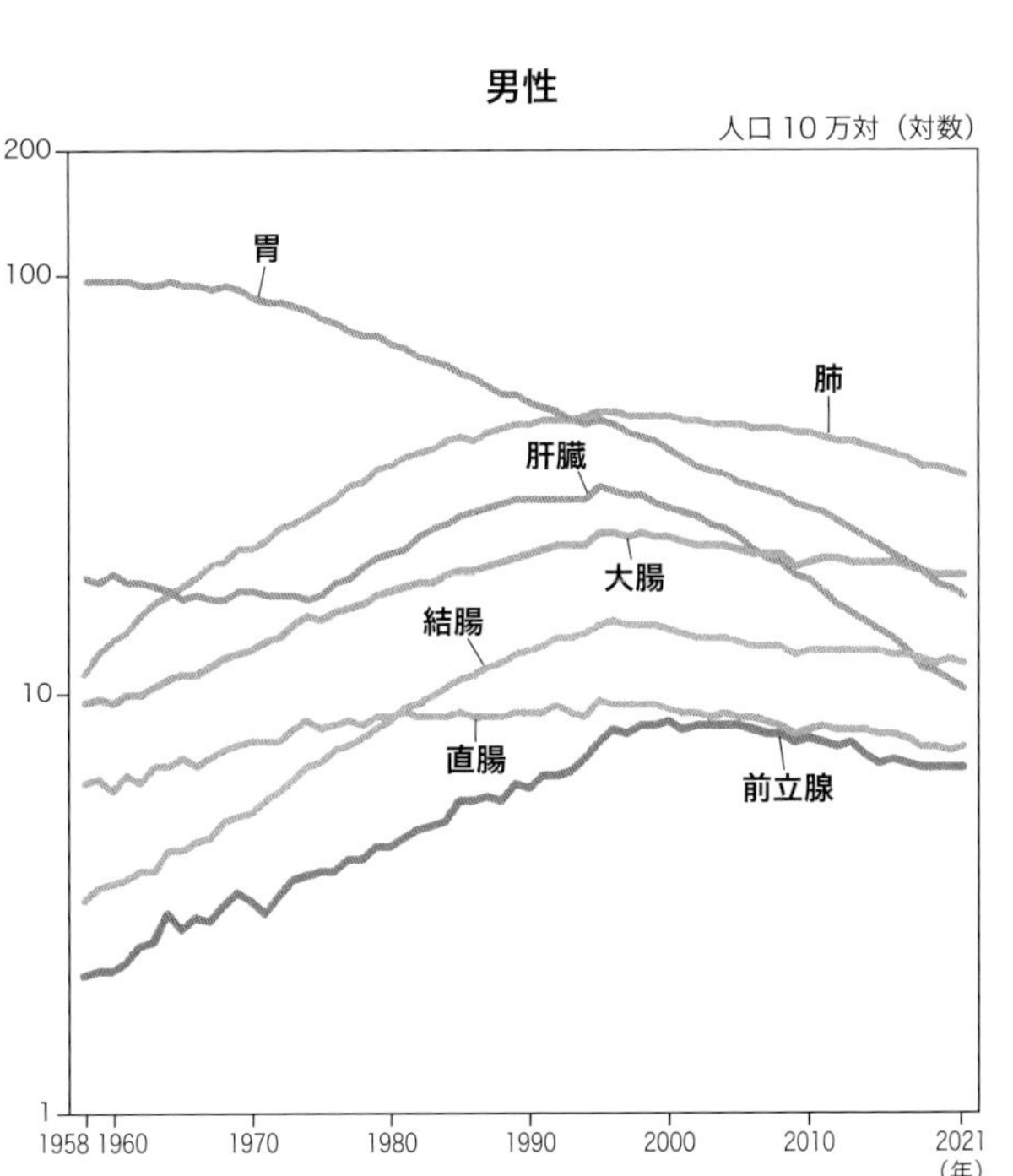

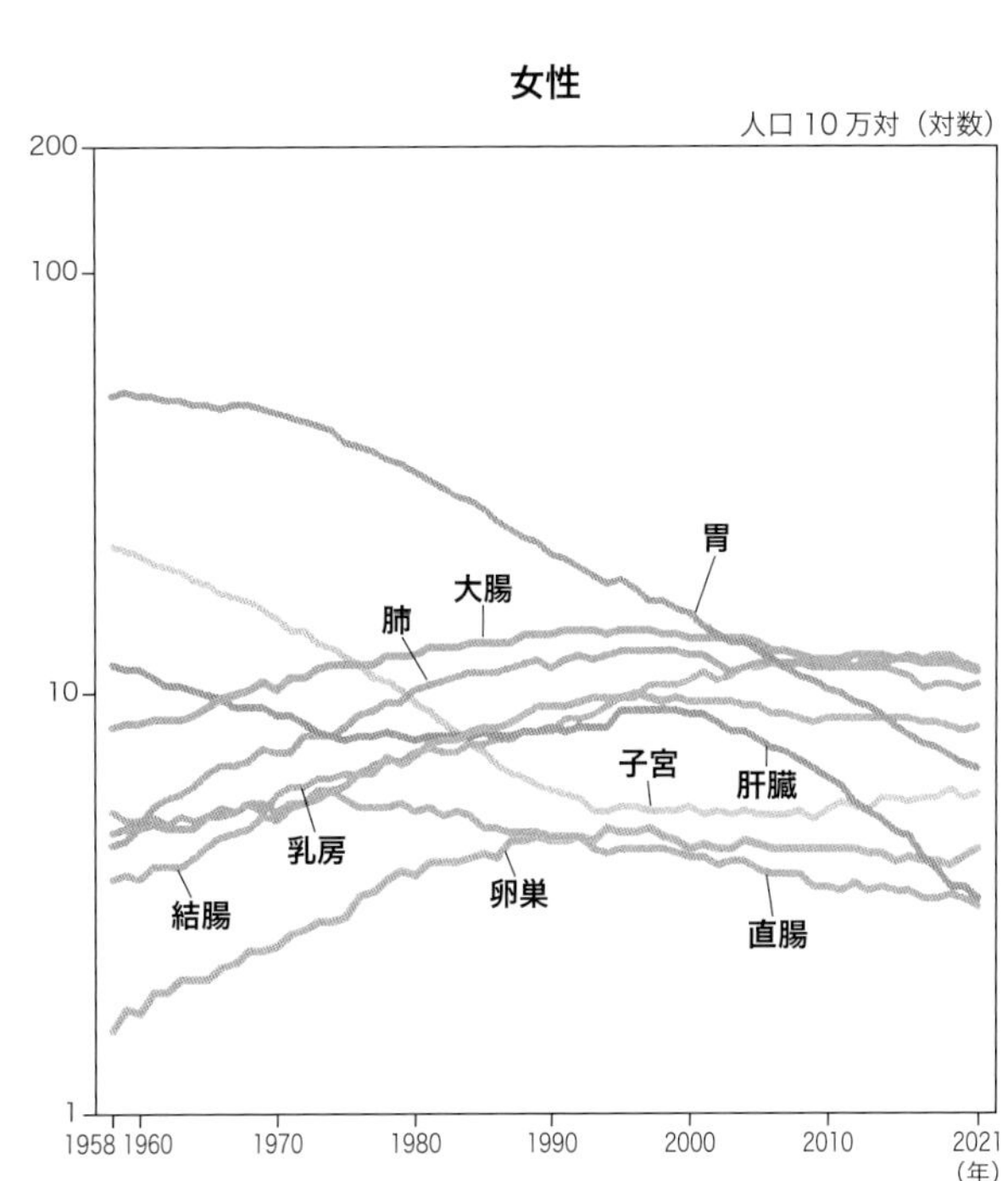

図3　がん年齢調整死亡率年次推移（1958～2021年）・部位別（主要部位）

（図1～3出典：がんの統計編集委員会『がんの統計2023』、公益財団法人 がん研究振興財団、2023年）

がんの診断方法

血液検査と画像検査ってどういうもの？

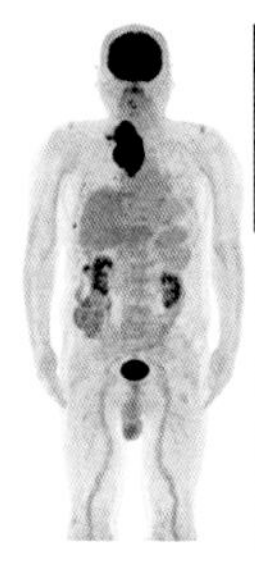
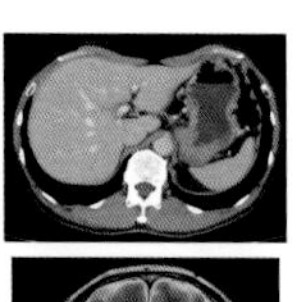
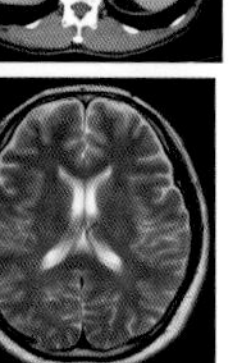

がんが疑われた場合、血液検査で腫瘍マーカーを測定します。また、がんの有無やがんの広がりを確認するために、画像検査や内視鏡検査を行います。
画像検査にはさまざまな方法がありますが、ここでは放射線と磁気を使用した検査についてご紹介します。

血液検査（腫瘍マーカー）

腫瘍マーカーは、がんの種類によって特徴的につくられる物質です。血液検査で測定できる腫瘍マーカーは、がんの診断や治療効果の判定に使用することがあります。結果を正しく解釈すれば有益な情報になりますが、腫瘍マーカーの値だけに振り回されずに、他の検査結果と合わせて総合的に判断する必要があります。

正しく解釈するために知っておくべきこととして、偽陽性と偽陰性があります。偽陽性は「がんがないのに、腫瘍マーカーが陽性になること」、偽陰性は「がんがあるのに、腫瘍マーカーが陰性になること」をいいます。

偽陽性は、腫瘍マーカーを上昇させるがん以外の原因で起こります。例えば、CEAは喫煙や肺気管支疾患で陽性になることがあります。偽陰性は、特に早期がんでみられることが多いです。そのため、腫瘍マーカーは一部のものを除いて、がんの早期発見にはあまり向かないという側面があります。

早期発見に有用であると報告されている腫瘍マーカーの例として、前立腺がんのPSA、慢性肝炎や肝硬変の患者さんを対象とした肝細胞がんのAFP、PIVKA-Ⅱが挙げられます。しかし、これらの腫瘍マーカーも完全ではないため、その他の検査と組み合わせて判断する必要があります。

画像検査（放射線と磁気を使用した検査）

画像検査とは、さまざまな方法を用いて体を傷つけずに、人体の中を観察するものです。画像検査の結果をもとに医師が病気の診断を行うのが、画像診断です。

画像検査にはさまざまな種類があ

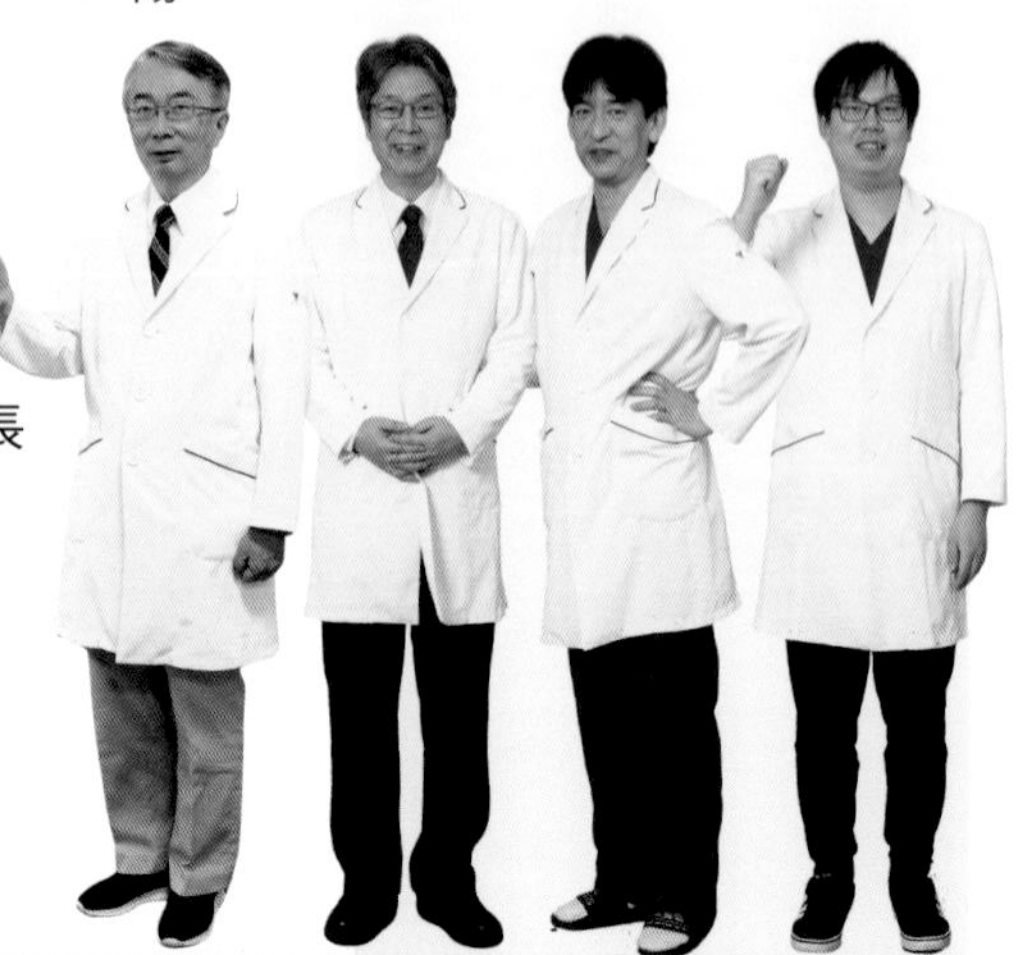

中央検査部
副院長
竹内 靖博
（たけうち やすひろ）

放射線診断科　部長
増本 智彦
（ますもと ともひこ）

消化器内科（胃腸）　部長
布袋屋 修
（ほてや しゅう）

臨床腫瘍科　医員
竹村 弘司
（たけむら こうじ）

り、患者さんの状態に応じて適切なものを選んで実施します。

●X線検査

「レントゲン写真」と一般に呼ばれ、主に肺がんを見つけるために行います。簡便に検査できますが、小さな病気を見つけることは時に難しく、CT検査が必要になることもあります。

乳がんを見つけるには、マンモグラフィという乳房専用のX線検査を行います。バリウムを使うX線検査は「胃透視」、「注腸造影」などと呼ばれ、胃がんや大腸がんに対して実施します。

●CT検査

体の周囲を回転するようにX線を当てることにより、体を細かく輪切りにした画像を撮ることができます。広い範囲を一度に検査でき、がんの画像診断では最も多く利用されています。CT検査により、治療前のがんの広がり、他の臓器への転移がないか、治療が効いているかどうか、再発がないか、といったことを確認できます。

●MRI検査

X線ではなく磁石や電波を利用して、CT検査と同じように体を輪切りにして観察することができます。

一度に狭い範囲しか検査できませんが、CT検査とは種類の異なる画像が得られ、特に脳、脊髄、乳房、骨盤（子宮・卵巣・前立腺）などで診断に役立ちます。

●核医学検査

微量の放射線を出す薬を投与することにより、体の中から出てくる放射線を外からとらえて病気を発見するもので、PET検査も含まれます。詳しくは「核医学」（94ページ）をご覧ください。

これらの画像検査の結果を医師が確認し、症状や他の検査結果と合わせ、がんの診断を行っていきます。

CT・MRI・核医学検査などでは、主治医に加えて、画像診断を専門とする放射線診断専門医が画像をチェックします。放射線診断専門医は、他の検査結果や過去の画像検査なども参考にしつつ、丹念に画像を観察して所見を読み（読影といいます）、画像診断の報告書を作成します。主治医とは違った視点で画像をくまなく観察し、病気を見逃さないように心がけています。

画像検査の注意点

X線検査、CT検査、核医学検査では、放射線による被ばくが生じます。この被ばくはごく微量であり、必要な検査を恐れる必要はありませんが、胎児は放射線の影響を受けやすいため、妊娠中の方や妊娠の可能性がある方は注意が必要です。

MRI検査は大きな磁石の中に入って検査をするため、体の中に金属やペースメーカーなどの機器がある場合は、検査を行えないことがあります。そのため、検査の前に金属や機器がないかお尋ねします。また、狭いところが苦手な閉所恐怖症の方は不安を感じる場合がありますので、検査の前に病院のスタッフにご相談ください。

CTやMRI検査では、より詳しく調べるために造影剤という薬を注射することがあります。以前に副作用が出たことのある方、気管支喘息の方、腎臓が悪い方などでは副作用が出やすくなりますので、検査の前に確認しています。

内視鏡検査によるがんの診断

内視鏡検査は、消化器系を中心にさまざまな部位で行われます。代表的なものには食道・胃・十二指腸の内部を観察し、胃がんや潰瘍などを診断する胃内視鏡検査（胃カメラ）と大腸の内部を観察し、大腸がんやポリープなどを検出する大腸内視鏡検査（大腸カメラ）があります。

先端にカメラや光源が搭載された柔軟な管状の内視鏡を、それぞれ口や肛門から挿入し、モニターの映像を通じて、医師が内部の臓器や組織を観察する検査法です。

内視鏡検査中にがんや疑いのある病変を発見した場合、内視鏡を通して組織の一部を採取（生検）することで、病理組織検査による確定診断を行います。さらに近年は内視鏡機器と技術の発展に伴い、がんの性質をより詳細に観察することが可能となりました。

通常の内視鏡検査と病理組織検査に加え、内視鏡先端の小型超音波装置でスキャンを行う超音波内視鏡検査や100倍以上の拡大機能をもつハイビジョン映像を駆使して、がんの特徴や大きさ、深さを詳細に評価し、適切な治療方針を決定することができます。

早期の状態で見つかったがんであれば、体に負担の少ない内視鏡的切除によって外科的切除と同等の根治（完全に治すこと。治癒）性が得られるため、内視鏡検査は、がんの早期発見のみならず、治療においても極めて重要な役割を果たしています。

がんのこと、正しく知っていますか？④

がん医療のいま

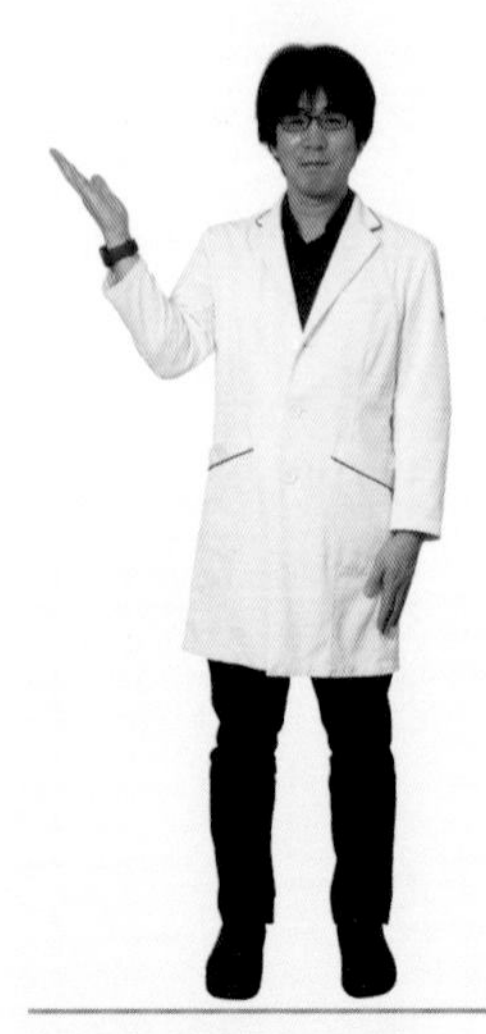

臨床腫瘍科　部長
三浦 裕司
（みうら ゆうじ）

がんに対する意識改革が進んでいます

がん医療における、治療、診断の技術は、いわば医療の花形であり、日進月歩で発展してきました。しかし、これらの発展を支える縁の下の力持ちが存在します。それは、患者さん、医療者、そして社会におけるがんという病気に対する意識の改革です。
いくらがん治療が発展しても、それは最終的にはがん患者さんの幸せのために使われなければ、意味がありません。そのようながんに対する意識の改革が、がん医療のいまを形づくっているのです。

この20年でがん医療の何が変わった？

1990年代後半や2000年初頭、がん医療はどんな時代だったでしょうか？　ちょうど私が医学生として研修をしたり、医師になりたての頃からこの20数年、少しずつではありますが、医療は良くなってきているように思います。

当時はまだ、「患者さんにがんを告知するか、しないか？」という議論が残っていました。今では、そもそもこういう議論自体が、ほとんど起きません。何がこの違いを起こしたのでしょうか？

おそらくいくつかの理由があるのだと思いますが、1つは、患者さん自身、そして患者さんの自主性を尊重する、という意識が医療現場に根付いたこと

がんに対する社会の取り組み

日本では、1981年にがんが死亡原因の1位になりました。その後、1984年に策定された「対がん10か年総合戦略」に始まり、2006年には「がん対策基本法」が成立し、2023年からは「第4期がん対策推進基本計画」が開始されました。

この計画の目標の1つに、「がんとの共生」が挙げられています。これは、簡単に言えば、「がんになっても、安心して今まで通り生活できるような社会をつくる」ということで、素晴らしい目標だと思います。

では、現状はどうでしょうか？　「芸能人の誰々が、がんであることを公表した」といった内容が珍しげにニュースで取り上げられたり、職場や知り合いにはがんであることを黙っています、という患者さんもいます。まだまだ、がんという病気のイメージや偏見による「生きにくさ」が残っているのかもしれません。

一方で医療現場では、がん相談支援、就労支援、アピアランスケア（外見のケア）、小児、AYA（思春期・若年成人）世代など、ライフステージに応じた支援等、さまざまなサポート体制も徐々に充実してきました。また、2017年からは中学校の学習指導要領に「がん教育」が盛り込まれ、子どもの頃からがんについての正しい知識を学ぶようになっています。

このように、がんという病気を社会全体で正しく知り、タブー視せず、サポートできるような社会を皆でつくり上げていくための取り組みが、現在行われています。

によるのではないでしょうか。そして2つ目は、告知をする際、そしてその後の患者さん、ご家族へのケアや支援の体制が充実したからだと思います。

ここには、医師だけでなく、看護師や薬剤師などさまざまな職種が、それぞれの専門性を生かしたチームで対応することが大事だという、医療者側の意識の改善が起きたことが重要だったと感じます。また、こうした医療現場での改善が、患者さんだけでなく、少しずつ社会の人々に浸透していったのだと思います。

医療自体の進歩は？

医療自体の進歩はどうでしょうか？

私は内科医なので、手術のことは専門ではありませんが、専門外の私から見ても、お腹や胸を開けて手術していたのが、腹腔鏡、胸腔鏡という体にダメージの少ない技術が生まれ、次はロボット支援下手術、今では、それが3Dで見えるようになり、まるでSFの世界が現実になったようです。

また、放射線検査・治療の世界でも、内視鏡検査・治療の世界でも、目まぐるしい技術革新が素晴らしい進歩を生んでいます。

それぞれの詳細については、本書の中にたくさん詰め込まれていますので、ぜひ目を通してもらえればと思います。

私が専門とする抗がん剤の世界でも、目まぐるしく新薬の開発が進んでいます。しかし、私がここであえて注目したいのは、キラキラした新薬の話ではなく、むしろその負の面である副作用についてです。

抗がん剤治療は長くうまく続けることが大事です。そのためには、いかに副作用を最小化するかが重要であり、まずは患者さんが苦しんでいる副作用に医療者が気づいてあげる、それを何とかしようと努力することがとても大事です。

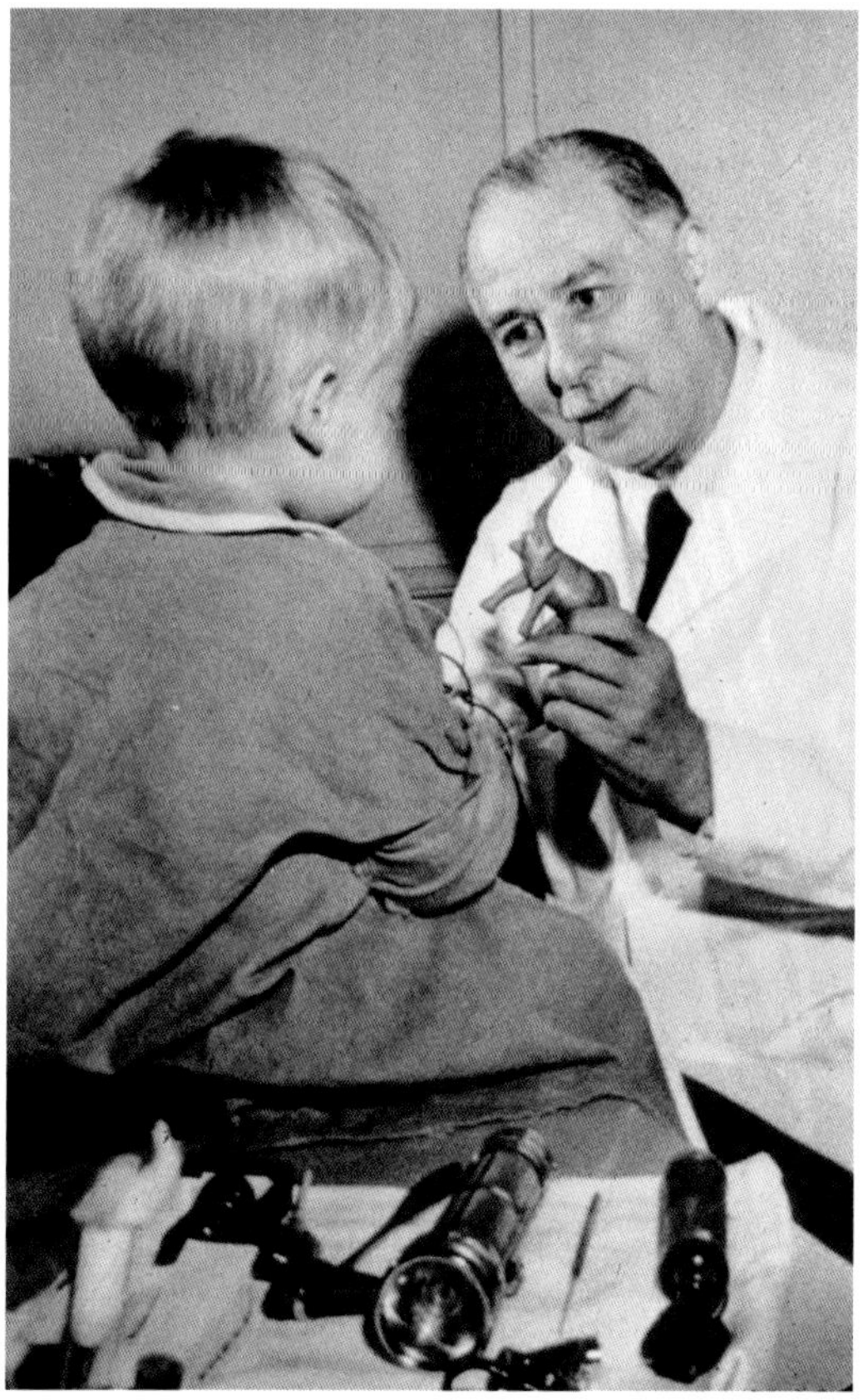

この20年間の大きな進歩は、患者さんの悩みや苦しみに、医療者がより目を向けるようになったという意識の変化にあるのだと思います。その成果の1つが、がん治療に関する悩みや副作用を抑えるためのガイドラインの整備です。

制吐剤のガイドライン、疼痛管理のガイドライン、妊孕性（妊娠する可能性）温存のガイドライン、アピアランスケアのガイドライン、遺族ケアのガイドライン、患者さんと医療者間のコミュニケーションガイドラインなど、20年前には考えられないほど多くのガイドラインが作成されました。

写真　シドニー・ファーバー（1903～1973年）
（出典：ウィキメディア・コモンズ、https://commons.wikimedia.org/wiki/File:Sidney_Farber_nci-vol-1926-300.jpg）

もちろん新薬の開発という側面もありますが、これらのガイドラインの普及によって、テレビや映画で表現されるような、吐き気でずっとトイレでもどしている患者さんは、ほとんど見ることがなくなりましたし、痛みに関しても、多くの患者さんで制御できるようになりました。それこそ、この20年間で、現実世界がイメージ世界を大きく超えたわけです。

もう1つの成果は、先述した、チーム医療です。シドニー・ファーバーというアメリカの小児病理学者は、1960年代に活躍した抗がん剤開発の父のような人です（写真）。ファーバーは今から60年近く前に、がんが患者さんの体だけでなく、社会生活や心も蝕む総合的な病であり、この病に打ち勝つためには、多面的で総合的な治療、つまりトータルケアが必要だという考えをもっていました。

この20年間は、まさにこのトータルケアを実践するために、積み上げてきた時代だったのではないでしょうか。そして、さらに良い未来につなげることができるように、これからもこの歩みを続けていければと思います。

がんのこと、正しく知っていますか？⑤

虎の門式治療方法の概要

すべての人に「全人的がん医療」を

一口にがん患者さんといっても、その背景にはさまざまな併存疾患や合併症、心理的・社会的問題をお持ちです。
当院ではそれらを幅広く考慮しながら、一人ひとりに合った総合的ながん医療を提供することをめざしています。
そのためには、さまざまな専門家と、各診療科間やスタッフの緊密な連携がとても重要です。ここでは、スムーズな連携体制を生かした当院のがん治療法の概要について、ご紹介します。

虎の門病院のがん診療の特徴

最大の特徴は、さまざまな診療科を有するという総合病院の強みと、がん専門病院と同等の高度ながん治療を併せ持つことにあります。総合病院のメリットである診療科間の垣根の低い、小回りの利く診療体制を有し、かつ経験豊富ながん治療のエキスパートたちが、がん患者さんの検査・治療にあたります。

あきらめないがん医療

がん治療の専門医はもとより、循環器や呼吸器など、全身疾患を専門とする内科のエキスパートも揃っています。

一般に既往症や合併症をお持ちの患者さんは手術のリスクが上がりますが、当院ではそのような患者さんにも、各科が協力して、可能な限りがん治療を行います。またそういった患者さんに対して、低侵襲（体に負担の少ない）手術を積極的に行っています。高齢ながん患者さんに対しては、高齢者総合診療部と協力して診療にあたります。

低侵襲ながん医療

当院は創口の小さな鏡視下手術を、日本で導入された当初から行っており、多くの経験がある施設の1つです。

また他院で開腹・開胸手術を勧められた高齢の患者さん、心疾患や呼吸器疾患など併存症をお持ちの患者さんに対しても、そういった患者さんこそ鏡視下手術の低侵襲性が生かされると考え、麻酔科や各診療科と協力のもと、可能な限り鏡視下手術を検討します。

さらに、2019年7月からロボット支援下手術も導入しました。鏡視下手術・ロボット支援下手術の適応については、メリット・デメリットを考慮し、総合的に判断していきます。

シームレスながん医療

付属の健康管理センターでの人間ドックから、病院それぞれの専門科での精密検査、そして治療まで迅速に対応可能です。また再発チェックのため

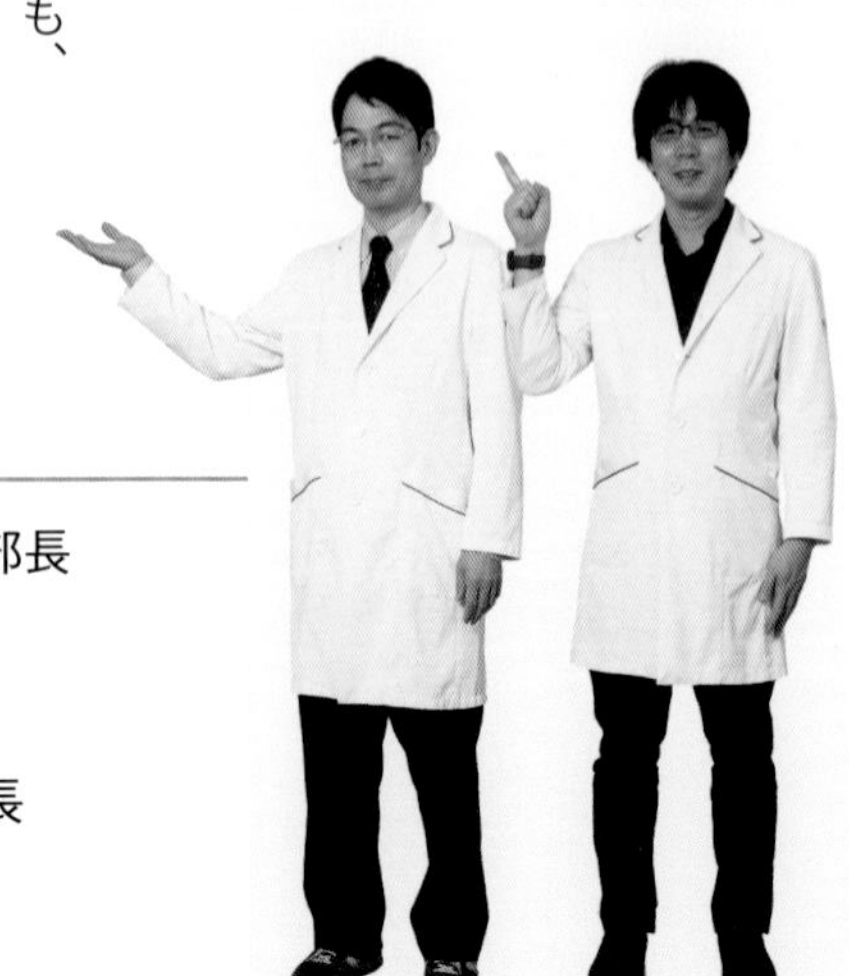

放射線治療科　部長
小塚 拓洋
（こづか たくよう）

臨床腫瘍科　部長
三浦 裕司
（みうら ゆうじ）

の外来通院、万一再発した後の治療、さらに緩和医療を含めた治療を受けていただくことが可能です。

放射線療法

放射線療法は、がん細胞の遺伝子に傷をつけて、がんを壊す治療法です。正常な細胞にも影響がありますが、がん細胞のほうがダメージを受けやすいことを利用して治療しています。

放射線療法には、根治照射と緩和照射の2つがあります。

①根治照射

がんを完全になくすことを目的とします。治療期間は4～8週程度で行うことが多いです。手術を行いやすくするため手術前に放射線を当てたり、手術後の再発を予防するために、手術後に放射線を当てたりすることもあります。

②緩和照射

がんによる痛みや出血などの症状を改善し、QOL（生活の質）を向上するために行います。治療期間は、数日～2週間程度が多いです。

放射線療法は、特殊な治療を除き1回の治療は10～15分ですが、平日毎日行う必要があります。

当院では、がんの治療と仕事の両立を支援するために、朝と夜にも放射線療法を行っています。また、がん以外の病気を抱える患者さんに対しても、総合病院の強みを生かし、関連する診療科と連携して治療を行います。

例えば、ペースメーカーを使用している患者さんは、放射線の影響でペースメーカーに不具合が発生していないか確認する必要があります。このような患者さんにも、院内の臨床工学士がペースメーカーの動作を確認しながら、治療を行っています。

薬物療法

一般的に「抗がん剤」とひとくくりにされることが多いですが、がんに対する薬を使った治療ということで、正式には「がん薬物療法」と呼ばれます。がん薬物療法には数多くの種類がありますが、カテゴリーで分けると、次のようになります。

①殺細胞性抗がん薬

細胞毒を有する薬剤で、皆さんがイメージする抗がん剤のほとんどはこれになると思います。

②分子標的薬

がん細胞の増殖などをつかさどる分子の働きを阻害する薬剤です。

③ホルモン療法

ホルモン依存性のがんに対して、ホルモンの供給を遮断する薬剤です。乳がんや前立腺がん、子宮内膜がんで多く使われます。

④免疫チェックポイント阻害薬

がん細胞を攻撃するT細胞と呼ばれるリンパ球の制御を解除することにより、がん細胞への攻撃を再開させる働きを持ちます。

それぞれの薬剤にメリット・デメリットが存在しますので、患者さん自身の治療目標に合わせて、適切に使用していくことが大切です。

また、長くうまく使っていくには、副作用のマネジメントが非常に重要です。当院では副作用マネジメントセンターを設置し、薬剤師、看護師、管理栄養士など複数の職種、さまざまな診療科を含めた病院全体で、がん治療の副作用に対応しています。

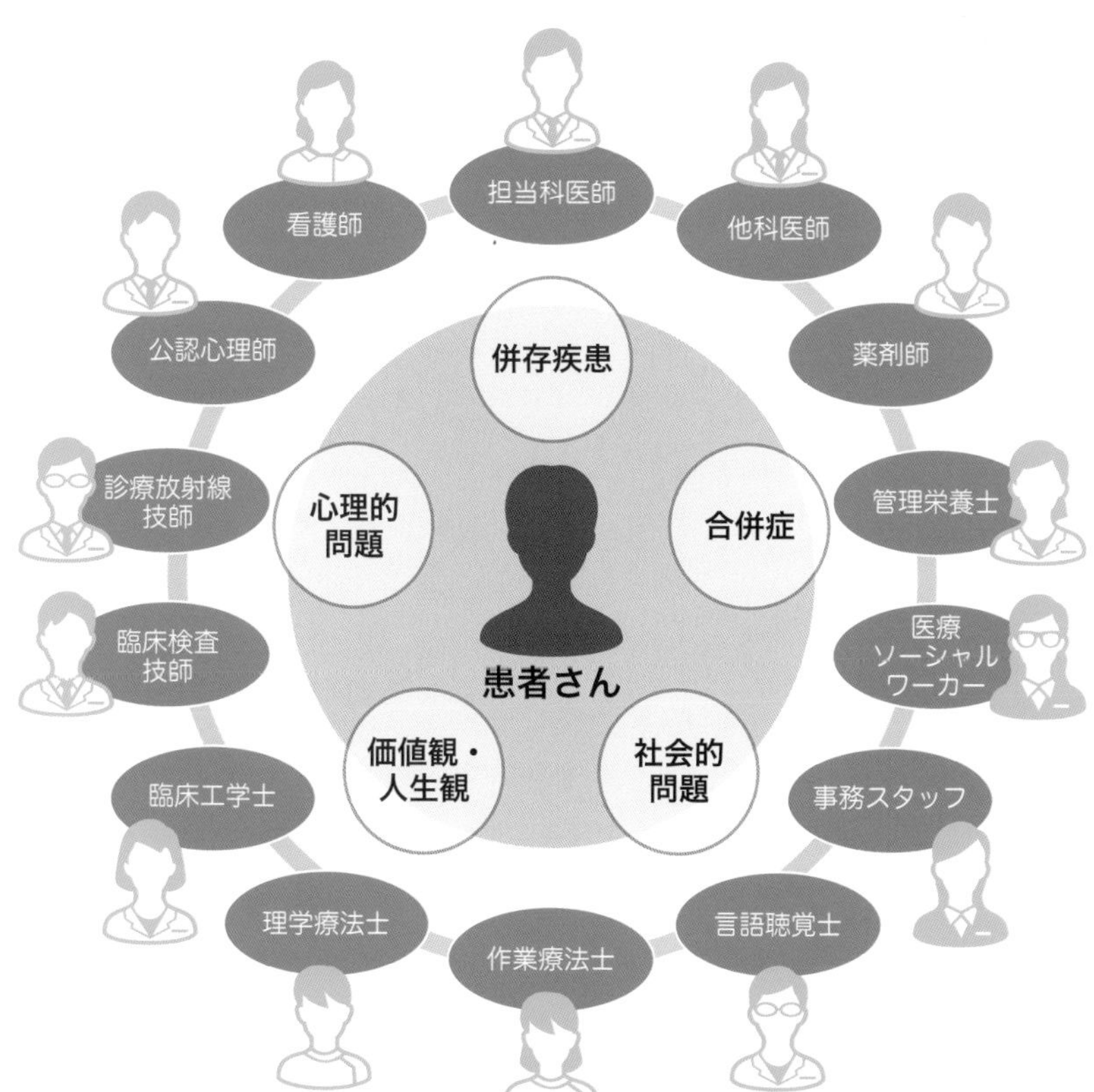

図　患者さん一人ひとりに合わせた治療を、さまざまな専門家が協力して行っています

Topic 1

「がん総合診療部」＝「虎の門がんセンター」

消化器外科(下部消化管)／副院長　黒柳 洋弥（くろやなぎ ひろや）

●がん総合診療部の役割

がん総合診療部は、2019年４月に設立されました。当院は総合病院である一方、地域がん診療連携拠点病院でもあります。がん治療に関係する診療科は20科あり、従来から種々のがんに対してハイレベルな治療を行ってきました。

そういった実際の診療を行う各診療科、コメディカルを縦の糸とするなら、それを結ぶ横の糸としての役割を担うのが、がん総合診療部です。縦と横の糸が組み合わさることで、がん患者さんを「総合的に」治療することが可能となり、「虎の門がんセンター」としての機能が発揮されます（図）。

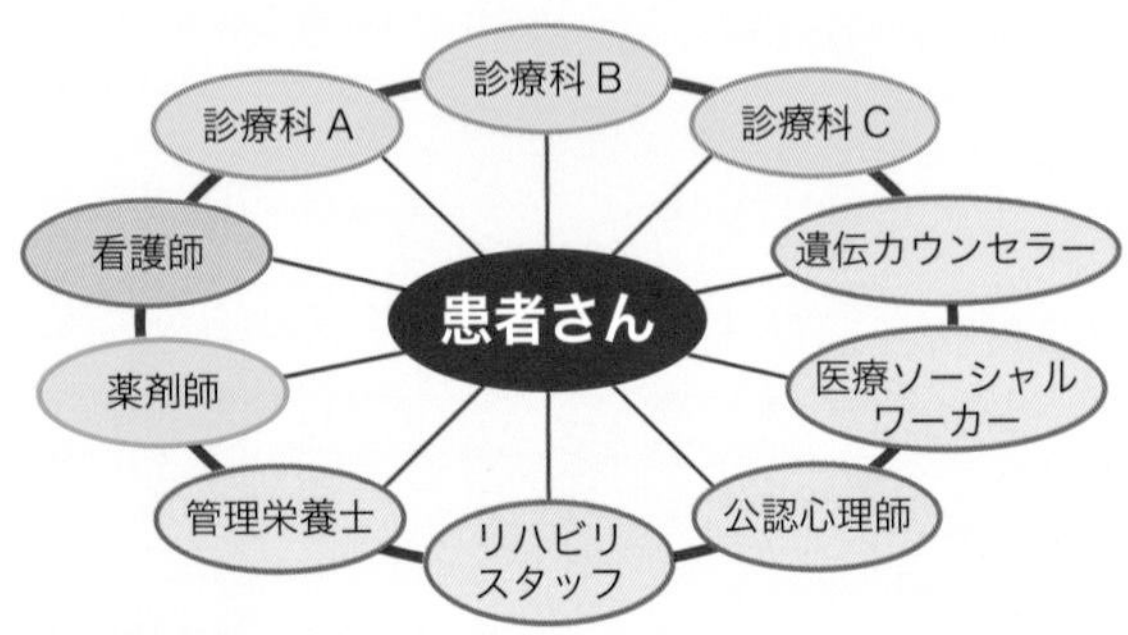

図　当院の診療イメージ。横の結びつきを強くするのが、がん総合診療部の役割

●キャンサーボードとは？

キャンサーボードとは、複数科の医師・多職種のスタッフが集まり意見を交わす会議のことで、がん総合診療部が主催します。当院には、がんが高度に進行していたり、重症の併存疾患があったりするために他の病院では治療を断念した患者さんが、「何とか治療できないか」との思いで紹介されることも多く、そういった場合、治療方針を決めるにあたって、１人の医師・１つの科では治療法の選択に迷う場合があります。

キャンサーボードを開催することで、決して独善的ではない、「虎の門病院全体としてのベストの治療法」を考えることができます。三人寄れば文殊の知恵、です。

●がん総合診療部の構成

緩和ケアセンター、がん相談支援センター、遺伝診療センター、抗がん剤副作用・合併症マネジメントセンター、アピアランスケアセンターを統括しています。それぞれの具体的な役割をご紹介します。

- **緩和ケアセンター：**治療中の患者さんの症状緩和を積極的に行う、「がんサポートチーム」（緩和ケアチーム）として活動しています。身体・精神担当医、認定看護師を中心に、薬剤師、管理栄養士、公認心理師、リハビリスタッフ、医療ソーシャルワーカーで構成されます。
- **がん相談支援センター：**看護師、公認心理師、医療ソーシャルワーカーなどで構成され、がん患者さん・ご家族からの電話相談・面談や就労支援、さらに患者交流会の支援活動などを行います。
- **遺伝診療センター：**専門医師と遺伝カウンセラーなどで構成され、遺伝性疾患患者さんのカウンセリング、遺伝子パネル検査に基づいたプレシジョンメディスン（それぞれの患者さんに合った治療）のサポートなどを行います。
- **抗がん剤副作用・合併症マネジメントセンター：**抗がん剤に伴うさまざまな合併症に迅速に対応するため、化学療法室に循環器科、糖尿病科、がんロコモ、栄養などの外来を併設し、患者さんが安心して治療できる体制を整えました。
- **アピアランスケアセンター：**がん治療、特に抗がん剤は、脱毛、皮膚トラブルなど、患者さんの外見に影響を与えることがあります。そういった外見変容に対する支援（アピアランスケア）を、病院全体で取り組んでいます。脱毛に対する頭皮冷却療法は、その代表的なものです。

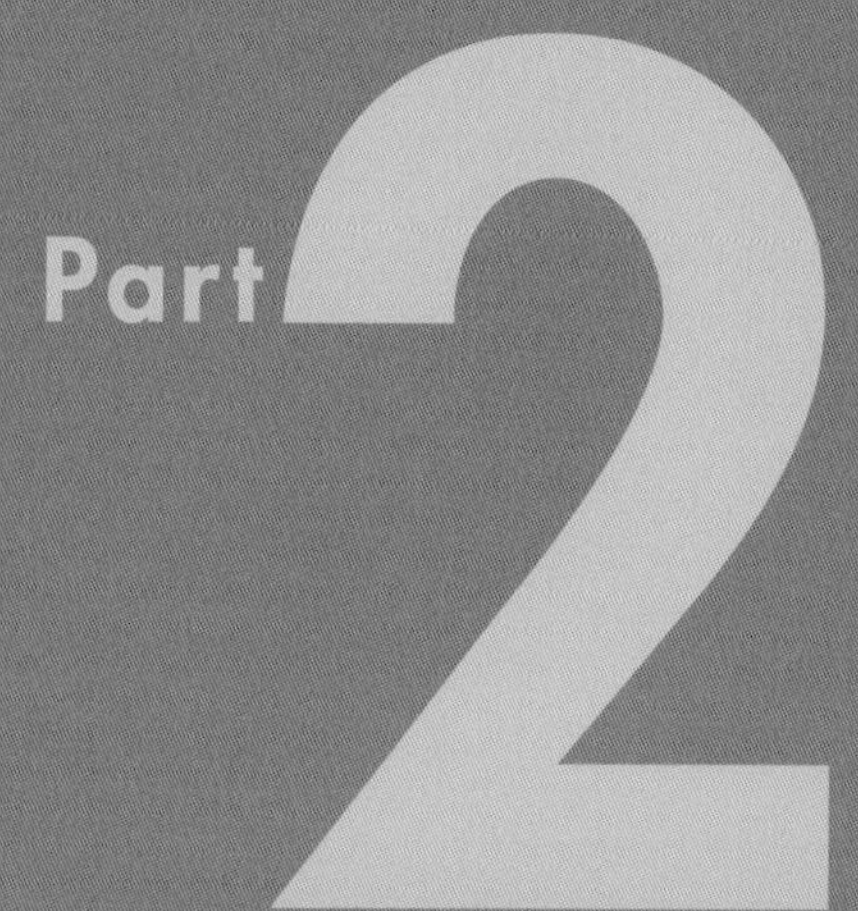

Part 2 がん治療最前線

高精度で体に負担の少ないロボット支援下手術を6領域のがんに導入

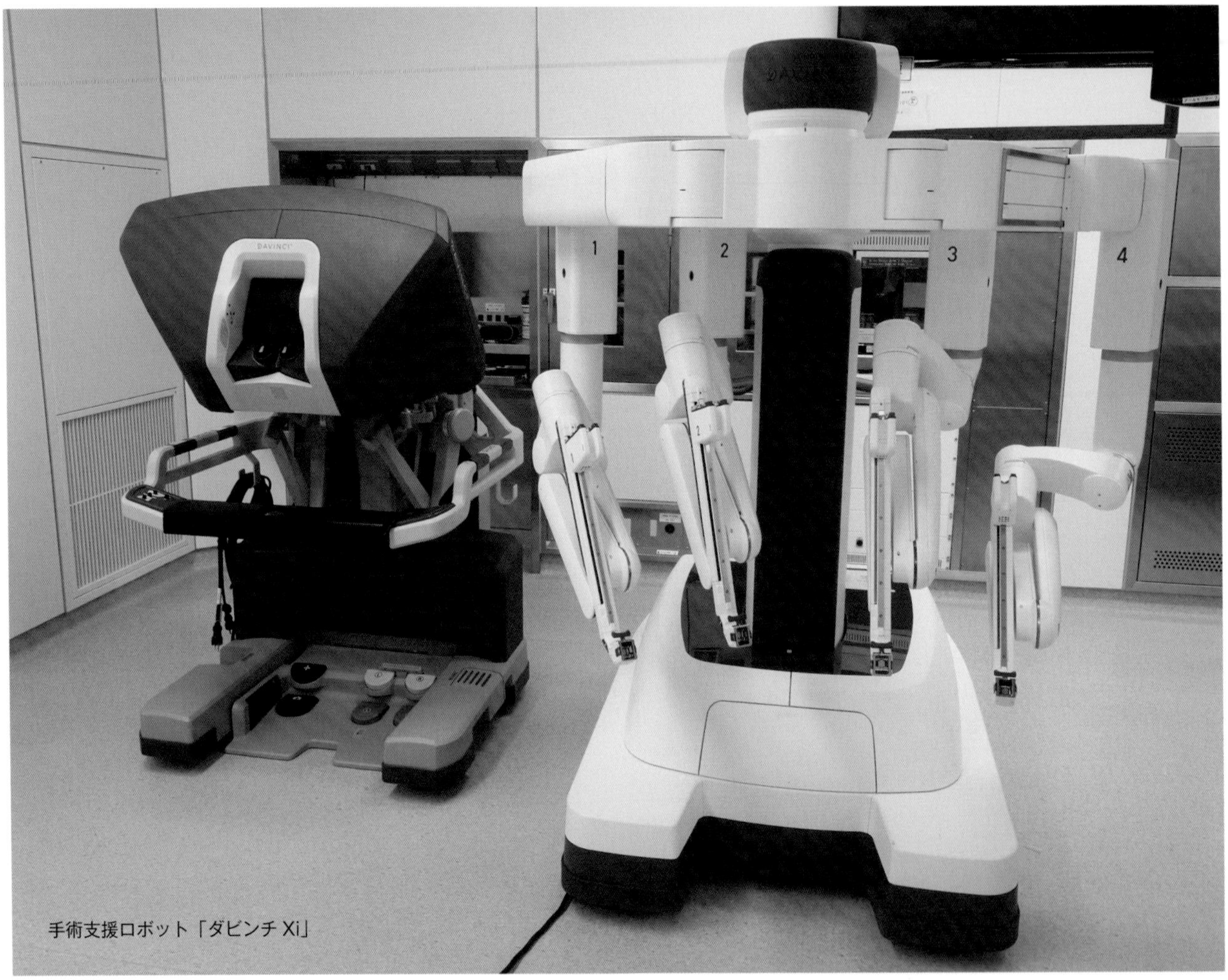

手術支援ロボット「ダビンチ Xi」

現在のがん手術では、がんを完全に切除すること（根治）はもちろん、臓器の機能も温存し（機能温存）、患者さんの体への負担と合併症のリスクを最小限にし、術後の回復が早いこと（低侵襲）が、私たち外科医に求められています。ロボット支援下手術は、鮮明かつ10倍以上の拡大機能を持つ3次元での手術操作を可能とする3Dカメラと、人の手以上の可動域を持つ震えのない微細な動きが可能な鉗子*を、皮膚にあけた小さな創から手術野に挿入し、外科医が操作することで、体への負担が少ない、精度の高い緻密な手術が可能です。ロボット支援下手術により、根治性と機能温存、低侵襲性を従来に比べてより確実に達成できるようになったのです。

当院は2019年から手術支援ロボット「ダビンチXi」を導入し、泌尿器科、呼吸器センター外科、消化器外科、産婦人科で使用しています。今後は施行診療科も増え、手術件数も増加することが予想されますが、部門横断的なロボットワーキンググループを立ち上げ、術後の高いQOL（生活の質）が達成される、安全で質の高い手術を患者さんに提供できるよう日々研さんを積んでいます。

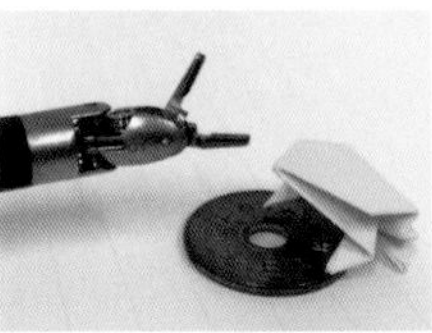

支援ロボットの震えのない微細な動きが可能な鉗子で、折り紙を作成

＊鉗子：はさみのような形をした、物をつまむ道具

泌尿器科

多くの泌尿器がんで保険適用されています

わが国の泌尿器科領域のロボット支援下手術は、2012年に前立腺がんへの腹腔鏡下前立腺全摘除（図）が保険適用になってから、2016年に腎がんの腎部分切除、2018年には膀胱がんの膀胱全摘除、2022年からは腎がんの腎摘除、腎盂尿管がんの腎尿管全摘、副腎腫瘍の副腎摘除が追加され、現在多くの種類の泌尿器がんに保険で施行可能です。また国内で薬事承認されている手術支援ロボットは、インテュイティブサージカル社のダビンチ、メディカロイド社のhinotori、メドトロニック社のHugo RASシステムの3機種がありますが、泌尿器がんに対してはいずれも保険適用となっています。

ロボット支援下手術は、特に骨盤や腹部の奥深くにある後腹膜を標的とする泌尿器科領域への導入が進んでおり、その効果が十分に発揮されています。

1. 腹部の創が小さく痛みも少ない。

2. 出血が少ない（輸血率は1%以下）。

3. 手術後の尿失禁、性機能、腸管機能の回復が早い（前立腺全摘、膀胱全摘の場合）。

4. 手術後の腎機能の喪失が少ない（腎部分切除の場合）。

5. 高い安全性と確実性（開腹手術に比べて治療成績は劣らず、合併症リスクは少ない）。

当科では、前立腺全摘術（約100例／年）、腎部分切除術（約40例／年）、膀胱全摘除術（約10例／年）のほぼ100%をロボット支援下に行っています。その特性を生かしながら、患者さんごとに制がん性や術後のQOL両面を検討し、低侵襲性や機能温存、安全性にこだわって手術を実施しています。

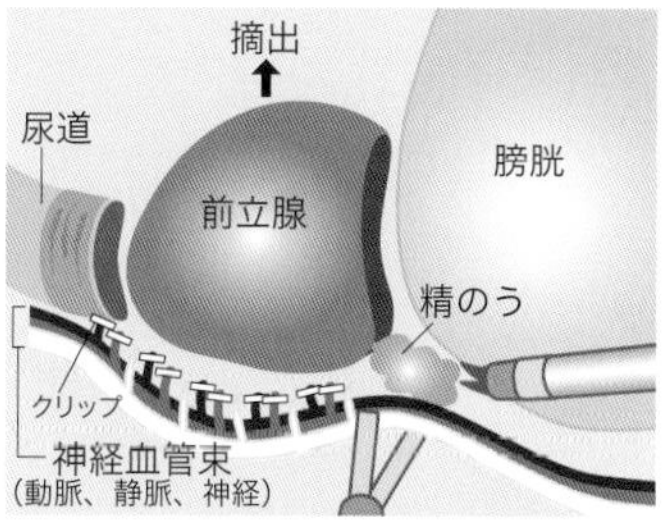

図　ロボット支援腹腔鏡下前立腺全摘除（左陰茎海綿体神経温存）：勃起に関係する神経血管束（左）を温存しながら、前立腺を摘出しています

詳しくは70、74ページへ

呼吸器センター外科

さらに日々進歩するロボット支援胸腔鏡下手術

2023年3月現在、呼吸器外科領域でのロボット支援下手術（写真1）の保険適用術式は、肺悪性腫瘍（肺がんなど）に対する肺葉切除と区域切除、縦隔腫瘍と重症筋無力症に対する手術の4種類のみです。

ロボット支援下手術には良い点もたくさんありますが、当院で主に行う3-port（3㎜の創を含めた3か所の創で行う）胸腔鏡手術（39ページ参照）に比べると、創の数や大きさの欠点が現在は存在します。

しかし当科では、1999年4月～2023年3月に行ってきた9000件以上の胸腔鏡手術の実績と、最新のロボット支援下手術を組み合わせることで、2019年の導入以降、さらに低侵襲な（創の少ない）ロボット支援下手術を行っています（通常は5か所の創のロボット支援下手術に対し、**当科の縦隔腫瘍手術は3か所、肺がんの肺葉切除・区域切除は3または4か所の創部で実施、など**）。

今後、ロボットの多様化やさまざまな技術革新を当科でも積極的に導入しながら、一日でも早い術後回復に寄与できるよう、手術を行っていきます（写真2）。

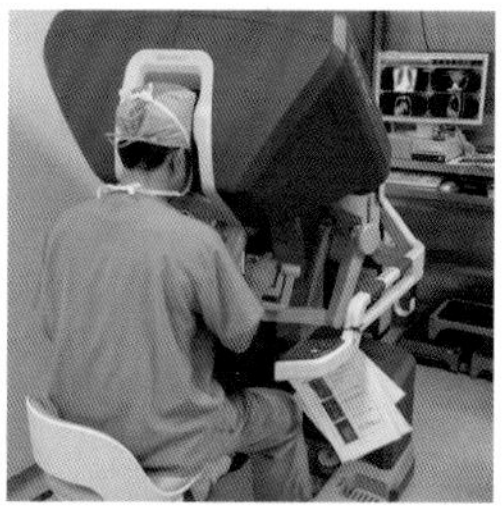

写真1　ロボット支援胸腔鏡下手術

写真2　呼吸器センター外科一同と手術室看護師

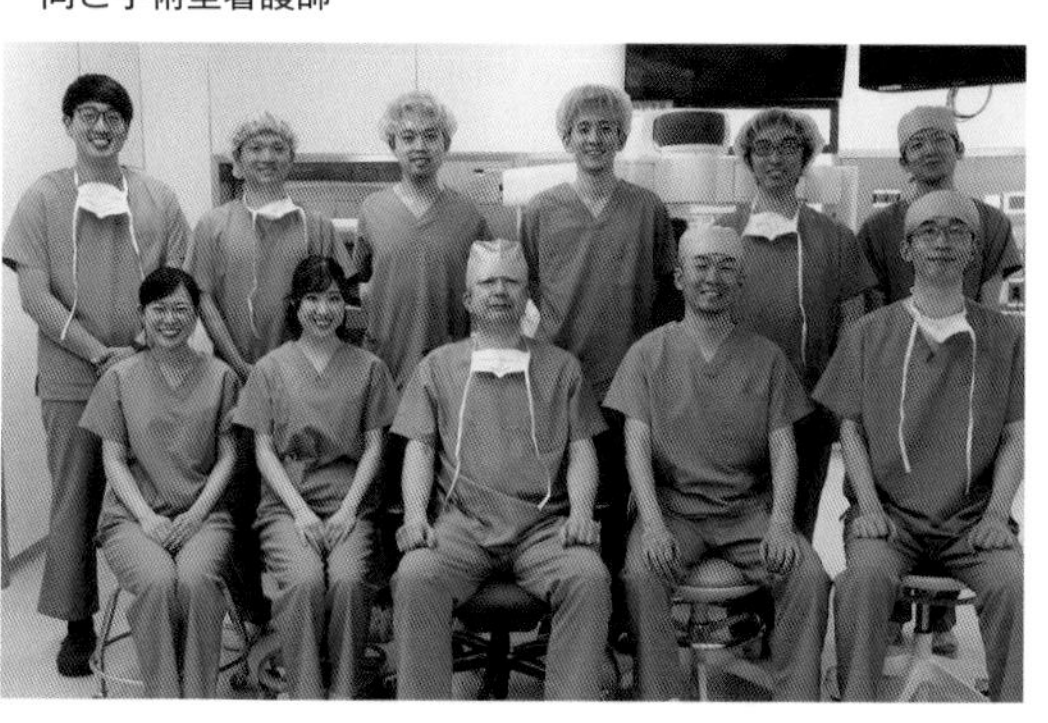

詳しくは36ページへ

消化器外科（上部消化管）

食道がん・胃がん手術の進歩とロボット支援下手術

食道がん・胃がんともに2018年4月から、ロボット支援下手術が保険適用となりました。

食道がんの手術は、頸部の食道のみを残し、胸の中の食道を周囲のリンパ節とともに摘出（リンパ節郭清）し、胃や腸を使用して食べ物の通り道を再建します。かつては、開胸手術を行っていましたが、現在では体の負担を軽減するために、胸腔鏡手術、ロボット支援下手術といった、低侵襲手術が中心となっています。

リンパ節転移が一番多い部位は首と胸の境目にある反回神経の周りで、この周囲のリンパ節郭清が重要です。反回神経は声帯の動きを司る神経で、細くデリケートなため少し引っ張られるだけで麻痺してしまい、声の枯れや誤嚥性肺炎の原因となります。ロボット支援下手術により、神経周りもより繊細な操作が可能となり、反回神経麻痺が減っています。

胃がんも開腹手術から腹腔鏡手術、ロボット支援下手術が中心になり、低侵襲化が進みました。胃周囲のリンパ節を郭清する際、胃の背中側にある膵臓周囲のリンパ節郭清を行いますが、このとき、圧迫などにより膵臓がわずかに傷つき、膵液漏（膵臓の表面から消化液である膵液が漏れること）を発症し、入院期間の延長、出血などにつながることがあります。ロボット支援下手術では、先端の自在に動く鉗子により、膵液漏の発生頻度が減りました。

食道がん・胃がんの手術は、ロボット支援下手術の導入で合併症が減り、さらなる安全性の向上が期待されています。

写真　消化器外科（上部消化管）のスタッフ

詳しくは44、48ページへ

消化器外科（肝・胆・膵）

より繊細な膵手術が実現可能に

2020年よりロボット支援下膵切除術（ロボット支援下膵頭十二指腸切除術およびロボット支援下膵体尾部切除術）の保険診療が認められ、当院でもロボット支援下に膵切除術を行っています。

同じ低侵襲手術に位置づけられる腹腔鏡手術と比べても、ロボット支援下手術はロボットによる正確な動きにより、繊細な剥離操作が可能になります。これは、血管周囲の剥離に有用なだけでなく、やわらかで損傷しやすい膵臓を愛護的に扱えるため、膵手術の出血量減少や合併症予防にとても有用です。

また、ロボットの多関節機能により、縫合や結紮（縫い合わせた糸を結ぶこと）が容易にできることもメリットです。特に膵頭十二指腸切除術の消化管再建では、さまざまな角度からの正確な運針が必要で、ロボット支援下膵切除術の有用性が報告されています。

この繊細な膵手術によって、腹腔鏡手術よりもさらに出血量の減少が見込まれ、当院でも安全に配慮しながら、ロボット支援下膵切除術の割合を増やしていきます。

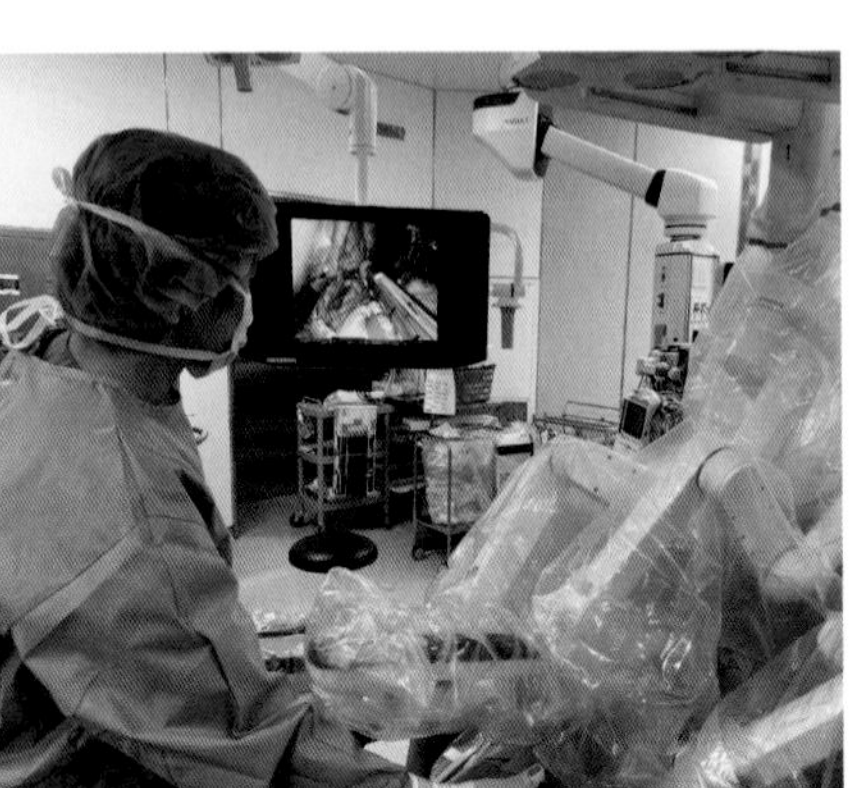

写真1　ロボット支援腹腔鏡下手術の様子

写真2　ロボットの多関節機能により、繊細な剥離操作が可能に

詳しくは52、56、60ページへ

消化器外科（下部消化管）

最適な手術をめざして——大腸がんのロボット支援下手術

大腸がんの領域では、2018年4月にまず直腸がんでロボット支援下手術が保険適用となり、2022年に結腸がんへと保険適用が拡大しました。現在は、大腸がんではどの部位でもロボット支援下手術が行えるようになっています。

ロボット支援下手術は、開腹手術と比べると創が小さい、視野が良好、鉗子操作も細かく、精緻な手術が可能となるなど、優れた特性があります。しかし腹腔鏡手術とロボット支援下手術を比べると、それぞれに長所と短所があり、どちらが優れているとは現時点ではまだ言えません。

当科では、1998年に大腸がん手術に対して腹腔鏡手術を導入以降、現在までに7500例以上の大腸がんに対する腹腔鏡手術を行っており、腹腔鏡手術を得意とする施設です。

ロボット支援下手術は、2019年の新病院移転と同時に導入し、現在では100例を超えました。従来の腹腔鏡手術とロボット支援下手術の特性をマッチさせ、大腸がん手術をより向上させるため、日々精進しています。

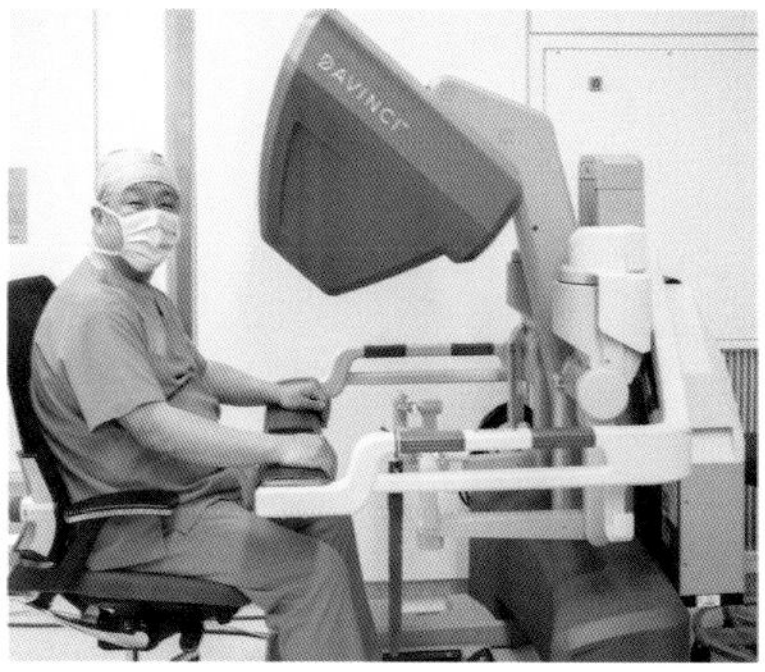

写真1　執刀医はサージョンコンソールという機械に座り、遠隔操作を行います

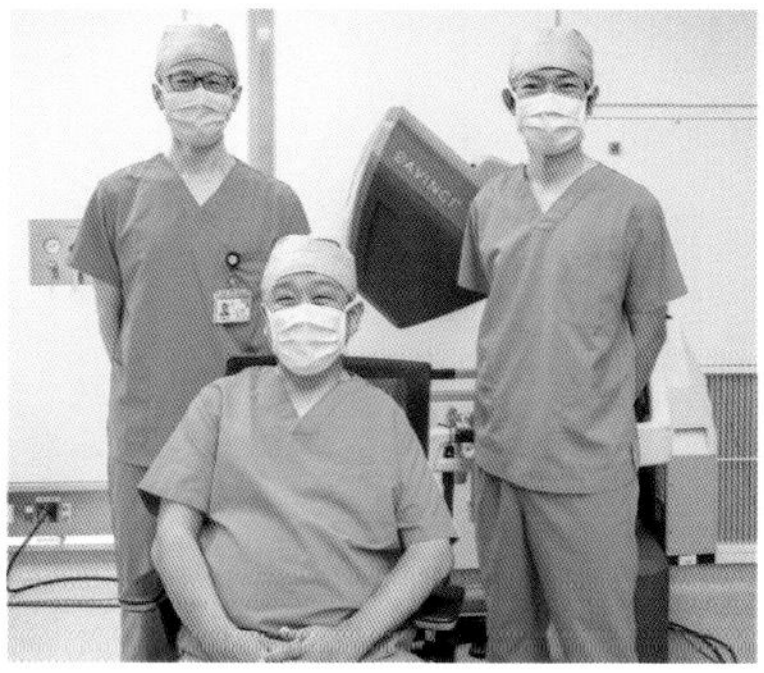

写真2　消化器外科（下部消化管）のスタッフ

詳しくは64ページへ

産婦人科

患者さんに合わせて、より安全で体に負担の少ない手術を

2018年4月より、子宮筋腫（しきゅうきんしゅ）などの良性子宮腫瘍に対する子宮全摘術と、初期（ⅠA期）子宮体がんに対する子宮全摘術、リンパ節郭清術に対し、また2020年4月より骨盤臓器脱の仙骨腟固定術（せんこつちつこていじゅつ）に対し、ロボット支援下手術が保険適用となりました。当科では、良性子宮腫瘍と初期子宮体がんに対し、ロボット支援下手術を行っています。

創が小さく整容性に優れ、体への負担が少ない手術としては腹腔鏡手術がありますが、ロボット支援下手術は腹腔鏡手術をさらに発展させた手術法です。拡大視野、3D（3次元）視野により細かな血管や神経といった体の組織が見やすく、またロボットを使用することでより微細な動きが可能なため、腹腔鏡手術よりもさらに手術の安全性が高まることがメリットです。

ただ、子宮筋腫でも子宮全摘を行わず子宮筋腫のみを摘出する手術（子宮筋腫摘出術）や、卵巣嚢腫（らんそうのうしゅ）の手術（卵巣嚢腫摘出術や付属器摘出術）に対しては、保険適用上ロボット支援下手術が認められておらず、腹腔鏡での手術となります。

当科では2023年11月現在、子宮全摘術だけで250例以上の腹腔鏡手術を行ってきており、また子宮体がんに対する腹腔鏡手術も70例を超えました。現在では患者さんのニーズに合わせ、腹腔鏡、またはロボット支援下で、より安全で回復の早い手術をめざしています。

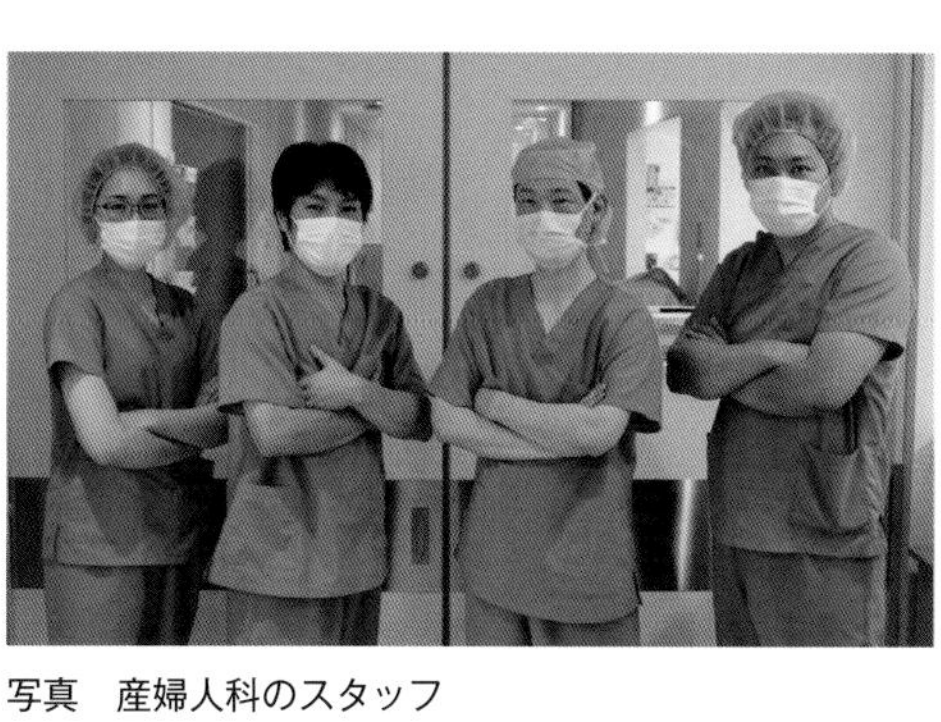

写真　産婦人科のスタッフ

詳しくは82ページへ

Topic 2

もっと知ってほしい！　がんゲノム医療

遺伝診療センター センター長代行　三浦 裕司（みうら ゆうじ）
遺伝診療センター 認定遺伝カウンセラー　阿部 歩美（あべ あゆみ）

●がんゲノム医療とは

昨今の分子生物学の研究、特にがん診療の領域において、がんのゲノム情報（遺伝子を含む全体の遺伝情報）は欠かせないものになっています。ここでは、①がんゲノム医療の診療体制、②保険診療で実施可能ながん遺伝子パネル検査、③遺伝診療センターの役割の３点について、当院での取り組みと特徴をお伝えします。

がんゲノム医療とは、がんの組織などを用いて、多数の遺伝子を同時に検査し、その変化を調べることで、特定のがんの診断や、一人ひとりの体質・病状に合わせた治療などを行う医療のことです。がんの組織から得られた遺伝情報は、分子標的薬などの適切な薬剤を見つけることに活用されています。最近ではがん患者さんの血液検体から、がんの遺伝子変化を明らかにすることが可能になり、治療の選択肢が広がると期待されています。

●がん遺伝子パネル検査について

がんの細胞やがんの組織に生じた体細胞の変化を知ることは、治療選択に役立ち、がん遺伝子パネル検査として、保険診療で実施可能です。これらの検査は厚生労働省によって指定された医療機関で実施しており、当院はがんゲノム医療連携病院として認定されています。検査を開始した2020年1月からの約3年間で200件以上の実績があります（図1）。

がん遺伝子パネル検査の利点は、がんに特徴的な遺伝子の変化が見つかった場合、その変化に対して効果が期待できる、患者さんに合った治療を行える可能性があることです。ただし、すべての患者さんに治療薬が見つかるわけではないことに留意が必要です。

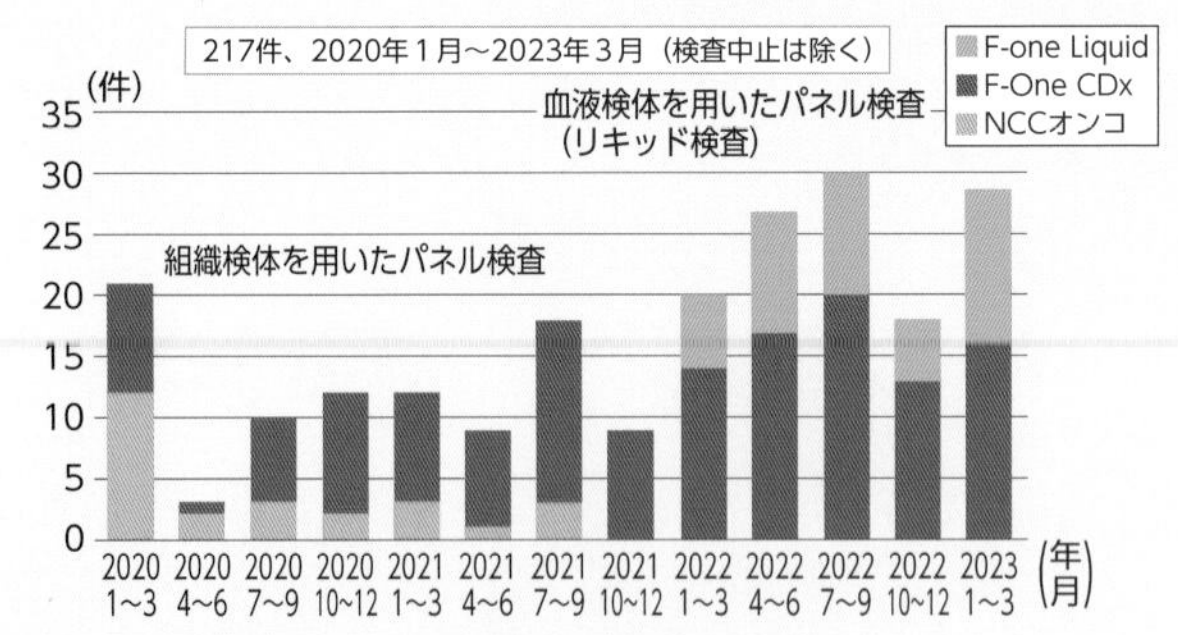

図１　がん遺伝子パネル検査の解析件数の推移

がん遺伝子パネル検査検討　ご本人の既往歴・治療歴などを確認
検査前　がん遺伝子パネル検査の選択・同意取得
検査後　がん遺伝子パネル検査の結果説明・治療薬選択
検査結果に基づいた治療
臨床試験の選択肢：参加条件確認
患者申し出療養制度：費用負担あり
遺伝性腫瘍の可能性あり
遺伝診療センター紹介
確定診断検査提案
（血縁者の評価を含む）
申込から結果まで約２か月程度

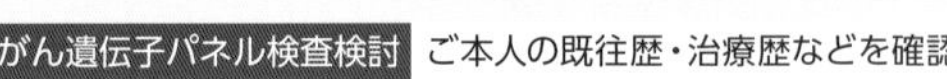

図２　がん遺伝子パネル検査の流れ

●遺伝診療センターの役割
～遺伝性腫瘍（しゅよう）の確定診断・血縁者への対応～

がんの細胞やがんの組織に生じた体細胞の変化を知ることは、体質としてのがんのなりやすさが見つかる可能性を含んでいます。生まれもった遺伝子に変化（遺伝性）が疑われたら、遺伝医学の専門である遺伝診療センターに紹介します(図２)。

遺伝診療センターでは、日本人類遺伝学会認定の臨床遺伝専門医と日本遺伝カウンセリング学会および日本人類遺伝学会が共同認定している認定遺伝カウンセラー® による遺伝カウンセリングを提供しており、患者さんやご家族に対して、医療情報の提供、遺伝学的検査の検討や心理・社会的な支援を、各診療科と連携しながら行っています。

【参考文献】
(1) 国立研究開発法人国立がん研究センター がん情報サービス「がんゲノム医療」HP（https://ganjoho.jp/public/dia_tre/treatment/genomic_medicine/genmed01.html）
(2)『がん専門相談員のためのがんゲノム医療相談支援マニュアル2022年3月版』（公益社団法人日本臨床腫瘍学会 編集・発行、2022年）

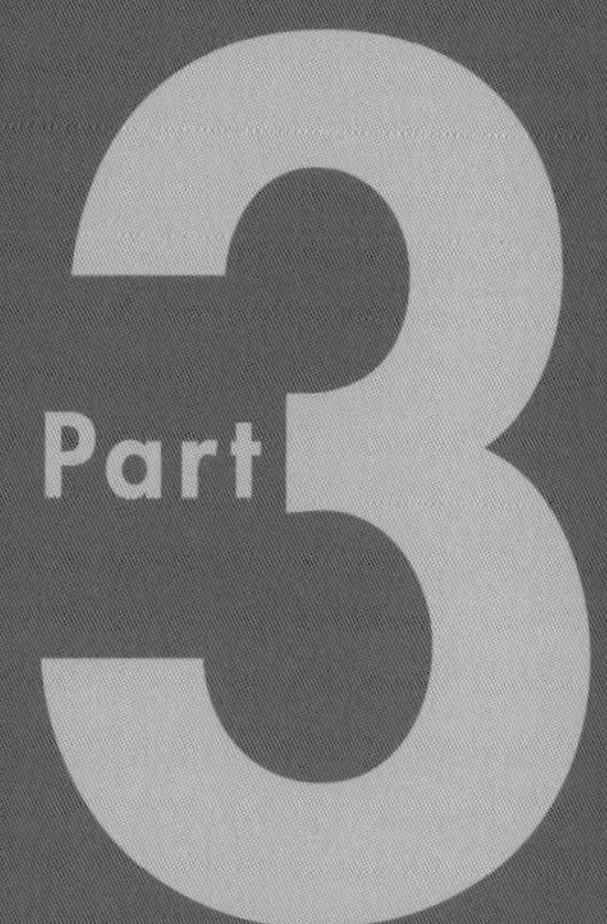

Part 3 CLOSE UP!

虎の門病院のがん医療

CLOSE
UP!

あきらめないがん医療
—総合病院だからこそ、できること

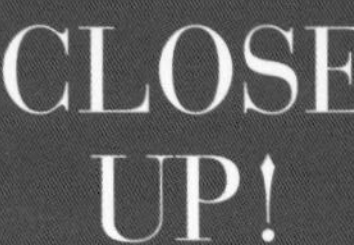

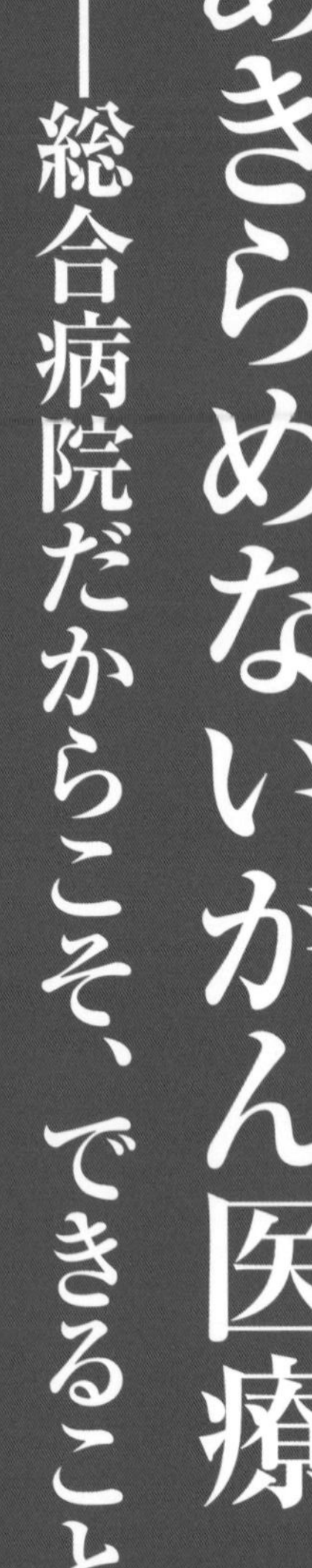

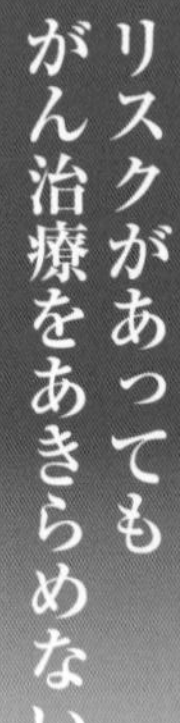

がんと診断された患者さんは、まずがんの治療が可能な病院に紹介されます。地元の大きな病院のほかに、大学病院やがん専門病院といった、高度医療機関に紹介されることが多いと思います。紹介された病院で治療を受けることになる方がほとんどでしょう。

一方で、がん患者さんの多くは中高年や高齢であり、元々持病を抱えている方が多くいます。また高齢で体力に自信がない方、認知症を患っていて入院に不安を抱える方もいます。

特に重い持病があると、がん治療を行う際に合併症の発生率が高かったり、持病が悪化したりするリスクがあります。高度に進行しているがんに対しては強力な治療が必要なため、リスクがある患者さんは治療を躊躇されることもあります。

もしあなたが、「リスクが高いので、手術はやめておいたほうがいいでしょう」とか、「がんが進行していて治療できません」と言われたら、どうしますか？　ほかの医療機関でセカンドオ

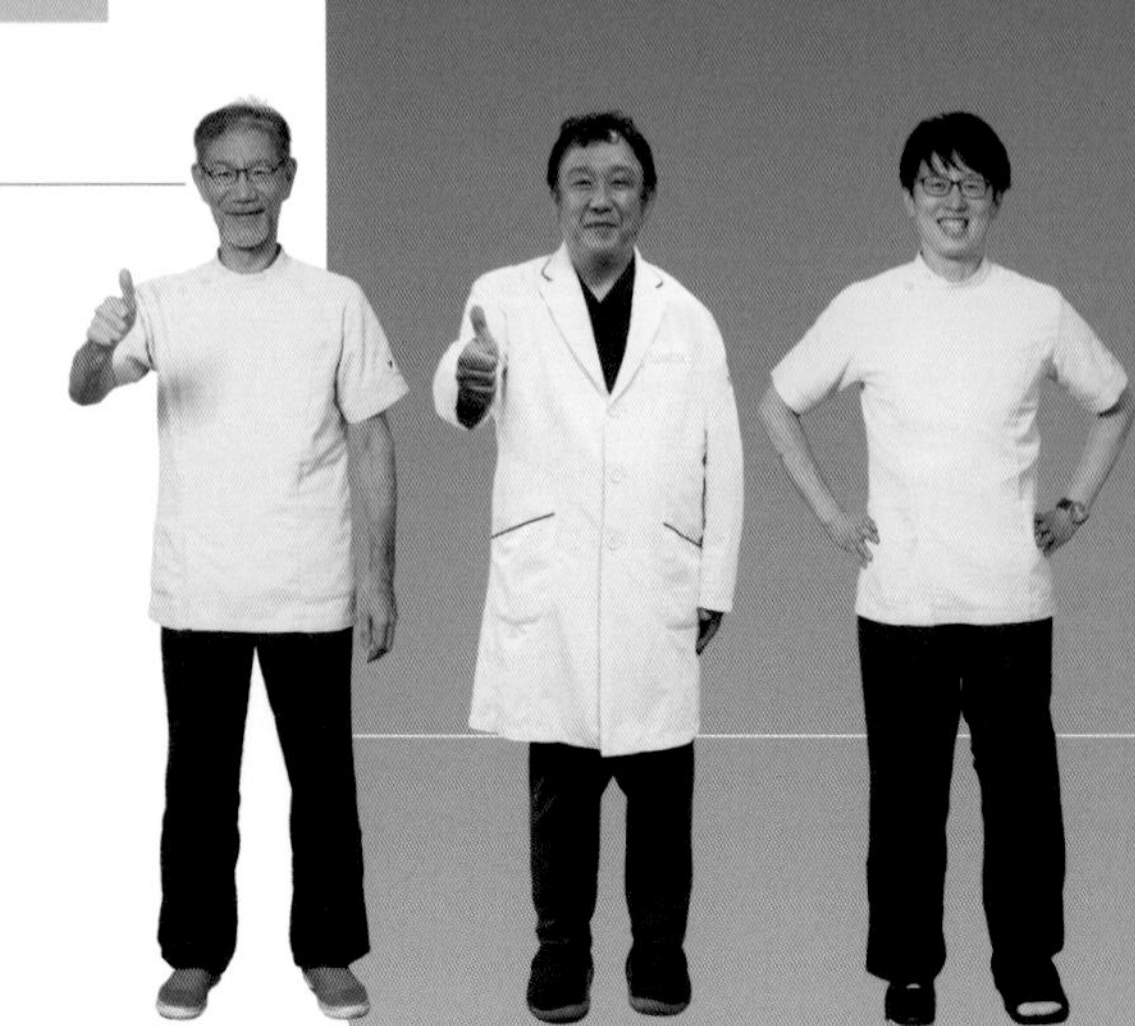

消化器外科（下部消化管）
副院長
黒柳 洋弥
（くろやなぎ ひろや）

消化器外科（下部消化管）　部長
的場 周一郎
（まとば しゅういちろう）

消化器外科（下部消化管）　医員
平松 康輔
（ひらまつ こうすけ）

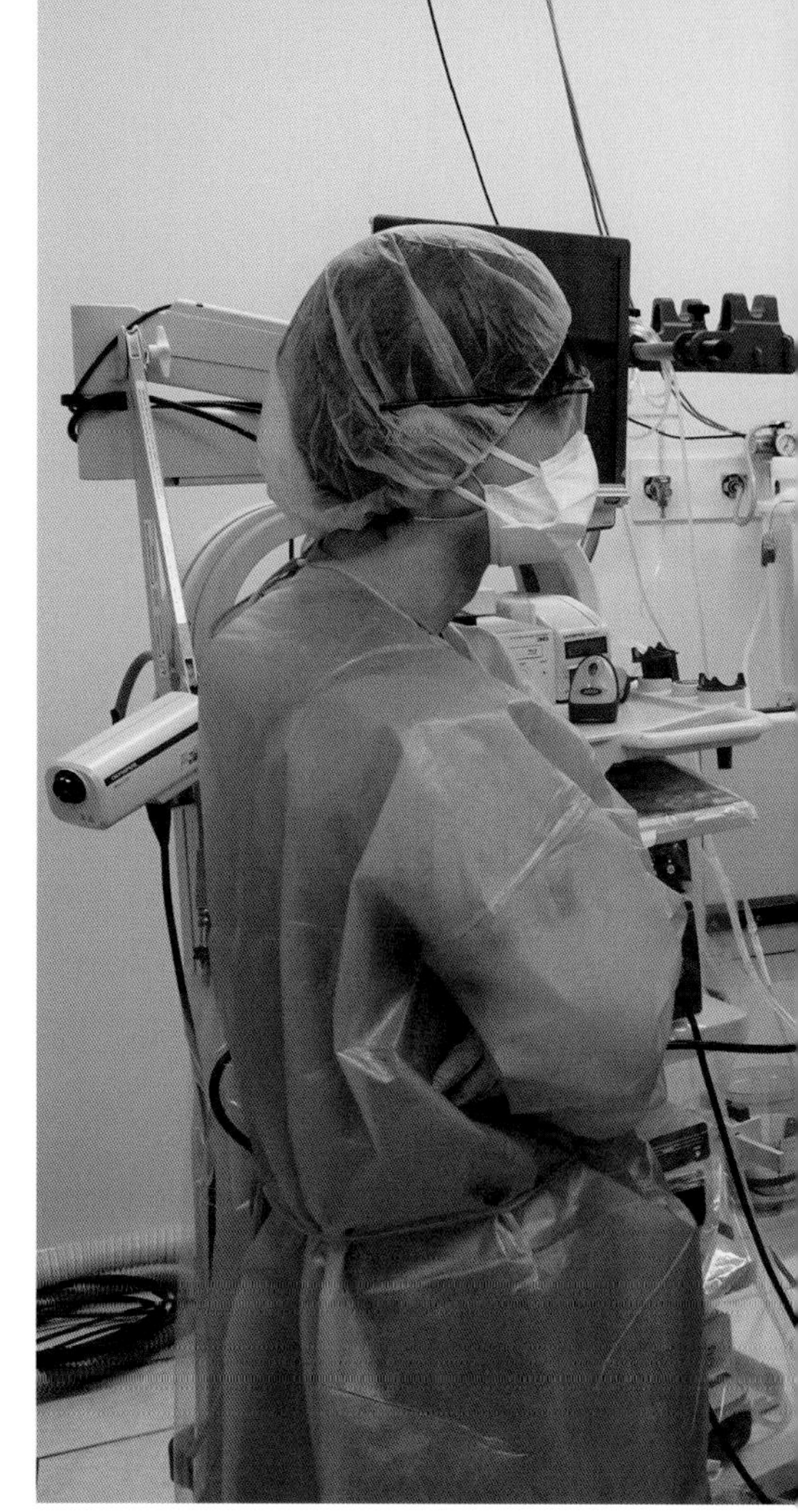

ピニオンを受ける方もいるでしょうが、中には治療をあきらめてしまう方もいるでしょう。

しかし、まだあきらめる必要はありません。持病がある患者さんも適切な医療サポートさえあれば、通常通りのがん治療を受けることができます。高齢の患者さんも、手術前後のリハビリテーションや入院中・退院後の生活サポートを受けることで、治療により元通りの生活に戻ることが期待できます。

そのためにはがん治療のことのみならず、院内での各診療科の連携や、患者さんへの生活面を含めたサポート体制が不可欠です。

当院の最大の特徴は、総合病院である一方、がん専門病院と同水準のがん治療の経験、および高度な医療技術を提供できることにあります。

がん専門病院では、高度ながん治療を提供していますが、一方でがん以外の病気への対応が不得意な場合があります。当院は総合病院であり、糖尿病や腎臓病など慢性期疾患、そして心筋梗塞や脳梗塞といった内科急性期疾患、高齢者総合診療部による高齢者医療、さらに救命救急医療まで幅広く診療しており、その道のエキスパートが揃っています。

また診療科間の垣根も低く、小回りの利く診療体制があります。そのため、重い持病を持っている患者さんや高齢患者さんを支える体制も充実しており、安心してがん治療を受けてもらうことが可能です。リスクが高い患者さんに対する良質ながん治療こそ、当院の最大の特徴といえます。総合病院だからこそできる、がん治療があるのです。

写真1　気管支鏡検査の様子

重い持病があっても がん治療が可能

持病がある方のがん治療を成功させるには、さまざまな診療科のサポートが不可欠です。特に手術の成否は、持病の管理によって大きく左右されるといっても過言ではありません。それでは手術の際にリスクとなる持病とは、どういったものがあるでしょうか。

まず糖尿病が挙げられます。糖尿病は術後の創の感染を引き起こしたり、手術で縫合した部位の治りを悪くしたりする可能性があり、手術前後の血糖値の管理は合併症を減少させるために重要とされています。当院では糖尿病の手術患者さんに対して、糖尿病を専門とする内分泌代謝科の専門医がサポートします。

また、循環器の病気も手術のリスクがあります。循環器の病気とは主に心臓や血管の病気を指し、手術によるストレスがかかることで、心筋梗塞や心不全を引き起こす可能性があります。特にがん専門病院では循環器を専門とする医師が少ないため、循環器のリスクがある患者さんの治療ができないことがあります。当院では、循環器センター内科・循環器センター外科、麻酔科の医師やその他のメディカルスタッフで形成する虎の門ハートチームが、循環器の持病を持つ患者さんの周術期*をサポートします。

さらに、肺気腫や間質性肺炎といった呼吸器の病気を持ち、肺機能が低下している患者さんは、手術で麻酔をかけるうえでリスクがあります。また腹腔鏡や胸腔鏡、ロボット支援下手術といった低侵襲手術（体に負担の少ない手術）ができず、開腹手術が選択されたりすることがあります。当院では、呼吸器科や麻酔科とも協力して、そのような患者さんに対しても低侵襲手術を提供することが可能です。

***周術期**／入院、麻酔、手術、回復といった、術中だけでなく前後の期間を含めた一連の期間

高齢な患者さんも 安心して治療を

高齢ながん患者さんやそのご家族が

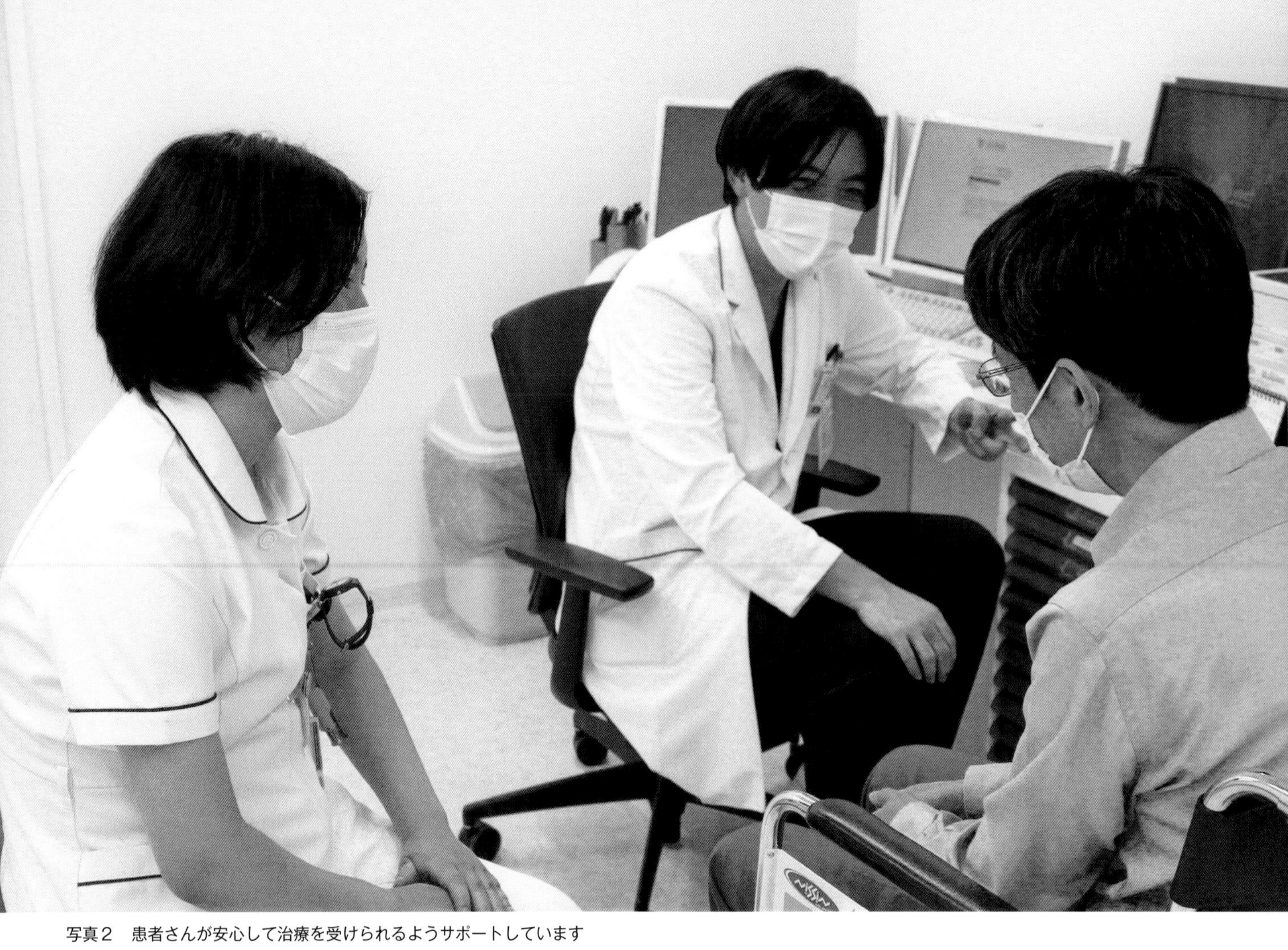

写真２　患者さんが安心して治療を受けられるようサポートしています

抱く不安は、若い方と比べると多いと思います。「どんな治療が必要か」「はたして、がんが治るのか」といった病気のことだけではなく、「はたして治療に耐えられるかどうか」「入院中に体力が落ちないか」「入院中に認知機能が悪化しないか」といった心配が加わります。そうした心配を解消するために、何が必要でしょうか。

まず患者さんの状態や体力、そしてご希望や人生観を把握したうえで、医学的な見地から十分な説明を行い、治療方針を決定することが不可欠です。高齢になると特に、患者さんの状態や体力は単純な年齢では測れません。そのため個々の患者さんについて綿密な評価を行い、適切な治療を提案します。

高齢患者さん特有の不安に対して、当院では高齢者総合診療部が中心となり、多職種で高齢患者さんをサポートする活動をしています。具体的には、手術前後の体力・機能維持のためや、飲み込みに不安がある患者さんに対しての、リハビリスタッフによるリハビリテーションがあります。

また高齢の手術患者さんの特徴として、術後にせん妄という混乱状態になることがあります。それに対して精神科医師による専門的な評価と治療を行っています。

さらに退院後のことに関して、自宅での生活を円滑にするために、医療ソーシャルワーカーや看護師による退院支援を行っています。患者さん本人やご家族と相談しながら、退院後に使用する制度の申請をお手伝いし、地域のケアマネージャーと相談しながら各種サービスの調整を行い、自宅の環境で必要なものを提案します。

高齢な患者さんに安心して治療を受けてもらえるよう、質の高いがん治療、持病に対する適切な管理、入院中の多職種によるサポート、そして充実した

写真３　呼吸器サポートチームの回診

退院支援を提供できるよう、病院一丸となって取り組んでいます。

進行がんでもあきらめない ——根治性を追求

がんと診断されると、さまざまな検査と治療前の評価が行われます。そして治療前評価としての臨床病期（ステージ）が診断されます。治療方針は、この臨床病期をもとに組み立てていきます。

この画像評価の段階で、がんが高度に進行していたり、他の臓器に転移したりしていると判明することがあり、高度進行がんやステージⅣのがんと呼ばれます。その中で、高度に進行しているため「手術ができない」という判断をされることがあります。その場合は、抗がん剤・免疫療法などの薬物療法や放射線療法が選択されます。

多くのがんについては、手術が最も根治（こんち）（完全に治すこと、治癒）や長期生存が見込める治療です。また大腸がんを中心として、一部のがんに関してはステージⅣであっても、化学療法や放射線療法を含む集学的治療（141ページ参照）後に根治切除に持ち込むことができれば、治癒や長期生存が期待できます。

手術療法や薬物療法、放射線療法の組み合わせ、その順番、治療期間を含めて、患者さんの状況に応じて最良と思われる選択肢をとるためには、その治療の経験値や技術が必要です。

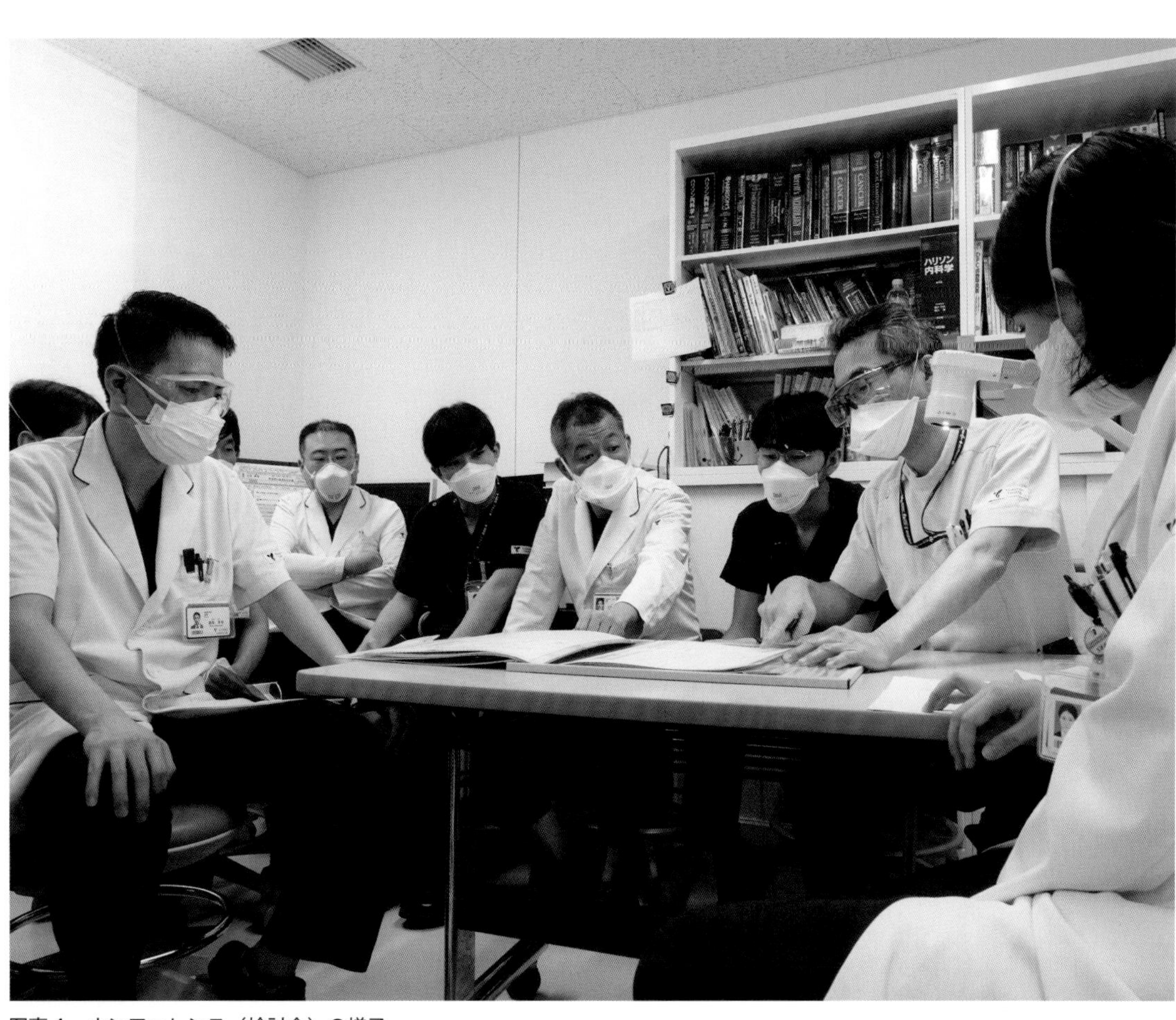
写真４　カンファレンス（検討会）の様子

当院では「あきらめないがん医療」のコンセプトのもと、各外科、臨床腫瘍科（りんしょうしゅようか）、放射線治療科が協力し、高度進行がんやステージⅣの大腸がんに対して、根治性を追求した治療を行っています。他院で手術ができないと判断された場合でも、当院で検討した結果、切除可能と判断することがあります。また化学療法を行った結果がんが縮小し、当初は切除不可能であったものが切除可能となることもあります。

私たちは豊富な経験と知識、高い技術をもとに、最善の治療の提供に努めています。

ここに注目！

多職種で検討会 ——キャンサーボード

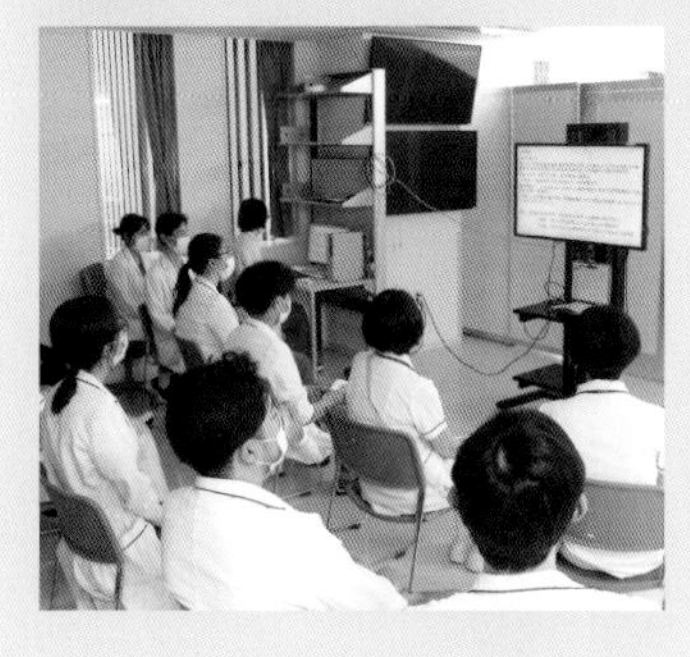

当院では、多職種でがん患者さんの病状や治療方針を話し合う検討会であるキャンサーボードを頻繁に開催し、リスクのある患者さんに最良の治療を受けてもらえるよう努めています。

CLOSE UP!

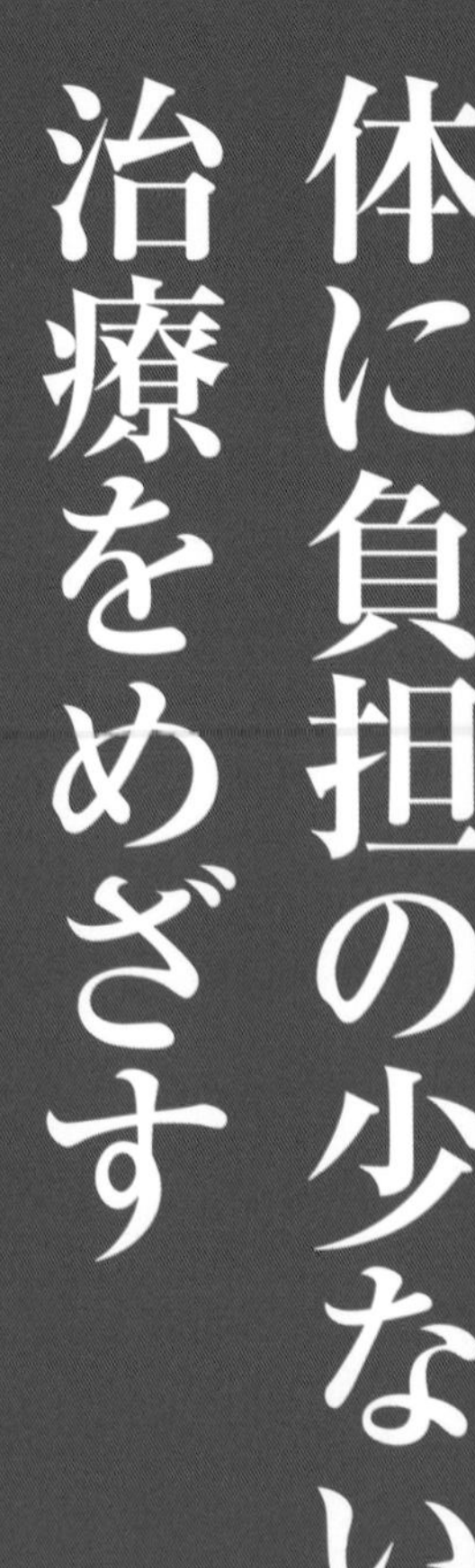

体に負担の少ない治療をめざす

メスで体を切らずにがんを切除 ——消化器内視鏡治療

がんと診断された場合、多くの方はメスで体を切る手術が必要だと考えると思います。しかし咽頭がん、食道がん、胃がん、十二指腸がん、大腸がんといった消化器のがんは、早期の状態であれば、内視鏡カメラを用いてがんを切除することが可能です。この方法を内視鏡的切除といいます。

内視鏡的切除は、がんの病変のみを切除し臓器を温存することで、術後もQOL（生活の質）を落とさずに生活でき、より体に負担の少ない治療です。その対象は、がんが消化管の壁の浅いところ（粘膜や粘膜下層の表層）にとどまる早期がんです。

1980年代より内視鏡的粘膜切除術（EMR）が行われてきましたが、この方法では切除できないことがありました。そして近年、医療技術の進歩によって、内視鏡的粘膜下層剥離術（ESD）が開発されました。大きなサイズのがんや難しい部位に発生したがんで、従来のEMRでは切除できなかった場合でも、ESDによって切除できるというケースが多くなりました。

消化器外科（下部消化管）
副院長
黒柳 洋弥
（くろやなぎ ひろや）

消化器外科（下部消化管）　部長
的場 周一郎
（まとば しゅういちろう）

消化器外科（下部消化管）　医員
平松 康輔
（ひらまつ こうすけ）

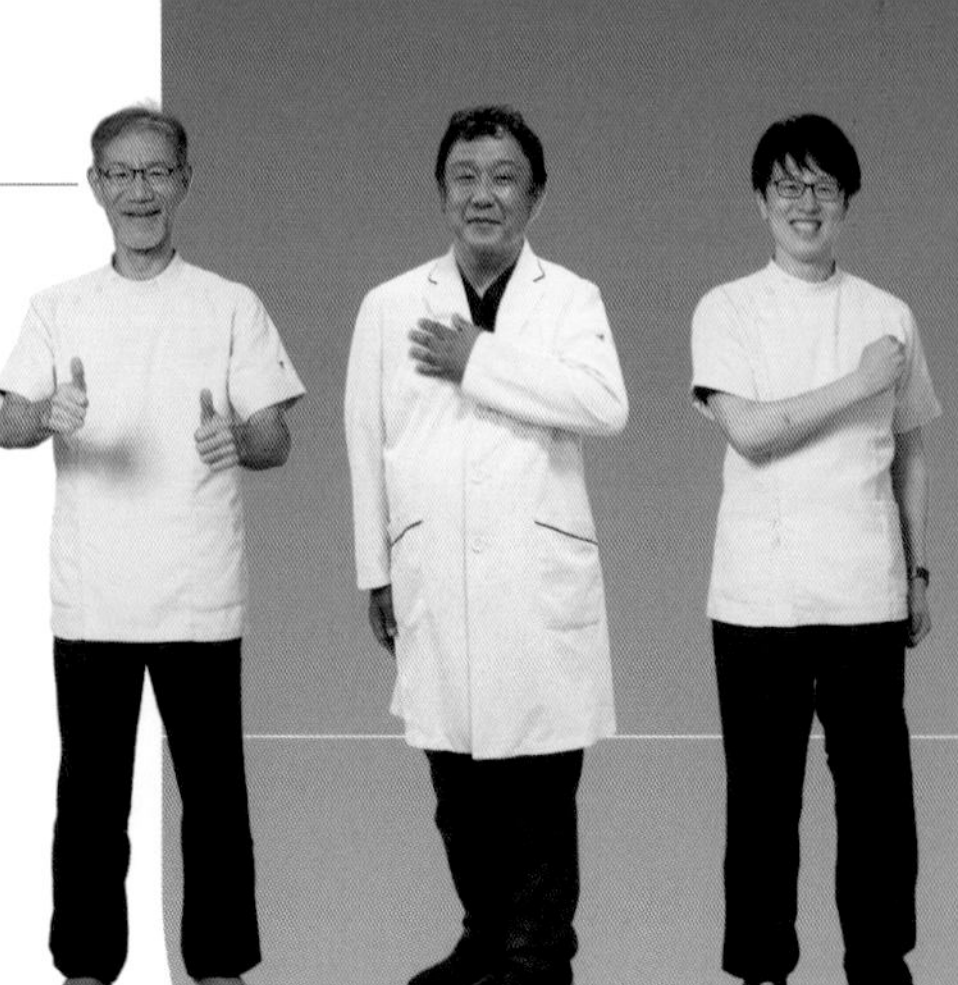

創を小さく、回復を早め早期退院へ——腹腔鏡、胸腔鏡手術

以前の外科的手術は、開腹手術や開胸手術が基本でした。これは創を大きく開いて、直接見ながら手術を行う方法です。一方、腹腔鏡手術や胸腔鏡手術では、お腹や胸に5～12㎜程度の小さな孔をあけて、そこにポートという細い筒を入れ、これを通して、体の中に内視鏡カメラや手術器具を挿入します。術者は、内視鏡カメラで映した体内の様子をモニターで見ながら、体内で手術操作を行います。このような手術方法を鏡視下手術と呼びます。

鏡視下手術は、開腹手術と比較して創が小さいため、術後の疼痛や体に対するダメージが軽減され、早期に社会復帰が可能です。また美容的な利点もあります。さらに、内視鏡カメラで手術部位を拡大して観察することができます。手術する部分がより良く見えるということは、精密な手術が可能であり、手術のクオリティー（質）や安全性の向上といった観点からも有用であると考えられます。

しかし鏡視下手術は技術的な難しさがあり、開腹手術や開胸手術よりも施設間のクオリティーの差が大きいというデータがあります。そのため、鏡視下手術に熟練した施設で手術を受けることがとても大事です。その技量を客観的に評価する制度として、日本内視鏡外科学会の技術認定医制度があります。当院には技術認定医が多数おり、根治（完全に治すこと、治癒）性・安全性に十分配慮したうえで、鏡視下手術を行っています。

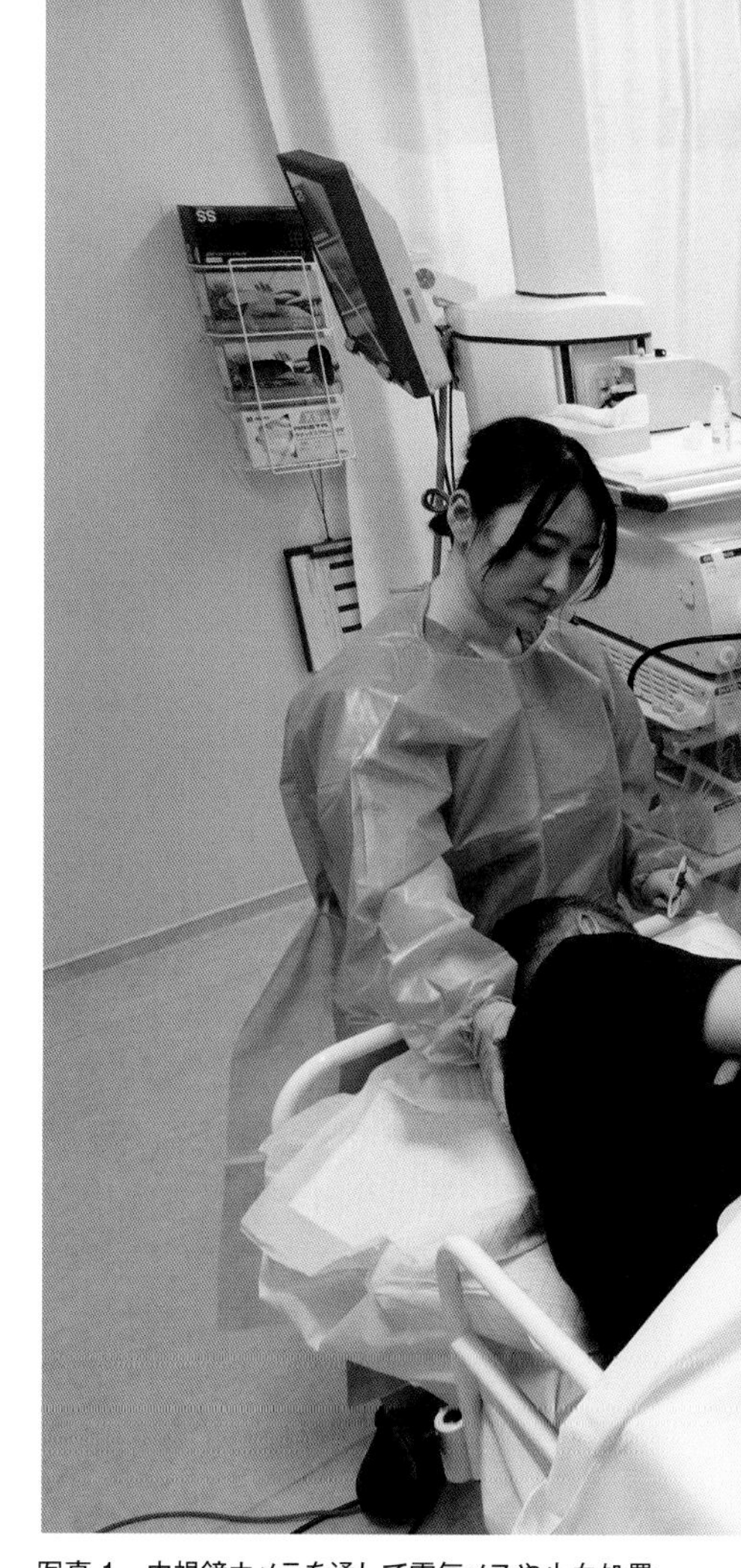

写真1　内視鏡カメラを通して電気メスや止血処置具、注射剤などを駆使し、過不足のない安全で正確ながんの切除に努めています（実際はマスクを着用）

さらに精緻な手術を可能に——ロボット支援下手術

ロボット支援下手術は、約1㎝の小さな創から内視鏡カメラとロボットアームに接続した専用の鉗子（はさみのような形をした、物をつまむ道具）を挿入し、手術を行います。鏡視下手術と同じように、術者は3Dモニターの画面を見ながら操作します。

鏡視下手術との違いは、術者が少し離れたサージョンコンソールと呼ばれる機械の中で遠隔操作を行うことです。

ロボットの鉗子は多関節で、体の中で自由自在に動かすことが可能です。さらに手振れ防止機能があることにより、正確かつ精密な動きが可能であり、重要な臓器や神経を温存しながら、正確に患部を切除できます。これにより短期的には術後の合併症の減少、また長期的にはQOLを維持しつつ再発率を低下させるというメリットが期待されています。

ここに注目！

「ダビンチXi」を使った鏡視下手術

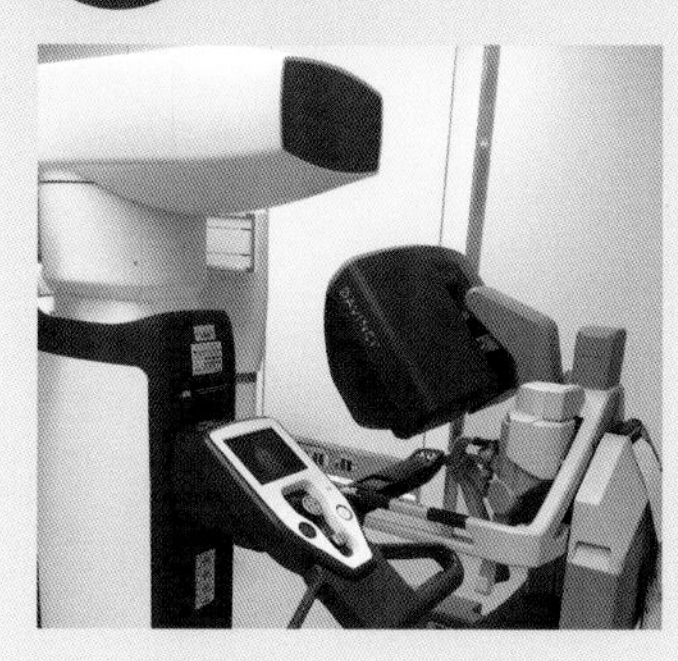

2023年5月時点で、Xiはダビンチシリーズの最上位機種です。ロボットアームの関節が増え、鉗子の種類も増えたことで、より安全性が向上し、さらに精度の高い手術が可能です。

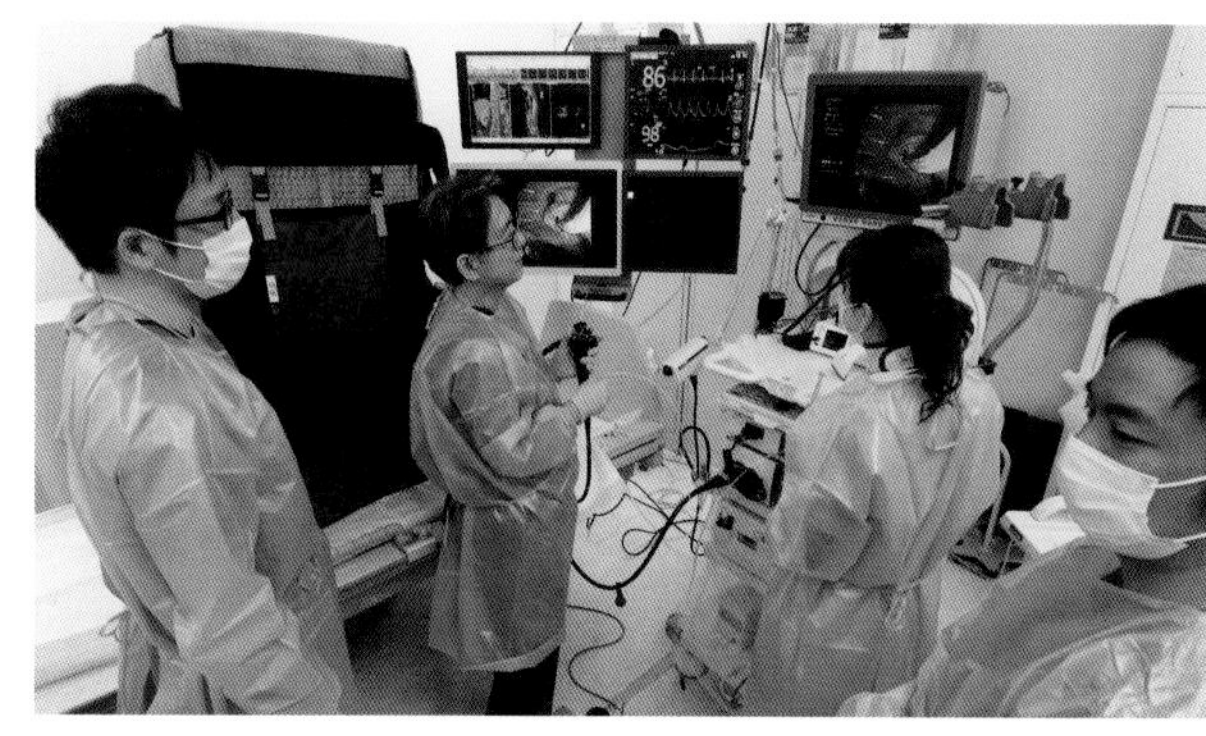

写真2　内視鏡カメラで十二指腸乳頭部から胆管、膵管に造影剤を注入する「ERCP」（57、58、61、62ページ参照）は、がんの診断のみでなく、さまざまな治療に応用されています（実際はマスクを着用）

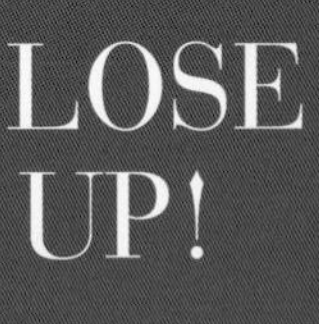
CLOSE UP!

シームレスながん医療
人間ドックとの連携

検査・診断から治療・緩和医療まで
迅速に対応できる体制が整っています

当院では、付属の健康管理センターでの人間ドックから専門科での精密検査、そして治療まで、スムーズな連携を行っています。また術後の外来通院、再発した際の治療や緩和医療を含めて、一貫して受けていただくことが可能です。

検査・診断

健康管理センター

健康管理センターでは、人間ドックの一環として、受診される方のニーズに合わせた、さまざまな種類のがん検診プログラムを用意しています。その特徴は、虎の門病院と一体化した運営で、各専門分野のスタッフが最新の医療技術と専門知識を駆使して、検査・診断を行っていることです。がんの早期発見・早期治療が可能となり、受診される方の健康をお守りします。

画像診断センター

画像診断センターでは、主に放射線診断専門医、核医学専門医の資格を持つ医師と専門技術スタッフが、PET/CT、CT、MRI で、受診される方の目的に合わせて、虎の門病院の患者さんや各医療機関からの紹介患者さん、人間ドックを受診される方の画像診断を行います。特にPET がん検診では、一度に全身を検査して、さまざまながんを早期に発見し、病状を把握することが可能です。

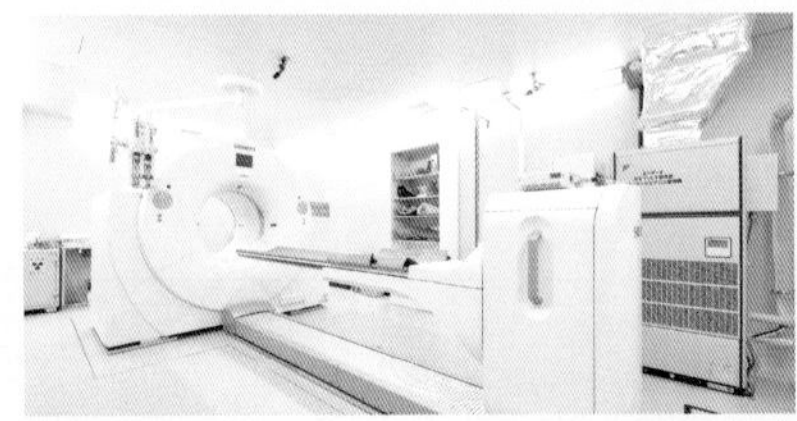
PET/CT

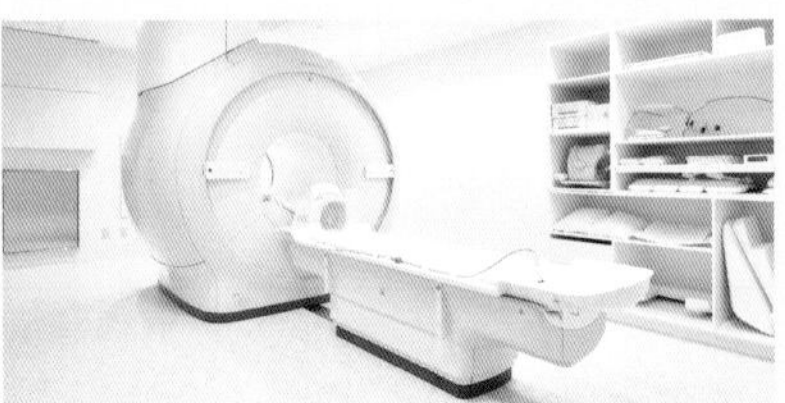
MRI

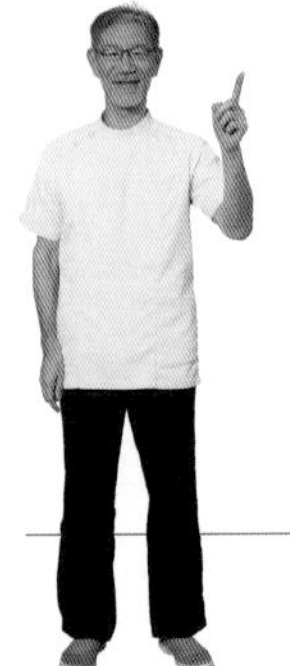
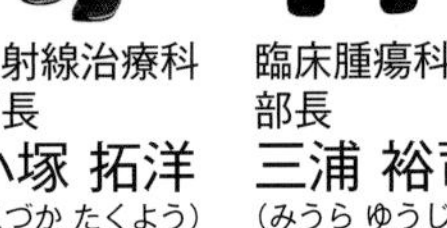
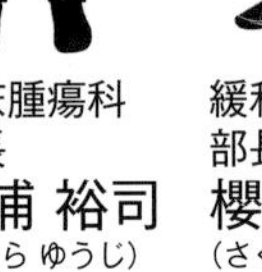
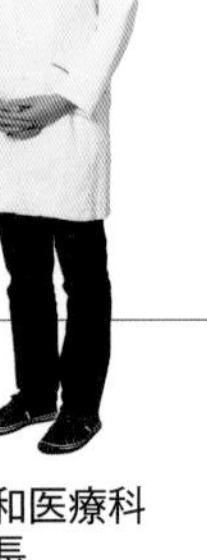
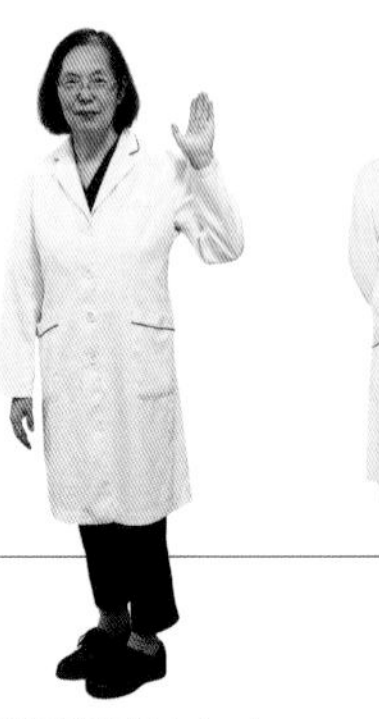
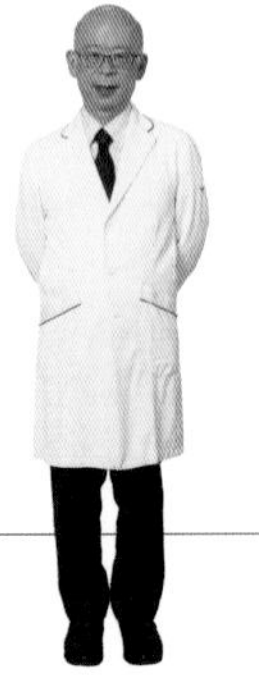
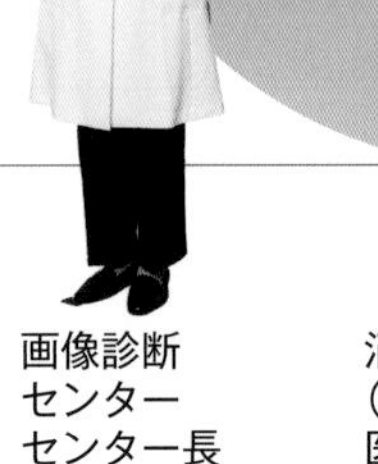

消化器外科
（下部消化管）
副院長
黒柳 洋弥
（くろやなぎ ひろや）

放射線治療科
部長
小塚 拓洋
（こづか たくよう）

臨床腫瘍科
部長
三浦 裕司
（みうら ゆうじ）

緩和医療科
部長
櫻井 宏樹
（さくらい ひろき）

健康管理センター・
画像診断センター
統括センター長
本田 律子
（ほんだ りつこ）

健康管理
センター
センター長
荒木 昭博
（あらき あきひろ）

画像診断
センター
センター長
石原 眞木子
（いしはら まきこ）

消化器外科
（下部消化管）
医員
平松 康輔
（ひらまつ こうすけ）

虎の門病院

手術

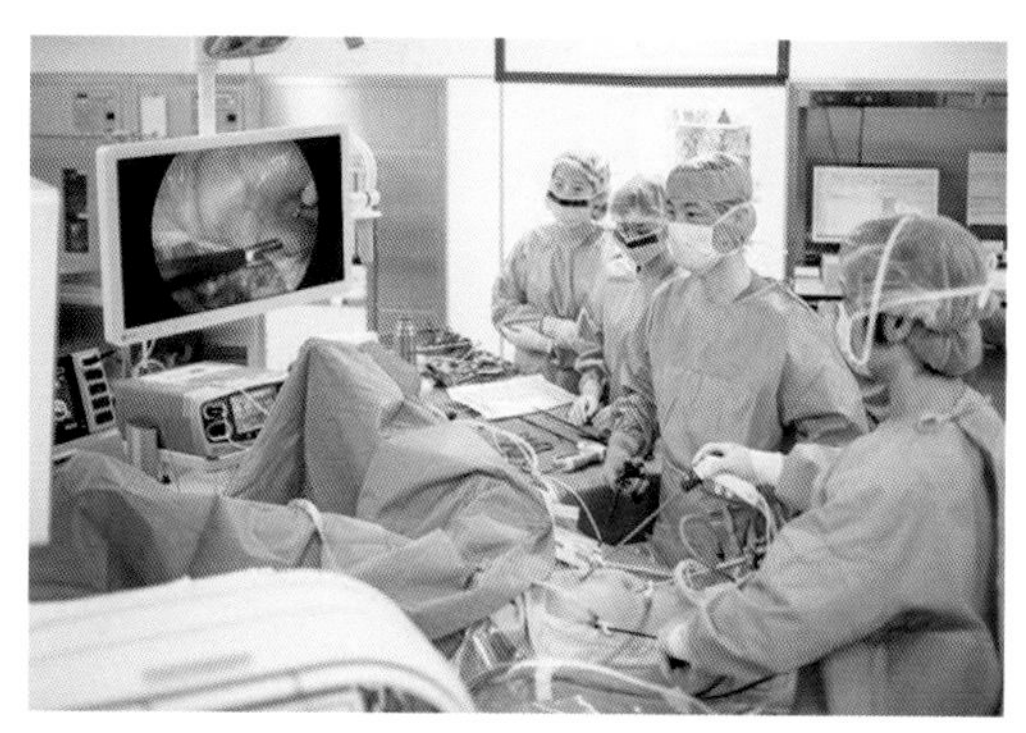

多くのがんにおいて、治療の中心的な役割を果たすのが手術です。がんの病巣を正確に取り除くことが最も重要ですが、術後のQOL（生活の質）を維持することも大事です。当院では、体に負担の少ない内視鏡や鏡視下手術を中心に手術を行っています。
精密な手術で重要な臓器や神経を温存して機能を維持し、創を小さくして回復を早めることで、早期の社会復帰が可能となります。

化学療法

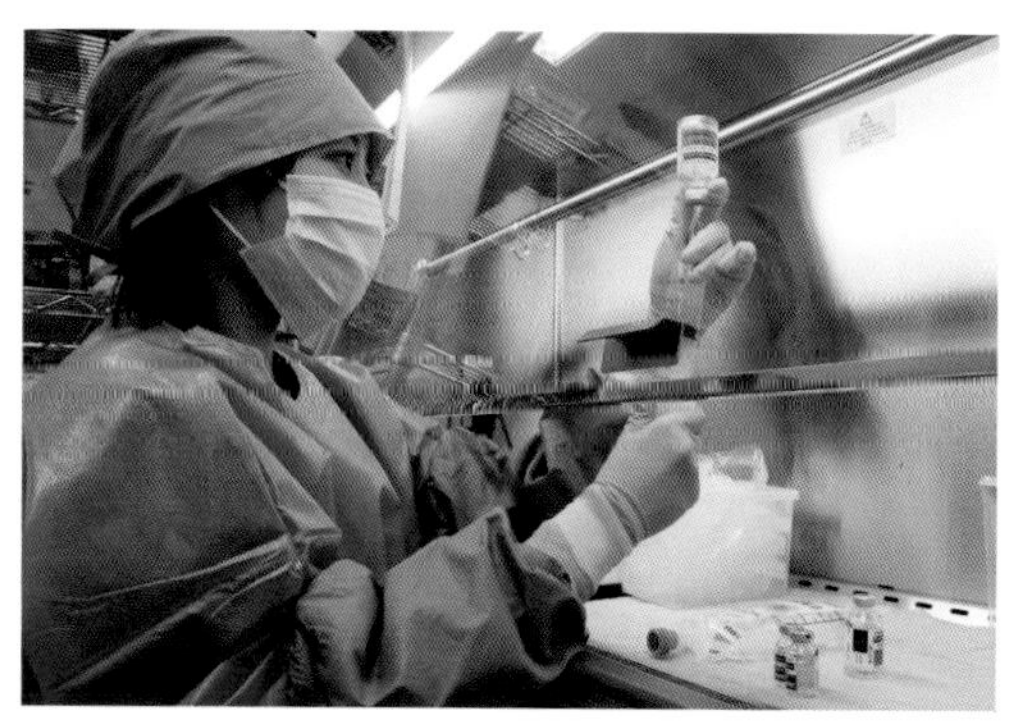

がんの縮小や再発リスクの低下を目的として、手術の前に化学療法を行う場合があります。大きくて切除が難しいがんも、化学療法により小さくすることで、切除可能となることがあります。また、目には見えない微小転移を根絶させて、再発を防ぐという効果もあります。
患者さんそれぞれに適した薬剤の組み合わせや投与方法が選択でき、外来で行うことも可能です。

放射線療法

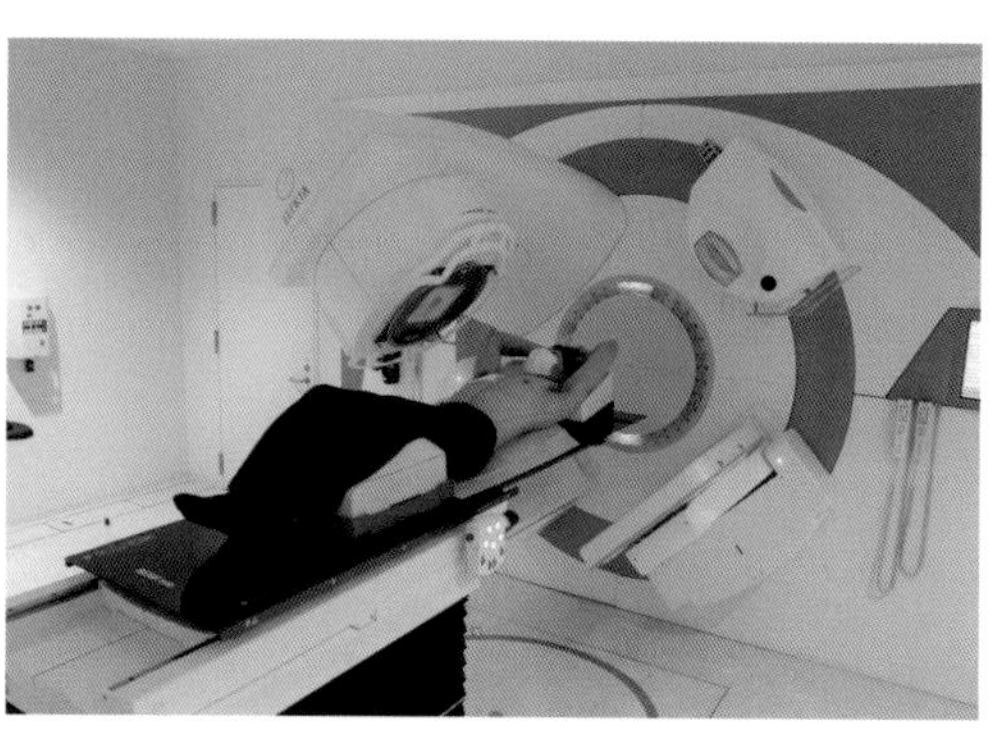

放射線は、がん細胞の遺伝子を壊します。遺伝子は細胞の働きを決める大切なものなので、遺伝子が壊れると、がん細胞も壊れてなくなります。がんを完全になくすために、放射線療法を単独で行う場合もあれば、手術や化学療法と一緒に放射線を当てる場合もあります。また、がんが原因で体に痛みやつらい症状があるときに、それらを軽くするために放射線を当てることもあります。

緩和医療

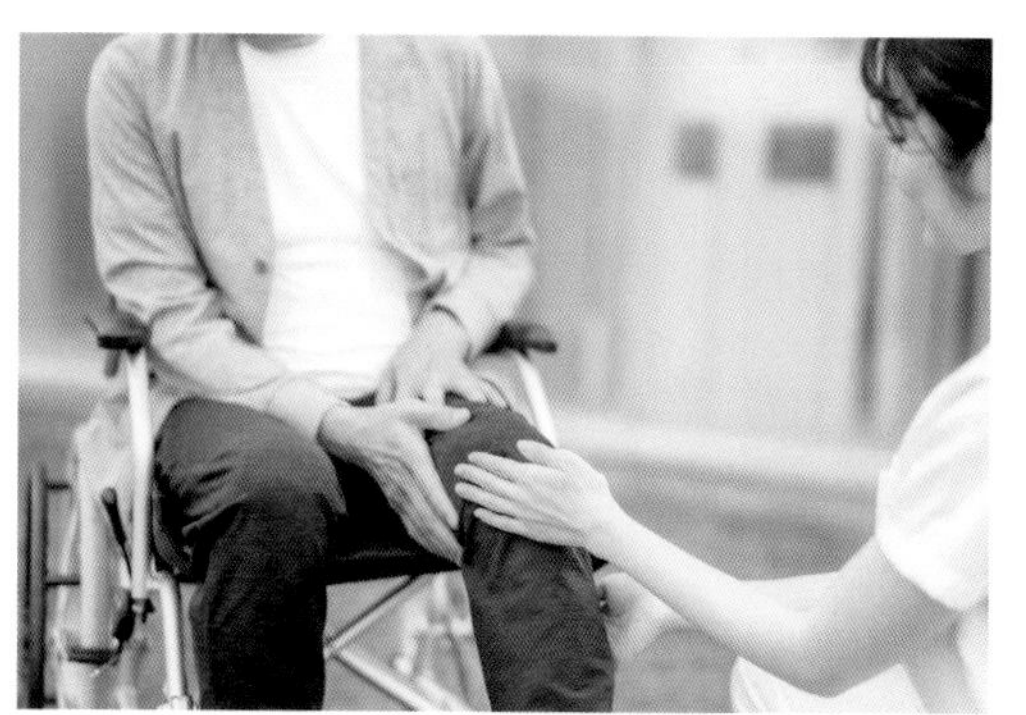

がんによる痛みや体のつらさを和らげ、気持ちのつらさや社会的な悩みを解決し、QOLを向上させることを目的として、緩和医療を行います。緩和医療は、人生の最後に行われる医療というイメージがあったかと思いますが、現在では、診断されたときからがん治療と並行して緩和医療を行うことで、QOLを維持するのみならず、治療効果の向上も見込めると考えられています。

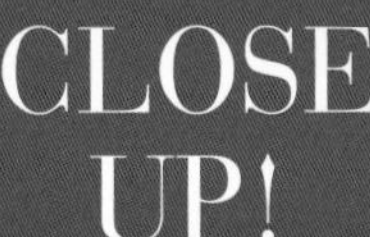

24時間365日救急対応可能

がん患者さんのための救急医療を提供

当院は、病院救急車・ドクターカーを有する地域がん診療連携拠点病院、東京都指定二次救急医療機関、東京都脳卒中（のうそっちゅう）急性期医療機関であり、急性大動脈スーパーネットワーク（東京都CCU連絡協議会）に加盟しています。

救命救急を専門とする救急科専門医11人、集中治療専門医6人、外傷専門医1人、救急科指導医4人、救急科専攻医6人、救急救命士6人が在籍し、あらゆる急性の疾病と外傷に対してのがん救急医療を提供しています。

また、救急科専門医指定基幹施設、集中治療専門医研修施設として若手医師の指導と教育を行い、がん救急を含めた救急医療の質の向上に、日々取り組んでいます。

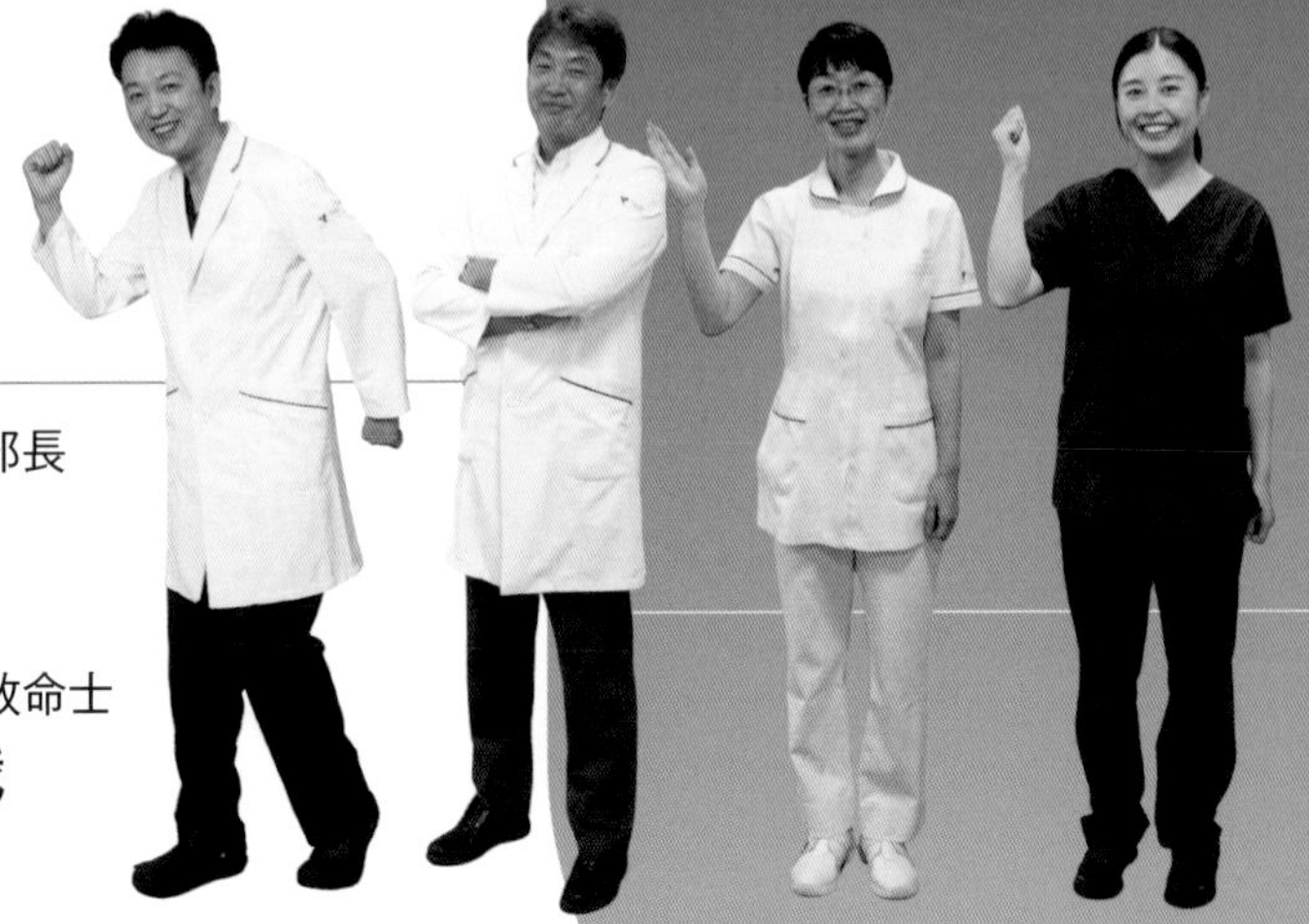

救急科　部長
軍神 正隆
（ぐんしん まさたか）

危機管理部　部長
島 完
（しま たもつ）

救急外来　看護師長
西原 美和子
（にしはら みわこ）

救急科　救急救命士
蔦井 沙織
（つたい さおり）

円滑な院内連携で早期からの専門治療を実現

当院の救急医療の特徴は、①がん救急、②循環器救急、③脳卒中救急、④

外傷救急、⑤高齢者救急、⑥国際化に対応していることです。夜間休日を問わず24時間体制での救急医療に専従する医師を2人以上配置し、がん救急患者さんへの速やかな初期診療を実現しています。

各科当直医師15人、全診療科によるオンコール体制[*1]により、救急専従医の救急診療に引き続き、緊急度に応じて専門科による専門治療を常に導入できるよう、医療体制を整備しています。

特に、高齢かつ重症例が多くを占め、一刻を争うがん患者さんの心疾患や脳卒中に対しては、院内に常駐する専門科医師およびメディカルスタッフが初期診療より介入し、専門治療を導入します。

各診療科との円滑な連携診療体制により、複数の領域にまたがるがん患者さんの傷病に対しても、外傷センター・集中治療科をはじめ、各分野の専門科との協働による総合的診断と専門治療を提供しています。小児科・産婦人科・高齢者診療・国際診療の領域においても、積極的ながん救急医療を実践しています。

診断検査も24時間365日、X線やCT、MRI検査、超音波検査や血液検査が可能であり、大学病院と同様の充実した検査体制となっています。専門治療を目的とした緊急転院搬送先として、他の救命救急センターやがん拠点病院等の高機能病院からのがん患者さんも多く受け入れています。

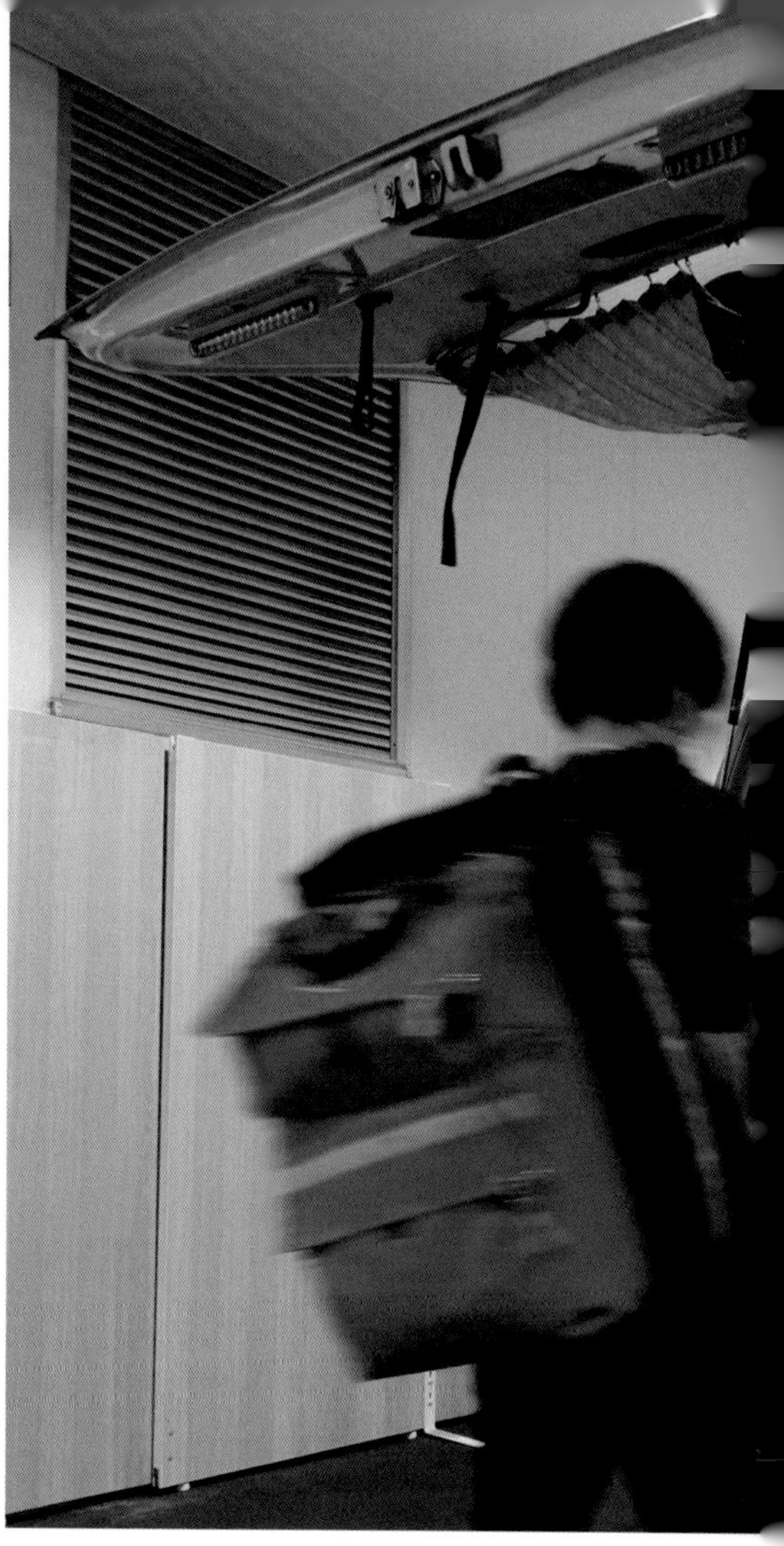

写真1　救急搬送の様子

＊1 **オンコール体制**／勤務時間外でも医療者が常に連絡可能な状態であり、緊急事態の際はすぐに対応できる体制

正確性・迅速性・快適性を兼ね備えたがん救急医療

緊急度判定トリアージ[*2]・システムを取り入れており、緊急度の高いがん患者さんへ、より迅速な救急診療の導入を実現しています。

エビデンス[*3]やガイドラインに精通した救急科専門医の臨床判断に基づいて、医療スタッフや医療資源を効果的に配置することで、あらゆる状況や疾病合併のがん患者さんに適切な救急医療を提供できる体制になっています。

特に、重症患者さんへの救急医療の効率的な実践のため、救急搬送受入動線の見直しと各部門の医療関連設備の再配置を行い、さらに正確性・迅速性・快適性を兼ね備えたがん救急医療の提供に努めています。

＊2 **トリアージ**／けがの重さ（重症度）や治療を急ぐ度合い（緊急度）を短時間に判断すること。振り分け

＊3 **エビデンス**／この治療法が良いと判断できる証拠

ここに注目！ 災害時の医療

当院は東京都災害拠点病院であり、都内の災害時医療収容拠点としての機能を整備しています。自家発電機の稼働や、隣接する地域冷暖房施設とのエネルギー相互融通など、自立性の高いエネルギーシステムを有し、災害時の病院機能の継続性を向上しています。
避難傷病者やがん患者さんへの災害時医療の提供から、安全な避難先の確保、災害時医療に際しての病院機能の拡張、各種案内情報の提供など、多岐にわたる全方向的な災害医療対策を行っています。

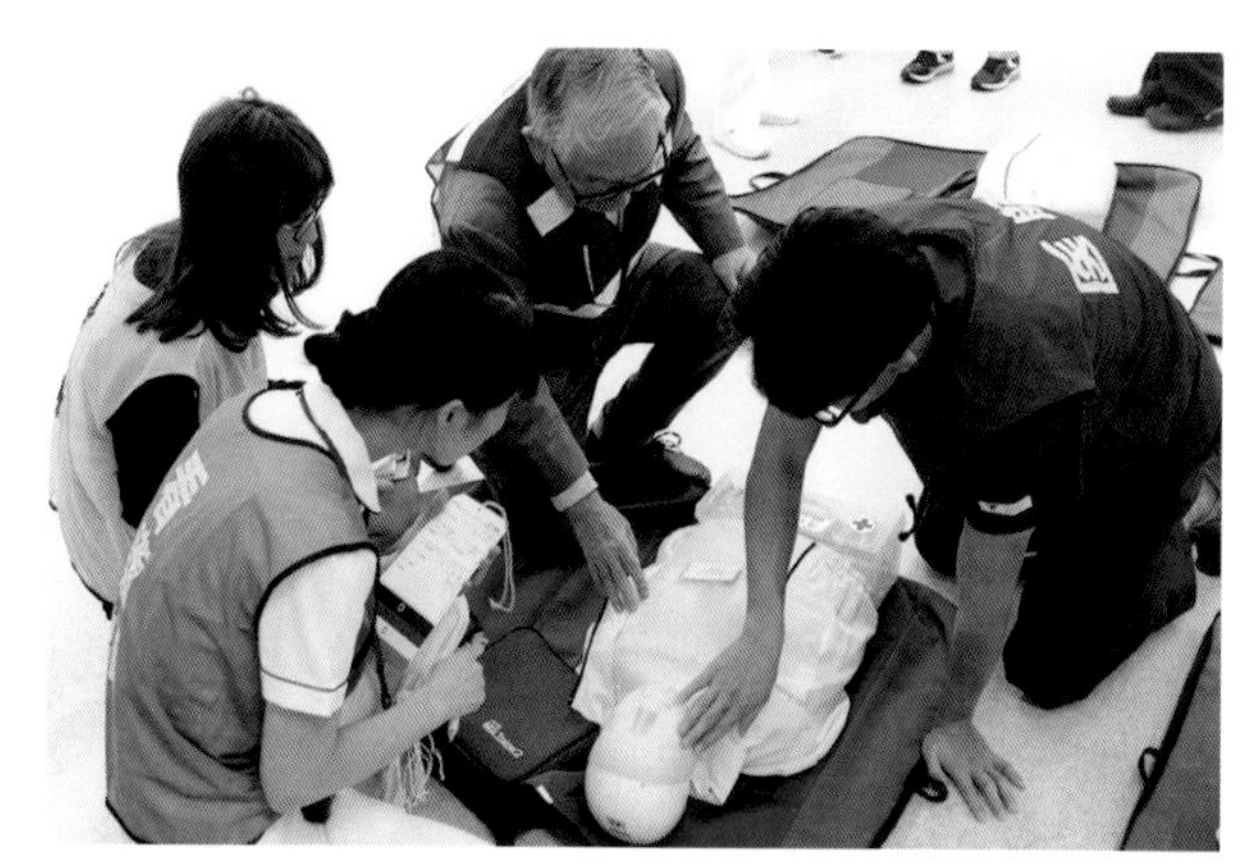

写真2　災害訓練の様子

CLOSE UP!

肺がん・胸腺がん・胸腺腫

体に負担の少ない胸腔鏡手術で、1日でも早い回復を

呼吸器センター内科　部長
玉岡 明洋
（たまおか めいよう）

呼吸器センター外科　部長
藤森 賢
（ふじもり さかし）

放射線治療科　部長
小塚 拓洋
（こづか たくよう）

CHECK POINT 呼吸器センターだからできるスムーズな連携

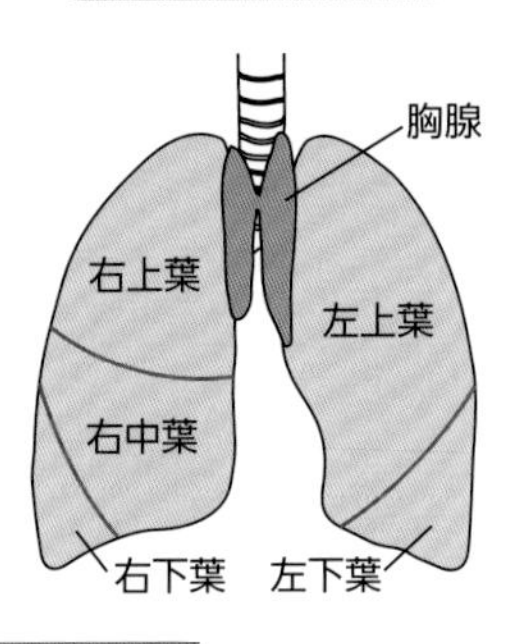

呼吸器センターでは、呼吸器外科、呼吸器内科、放射線治療科、緩和医療科、病理診断科などが密に連携し、診断から治療まで患者さんがスムーズに診療を受けられるよう体制を整えています。

◀呼吸器センター内科

呼吸器センター外科▶

放射線治療科▶

肺がん

○概要（特徴）

●肺がんの種類

肺がんは、肺にできるがんの総称です。肺は気管支や肺胞など、さまざまな細胞からできており、肺がんはそれらの細胞を母地として発生します。したがって肺がんといっても、その種類（組織型）はさまざまですが、大きくは非小細胞肺がんと小細胞肺がんの2つのタイプに分けられます。さらに非小細胞肺がんには腺がん、大細胞がん、扁平上皮がんがあります（図1）。

それぞれ治療法が異なるため、検査でどのタイプに当てはまるかを調べます。また近年では、肺がんの細胞を遺伝子レベルで解析することにより、そのタイプに合った薬物療法を行うことができるようになってきました。

肺がん
- 非小細胞肺がん
  - 非扁平上皮がん
    - 腺がん
    - 大細胞がん　など
  - 扁平上皮がん
- 小細胞肺がん

図1　肺がんの種類

●肺がんのステージ

肺がんの進行の程度は、ステージ（病期）分類で表されます。ステージの評価には、TNM分類という方法が用いられます。これは、T因子（がんの大きさや浸潤〈まわりへの広がり〉の程度）、N因子（リンパ節への転移の程度）、M因子（離れた臓器への転移の程度）の組み合わせから、ステージ分類（Ⅰ～Ⅳ期）を決定する方法です（図2）。このステージによって、手術や化学療法、放射線療法などの治療方針が変わります。

なお腫瘍の大きさには、腫瘍全体径（病変全体径）と腫瘍充実径（充実成分径）の2種類があります。腫瘍全体径はCT画像などで淡い陰影のように描出される部分で、腫瘍充実径は白色で描出されます（図3）。肺がんでは、病

●おおまかな TNM 分類

T 因子（腫瘍原発巣の大きさや周囲臓器への浸潤）	
T1	腫瘍（がん）の大きさが 3 cm 以下
	T1a：1 cm 以下
	T1b：1 ～ 2 cm
	T1c：2 ～ 3 cm
T2	腫瘍の大きさが 3 ～ 5 cm
	T2a：3 ～ 4 cm
	T2b：4 ～ 5 cm
T3	腫瘍の大きさが 5 ～ 7 cm または胸膜などへの浸潤、同じ肺葉内にも腫瘍結節がある
T4	腫瘍の大きさが 7 cm 以上または周囲の大血管などへの浸潤、同じ側の他の肺葉にも腫瘍結節がある

N 因子（所属リンパ節への転移）	
N0	リンパ節転移がない
N1	原発巣と同じ側の肺門リンパ節に転移している
N2	原発巣と同じ側の縦隔リンパ節に転移している
N3	原発巣と反対側の縦隔リンパ節や肺門リンパ節に転移している

M 因子（肺以外の臓器や反対側の肺への遠隔転移）	
M0	遠隔転移なし
M1	遠隔転移あり

●肺がんのステージ（病期）

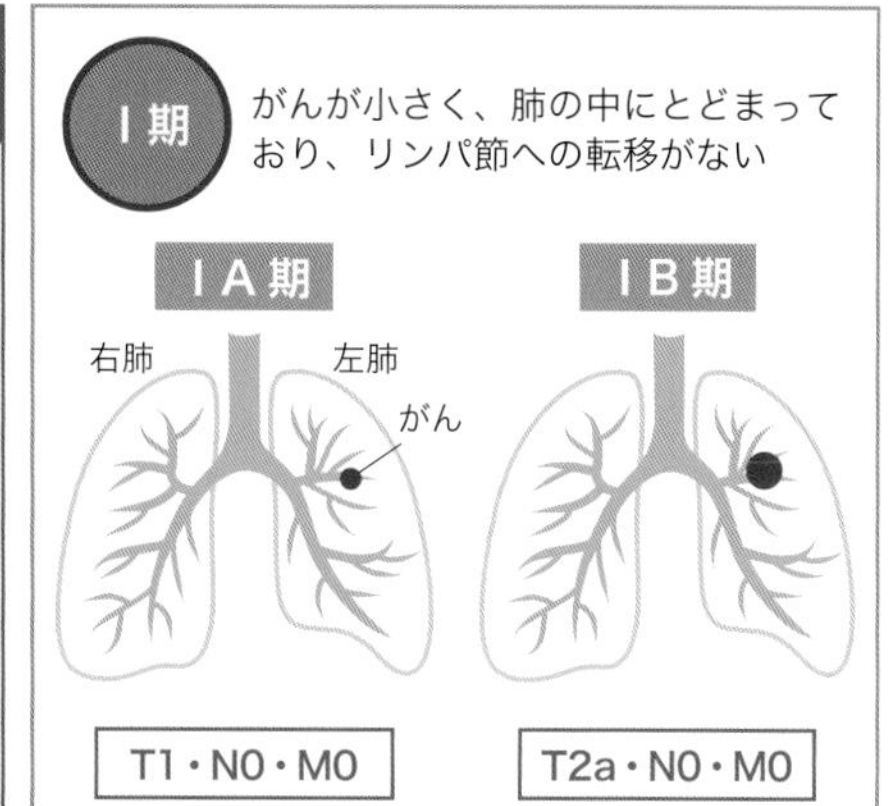

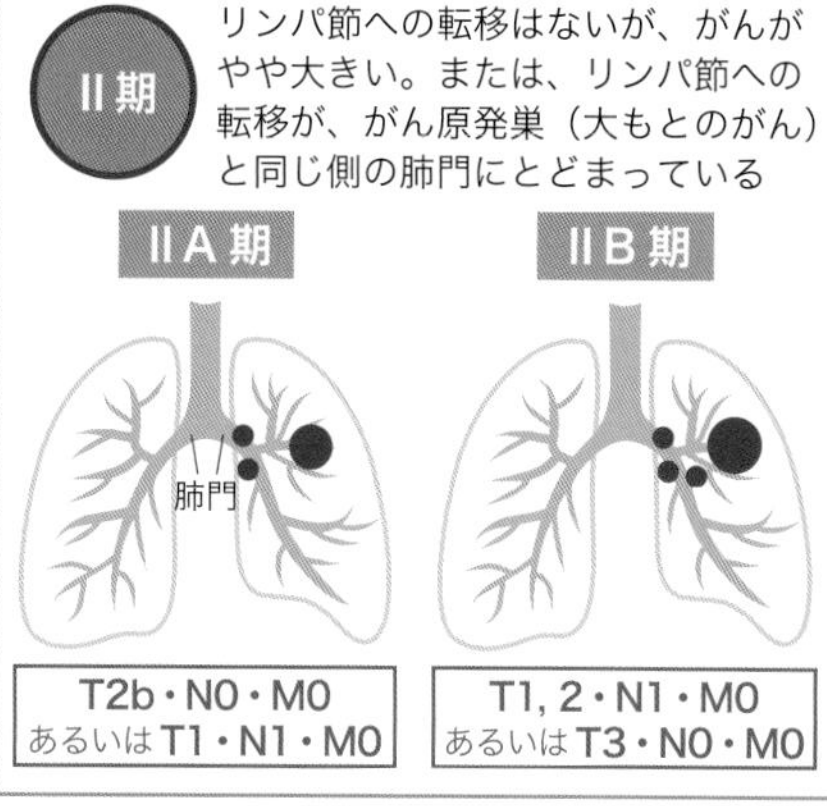

Ⅲ期
がんが肺の周りの重要な臓器などに広がっており、リンパ節へも転移している
ⅢA 期
ⅢB 期
T1, 2・N2・M0 あるいは T3・N1・M0 あるいは T4・N0, 1・M0
T1, 2・N3・M0 あるいは T3, 4・N2・M0

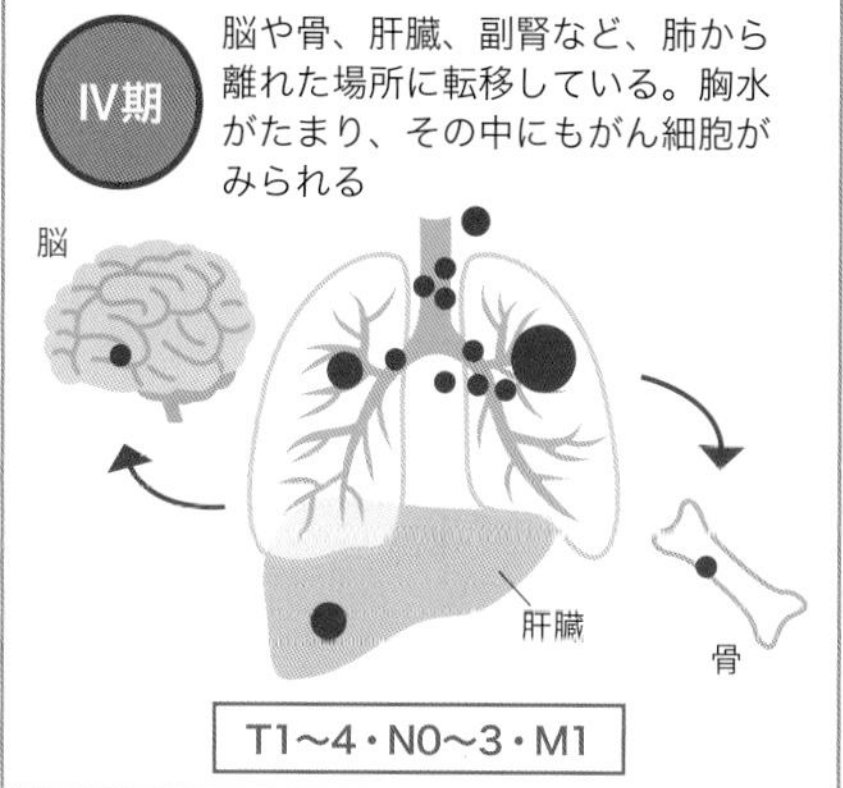

図2 肺がんのおおまかな TNM 分類とステージ（病期）

変の中心である腫瘍充実径の大きさで、ステージが決まります。

各ステージごとの大まかな治療方針は、次のようになります。

・ステージⅠ、Ⅱ／手術（＋化学療法）

・ステージⅢ／化学療法＋放射線療法（＋手術）

・ステージⅣ／化学療法

例えば、リンパ節転移が原発巣と同じ側（N1）までなら、原発巣とともに転移リンパ節を切除する手術で根治（完全に治すこと。治癒）が可能ですが、縦隔リンパ節に転移がある場合（N2）は手術単独での根治は難しく、放射線療法と化学療法を組み合わせて行うことで、根治をめざします。遠隔転移がある場合（M1）は手術や放射線での根治は難しく、全身の病変に届く化学療法が治療の中心になります。

腫瘍充実径
腫瘍全体径

図3 CT 画像で描出される腫瘍全体と充実成分のイメージ

肺がんは医学が進歩した現代においても、最もコントロールが難しいがんといえます。治療はできる限り早期発見、早期切除を行うことが重要ですが、近年では化学療法、放射線療法も目覚ましい進歩を遂げています。

私たち呼吸器センターでは、外科、内科、放射線治療科、緩和医療科、病理診断科などが密に連携し、スムーズに診断、治療が行える体制を整えています。また定期的に合同カンファレンス（検討会）を行い、患者さんにとって最適な治療を選択できるよう努めています。

【参考文献】
日本肺癌学会 編『肺癌取扱い規約 第8版』、金原出版、2017年

○症状

通常、早期の肺がんでは症状が出ることはありません。がんが大きくなって気道に浸潤してくると、咳が出たり、血痰が出たりします。また気道を圧迫すると、空気の通り道が塞がって肺が虚脱し（無気肺）、呼吸困難をきたすことがあります。

肺そのものには痛みを感じる神経がありませんが、がんが進展して肺を包んでいる胸膜に達すると、胸痛が生じることがあります。またがんにより胸膜に炎症が及ぶと、肺の周りに水がた

まり肺を圧迫することで、呼吸困難をきたすことがあります(がん性胸膜炎)。

さらに肺がんは、血管に入り込んで、血液の流れに乗って他の臓器に転移(血行性転移)しやすいがんでもあります。脳に転移することで、手足の麻痺など、脳卒中に似たような症状を起こすこともあります。また骨に転移すると、強い痛みを引き起こします。

肺がんの治療では、早期発見・早期治療が重要です。肺がんで症状が出るのは病気がかなり進行してからですので、定期的に健康診断や人間ドックを受けて、症状が出る前に発見することが大切です。

○検査・診断

健診の胸部X線写真やCTなどで異常陰影を指摘され、当院呼吸器センター内科を受診された場合、気管支鏡検査を行って、肺がんの組織を採取します(気管支鏡下生検)。

採取した組織は、病理診断科の専門の医師が顕微鏡で確認し、肺がんの確定診断を行います。同時に、腺がんを中心とした非小細胞肺がんの場合は、分子標的薬のターゲットとなる遺伝子変異が見つかる頻度が高いため、採取したがんの組織を用いて、網羅的に遺伝子変異の有無を分析します。がん細胞に特定の遺伝子変異がある場合は、分子標的薬の高い効果が期待できるためです。

また、組織に対して特殊な染色(免疫染色など)を行って、PD-L1という分子の発現の程度を調べます。PD-L1が多く発現しているがん細胞では、免疫チェックポイント阻害薬が効きやすいことが知られています。

肺がんの確定診断がつくと、胸部X線やCTに加えて、PET/CTや頭部造影MRIなどを行い、脳や骨、肝臓など、肺以外の臓器への転移がないかをチェックし、ステージを決定します(ステージング)。

最初に呼吸器センター外科に紹介された患者さんでは、CTなどで肺がんである可能性が極めて高いと考えられる場合、気管支鏡による生検を行わず、診断と治療を兼ねて、外科にて胸腔鏡下での肺切除を行うこともあります。

治療法

○内科的治療

治療には大きく分けて内科的治療(化学療法)、外科的治療(手術)、放射線療法があります。肺がんは手術ができる患者さんでは積極的に切除を行うことが最も重要ですが、リンパ節転移や肺以外の臓器への遠隔転移がある場合では、手術のみでは取り切れないこともあります。また手術でがんは取り切ったもののリンパ節などにがん細胞が見られ、再発のリスクが高いと考えられる場合があります。そのようなときに呼吸器センター内科では、手術後に全身に到達する点滴薬や内服薬を用いた化学療法を行うことがあります。

内科で化学療法を行うのは以下のような場合です。

①進行肺がんに対する化学療法/ステージⅢまたはステージⅣで、切除不能な肺がんに対して行います。

②放射線併用化学療法/放射線と化学療法の併用で、根治が期待できる肺がんに対して行います。

③術後補助化学療法/手術で切除したものの、サイズが大きかったり、切除したリンパ節に転移が見つかったりした場合に、追加で行う化学療法です(最近では術前に化学療法を行う方法も提唱されています)。

※小細胞がんでは、ステージによらず化学療法が主体になります。

このように呼吸器センターにおける内科の役割は、化学療法を行うだけではなく、他科との協力が必要な術前・術後の補助化学療法や放射線療法との併用など、患者さんに合った治療を行うために、外科や放射線治療科との連携の架け橋となることでもあります。

一方で、手術、化学療法、放射線療法だけが肺がんの治療ではありません。ステージごとに患者さんのさまざまな苦痛のマネージメントを行うことも重要です。

がんという病気は繰り返し化学療法などを行っても、それ以上制御できなくなってくることがあります。また比較的早期に肺がんが見つかっても、患者さんの年齢や体力、合併症などから、手術や化学療法など積極的な治療を行うことがかえって患者さんの体にマイナスとなってしまう場合もあります。

このような場合、呼吸器センター内科では、患者さんの苦痛を最小限に抑えてQOL(生活の質)を維持できるように、緩和医療科をはじめとする他部門と協力してサポートを行えるよう、患者さんと相談しながら方針を決めていきます。こういったマネージメントも、内科的治療の1つです。

○外科的治療

肺がんに対する外科治療の基本は、肺を切除する手術です。手術の方法は主に、肺の約1~3%を切除する肺部分切除術、肺の約5~10%を切除する肺区域切除術（肺には計18単区域が存在）、肺の約15~20%を切除する肺葉切除術（肺には5葉が存在）となります（図4）。

ほかには2か所以上の区域を切除する複合区域切除術や、2か所以上の肺葉を切除する2葉切除術、肺全摘術(左右どちらかの肺を全摘する術式)、周囲の壁側胸膜（胸壁の内側の胸膜）と一緒に肺全摘を行う胸膜肺全摘術、気管支の一部を切除し再建する気管支形成術などがあります。肺がんの手術では、肺門や縦隔のリンパ節郭清（肺門縦隔リンパ節郭清術）も併せて行うことが一般的です。

これらのほとんどの手術を、当院呼吸器センター外科では、1999年以降、主に3-port胸腔鏡下手術（胸に3か所の孔を開け、その3か所の創のみで実施する手術）で行ってきました（写真1、2）。胸腔鏡手術はVATS（バッツ／Video Assisted Thoracic Surgery）ともいい、特に私たちの3-portで行う胸腔鏡手術は、他の病院より「虎の門式」として、以前から認知されています。また2019年からは、ロボット支援胸腔鏡下手術（21ページ参照）も導入しています。

1999年4月から2023年3月までの24年間に、当科では9000件以上の呼吸器領域疾患に胸腔鏡手術を行い、特に最近の15年間では、胸腔鏡手術の施行率（全手術の胸腔鏡手術率）は常に97%以上で、完遂率（最初から最後まで胸腔鏡手術で完遂し得る率）も99.7%以上を保っています。24年間に肺がんに対する胸腔鏡手術は4000件以上施行し、そのうち術式別では、胸腔鏡下肺葉切除術を2500件以上、胸腔鏡下肺区域切除術を800件以上行っています。

当科の胸腔鏡手術の適応は、今までの実績や経験より、年齢制限はありません（85歳以下は標準手術、86歳以上はリンパ節郭清を軽減する縮小手術としています）。また、他の基礎疾患（心疾患、間質性肺炎などの肺疾患、透析が必要な疾患、糖尿病、脳梗塞、膠原病など）を持っていても、全身麻酔がかけられる状況であれば対応可能です。特に以下のような場合でも、低侵襲な（体にやさしい）胸腔鏡下での手術が可能となっています。

・脳梗塞や心疾患で、アスピリンなど抗凝固剤の内服の継続が必要な場合
・縦隔腫瘍（左右の肺に挟まれた場所にできる腫瘍、43ページ参照）との同時創部での手術
・他の胸部手術（食道がん、大動脈疾患など）や肺炎等の既往による胸腔内癒着が存在する場合

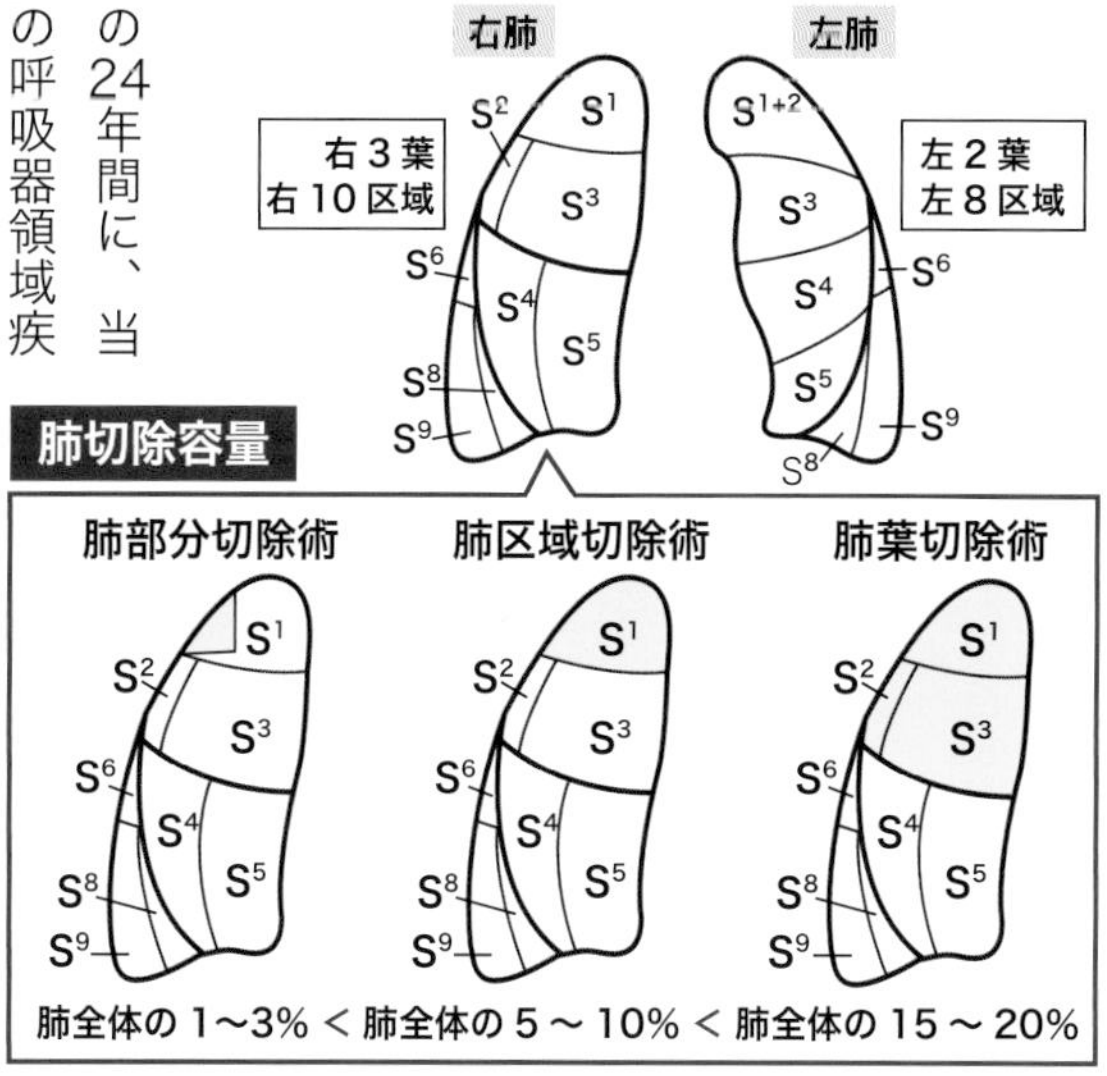

図4 肺の切除手術（体の正面から見た図）

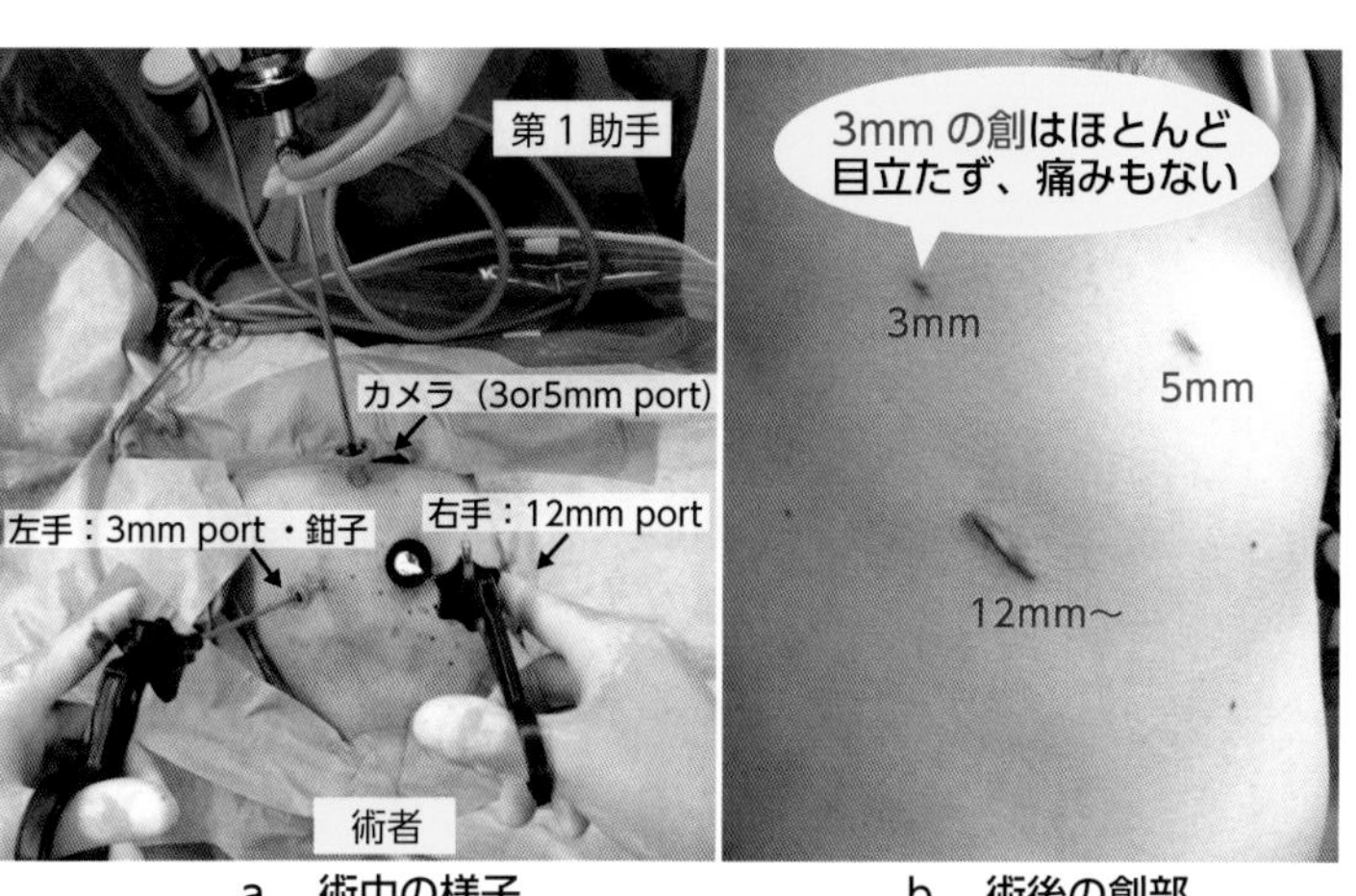

写真1 3か所の創（3-port）のみで行う胸腔鏡手術

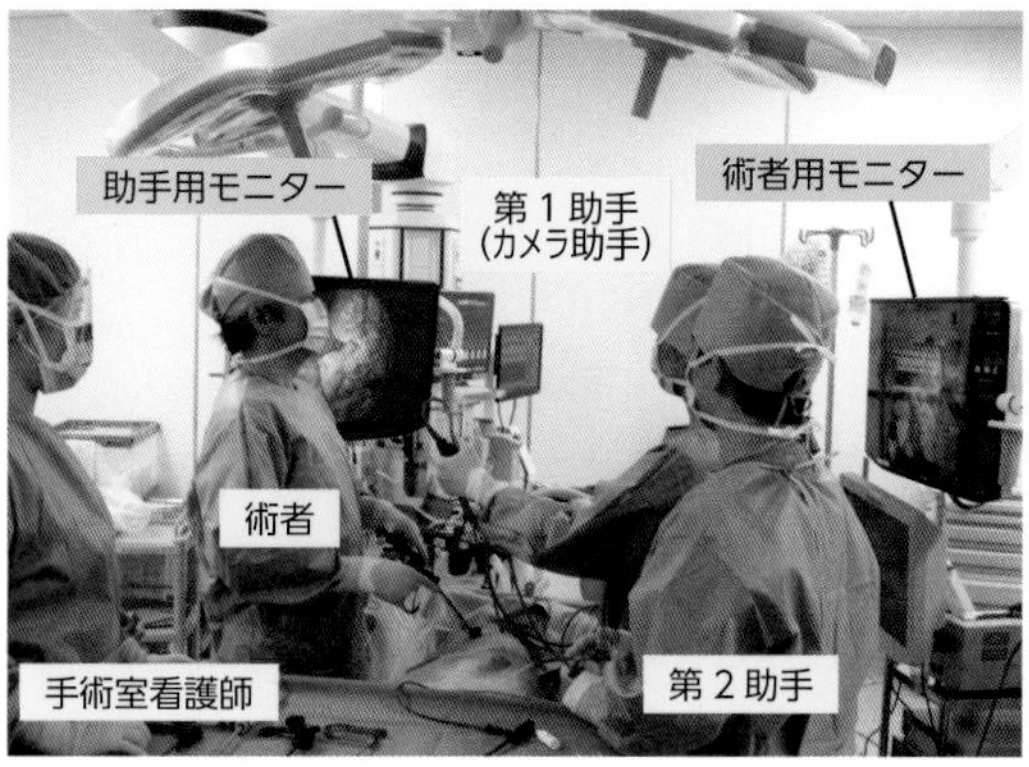

写真2 胸腔鏡下での手術風景
2台のモニターを設置し、患者さんの右側に術者、左側に助手

・他の胸部疾患（食道がんや乳がんなど）との同時手術

肺がんに対する胸腔鏡手術の適応は、IIB期まで（一部のIIIA期を含む）としています。またそれ以上のステージでも、化学療法や分子標的治療の進歩により、それらの治療後の手術適応も増加しつつあります。

最近では、胸腔鏡手術による低侵襲性だけではなく、切除肺を少なくする低侵襲手術を行うために、腫瘍充実径1㎝以内の肺がんに対して、肺区域切除術や肺部分切除術で根治切除ができるように、早期診断、早期切除を推奨しています。

さらに腫瘍全体径が1㎝以下の肺がんに対しても、2019年の新病院への移転とともに導入した最新のハイブリッド手術室の「自走式CT」（手術室内にあるCT、写真3）を併用することで、リスクのある術前処置を行うことなく、胸腔鏡手術で根治切除が可能となりました。2023年3月までに280件以上の手術を実施しています。

当科の最も大切にしている肺がんの治療方針は、「1日でも早く元の生活に戻っていただくこと」です。外来初診時から1、2週間での胸腔鏡下による肺手術が可能で、術後4～6日で早期に社会復帰して（元の生活に戻って）いただくことを基本に、低侵襲治療を行うことを心がけています。胸腔鏡手術といっても、創の大きさや数、肺がんに対する適応も施設によって違うため、セカンドオピニオンも含めて、患者さんの依頼に対応しています。

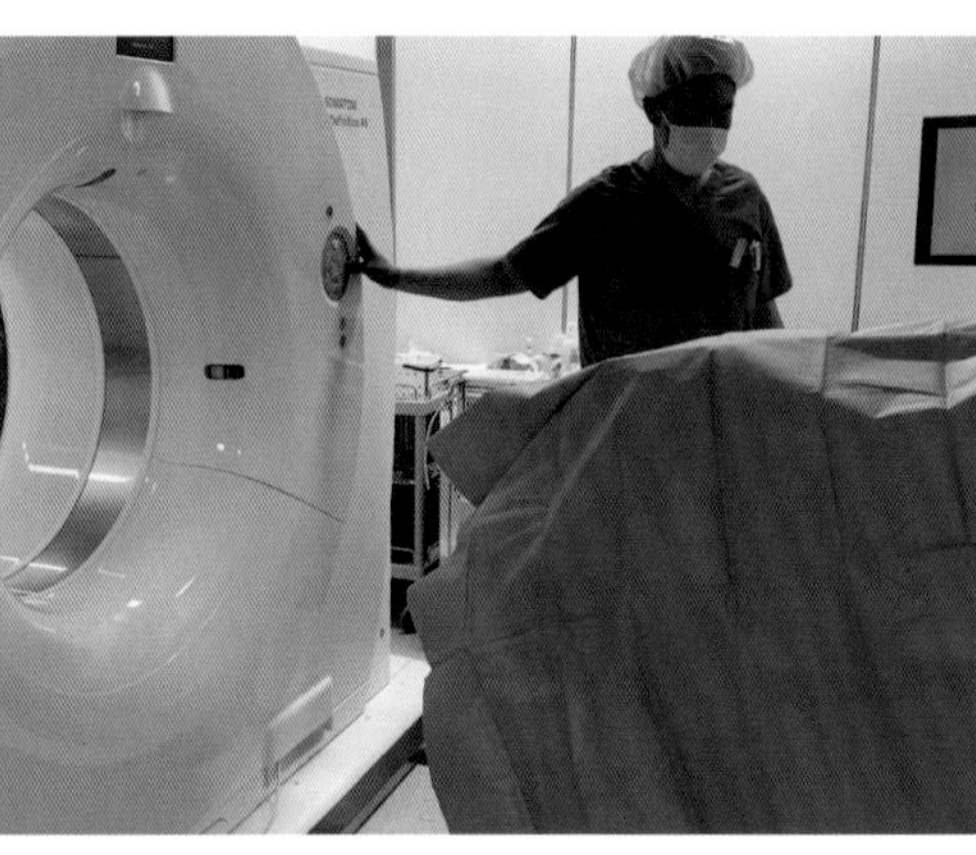

写真3　ハイブリッド手術室で自走式CT［手術野でCT自体が平行に移動する］を併用

○化学療法

以前は肺がんの治療薬は、いわゆる抗がん剤しかありませんでした。また患者さんにも、そのイメージがまだあるかもしれません。

近年は、分子標的薬や免疫チェックポイント阻害薬といった、新しいメカニズムに基づく治療薬が開発されており、患者さん一人ひとりに合ったテーラーメイドの治療が行えるようになっています。

①抗がん剤（殺細胞性抗がん薬）／がん細胞の核内DNAの合成を阻害したりすることで、がん細胞の増殖を防ぐ薬です。欠点として、正常な細胞にもダメージを与えてしまうことがあります。副作用として、骨髄抑制（白血球減少、血小板減少、貧血）、嘔気（吐き気）、脱毛などがあります。

最近は嘔気に対する予防薬、白血球を増やす注射薬などが使えるため、以前のように抗がん剤の副作用でつらい思いをする患者さんは減りました。

②分子標的薬／がんの増殖にかかわる特定の分子に作用し、がん細胞の増殖を抑えたり、死滅させたりする薬です。生検で得られたがん細胞の遺伝子を分析し、EGFR受容体などに代表される特定の遺伝子変異が見つかった場合には、チロシンキナーゼ阻害薬と呼ばれる治療薬が有効です。

現在も治療ターゲットとなる遺伝子変異を見つけるための研究が目覚ましく進んでおり、今後も新たな治療ターゲットが見つかることが期待されます。

③免疫チェックポイント阻害薬／いわゆる抗がん剤のようにがん細胞を直接殺す薬ではなく、主にT細胞という免疫細胞を活性化することで、がん細胞を攻撃させるようにする薬です。現在、肺がん治療においては、抗PD-L1抗体、抗PD-1抗体、抗CTLA-4抗体と呼ばれる薬が使えます。

従来の抗がん剤などと比較して、長期に効果が持続するケースも見られます。しかし、がんに対する免疫が強化される一方で、自身の正常臓器に対しても免疫の矛先が向いてしまうことによって、特有の副作用（免疫関連有害事象、irAE）が起きることがあります。これらは肺にも起こりますし、甲状腺や膵臓などの内分泌器官、大腸などの消化器系器官、脳などの中枢神経系など、あらゆる臓器に起こり得ます。

したがってこれらの副作用のマネージメントには、いろいろな科との連携が必要です。総合病院である当院にはあらゆる科のエキスパートがおり、多臓器にわたる副作用に対しても、迅速に対応できる強みがあります。

○放射線療法

放射線療法は、がんの根治や、痛みなどの症状を和らげるために行います。肺がんに対する放射線療法は、がんの種類や大きさ、広がり方によって、どのように行うかが変わります。いろいろな放射線療法の目的や方法について解説します。

がんが胸のリンパ節まで広がっている場合（主にⅢ期の肺がん）には、肺がんの根治を目的に抗がん剤と放射線を同時に使います。これを化学放射線療法と呼びます。抗がん剤は、がん細胞に対する放射線の効果を高めます。非小細胞肺がんの場合は１日１回、約６週間かけて30回、小細胞肺がんの場合は１日２回、約３週間かけて30回の治療を行います。抗がん剤が使えない場合は、放射線だけで治療することもあります（写真４）。

肺がんの放射線療法では、肺や食道など胸の中にある正常な臓器に、できるだけ放射線を当てないようにします。しかし、実際には正常臓器にも放射線が当たるため、副作用が出ることがあります。

例えば、放射線が食道に当たると食道炎が起こり、食べ物を飲み込むときに痛みが出ます。また、肺の広い範囲に放射線が当たると強い肺炎が生じ、呼吸が苦しくなったりすることがあります。これらの副作用は、治療中や治療後しばらくしてから出ることもあります。

当院では、正常な臓器への影響を少なくするために、強度変調放射線治療（ＩＭＲＴ）という方法を使っています。ＩＭＲＴでは、放射線の強さや方向を細かく調整して、正常な臓器に当たる放射線を低く抑えながら、がんやリンパ節転移に対しては強い放射線を当てることができます。

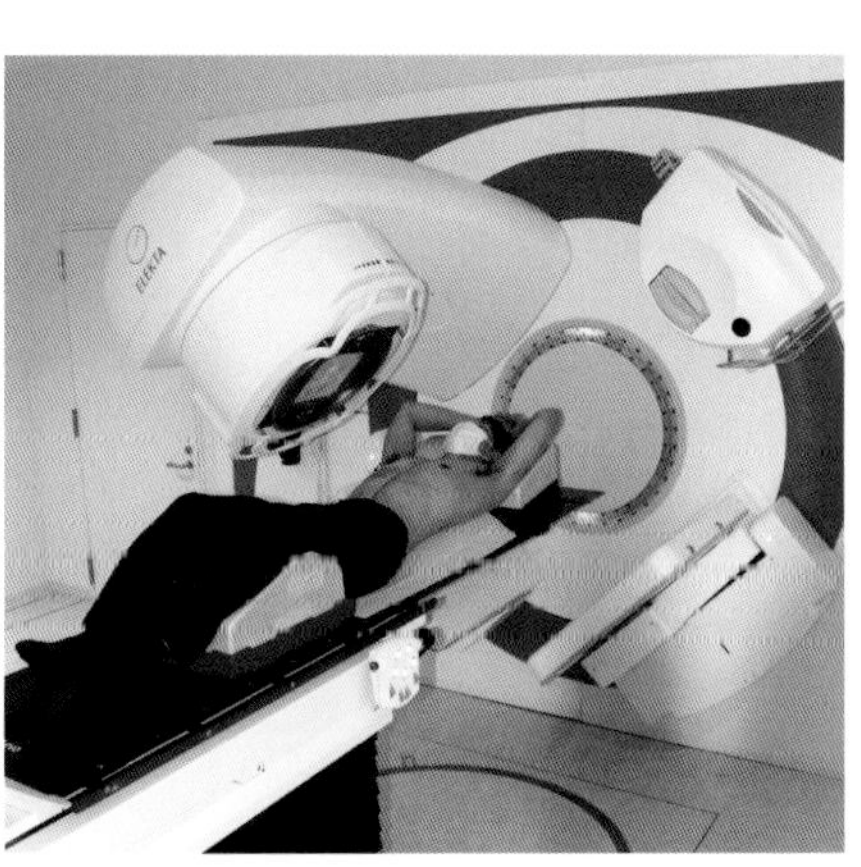
写真４　放射線療法の様子

非小細胞肺がんでは、化学放射線療法を終えた後に、デュルバルマブという薬を１年間使うことで、生存期間が長くなることがわかっています。デュルバルマブは免疫チェックポイント阻害薬という種類の薬で、自分の免疫力でがん細胞を攻撃する力を高めます。

小細胞肺がんでは、化学放射線療法を終えた後に、脳全体にも放射線を当てることがあります。これを予防的全脳照射と呼びます。小細胞肺がんは脳に転移しやすいため、予防的全脳照射は、脳に転移がなくても行います。予防的全脳照射で生存期間が長くなることがわかっています。予防的全脳照射は１日１回、約２週間かけて10回の治療を行います。

非小細胞肺がんのうち、小さくてほかに広がっていないがんで、手術をしない場合には、体幹部定位放射線治療という方法を使います。これは、がんに強い放射線を当てることで、がんを消滅させる効果があります。１日１回、１週間かけて４回の治療を行います。この治療は副作用が少なく、体力に自信のない人にも適しています。

当院では、「リニアック」という治療機を使ってこの治療を行っています。この治療機は、ＣＴでがんの位置を確認しながら放射線を当てることができるため、とても小さい肺がんでも正確に治療することが可能です（写真５）。

肺がんが脳や骨に広がっている場合にも、放射線療法を行います。脳に広がった場合は、転移の数や大きさによって方法が変わります。転移の数が少なくて大きさも３㎝くらいまでの場合は、定位放射線治療という方法を使います。これは、転移した部分だけに強い放射線を当てる方法です。当院では１日１回、１週間かけて５回の治療を行います。定位放射線治療は、ガンマナイフやサイバーナイフという特別な機械で行うこともありますが、治療効果に大きな差はありません。

転移の数が多い場合は、全脳照射という方法を使います。これは、脳全体に放射線を当てる方法です。全脳照射は１日１回、約２週間かけて10回の治療を行います。転移した部分が周りの脳を圧迫している場合は、手術で取り除くこともあります。その場合は、手術後に放射線を当てます。

骨やリンパ節などに広がった場合にも、放射線療法を行います。骨への放射線療法は、骨の痛みや骨折の危険性を減らす効果があります。リンパ節転移などへの放射線療法は、転移病変によって周辺の臓器を圧迫する症状を緩和します。これらの治療は1日1回、約2週間かけて10回の治療を行うことが多いですが、最近では5回や1回で行うこともあります。

肺がんに対する放射線療法は、入院する必要はほとんどありません。通院で治療を受けることができます。ただし、抗がん剤を使う場合や体の調子が悪い場合は、入院が必要な場合もあります。放射線療法では治療の計画と照射技術の融合が大切であり、適切な治療ができるよう、スタッフ一同、日々研さんを重ねています。

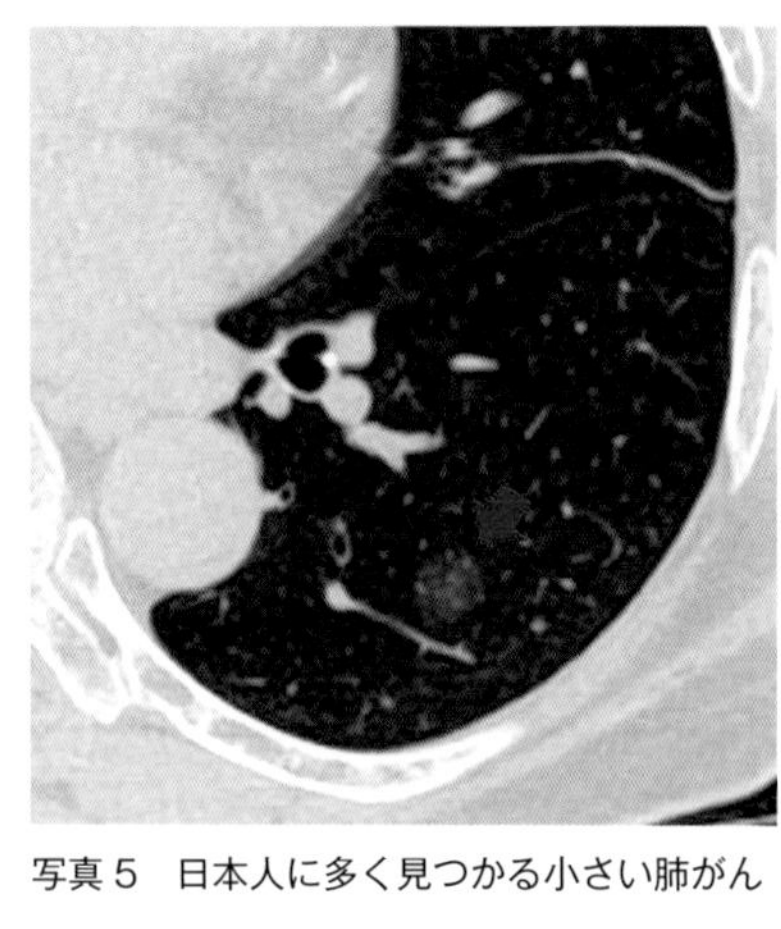

写真５　日本人に多く見つかる小さい肺がん

胸腺がん・胸腺腫

○概要（特徴）

胸腺は胸骨の裏にある組織で、骨髄で作られた未熟なリンパ球が正常に働くようにする役割を担っています。胸腺の機能は幼児期から思春期まで活発に働き、その後萎縮していきます。

胸腺腫と胸腺がんは縦隔腫瘍の一種で、胸腺の上皮細胞から発生する悪性腫瘍です。両者は異なる疾患であり、胸腺腫は、腫瘍細胞の増殖するスピードが比較的ゆっくりしている一方で、胸腺がんは、増殖のスピードが速く、早期に周囲の臓器への浸潤や別部位へ転移する可能性があります。

30歳以上に発症することが多く、男女差はありません。胸腺腫は人口10万対0・44〜0・68人が罹患し、胸腺がんはさらにまれといわれています。

○症状

無症状で、偶然に検診や他疾患の経過観察中の検査で発見されることが多いですが、胸痛、咳嗽（咳）、腫瘍による胸部圧迫症状などがみられる場合もあります。

また胸腺腫は、20〜30％で重症筋無力症（筋力が低下する疾患）、3〜5％で赤芽球癆（赤血球を作る能力が低下し、貧血を引き起こす病気）、低ガンマグロブリン血症（体内の免疫グロブリンが不足し、感染症にかかりやすくなる状態）等を合併する場合があり、これらに伴う自覚症状を有することがあります。

例えば重症筋無力症を合併した場合は、眼瞼下垂（まぶたが下がる）、複視（ものが二重に見える）、嚥下障害（飲み込みにくくなる）といった症状を認めます。

○検査・診断

検査には、胸部造影CT、MRIが有用です。胸腺腫は辺縁が丸みを帯びていることが多く、造影剤での増強効果が均一であることが多いです。悪性度が高くなると、辺縁のいびつ度が強くなり、造影剤での増強効果が均一でなくなります。また、胸腔外転移の検索としてPET／CTを施行する場合があります。

遠隔転移や胸水貯留（胸に滲出液がたまった状態）、大血管への浸潤を疑う場合は、胸腺腫よりも胸腺がんを疑います。しかし、胸膜播種（胸の中に小さな腫瘍がばらまかれるように広がった状態）は、胸腺腫でも認めることがあります。また胸腺腫に重症筋無力症の合併が疑われる場合は、血清抗アセチルコリン抗体や誘発筋電図等で精査を行います。

診断にあたり、病気の広がりを見て治療方針を決定します（図5）が、ステージ分類としては正岡分類やTNM分類が広く使用されています。この分類では、浸潤の程度・転移の有無でステージが決定されています。切除または生検した検体からの病理組織診断には、WHO分類が用いられ、胸腺腫は悪性度や組織形態により、A／AB／B1／B2／B3までに、胸腺がんはCに分類されます。

治療法

○内科的治療

切除できないⅣ期または再発例に対しては、胸腺腫ではシスプラチンおよびアンスラサイクリン系抗がん剤の併用療法が、胸腺がんではプラチナ系を主体とした多剤併用療法が主に行われています。胸腺腫はこれらにステロイド剤を併用することもあります。

局所進行例に対する集学的治療（141ページ参照）の一環で術前治療としては、胸腺腫では薬物療法が、胸腺がんでは薬物療法または化学放射線療法を行うことがあります。またステージの進行と切除の根治性によって、手術後に放射線療法が推奨されることがあります。

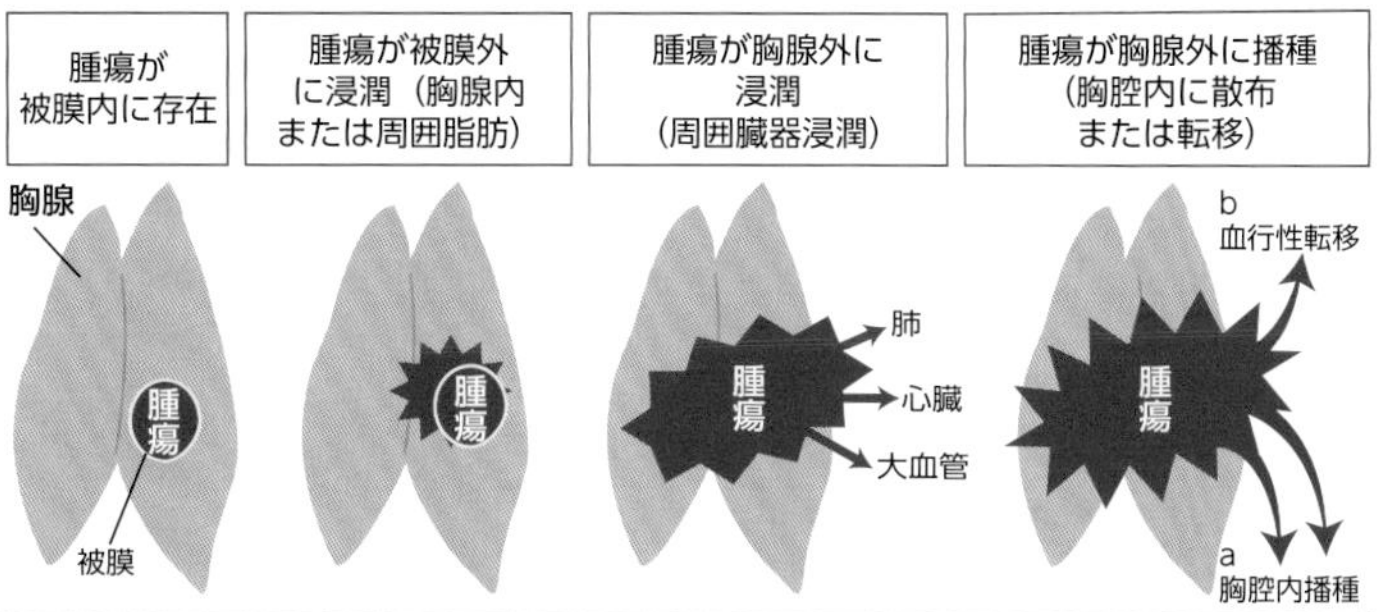

	腫瘍が被膜内に存在	腫瘍が被膜外に浸潤（胸腺内または周囲脂肪）	腫瘍が胸腺外に浸潤（周囲臓器浸潤）	腫瘍が胸腺外に播種（胸腔内に散布または転移）
正岡分類	Ⅰ期	Ⅱ期	Ⅲ期	Ⅳ期ab
TNM分類	T1a	T1b	T2~T3	M1ab
治療	手術	手術	手術（＋放射線療法）	抗がん剤治療＋放射線療法

図5　胸腺がん・胸腺腫の浸潤・ステージ分類と治療

○外科的治療

胸腺がん・胸腺腫に対する外科的治療は、腫瘍を含めた胸腺全摘術が基本です。胸腺がんの場合はリンパ節郭清も行います。これらの手術も当院呼吸器センター外科では、肺がんを含めた他の肺疾患に行う3-port胸腔鏡下手術（39ページ参照）で行っています。

この方法で行う利点は、肺がんなどの肺疾患と同時手術が可能であること、異時性（2回目、3回目）の手術でも何度も同じ創のみで切除が可能であること、周囲臓器への浸潤を認める場合に行う周囲臓器合併切除でも対応できることなどが挙げられます。

現在当科の胸腺腫・胸腺がんに対する胸腔鏡手術の適応は、腫瘍径が12㎝まで（腫瘍の位置により両側の胸腔鏡下で行うこともあり）、周囲臓器の合併部分切除は、①肺の合併切除、②心膜の合併切除と再建、③横隔（おうかく）神経の合併切除と再建、④横隔膜の合併切除と再建、⑤内胸動静脈や左腕頭静脈の合併切除までが可能です。

上大静脈の合併切除後に行う人工血管による血管再建が必要な場合には適応外とし、心臓外科医と合同で胸骨正中切開（胸骨を縦割りして、大きく広げる切開）で手術を行っています。

重症筋無力症を併発する場合でも、胸腔鏡手術での切除は十分に可能で、胸腺周囲の脂肪組織までを合併切除する拡大胸腺全摘術を行うため、両側の胸腔鏡で切除を行います。症例により、ロボット（ダビンチ）支援胸腔鏡下手術で行うこともあります。

胸腔鏡手術で切除を行う利点は、①創部が小さく整容性がよく術後の回復が早い、②骨を切らないため術後疼痛（とうつう）が少なく重症筋無力症などのステロイド投与例でも術後感染症の回避ができる、③術後早期の体力回復により術後の追加治療に早く移行できる点など、さまざまです。

1999年1月～2022年12月までに当科は、胸腔鏡下による縦隔腫瘍に対する手術を1000件以上行い、うち胸腺がん・胸腺腫に対しての胸腔鏡手術は約270件、さらに周囲臓器の合併切除まで胸腔鏡手術で行った症例は42件、重症筋無力症に対する胸腔鏡下拡大胸腺全摘術も100件以上行い、多くの実績があります。

胸腺がんや胸腺腫に対する胸腔鏡手術では、胸腔内癒着や肺合併切除を行わない限りは、当科では術後疼痛の主である胸腔ドレーン*を入れることをしません。そのため、疼痛がほぼなく、術後2日目でほとんどの方が退院し、翌日より社会復帰が可能となります。

当科で胸腺がんや胸腺腫の胸腔鏡手術を受ける場合、肺がん手術同様に外来初診後1、2週間以内での手術が可能で、ほぼ連日が手術日であるため、ご希望の入院・手術日を設定できます。また、外来受診前の相談方法の1つとして、ホームページに「肺癌・縦隔腫瘍・転移性肺腫瘍 診療相談フォーム」（胸腔鏡手術の無料相談フォーム）を設置していますので、ご利用ください。

当科診療相談フォーム

*胸腔ドレーン／胸腔にたまった液体や空気を抜くために挿入するチューブ

○放射線療法

胸腺がんや悪性度の高い胸腺腫の一部は、手術後、切除した病変の周辺領域に放射線療法を行います。手術後に胸腔内に再発した腫瘍や体の他の部分への転移に対しても、放射線療法を行う場合があります。

CLOSE UP!

食道がん

患者さんに合わせた集学的治療が強み

CHECK POINT　食道がんの診断と治療のポイント

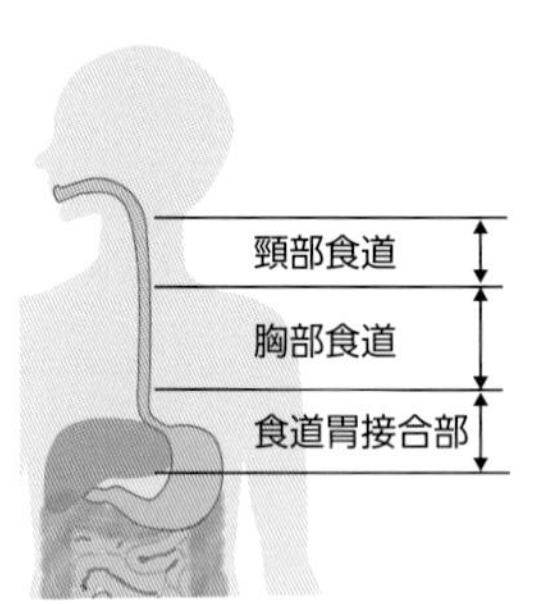

飲酒時に顔が赤くなる人は、ハイリスクです。喫煙と飲酒の習慣がある人は、超ハイリスクです。無症状でも積極的に内視鏡検診を受けましょう。

◀消化器内科（胃腸）

◀消化器外科（上部消化管）

臨床腫瘍科▶

放射線治療科▶

○食道がんの概要（特徴）

食道は咽頭（いんとう）と胃の間に位置する管状の臓器で、食べた物を胃へ運ぶ働きをします。食道がんは食道に発生したがんのことを指し、飲酒や喫煙がリスクとなることが知られています。特にアルコールを分解する過程で発生する発がん物質であるアセトアルデヒドの関与が大きいことがわかっています。日本人は人種的にこのアセトアルデヒドを分解する酵素が少ないとされ、酵素活性が弱い人がおよそ40％と多いため、注意が必要です。

食道がんは男性に多く、年代では60〜70歳代に好発します。また、一生のうちに食道がんになる確率は、男性で約2・5％（40人に1人）、女性で約0・5％（200人に1人）といわれています。食道がんになる確率は少しずつ増えている傾向にあるため、正しい知識を身につけ、適切な検査や治療を行うことが大切です。

○症状

がん細胞が浅い層までにとどまる表在がんの場合には、「わずかにしみる」「物が通る感じ」「わずかな前胸部痛」などの症状が出る場合もありますが、基本的に無症状のことが多いです。

一方で、がんが進行するにつれて食道の内腔（ないくう）が狭くなると、「飲食時の胸の違和感」「飲食物がつかえる感じ」「体重減少」が出現します。

また、がんが進行して周囲にある肺・動脈などに広がっていくと、

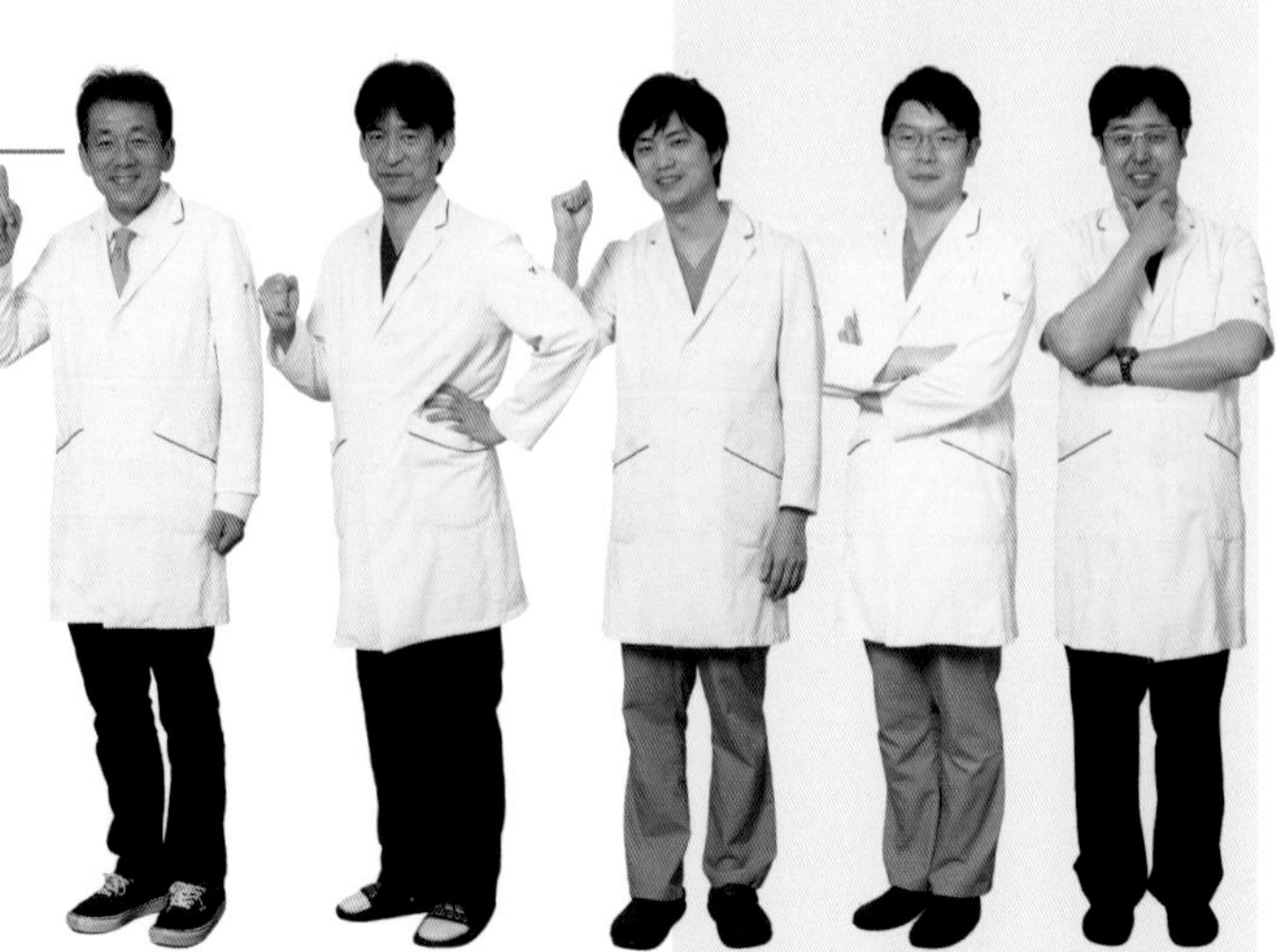

消化器外科（上部消化管）
副院長
上野 正紀
（うえの まさき）

臨床腫瘍科　部長
陶山 浩一
（すやま こういち）

消化器内科（胃腸）　医員
落合 頼業
（おちあい よりなり）

消化器内科（胃腸）　部長
布袋屋 修
（ほてや しゅう）

消化器内科（胃腸）　医員
鈴木 悠悟
（すずき ゆうご）

放射線治療科　医員
冨永 理人
（とみなが りひと）

「胸や背中の痛み」を自覚することがあります。さらに、がんが気管や気管支などに及ぶと「咳」が出現し、声帯を調整している神経に及ぶと「声のかすれ」が認められることもあります。

これらの症状の一部は肺や心臓、喉などの病気でも出現しうる症状であるため、他疾患の検査だけでなく、食道も検査することが大切です。

○検査・診断

食道がんを診断するための検査として、内視鏡検査と食道造影検査の2種類があります。その中でも内視鏡検査が特に有用です。

内視鏡検査では、粘膜の色調や凹凸などを直接観察することで、がんの場所、広がり、数を確認し、がんの深さを推測します。内視鏡下に病変部の生検を行い、その病理結果から食道がんの確定診断に至ります。

がんをより確実に診断するために、特殊な色素を粘膜に散布し、内視鏡で特殊な波長の光を使用して観察することがあります。特に内視鏡検査は、食道造影検査で見つけにくい初期の食道がんを発見することができるので、早期発見のために大切な検査です。

食道がんの治療方針を決めるためには、がんの深さや周辺臓器への広がり、リンパ節や肺・肝臓などへの転移の有無を調べて、がんの進行度（病期）を診断する必要があります。内視鏡検査、食道造影検査に加えて、CT検査、MRI検査、PET／CT検査、腹部・頸部超音波検査、超音波内視鏡検査などを行い、これらの検査結果をもとに、病期を総合的に判断して治療方針を決定していきます。

治療法

○内科的治療

食道の壁は「粘膜層」「粘膜下層」「固有筋層」「外膜」の4層で構成され、がんの深さが粘膜層にとどまるものを早期食道がん、粘膜下層までにとどまるものを食道表在がんと呼びます。

食道がんに対する治療方針は、がんの深さやリンパ節および他の臓器への転移の有無をもとに判断しますが、早期食道がん、または粘膜下層のごく浅い層までにとどまる食道がんに対しては、内視鏡によるがんの切除が推奨されています。

近年では、内視鏡治療としてがんを粘膜下層から剥がして切除する「内視鏡的粘膜下層剥離術（ESD）」が行われます。ESDでは食道を温存しながらがんを切除するため、術後の後遺症が少ないことが特徴です。また治療成績については、内視鏡治療が適応となるようなステージ0期の食道がんにおける5年生存率が94％と、良好です（当院の臨床データより）。

一方で、食道が比較的狭い管状の臓器であることから、全周性などの広範囲に及ぶ病変に対しては、治療後に食道粘膜が再生していく過程で内腔が狭くなってしまう「狭窄」をきたす場合があります。そのため、広範囲の病変に対しては食道狭窄の予防を目的にステロイドを一定期間内服したり、治療後にバルーンによる拡張術を行ったりする場合があります。

内視鏡治療を行った場合も、治療後に切除した食道がんを顕微鏡で詳しく調べて、内視鏡治療では治癒とならない因子（がんが粘膜を超えて深く浸潤している〈広がっている〉、周りの血管やリンパ管にがん細胞が認められる、など）が見つかったときには、追加治療として、手術や抗がん剤と放射線を併用した化学放射線療法を行うことを検討します。

食道がんは異時性多発がん（経過観察中に食道内に発生した別の食道がん）が多いことも知られており、1年間で約2～9％に異時性多発がんが発生すると報告されています。また、咽頭がんや舌がんを中心とした他の臓器のがんも23％で合併するため、内視鏡治療で治癒が得られた場合も定期的な内視鏡検査が必要です。

○外科治療の進歩と当院の工夫

食道がんの治療成績は時代とともに良くなっています。手術（外科治療）はその中心となる治療であり、近年格段に進歩しています。リンパ節転移が比較的早期から起こる食道がんの手術では、がん切除とともに、転移を起こす可能性のあるリンパ節を取り除くこと（リンパ節郭清）が大切です。

食道がんには、大きく分けて頸部食道がん、胸部食道がん、接合部がん（食道と胃の境目のがん）の手術があります。

頸部食道がんの手術は、首の部分の食道を切除し、小腸を用いて食べ物が通る道を作ります（再建）。がんの場所によっては喉頭摘除が必要になるこ

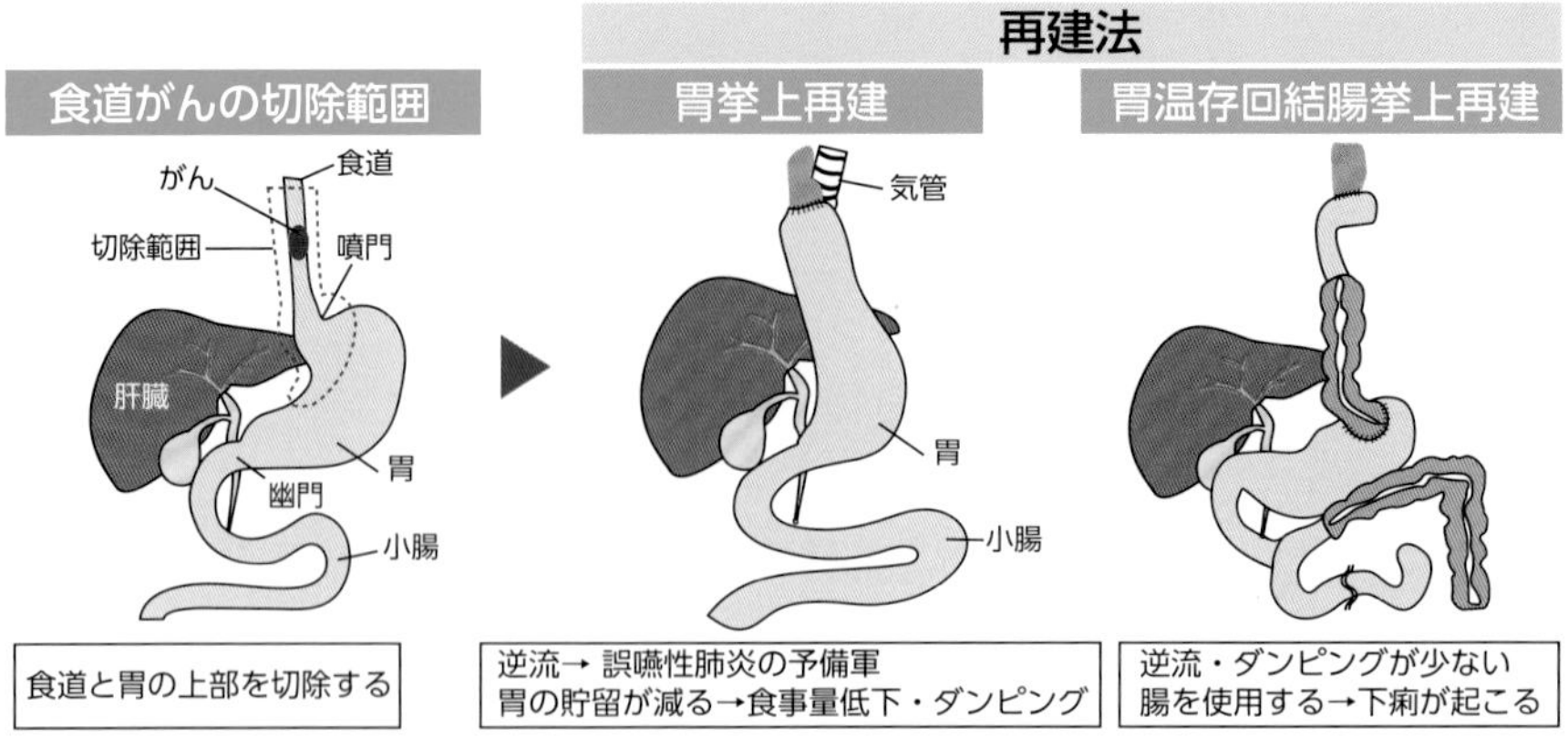

図1　食道がんの切除と再建法

ともあります。胸部食道がんに対する手術は、胸部の食道をほぼ全部切除し、胃や腸を用いて再建します。接合部がんの手術では、下部の食道と胃の上部を切除し、再建します。すべての手術で、がんの切除、リンパ節郭清、再建が必要です。

胸部食道がんは手術時間がおよそ6〜9時間です。手順は以下のようになります。

①胸部操作／右の胸から食道の切除と食道周囲のリンパ節を郭清します。

②腹部操作／胃上部のリンパ節を郭清し、再建に用いる胃や腸を作成します。

③頸部操作と再建／頸部のリンパ節郭清を行い、腹部操作で作成した胃や腸を引き上げて、頸部で残った食道と持ち上げた胃や腸をつなぎます（胃挙上再建、図1）。

胸部操作は右胸部の肋骨の間を大きく開胸する手術を行っていましたが、現在では胸腔鏡手術が当院の標準治療となっています。胸部に5〜12㎜の小さな孔を5〜6か所開けるだけで手術を行い、腹部の手術創も小さく、手術の精度が向上するとともに、患者さんの体にやさしい手術になってきています。

当院では2019年からロボット支援下手術を導入し、より繊細な操作が可能となりました。これにより、食道がん手術の合併症である反回神経麻痺とそれに伴う肺炎などの合併症が軽減しています。

●反回神経麻痺

反回神経は、声帯をつかさどる2本の神経です。この神経の周りにリンパ節転移が起こりやすいため、リンパ節郭清を行いますが、この操作により一時的に神経麻痺を起こすことがあります。神経麻痺を起こすと、声帯の動きが悪くなり、声の枯れ、誤嚥（食物などが気管に入ってしまうこと）が起こりやすくなります。

手術の準備のためには、外科だけでなく消化器内科、臨床腫瘍科、放射線治療科、歯科、リハビリテーション部、看護部、栄養部、耳鼻咽喉科、形成外科、患者支援部などが協力して、治療方針を決定したり、合併症の軽減、術後の食事・生活指導、退院支援などを行います。当院では「食道がん治療センター」として、手術準備から退院後支援までを計画しています（110ページ参照）。

術後長期の合併症として体重減少、逆流（とこれに伴う肺炎）、ダンピング症候群、食道狭窄感などがあります。

●体重減少

手術により胃酸分泌にかかわる神経が切離されるため、胃内での消化力が低下します。さらに、食物が急速に小腸に流れ込むことによって、栄養吸収の低下と脂肪量、筋肉量の減少が起こります。

脂肪はその後もあまり増加せず、筋肉はトレーニングにより回復します。

●逆流

食道の手術では、食道と胃の間にある噴門という逆流防止弁を切除します。食道と胃をつなぐ（吻合する）ことで、胃の内容物が残った食道に逆流することがあります。逆流したものが気管に入ると誤嚥性肺炎につながります。

●ダンピング症候群

胃を再建臓器として使用するため、胃内の停滞時間（食べ物が胃にとどまる時間）が減ります。食物が急速に小腸に送り込まれることにより、水分などのバランスの変化、血糖の急速な上昇と低下が起こり、動悸、めまい、冷や汗、倦怠感、手指の震えなどの症状が現れます。

このような合併症を軽減し、術後のＱＯＬ（生活の質）を維持するため、手術の工夫として胃温存回結腸挙上再建（胃を温存してお腹に残し、小腸と大腸を再建に使用する、図1）も行っています。

○抗がん剤治療

食道がんで使用される抗がん剤は、「殺細胞性抗がん薬（主にフルオロウラシル、シスプラチン、ドセタキセル、パクリタキセル）」と「免疫チェックポイント阻害薬（ニボルマブ、ペムブロリズマブ）」に分類され、目的や状態に合わせて、単独や複数での投与、あるいは放射線療法と同時に行う化学放射線療法を選択します。

切除が可能な場合には、手術前にドセタキセル、シスプラチン、フルオロウラシルの3種類を組み合わせたDCF療法、またはシスプラチン、フルオロウラシルの2種類を組み合わせたCF療法を約2か月程度行った後に手術を行います。

切除が困難と判断される場合には、フルオロウラシル、シスプラチンと放射線療法を組み合わせた化学放射線療法や、免疫チェックポイント阻害薬（ニボルマブ、ペムブロリズマブ）とフルオロウラシル、シスプラチンを組み合わせた治療を行います。

いずれの場合においても、がんの進行度や個々の患者さんの特徴、状態に合わせて薬剤の選択や投与する量、投与のスケジュールなどの調整を行うことが重要であり、それを実現するためには、医療者と患者さんの良好な意思の疎通が必要です。

○放射線療法

食道がんの放射線療法は、がんの進行度に応じて、治療方法が異なります。

食道がんが胸のリンパ節に広がっている場合は、化学放射線療法を行います。この治療では、抗がん剤と放射線療法を同時に行いますが（写真）、抗がん剤が使えない方は、放射線だけで治療することもあります。放射線療法は1日1回で、約6週間かかります。

食道がんの手術をする場合でも、手術の前や後に化学放射線療法を行うことがあります。がんを小さくしたり、再発を防いだりすることが目的です。治療期間は5～6週間です。

治癒が難しい場合にも痛みやつらい症状を和らげる目的で、放射線療法を行います。例えば、食道がんが大きくなると、食道を塞いで食べ物が通りにくくなることがありますが、このとき、放射線を当てて、食道を広げることができます。がんが脳や骨に広がった場合にも、放射線療法を行います。

放射線療法の主な副作用は、食道や皮膚、肺の炎症です。食道の炎症では、飲み込みにくかったり、痛みが出たりします。皮膚炎では、皮膚が赤くなったり、痛みが出たりすることがあります。放射線による肺炎は、放射線療法が終わって数か月後に生じることもあります。

これらの副作用は治療が終わると良くなりますが、時に、食道が細くなり通りが悪くなることもあります。この場合、内視鏡で食道を広げる処置を行います。

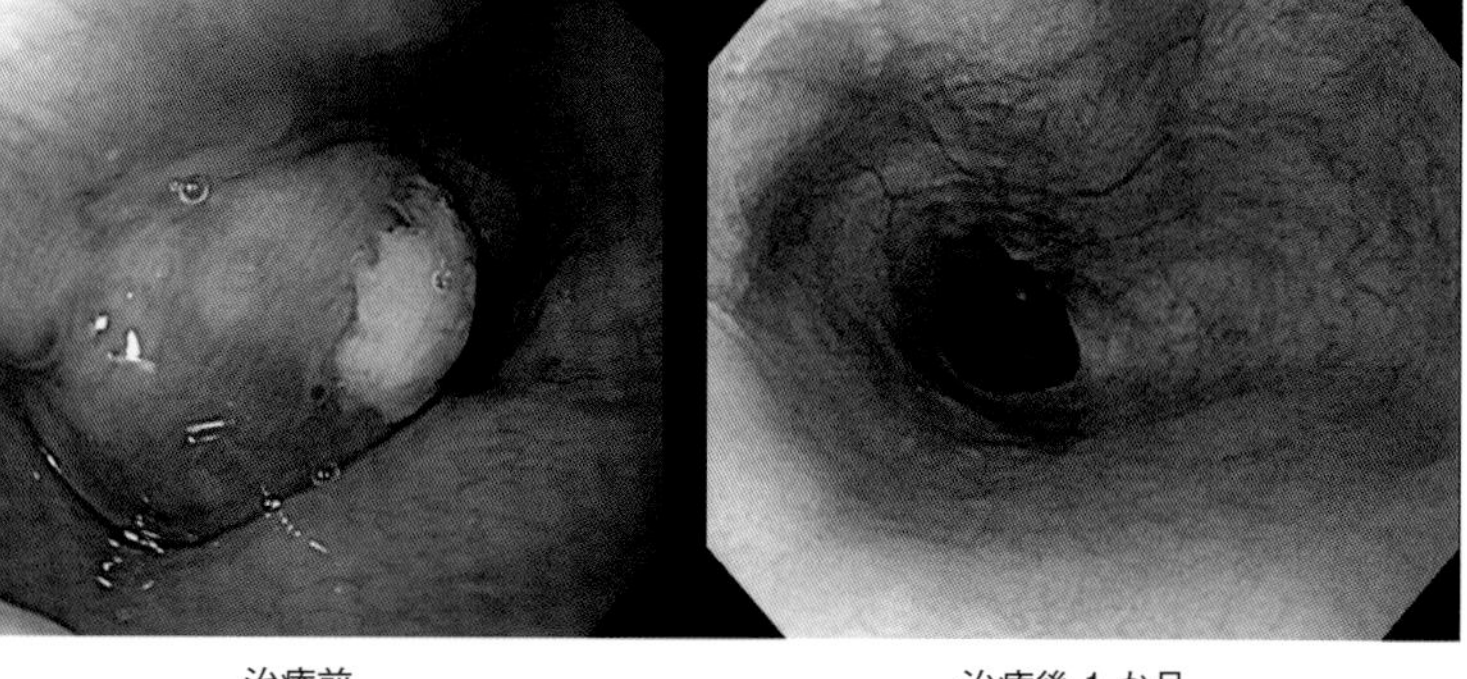

写真　化学放射線療法前後の食道内視鏡像
食道を塞いでいた食道がんが著明に縮小しています

○集学的治療

食道がんの治療には、内視鏡的治療、外科治療、薬物療法、放射線療法がありますが、多くの患者さんは、いくつかの方法を組み合わせた集学的治療を行います。特に進行したがんに対しては治療効果を高めるため、積極的に集学的治療を行います（図2）。

食道がん治療センターで各治療の専門家が集まり、それぞれの患者さんに最適な治療法を検討します。

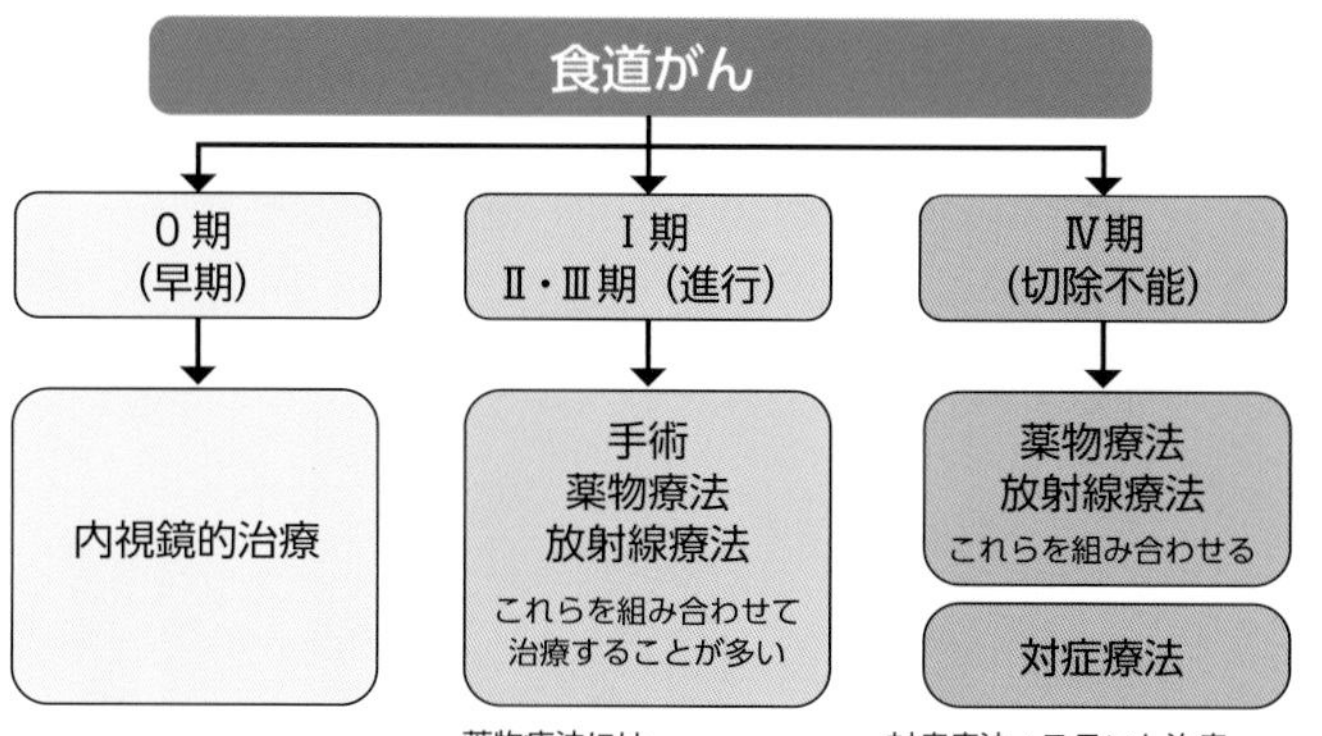

図2　食道がんの集学的治療の概略

CLOSE UP!

胃がん

強みは、体に負担の少ない内視鏡切除、腹腔鏡手術

消化器内科（胃腸）　部長
布袋屋 修
（ほてや しゅう）

臨床腫瘍科　部長
陶山 浩一
（すやま こういち）

消化器内科（胃腸）　医長
小田切 啓之
（おだぎり ひろゆき）

消化器外科（上部消化管）　医長
春田 周宇介
（はるた しゅうすけ）

放射線治療科　医員
冨永 理人
（とみなが りひと）

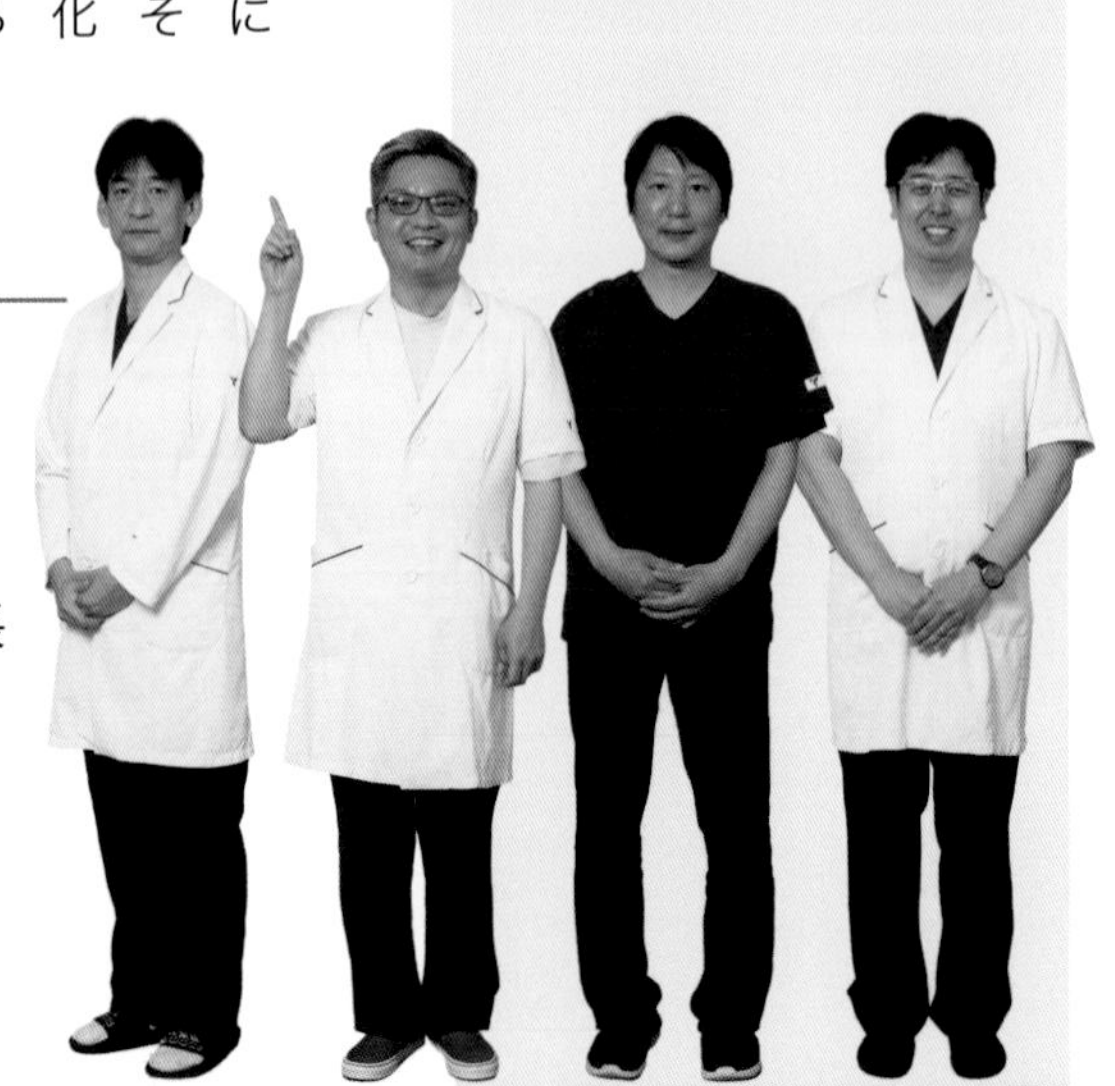

○胃がんの概要（特徴）

胃の主な役割は、食べ物を貯留・消化し、適量ずつ十二指腸に送り出すことです。胃に入った食べ物は、胃の壁が動くことによって砕かれ、消化酵素や胃酸を含む胃液と混ざることによって消化されます。

胃がんは、日本で多くみられるがんの1つです。2018年の統計によると、男性では2番目に多く、およそ10人に1人、女性では4番目に多く、およそ21人に1人が、一生のうちに胃がんになると推定されています。

中高年以上に発症することが多く、特に50歳代から急増します。胃がんの原因として、塩分の取り過ぎや喫煙、ストレスなどが挙げられますが、最も重要なのはピロリ菌感染です。

ピロリ菌に感染すると慢性的に胃の粘膜が荒れた状態が続き、それが胃壁を形成する細胞のがん化を促し、がんを発症すると考えられています。

国内ではピロリ菌の除菌が進み、胃がんの罹患（りかん）者数は減少傾向ですが、ピロリ菌未感染でも発生する胃がんが近年増加しており、注目されています。

また、リスクは減少するものの、ピロリ菌除菌後にも胃がんが発生することがあり、除菌後も定期的なスクリーニング検査が推奨されています。

○症状

胃がんは自覚症状がない場合が多く、特に早期の段階で出現する

CHECK POINT　胃がんの診断と治療のポイント

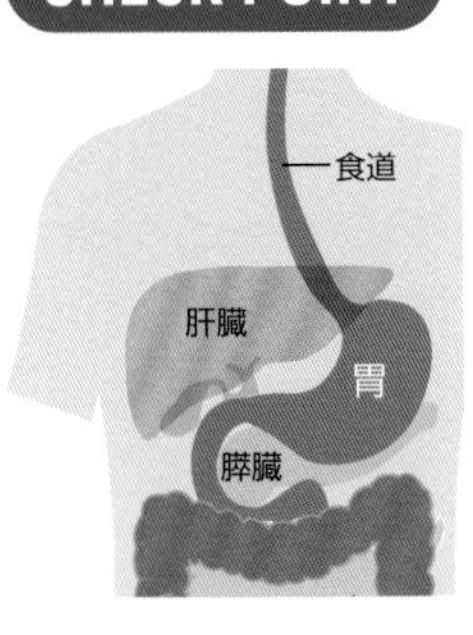

まだまだ日本人に多い胃がん。ますます楽になった胃内視鏡検査で、積極的に胃がん検診とピロリ菌チェックを。

◀消化器内科（胃腸）

◀消化器外科（上部消化管）

臨床腫瘍科▶

放射線治療科▶

ことはほとんどありません。そのため、健診や定期検査の際に発見されることが多いのが特徴です。

　がんが進行するにつれて、食べ物が胃の中に滞るようになってくると、「胃の痛み・不快感・違和感」「胸やけ」「吐き気」「食欲不振」などの症状が現れることがあります。また、がんから出血をきたすこともあり、「黒い便」や「吐血」が認められることもあります。このような症状がある場合には、医療機関を受診するようにしましょう。

○検査・診断

　胃がんの画像検査は、がんの局所を評価する検査（内視鏡検査やバリウム検査）と、がんの体への広がりを評価する検査（CT検査、MRI検査、PET／CT検査）に大別されます。

①上部消化管内視鏡検査

　胃がんの検査において最も重要なものが、上部消化管内視鏡検査です。当院では基本的に口から内視鏡（スコープ）を挿入し、咽頭、食道、胃、十二指腸を詳細に観察しています。嘔吐反射が強く生じる患者さんでは、検査の苦痛を和らげるために、鎮静剤を使用することがあります。

　胃がん診療における内視鏡検査の役割は極めて多く、胃内を直接観察することにより、がんの存在する場所やその大きさ、形、そしてがんの根の深さなどを評価します。

　がんの根の深さはその後の治療の方法を決定するうえで極めて重要であり、通常のスコープでの評価に加えて、スコープの先端に超音波装置が備わっている超音波内視鏡というスコープでの評価を追加することもあります。

　がんを疑う病変部分から組織を一部採取し、顕微鏡で評価することで、がんの確定診断が得られます。

②バリウム検査

　バリウムと胃を膨らませる発泡剤を飲んで、X線を使用して胃の状態を評価する検査です。現在では、胃がん検診などの集団検診として行われることがほとんどです。

　バリウム検査でがんが疑われた際は、前述の内視鏡検査で精査が行われます。

③CT検査・MRI検査・PET／CT検査

　胃がんと診断された際は、がんの広がりを評価することが重要です。すなわち、リンパ節、肺、肝臓など、他の臓器への転移の有無を調べる目的で行われるのが、これらの画像検査です。

　脳への転移が疑われる際は、CT検査よりも頭部MRI検査が適しています。PET／CT検査は、全身におけるがんの広がりを評価する際に有効です。いずれの検査も一長一短があり、病状によって最も適した検査を行う必要があります。

　胃がんと診断された際はこのような検査を行い、病期（ステージ）を判断します。病期、また患者さんの意向や体力などを総合的に考慮して、治療方針を決定しています。

治療法

○内科的治療

　近年の内視鏡機器の進歩や内視鏡技術の向上により、胃がんでは内視鏡治療が選択される機会が増えています。

　厚生労働省の公開するNational Database（NDBオープンデータ）によると、現在、国内では胃がんの約44％に対して内視鏡治療が行われており、2016年以降は外科手術よりも、内視鏡治療の件数のほうが多くなっています。

　ただし、当然のことながら、すべての胃がんが内視鏡治療の適応となるわけではありません。胃がんにおける内視鏡治療の原則は、リンパ節転移の可能性が極めて低く、病変が内視鏡的に一括切除できる大きさと部位にあることです。

　内視鏡治療として最も多く行われている方法が、内視鏡的粘膜下層剥離術（ESD）です（図1）。当院では胃がんの内視鏡治療のほぼ全例を、ESDにより行っています。

　ESDは、内視鏡の先端から出した高周波ナイフ（いわゆる電気メス）を用いて、病変部分を切除する方法です。安全性が確立された治療方法ですが、治療後の創部から出血をきたす術後出血が3～5％、治療時に胃に穴があいてしまう穿孔が1、2％程度生じることが報告されています。

　また、切除した病変を回収し、顕微鏡で評価することで、本当に転移、再発するリスクのない病変かを判断することが重要です。切除した病変の評価によっては、再発予防のために追加の外科手術が推奨されることがあります。

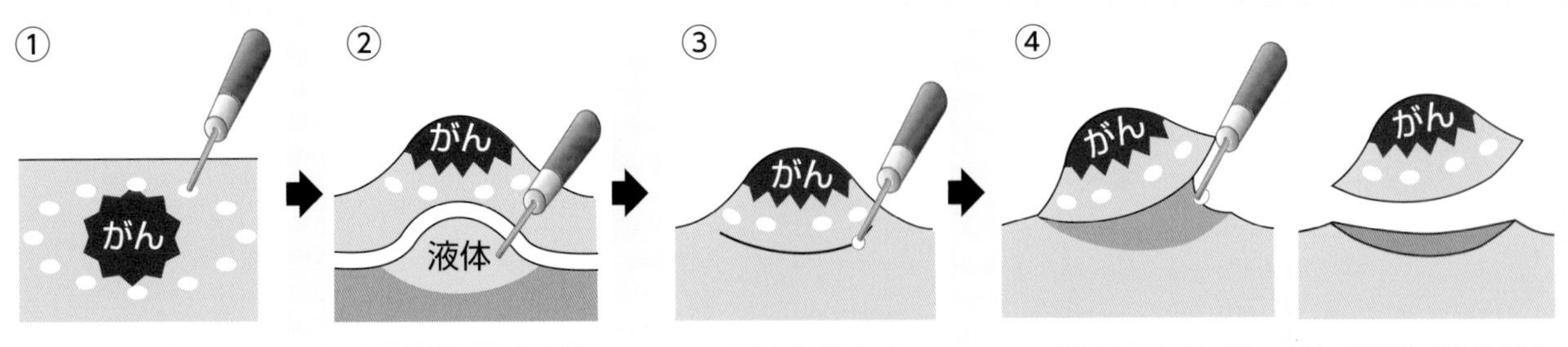

図1　内視鏡的粘膜下層剥離術（ESD）

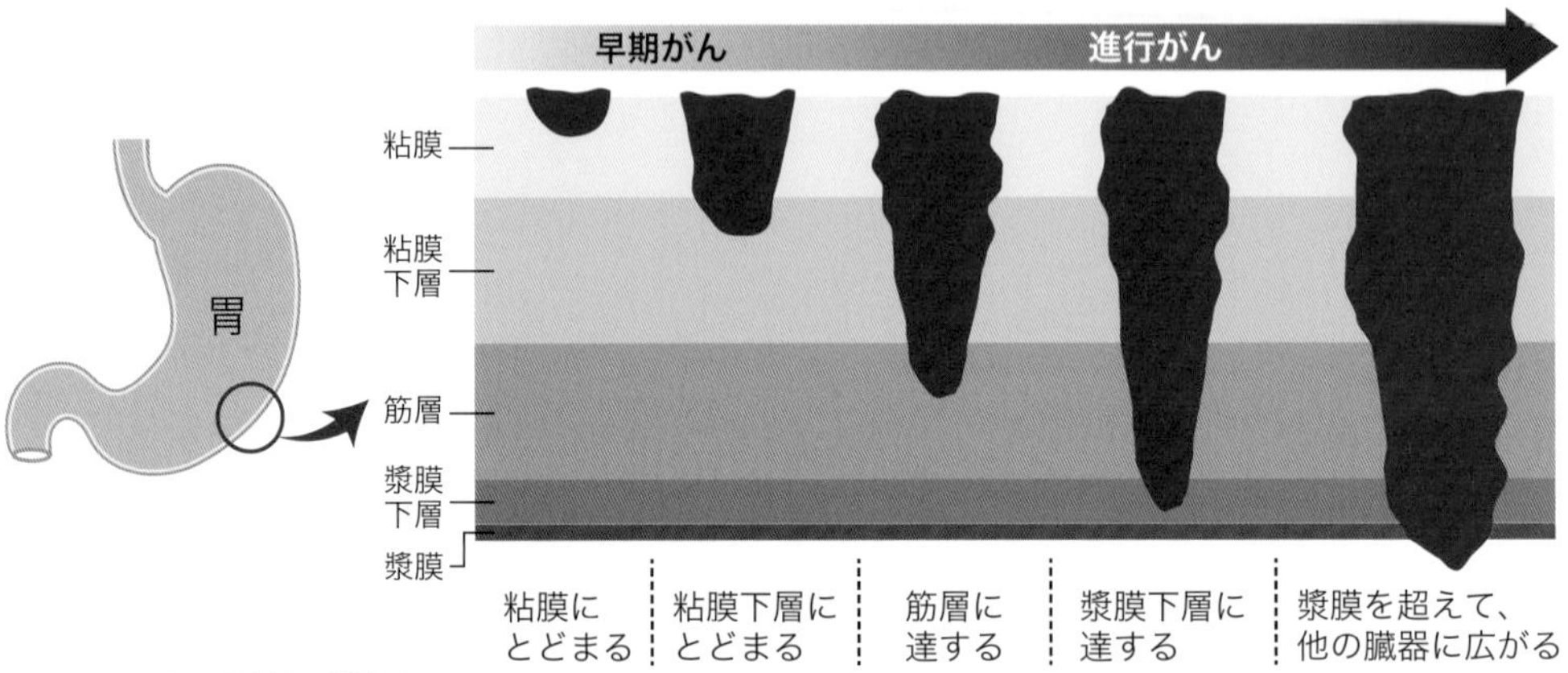

○外科的治療

●小さな創で胃を残す手術が主流

胃がんの治療の一番大きな柱は、外科手術です。胃がんは胃にできますが、ごく早期の胃がんを除いて周囲のリンパ節に転移しやすいため、胃と一緒に周囲のリンパ節を切除する（リンパ節郭清といいます）手術が、最も治る見込みの高い治療になります。

内視鏡治療の適応とならない早期胃がん、遠隔転移（肝転移や腹膜播種など）がないほとんどの進行胃がんでは、外科手術が最も良い治療となります。

外科手術では、①胃をとる範囲、②リンパ節郭清の範囲、③創の大きさ、が重要となります。

図2　胃がんの進行度

①胃をとる範囲（図2、3）

胃をとる範囲は、がんのできた場所と早期がんか進行がんかで変わります。

胃の比較的下側にできたがんは胃の下側3分の2切除（幽門側胃切除）、胃の上側にできたがんで比較的小さながんは胃の上側3分の1切除（噴門側胃切除）、胃の上側から真ん中までにかかるがんでは、胃全摘が行われます。

当院では、極力胃を残すために、進

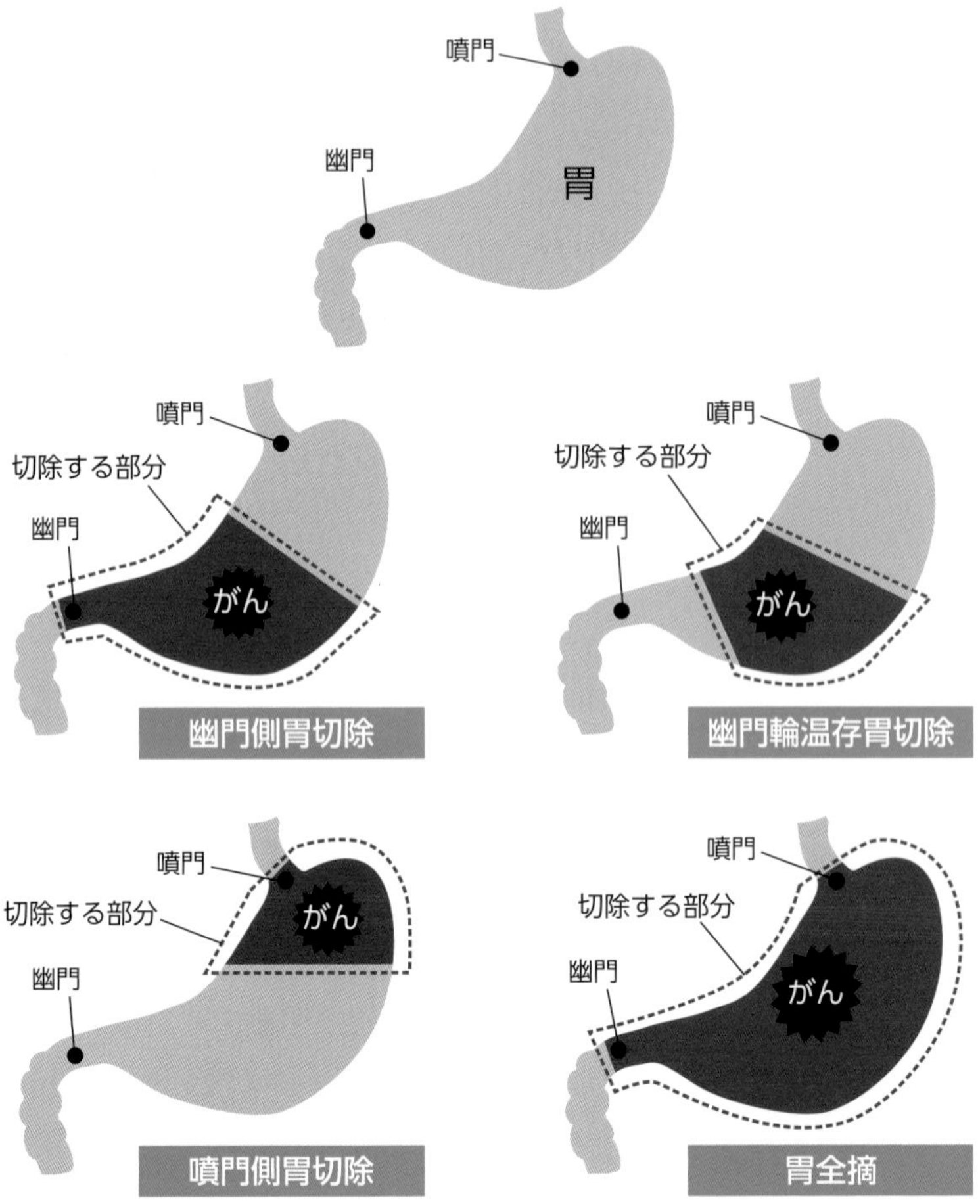

図3　胃の切除範囲

行がんの方への噴門側胃切除や、胃の下側4分の3切除などを行い、胃全摘を回避できるように努めています。

②リンパ節郭清の範囲

リンパ節郭清の範囲は、早期がんか進行がんかで変わります。リンパ節を大きく取るほど、術後の合併症が増えてしまいますので、バランスが重要です。

主に、早期胃がんの方では縮小郭清という範囲を、進行胃がんの方では2群リンパ節郭清を行います。

③創の大きさ（図4）

創の大きさは手術後の痛みや活動量に大きく影響しますので、創が小さく痛みが少ないほうが、術後の経過はよくなることが多いです。

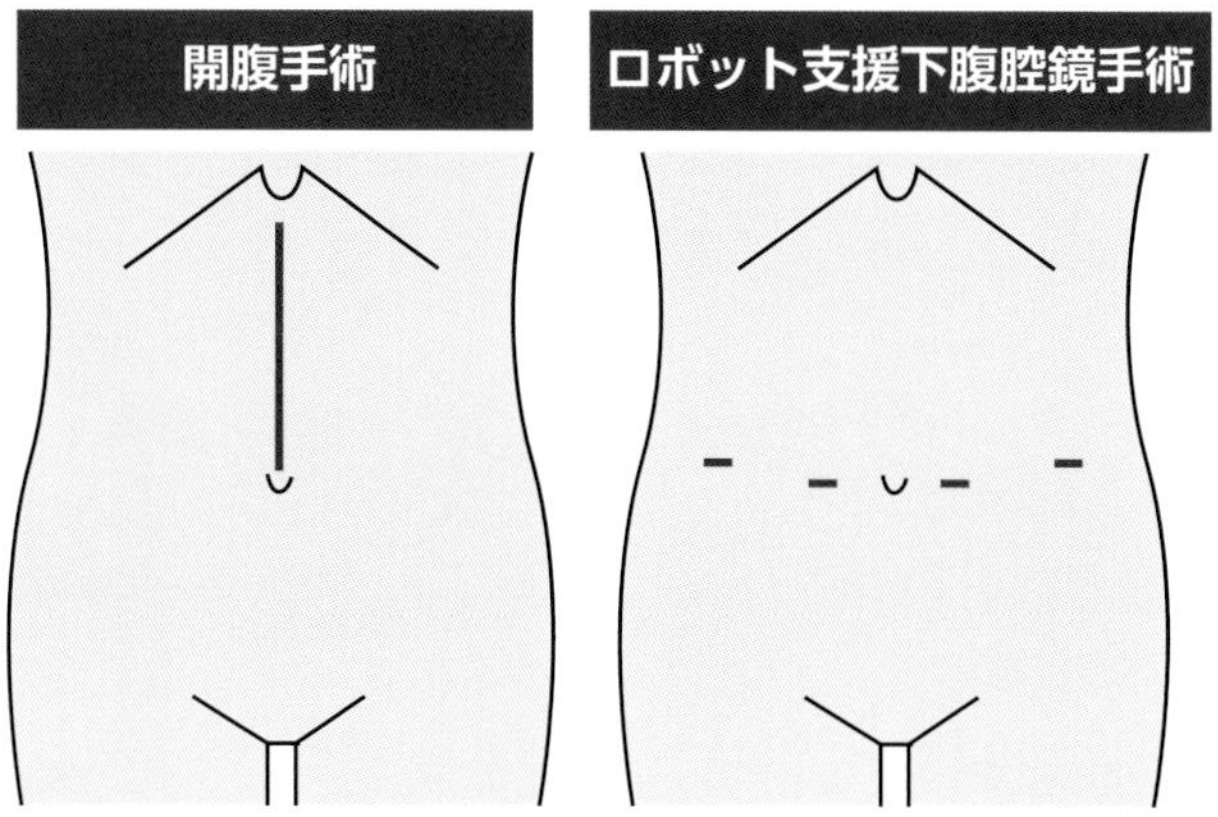

開腹手術　ロボット支援下腹腔鏡手術

図4　手術による創の大きさの違い

胃がんの手術では、開腹手術でとる方法と、創が小さな腹腔鏡手術でとる方法の2種類があります。腹腔鏡手術では、最近は腹腔鏡に手術支援ロボットを併用する、ロボット支援下腹腔鏡手術も主流となり出しています。

胃がんの手術では、早期がんだけでなく進行がんも、腹腔鏡手術の適応となっています。ただし、腹腔鏡手術は難しい手術のため、日本内視鏡外科学会技術認定医による手術を受けるとよいでしょう。

当院での胃がんの外科手術は、ほぼ全例で腹腔鏡手術もしくはロボット支援下腹腔鏡手術であり、腹腔鏡手術の実施率は99％となっています。

○薬物療法

胃がんの薬物療法には、術後の再発抑制を目的とした術後化学療法と、切除不能進行・再発胃がんの方を対象とした化学療法があります。

胃がんに対して用いる抗がん剤には、フッ化ピリミジン系薬剤、プラチナ系薬剤、タキサン系薬剤といった殺細胞性抗がん薬、トラスツズマブやラムシルマブなどの分子標的薬、免疫チェックポイント阻害薬のニボルマブなどがあります。

ステージII、IIIの方では、完全に切除した後に術後化学療法を行うことで治癒率の向上が得られることから、術後化学療法を行うことが推奨されています。通常、1、2種類の抗がん剤を用いた化学療法を、半年～1年間行います。

また、進行・再発胃がんの方では、生存期間の延長と症状の緩和を目的としたがん薬物療法を行います。

進行・再発胃がんに対するがん薬物療法は、HER2（ハーツー）と呼ばれるタンパクが、がん細胞の表面に多く発現しているかどうかで異なるため、摘出した腫瘍組織を使って、治療開始前にHER2検査を行います。

HER2陽性の場合は、HER2タンパクを標的とした分子標的薬であるトラスツズマブを含むがん薬物療法を行います。

いずれの薬剤も、患者さんの全身状態や年齢、肝臓・腎臓などの臓器機能、合併症に注意して、慎重に投与します。

○放射線療法

遠隔転移のない胃がんには、通常、手術や内視鏡治療が行われます。しかし、高齢だったり、体の具合が悪かったりして手術ができない方もいます。

国内では多くはありませんが、そのときは、放射線と抗がん剤を一緒に使って胃がんを小さくする場合があります。この治療を化学放射線療法といい、1日1回、5、6週間かかります。抗がん剤が使えない方は、放射線だけで治療することもあります。

進行して治癒が難しい胃がんでも、がんの表面から出血したり、食べ物が通らなかったりするときに、放射線療法を行います。止血をしたり、痛みなどのつらい症状を和らげたりすることができます。この治療は、1日1回で2、3週間で行うことが多いです。

胃がんの放射線療法でよくある副作用には、食欲がなくなったり、吐き気がしたり、お腹が痛くなったりなどがありますが、治療が終わったら、徐々に改善します。

放射線療法は、胃がんが脳や骨に広がった場合にも使います。放射線を当てることで、痛みなどのつらい症状を和らげることができます。

CLOSE UP!

肝臓がん

患者さん一人ひとりに適した最新の治療を提供

CHECK POINT **進行度に合わせて治療を行っています**

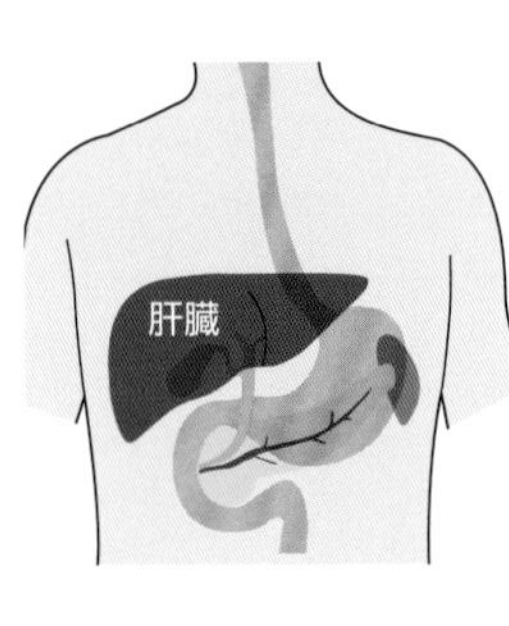

進行度を見極め、高いレベルの局所治療（腹腔鏡手術、ラジオ波焼灼療法、肝動脈化学塞栓術など）を実施。切除困難な進行がんでも、内科治療と外科治療を合わせた、あきらめない集学的治療（141ページ参照）を追求しています。

肝臓内科▶

消化器外科（肝・胆・膵）▶

○肝臓がんの特徴

肝臓がん（肝細胞がん）は、肝臓の細胞ががん化したものです。がんの発生には、B型肝炎やC型肝炎などのウイルス感染、アルコール性肝障害、非アルコール性脂肪肝炎などによる、肝臓の慢性的な炎症が関係しています。

脂肪肝炎とは、脂肪が過剰にたまり（脂肪肝）、肝臓に炎症が起こっている状態です。特に肝炎ウイルスや脂肪肝などによる炎症が長期間にわたって続いた結果、肝臓が硬くなった状態（肝硬変症）まで進行すると、発がんする可能性が高くなります。

肝細胞がんは、手術やラジオ波焼灼療法などで治療しても、肝臓内で再発する可能性が高いがんです。また、肺やリンパ節、副腎、脳、骨などに転移することもあります。

同じ肝臓にできたがんでも、肝臓の中を通る胆管ががん化したものは肝内胆管がん（胆管細胞がん）と呼ばれ、治療法が異なります。肝臓がんの治療は、近年急速に進歩しています。詳細は「治療法」の項目をご覧ください。

○症状

肝臓は沈黙の臓器とも呼ばれ、自覚症状がないことがほとんどです。肝臓がん（肝細胞がん）の場合も初期には無症状であることが多く、気づかれにくいため発見が遅れてしまいます。

肝炎や肝硬変に伴い症状が出ることもありますが、多くは食欲不振や全身倦怠感、腹部膨満感などの漠然とした症状で、肝臓がんを疑う特有の症状は存在しません。

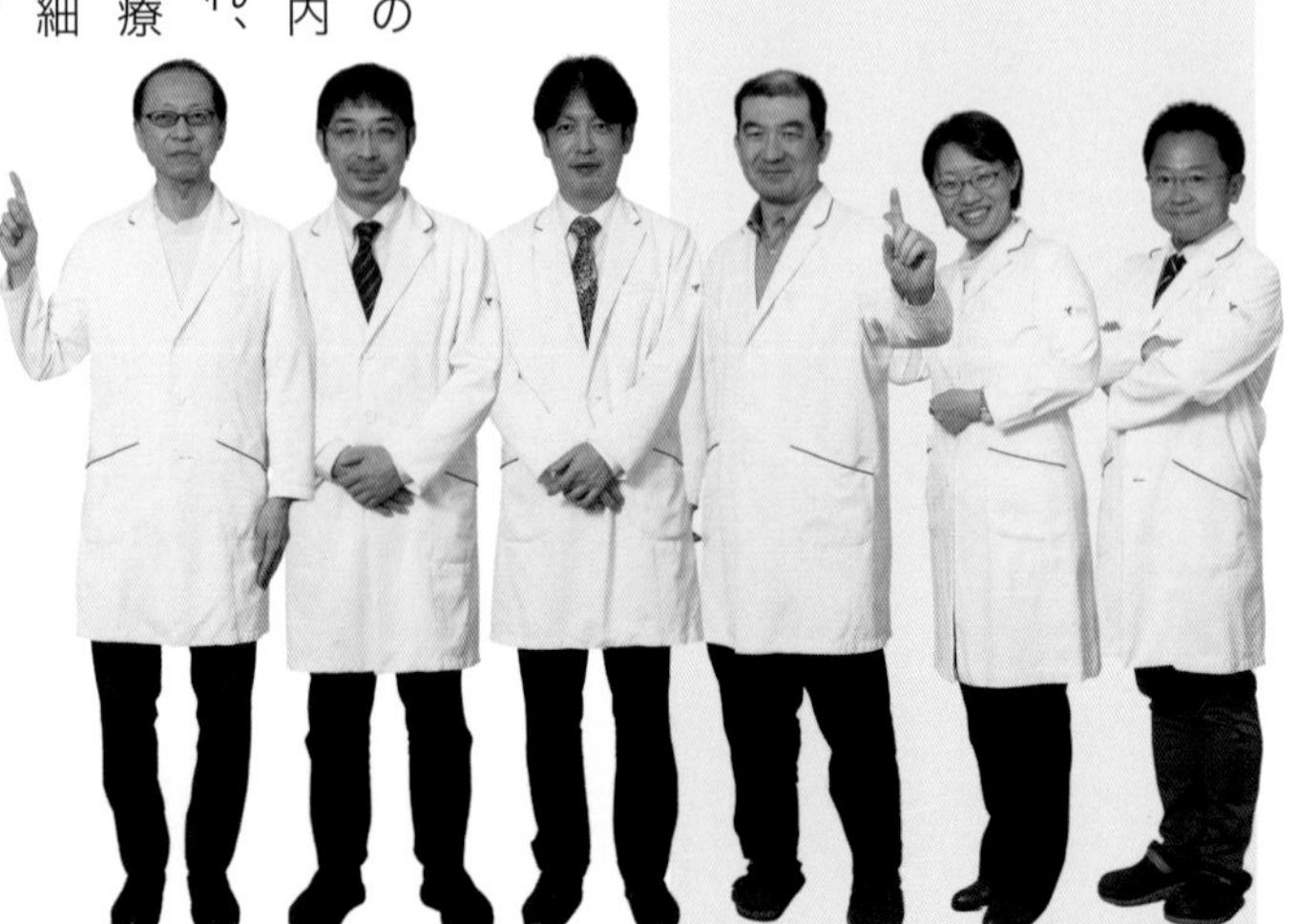

肝臓内科　部長
鈴木 文孝
（すずき ふみたか）

肝臓内科　部長
芥田 憲夫
（あくた のりお）

消化器外科（肝・胆・膵）　部長
進藤 潤一
（しんどう じゅんいち）

肝臓内科　医長
保坂 哲也
（ほさか てつや）

肝臓内科　医長
瀬崎 ひとみ
（せざき ひとみ）

肝臓内科　医長
川村 祐介
（かわむら ゆうすけ）

肝臓がんで症状が出るのは、肝臓全体の働きが損なわれるレベルまで進行した状態になってからです。むくみ（浮腫）、尿の色が濃い、白目や皮膚が黄色くなる（黄疸）、腹部の張り（腹水）、手の震え（肝性脳症に伴う羽ばたき振戦）などの症状が挙げられます。

また、がんが破裂して腹腔に大出血を起こす場合があり、腹部の激痛と血圧の低下が起こり、貧血のみならず急速に生命が危険な状態になることもあります。

がんが肝臓内の門脈という大きな血管に進展すると、食道静脈瘤破裂を引き起こすこともあり、肝臓がんを早期発見し治療につなげるためにも、定期的な採血と画像検査を受けることが重要となります。

○検査・診断

B型慢性肝炎、C型慢性肝炎、肝硬変のどれかがあると、肝臓がん（肝細胞がん）の高危険群といえます。さらに、B型肝硬変、C型肝硬変は超高危険群とされています。

もちろん、そのような背景がなくても、慢性的な肝障害をもつ患者さんは少なからず肝臓がん発生のリスクがあるので、年齢、性別、糖尿病の有無、肥満の有無、飲酒量、AST値、ALT値、血小板数などの危険因子を考え合わせて、検査を行っていきます。

まずは、血液検査で腫瘍マーカー（12ページ参照）を測定します。肝臓がん（肝細胞がん）の腫瘍マーカーは、αフェトプロテイン（AFP）とビタミンK依存性凝固因子前駆物質（PIVKA-II）があり、異常高値となる率はどちらも60％とされています。組み合わせて測定することにより、診断する力は高くなります。

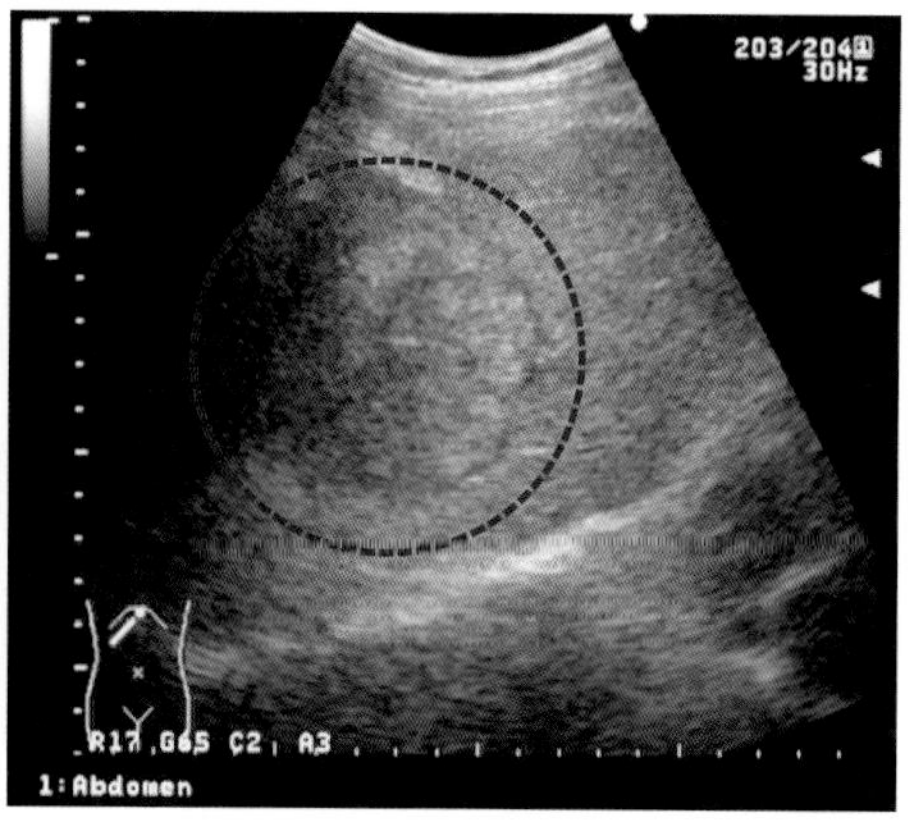

写真1　腹部超音波検査で指摘された肝臓がん

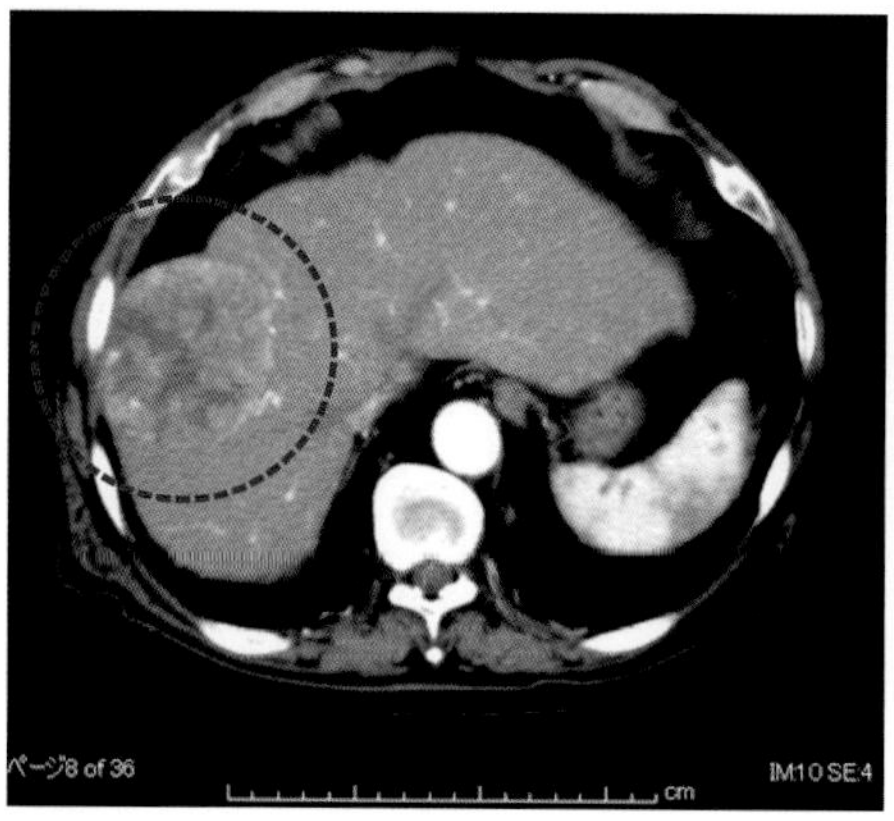

写真2　造影CT検査で診断された肝臓がん

腹部超音波検査で肝臓内に結節性の病変を指摘された場合は、造影CTあるいは造影MRI検査を行い、その結節が肝臓がんの特徴をもつかどうかで診断します（写真1、2）。

このような画像診断を行っても診断が難しい場合は、肝腫瘍部に直接針を刺し、組織を採取する腫瘍生検を行います。組織診断で悪性かどうかを診断します。

治療法

○内科的治療

肝臓がん（肝細胞がん）治療が、他のがん種の治療と大きく異なるところは、内科的治療を選択する場合が多いということです。内科的治療の代表例には、経皮的ラジオ波焼灼療法（RFA）と経カテーテル的肝動脈化学塞栓術（TACE）が挙げられます。

RFAは超音波装置で観察しながら、肝臓内のがんに電極（先端にラジオ波という電磁波が流れる装置のついた針）を進め、目標の位置でがんを焼灼根治[*1]していく治療で、原則的に局所麻酔で行うことができます。

RFAの対象となる肝臓がんは、小型（3㎝以内）で肝臓内に3か所以下の病変数である場合となります。ただし、他臓器に病変が隣接している場合など、がんの大きさや個数以外の要因で行えないケースもあります。

TACEは肝臓に流入する肝動脈にカテーテル（医療用の細い管）を挿入して、そこから化学療法剤を含んだ薬剤を注入し、最後に塞栓物質で血管を塞栓することで、肝臓がんを死滅させる治療法です。カテーテル挿入部（通常は右鼠径部という右大腿の付け根）への局所麻酔で行うことができます。

TACEの対象となる肝臓がんは、中型～大型（3㎝以上）の病変や肝臓内に複数箇所病変がある場合が原則となります。当院のRFAとTACEはナビゲーションシステムを使用し、治療効果と安全性の向上に努めています（写真3、4）。

＊1 **根治**／完全に治すこと。治癒

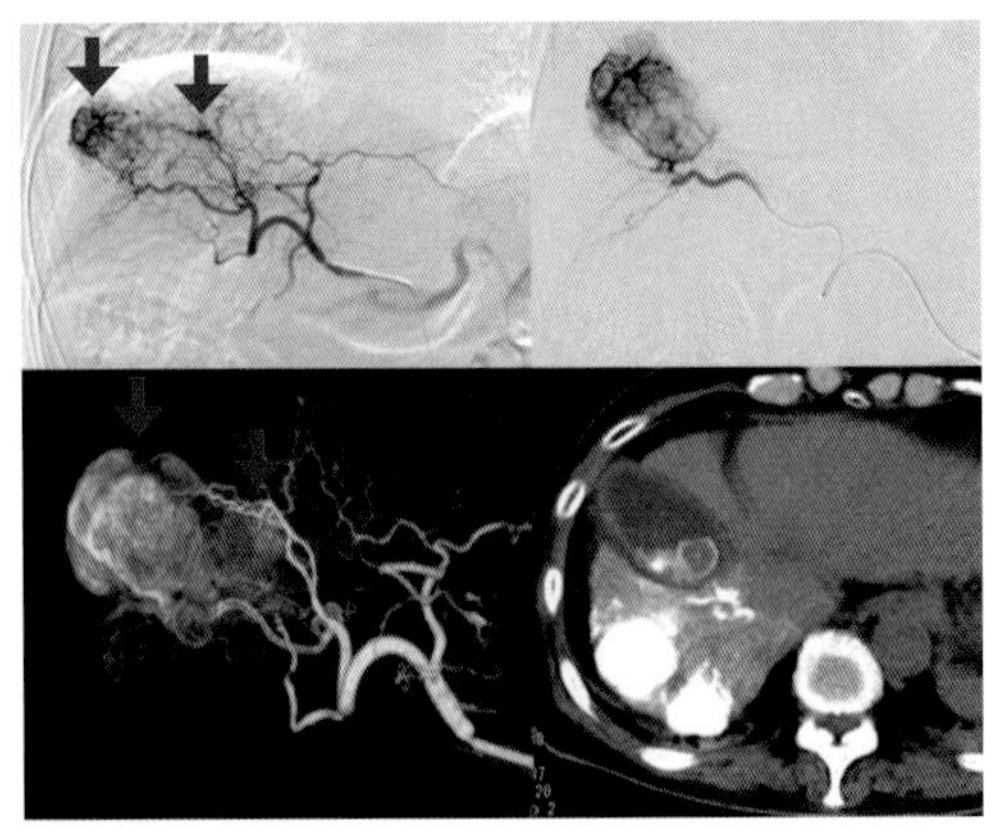

写真４　ナビゲーションシステムを使用したTACE。腫瘍の栄養血管を正確に同定し、より効果的な治療を行うことができます

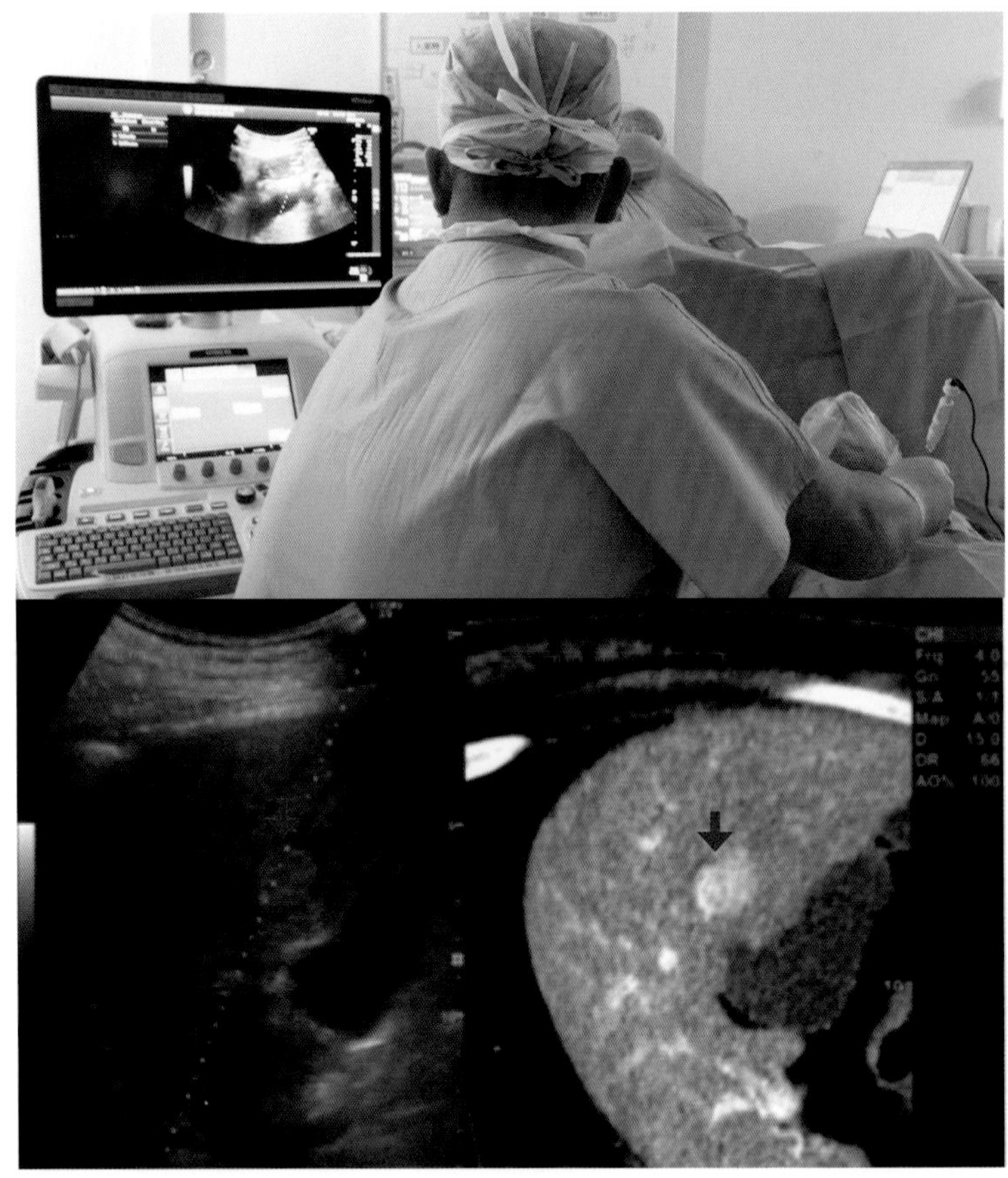

写真３　ナビゲーションシステムを使用したRFA。エコー画像と同一断面のCT（またはMRI）画像を参照することで、安全性と正確性を向上することができます

○外科的治療

肝臓がん（肝細胞がん）に対する外科的切除は、肝臓の機能がよく、他の臓器やリンパ節への転移がない、腫瘍数3個までの症例に推奨されています（写真5）。

手術は腫瘍の大きさ、数、位置、肝臓の予備力、過去の治療歴などに応じて、どの部分をどのくらい切り取る必要があるのか、開腹手術が必要なのか、腹腔鏡手術ができるのかなど、患者さんごとに方法が異なります。

近年は多くの症例において腹腔鏡を用いた体への負担の少ない手術が行えるようになっており、専門施設では高難度の肝切除術も腹腔鏡下で行われています。

肝切除術は腹部臓器の手術の中では中難度～高難度に相当する手術であり、患者さんごとに手術の規模やリスクが全く異なっているため、術後の入院期間はすべて経過次第であり、決められた日数内での退院を確約できません。

術後の入院期間の目安は、開腹の肝切除の場合は平均10日前後、腹腔鏡の場合は1週間前後ですが、術後の合併症の状況によっては、1か月以上の入院を要するケースもあります。

退院後の生活に関しては、肝臓は術後1か月前後で大きさも機能もほぼ術前の状態まで戻りますので、手術を受けたことでその後の生活に制限が必要となることは通常ありません。

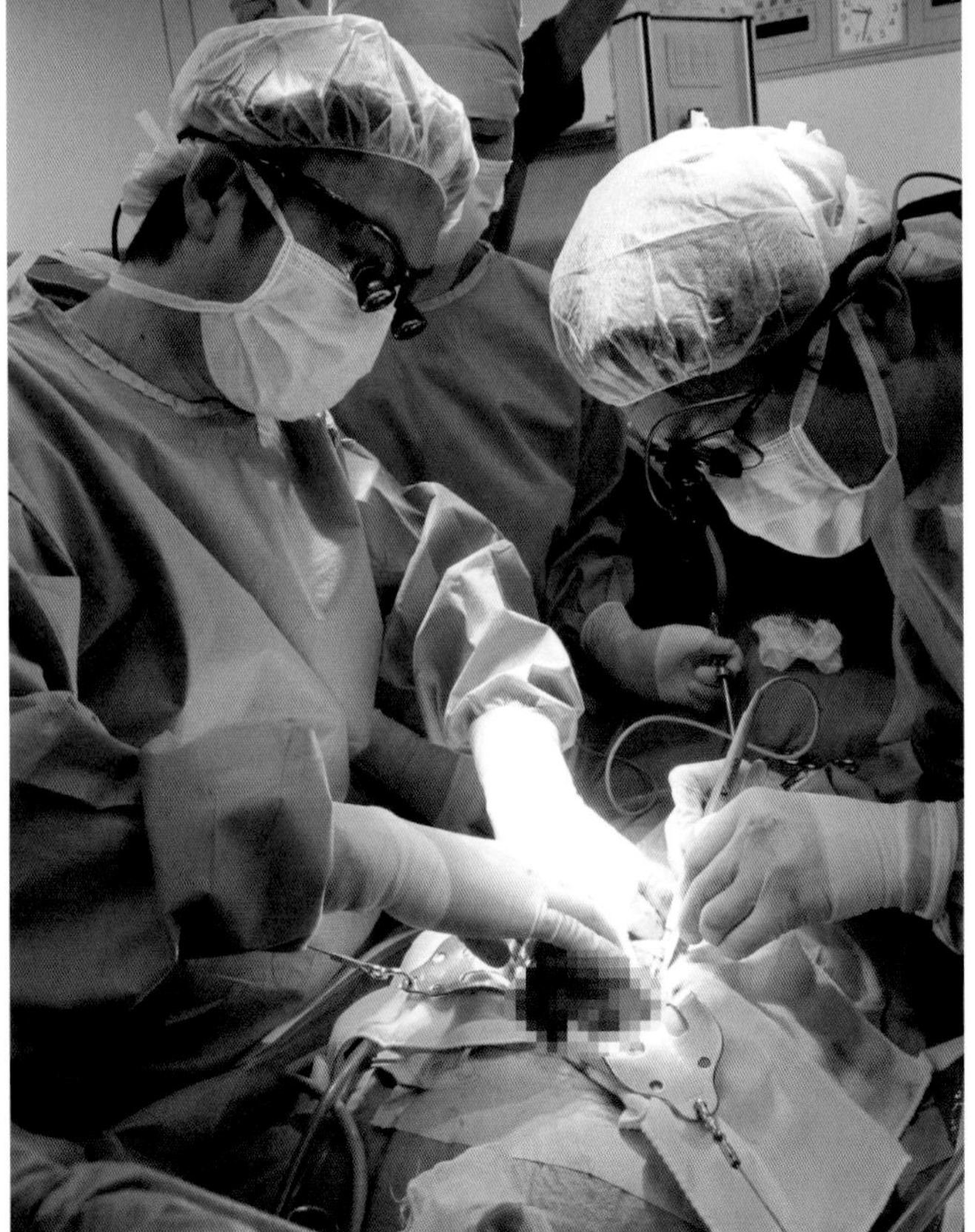

写真５　外科的肝切除術

○全身薬物療法

肝臓がん（肝細胞がん）に対する全身薬物療法は、一般的には外科的切除不能かつ、各種内科的治療（ラジオ波焼灼療法・肝動脈化学塞栓術等）で病勢制御が困難となり、かつ肝機能が保たれている患者さんに選択される治療になります。

現在、免疫チェックポイント阻害薬（がん細胞による免疫細胞へのブレーキを解除することで、免疫細胞の働きを再び活発にして、がん細胞を攻撃できるようにする薬剤）、および分子標的薬（がん細胞の特定の分子を標的として攻撃することにより、治療効果を発揮する薬剤）が使用されており、患者さんのがんの状態を、CT、MRI、PET（ペット）検査等も併用し詳細に検査した後、病勢制御により適した導入薬剤を決めていきます。

また、全身薬物療法導入後も、長期生存にとって最も重要な肝臓内の病変の制御を最優先に、可能な場合は各種内科治療・外科治療の追加を積極的に行っています。

○放射線療法

肝臓がん（肝細胞がん）に対する放射線療法は、定位放射線治療[*2]を中心に「局所治療」の1つと位置付け、治療に取り入れています。放射線療法と聞くと緩和照射のイメージが強いですが、定位放射線治療は高い病変制御率を持ち、内科的局所治療に勝るとも劣らない治療成績も報告されています。

また、より高い局所制御を得るために、腫瘍の生物学的悪性度や局在、標的病変に対する肝動脈化学塞栓術（TACE）単独での治療効果の限界等も考慮しつつ、TACEと定位放射線治療の併用も積極的に行っています（写真6～9）。

一方で腫瘍の大きさ、存在する場所、肝機能等からどの患者さんでも受けることができるというわけでもない点も、ラジオ波等と似ているかもしれません。定位放射線治療で効果が不十分となるような大きさの腫瘍の場合は、陽子線治療・重粒子線治療（いずれも腫瘍径4㎝以上が保険適用）等も治療選択に加えて、提案しています。

＊2 **定位放射線治療**／病変に対して、多方向から放射線を集中させる方法

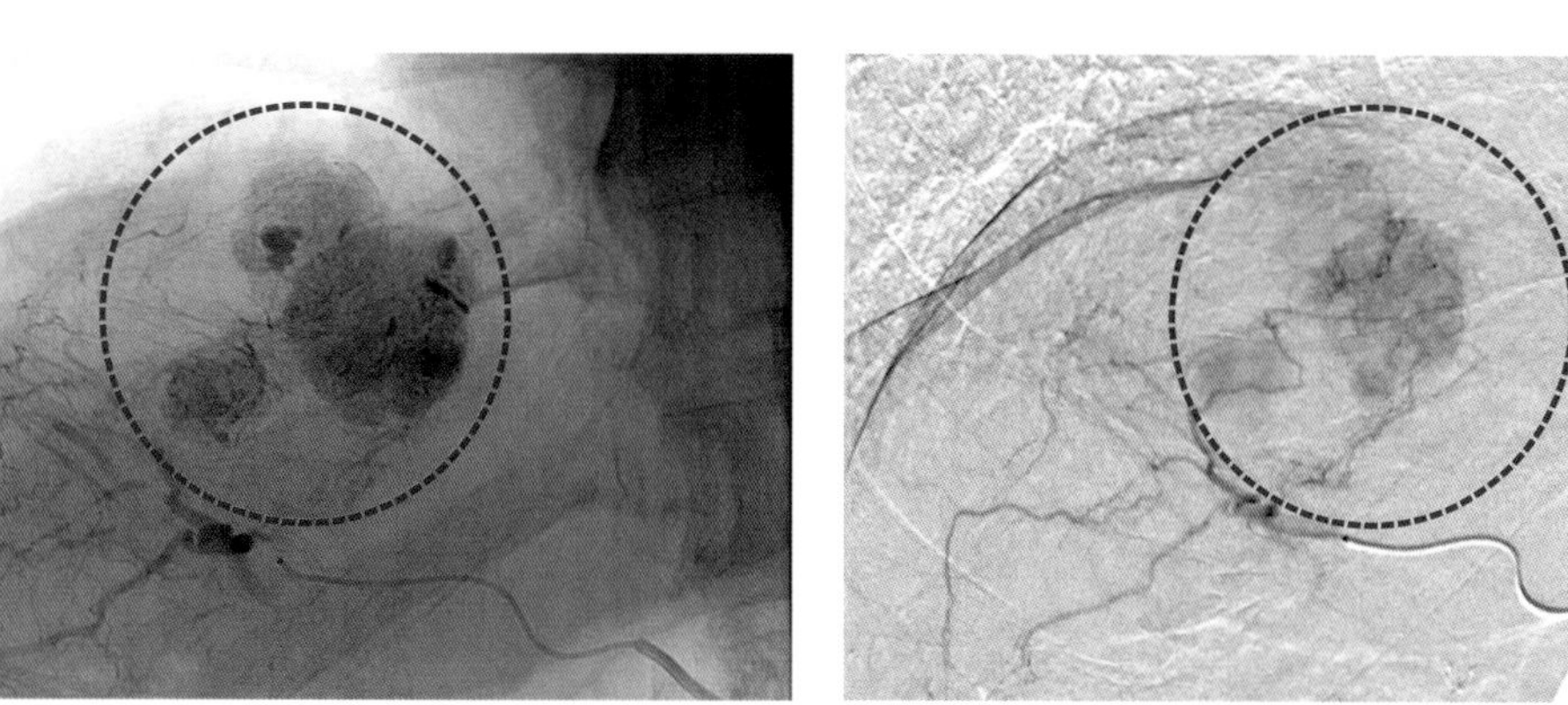

写真６　多発肝細胞がんのTACE前の血管造影画像（肝細胞がんが造影剤で濃染されています）

写真７　多発肝細胞がんに対するTACE後。肝細胞がんへの良好な薬剤貯留を認めます

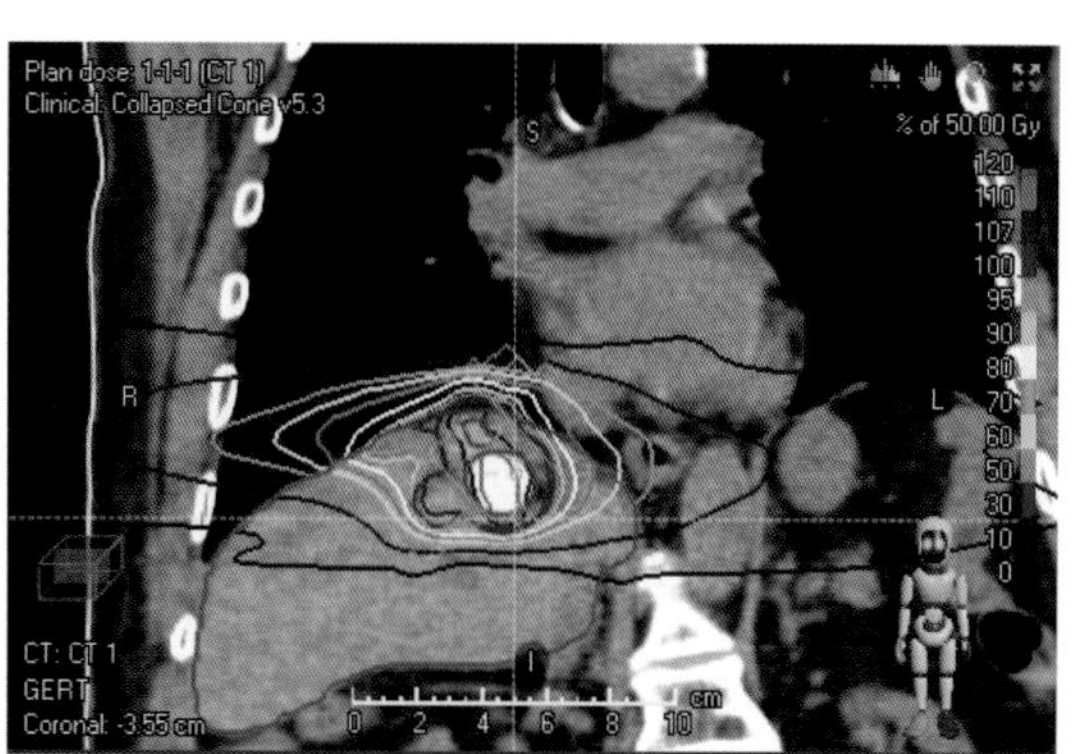

写真８　TACE後の定位放射線照射時の線量分布図。標的病変へ集中した高線量が得られています

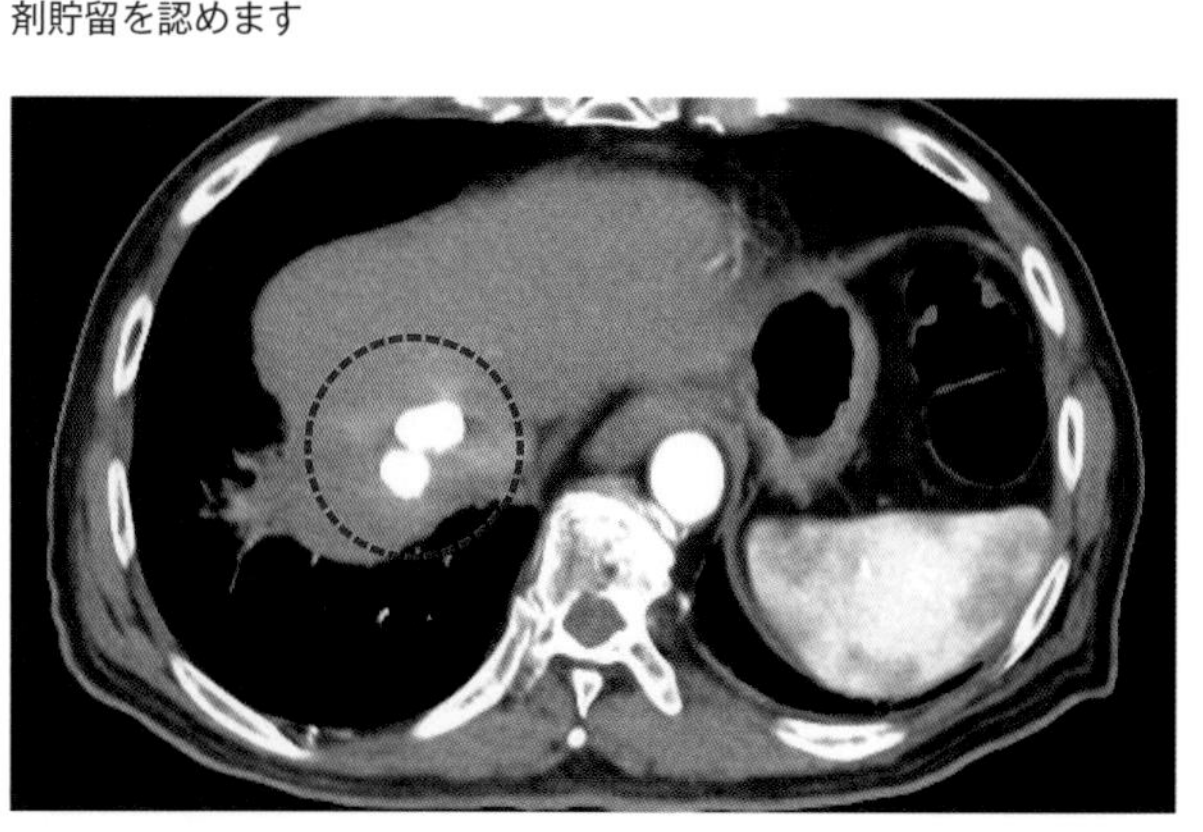

写真9　TACE施行１年後。良好な薬剤貯留を保ったまま腫瘍の縮小が持続し、完全著効[*3]が得られています

＊3　**完全著効**／画像検査上、腫瘍の完全壊死が得られていると考えられる状態

CLOSE UP!

膵臓がん

最強のがんにチーム医療で挑む

CHECK POINT **素早い診断と適切な標準治療が基本**

当院では迅速な画像検査で、素早く膵臓がんを診断します。各診療科で入念に協議し、がんの進行に対応した標準治療を、患者さんのニーズに合わせ速やかに開始します。

◀消化器内科（胆・膵）

臨床腫瘍科▶ヘアクセス

◀消化器外科（肝・胆・膵）

放射線治療科▶

○膵臓がんの概要（特徴）

●最強のがん、膵臓がん！

国内の膵臓がんの生存率はすべてのがんの中で最も不良であり、罹患数・死亡数ともに増加の一途をたどっています。手術が完治の期待できる唯一の方法ですが、手術後の再発も多く、長期生存はごく早期のがんに限られます。一方で、膵臓がんには特徴的な症状というのがなく、多くが手術適応のない進行がんで発見されます。

膵臓がんの生存率は極めて不良なので、現存するすべての手段を用いて立ち向かう必要があります。内科医による迅速な診断、外科医による精確な手術、放射線治療医による放射線療法、腫瘍内科医による抗がん剤治療が主体となり、それぞれの分野で診療内容が日々変化しています。

膵臓がんでは病気そのもの、または切除によって糖尿病の合併が多く、また高齢者に多いため、心臓疾患など基礎疾患を有する場合も少なくありません。糖尿病内科や循環器内科などの協

肝臓
胆嚢
膵臓
（体部）
（尾部）
（頭部）
腹腔動脈
総肝動脈
脾臓
膵管
主膵管
上腸間膜動脈
上腸間膜静脈
総胆管
十二指腸乳頭部
十二指腸

図１　膵臓とその周辺

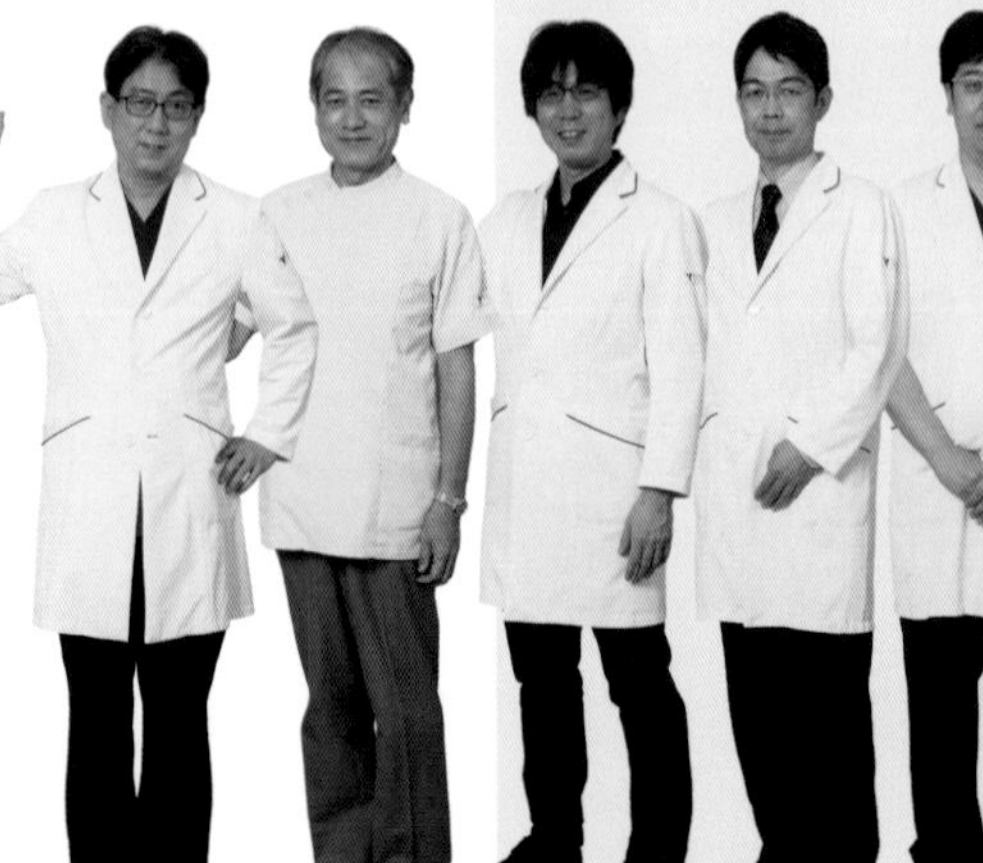

消化器内科（胆･膵）　部長
今村 綱男
（いまむら つなお）

消化器外科（肝･胆･膵）　部長
橋本 雅司
（はしもと まさじ）

臨床腫瘍科　部長
三浦 裕司
（みうら ゆうじ）

放射線治療科　部長
小塚 拓洋
（こづか たくよう）

放射線治療科　医員
冨永 理人
（とみなが りひと）

力も全身管理には不可欠です。心理的・社会的・経済的問題も深刻で、看護師や医療ソーシャルワーカーなどの支援も必要です。

当院はすべての分野でエキスパートを揃えており、最強の布陣で最強のがんに立ち向かいます。

○症状

●気づかずに進行していく

進行した膵臓がんでは、無症状例は約15％に過ぎず、多くの患者さんで診断時に何らかの症状があります。腹痛が最も多く、次いで黄疸・背部痛となりますが、膵臓がんに特有の症状ではありません。よくあるのが胃薬で様子をみていたが良くならず、数か月後に膵臓がんが診断されるというパターンです。また胃内視鏡のみの検査で異常がなく、安心してしまうことも少なくありません。

腹痛の原因に胃腸の病気が多いことに異論はありませんが、胃潰瘍など胃腸の病気は胃薬で改善されることが多いです。胆石や膵臓がんなど、胃腸以外の病気でも腹痛は認められますので、胃内視鏡のみしかしていない場合は、担当医に血液検査や超音波検査などを依頼してみることをお勧めします。

初めて指摘された糖尿病や不節制などに心当たりのない糖尿病の悪化も、膵臓がん発見の契機となることが知られていますので、その場合も超音波検査などをお勧めします。

もしかして、膵臓がん？

- ●腹痛、食欲不振
- ●背中の痛み
- ●黄疸（白目や皮膚が黄色くなる）
- ●急な糖尿病の発症や悪化
- ●急な体重の減少

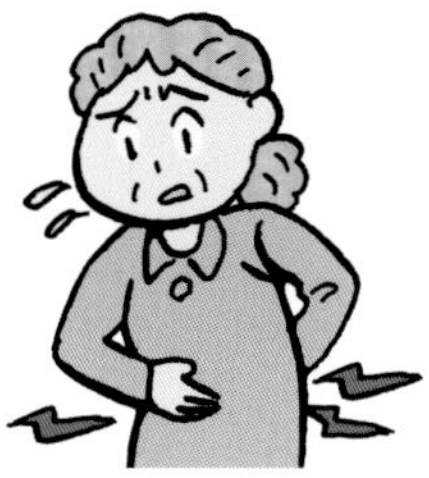

図2　膵臓がんが疑われる症状

○検査・診断

●シームレスな運用で迅速に診断

前述のように、進行した膵臓がんでは何らかの症状があります。進行がんは超音波、CT、MRIなどで比較的容易に診断できますが、膵臓を専門としている医師は少なく、検査されるまでの過程が問題となります。膵臓がんを想起すること自体が難しく、時には患者さんのほうからほのめかすことも必要と思います。

早期の膵臓がんを診断することは難しく、有病率が低いため、検診などでやみくもにMRIなど、高額な精密検査ができないのが現状です。また、一般の人間ドックでの発見率も低いです。

当院の人間ドックでは、半減期の長い膵臓の消化酵素であるエラスターゼ1と超音波で拾い上げを行い、MRIやEUS（超音波内視鏡）といった専門外来での精密検査へと進むようにしています。一見、普通の流れに見えますが、ドックから専門外来受診まで、虎の門病院単一施設内で遅滞なくシームレスに流れることが、稀有なシステムです。

がんは一刻も早く対応する必要のない場合が多く、慌てなくてよいとされていますが、膵臓がんでは急速に進行をきたす場合が少なからず存在します。また前述のように予後不良のがんであることを多くの方が知っており、心理面も踏まえ、疑われた状態からの精密検査、診断されてからの治療は早いに越したことはありません。

画像診断後は組織採取、手術、放射線、抗がん剤などを、どの方法あるいはどの組み合わせ・順番で進めていくのか（集学的治療、141ページ参照）を、複数の診療科・職種での検討会（キャンサーボード）で迅速に決めていきます。

治療法

○内科的治療

●豊富な経験で標準治療を管理

膵臓がんの内科的治療には、薬物療法のほか、胆管閉塞へのステントなど、内視鏡を用いた低侵襲治療（体に負担の少ない治療）があります。進行度や全身状態によって最も勧められる治療法はガイドラインなどである程度決まっており、標準治療といいます。

標準治療と聞くと「スタンダード」「並」といったイメージで、もっと「ハイクラス」「高級」な治療があるのではと誤解される方も多いですが、標準治療こそが、数多くのステップを踏み、科学的根拠に基づいた効果が示されている、現在利用できる選び抜かれた治療法です。

副作用や合併症を最小限に抑え、安全に標準治療を完遂するためには、多くの知識と経験が必要です。例えば、膵臓がんへの標準的な内視鏡処置は、

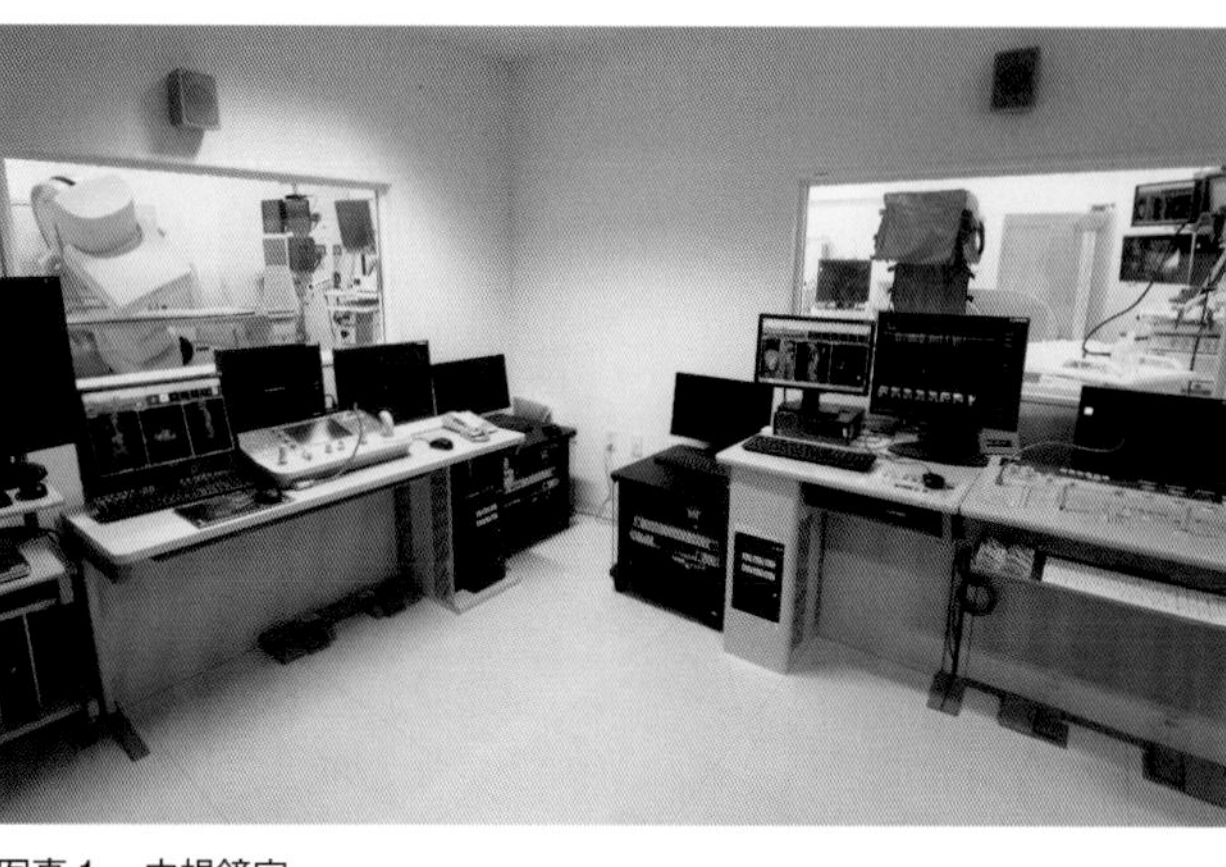

写真1　内視鏡室

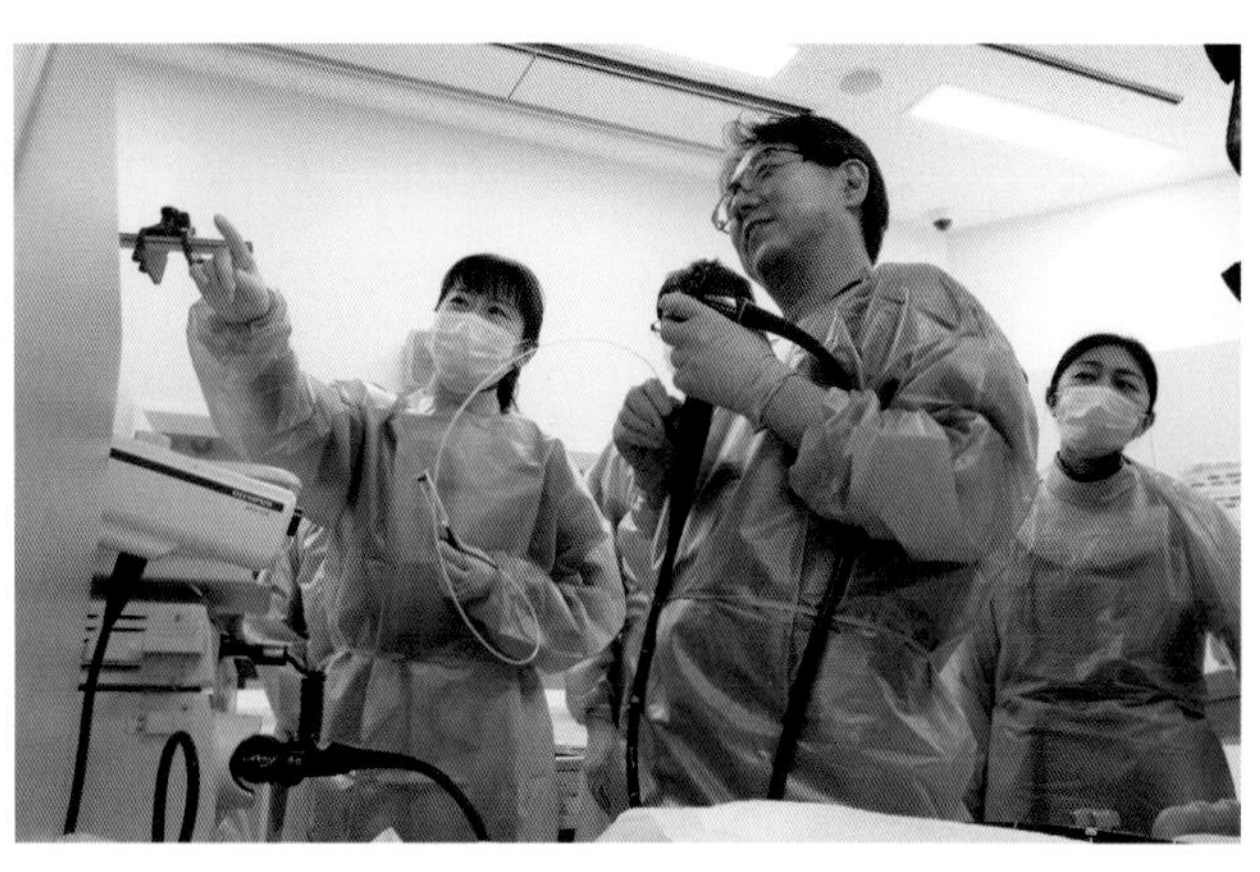

写真2　内視鏡治療のイメージ（実際はマスクを着用）

ERCP（内視鏡的逆行性胆膵管造影）とEUSの2本柱ですが、難易度・専門性が非常に高く、熟練を要します。

当院は、ERCPとEUSを合わせて年間1200件以上と、豊富な実績を持ちます。特徴としては、操作室から一望できるような作りとしており、責任者がすべての処置を監督できるだけでなく、進捗状況に応じてお互いの処置をサポートできるようにしています。

膵臓への内視鏡処置では術後管理も重要で、時に合併症が重症化して、がんの治療が滞る場合があります。当院では病棟が臓器別に分かれており、膵疾患に慣れた看護師が処置後の対応をします。

また膵臓がんは糖尿病を合併することが多く、がんによる膵消化酵素の不足や食事摂取量の変動なども加わり、糖尿病の治療に難渋することも少なくありません。当院では糖尿病内科の手厚いサポートがあり、内視鏡医や外科医が手技に集中してあたることができることも強みです。

○外科的治療

●体にやさしい膵臓がん手術

当院の膵臓がん手術の強みは、合併症が少ないことと、低侵襲な（体に負担の少ない）腹腔鏡（ふくくうきょう）手術やロボット支援下手術を積極的に行っていることです。

通常、手術の後には再発予防のために抗がん剤の内服を半年間行います。低侵襲手術により抗がん剤治療に速やかに移れるよう回復することは、患者さん自身の負担が少ないというだけではなく、膵臓がんの治療においても重要です。

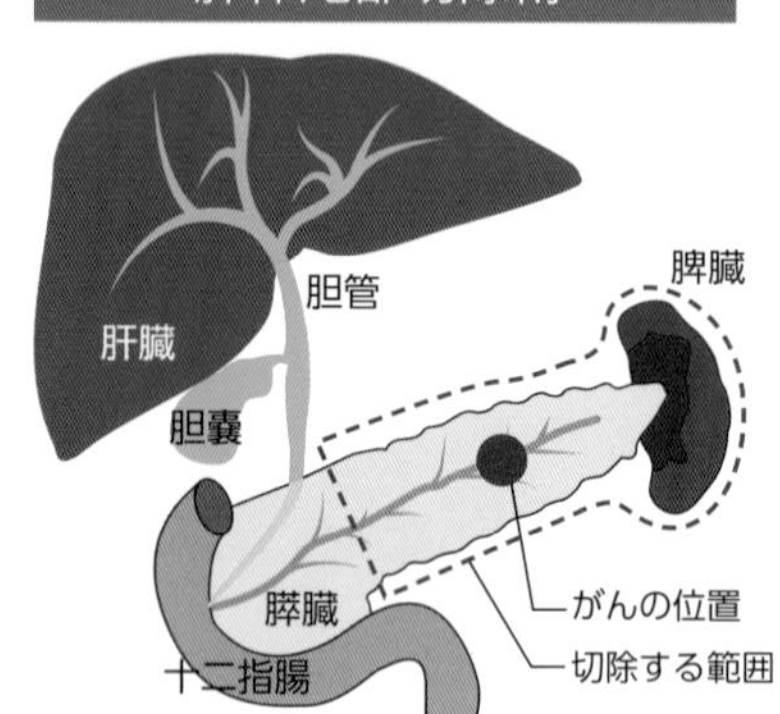

膵頭十二指腸切除術
肝臓
胆管
胆嚢
膵臓
十二指腸
がんの位置
切除する範囲

図3　膵頭十二指腸切除術と膵体尾部切除術

当院での吻合
胆管空腸吻合
脾臓
肝臓
胃
胆管
膵臓
胃膵吻合
小腸
胃空腸吻合
膵臓は胃に吻合します

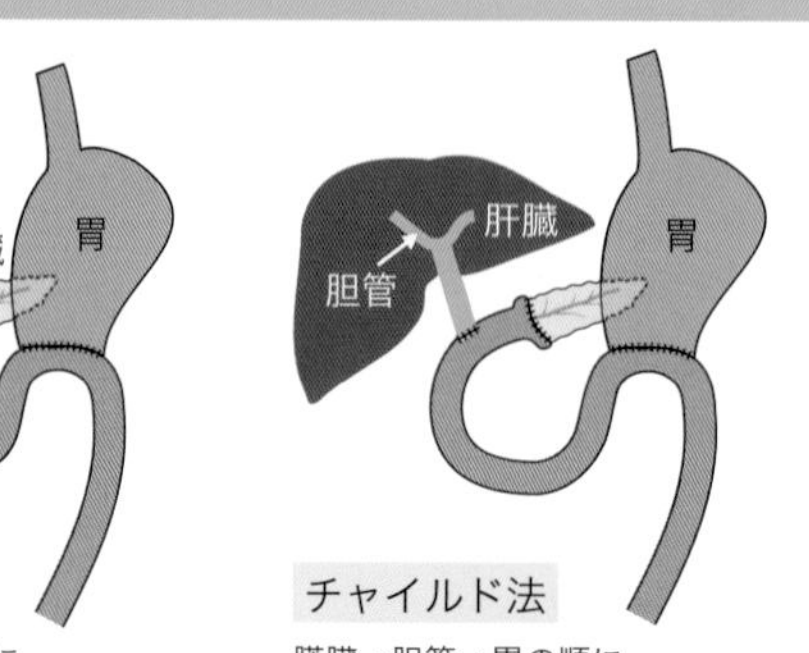

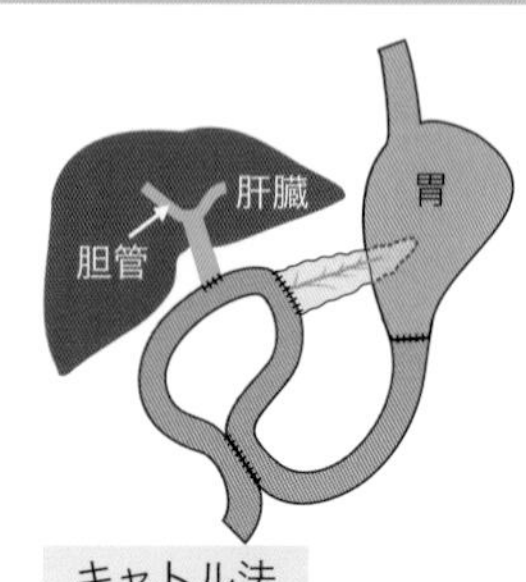

図4　膵頭十二指腸切除術の再建

膵臓は解剖学的に頭部・体部・尾部と3つに分かれますが、膵頭部にがんがある場合は膵頭十二指腸切除術が、膵体部または尾部にがんがある場合は膵体尾部切除術が標準的な手術方法になります（図3）。

いずれの手術においても、術後は膵切離部位や吻合部からの膵液の漏れ（膵液漏）が、最も重要な合併症です。膵頭十二指腸切除術では通常、膵臓を小腸に吻合することが一般的ですが、当院は国内で最初に膵臓を胃に吻合する方法を採用し、術後膵液漏の発生リスクを著しく低下させています(図4)。

また、膵体尾部切除術でのほとんどの症例や、膵頭十二指腸切除術においても積極的に低侵襲手術を行っており、開腹手術に比べて術中出血量の低減や術後の創部痛の改善を認めています。がんの治療なので根治（完全に治すこと。治癒）性を十分担保しながら、体にやさしい手術を心がけています。

○抗がん剤治療

手術可能な膵臓がんに対しては、術後の再発率を低下させるために、抗がん剤が用いられます。具体的にはゲムシタビンとテガフール・ギメラシル・オテラシルカリウムを併用したGS療法を、約1・5か月間続けてから手術を行います。術後は、経口抗がん剤であるテガフール・ギメラシル・オテラシルカリウムを用いた治療を半年間行います。

切除不能、転移／再発した膵臓がんに対しては、進行を遅らせることを目的に、抗がん剤治療を行います。最初の治療（1次治療）として、ゲムシタビンとナブパクリタキセルの併用療法、またはオキサリプラチン、イリノテカン、レボホリナートカルシウム、フルオロウラシルの4剤を用いるFOLFIRINOX療法があります。

どちらの治療法を選択するかは患者さんの全身状態、年齢、併存症を考慮して決定されます。FOLFIRINOX療法は効果の高い治療ですが、副作用が出やすいため、若い方、元気な方にお勧めすることが多いです。

2次治療以降は、ナノリポソーム型イリノテカンなどが用いられます。1次治療中にBRCA1/2遺伝子検査を受け、陽性（BRCA1かBRCA2遺伝子に変異がある）と診断された場合、オラパリブの使用を検討します。オラパリブは、FOLFIRINOX療法などのプラチナ系抗がん剤を含む治療で一定期間膵臓がんの進行が抑えられた後、維持療法として使用することで有効性が示されている内服薬です。

○放射線療法

膵臓がんは、可能なら手術を行いますが、診断時にはがんが進行して手術ができないこともあります。手術ができないときは、抗がん剤で治療したり、化学放射線療法を行ったりします。

化学放射線療法とは、抗がん剤と放射線を同時に使う治療法で、手術できないがんや、手術後に残ってしまったがんを小さくしたり、なくしたりするために行います。放射線療法は1日1回で、5、6週間かかります。

肝臓などに転移して完全にがんを治すのが難しい場合でも、がんが膵臓の周りの神経や血管を圧迫して、強い痛みなどのつらい症状が起こることがあります。そのようなときは、放射線療法で症状を和らげることができます。体の状態やがんの大きさによって違いますが、1日1回で1～5週間くらいかかります。

膵臓の周りには胃や腸など、放射線で傷つきやすい臓器があります。そのため、がんに強い放射線を当てることが難しい場合もありますが、当院では膵臓がんに対しても、積極的に強度変調放射線治療という方法を行っています。胃や腸などの周りの臓器への放射線を減らしながら、がんへの放射線を強くすることができるため、治療効果が高まります（図5）。

放射線療法の副作用としては、食欲不振や吐き気などがあります。これらは治療が終われば良くなりますが、まれに胃や腸に潰瘍や出血が起こることもあるので、注意して診療を行っています。

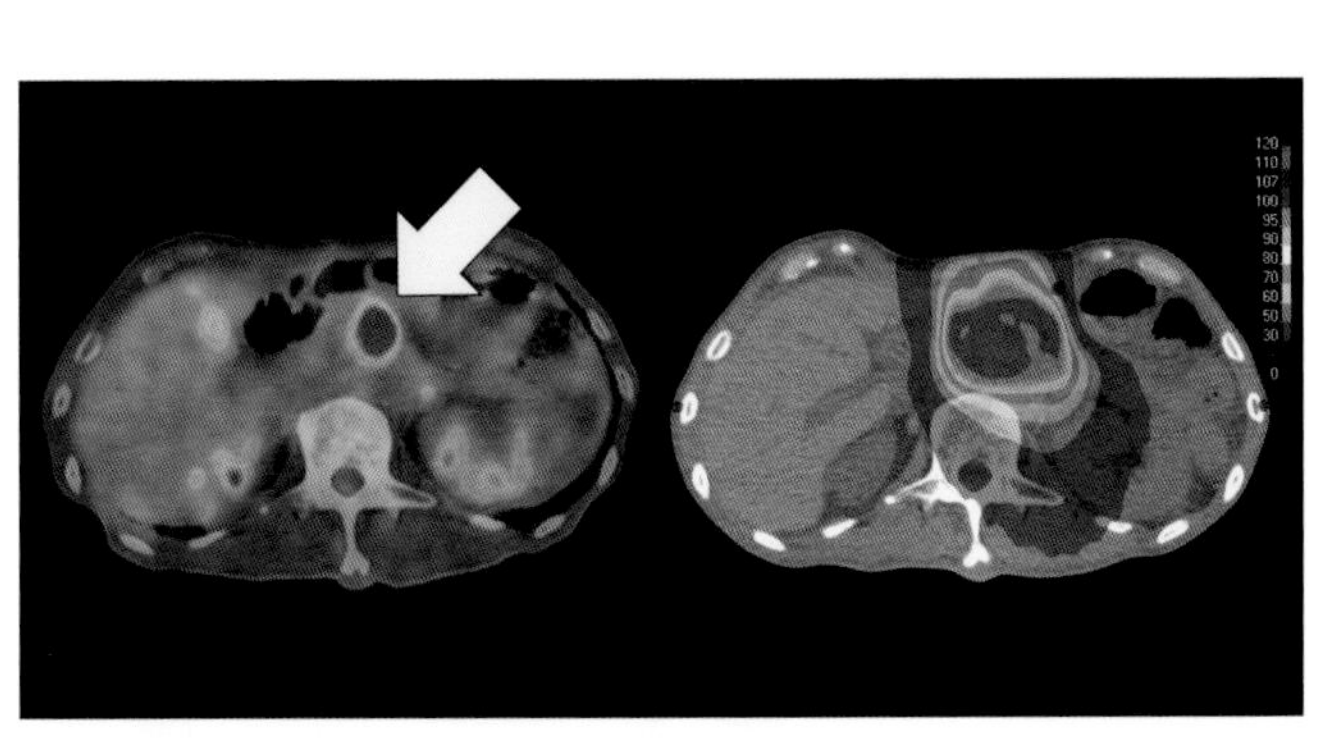

図5　膵臓がん手術後の再発に対する放射線療法
左：PET/CT 画像の再発した膵臓がん（矢印）
右：再発した膵臓がんに集中して放射線を照射している様子（中心の赤い部分に強い放射線が当たっています）

CLOSE UP!

胆道がん

集学的治療が必要な胆道がん、複数科の連携で立ち向かいます

CHECK POINT　胆道がん治療のポイント

胆道がんは、病変部位により手術法が異なります。また黄疸がある状態では、手術や薬物療法を安全に行えません。内視鏡を用いて、病変の部位や範囲診断を行うとともに減黄処置を行い、速やかに外科的治療・放射線療法・薬物療法などによる集学的治療（141ページ参照）につなげることが大切です。

◀消化器内科（胆・膵）

臨床腫瘍科▶

◀消化器外科（肝・胆・膵）

放射線治療科▶

○胆道がんの概要（特徴）

胆道は、主に右上腹部に位置し、胆管・胆囊・十二指腸乳頭部（以下、乳頭部）という3つの器官が含まれます。胆管は、肝臓内の細かい胆管から始まり、肝臓から1本の管となって出て、乳頭部まで通じる管です。胆囊は、胆管の途中につながった袋状の臓器です。がんができる部位により、胆管がん・胆囊がん・乳頭部がんと呼びますが、その総称が胆道がんです。

日本では1年に約2・2万人が胆道がんと新たに診断され、約1・8万人が死亡しており、罹患者数・死亡者数ともに近年の推移は横ばいです。胆囊がんは女性に、胆管がんは男性に多いといわれ、頻度はそれほど高くないがんですが、5年生存率は膵臓がんについで悪く、予後不良な疾患です。

原因は不明な点も多いですが、膵胆管合流異常症という先天性の異常や有機溶剤への曝露などと関連があるといわれています。

肝内胆管
肝臓
左肝管
右肝管
肝外胆管
肝門部領域胆管
遠位胆管
膵臓
胆囊
胆管がん
胆囊がん
膵管
十二指腸
十二指腸乳頭部がん

図1　胆道と胆道がん

○症状

●黄疸の自覚には、皮膚より尿がわかりやすい

早期には無症状なことが多く、進行

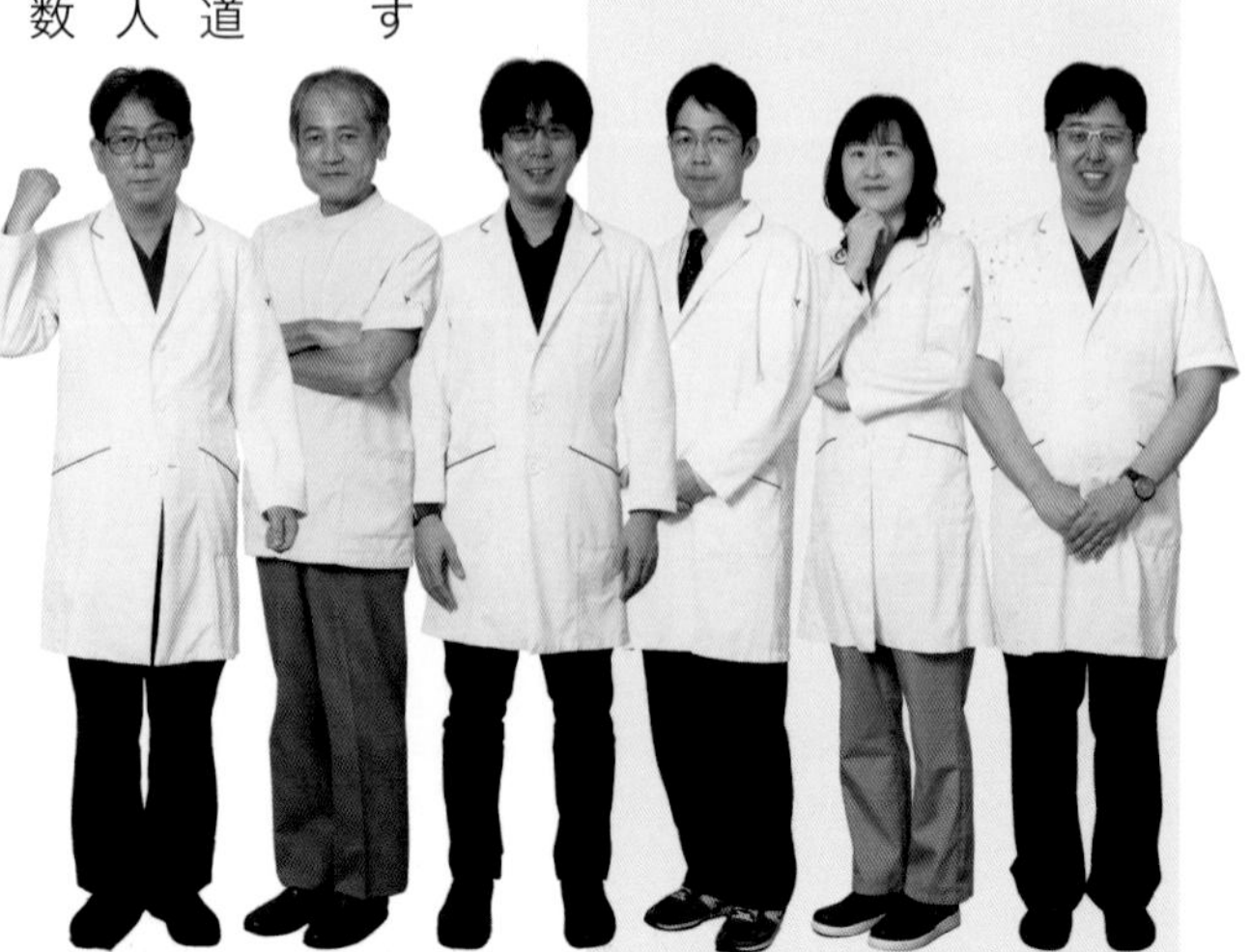

消化器内科（胆・膵）　部長
今村 綱男
（いまむら つなお）

臨床腫瘍科　部長
三浦 裕司
（みうら ゆうじ）

消化器内科（胆・膵）　医長
小山 里香子
（こやま りかこ）

消化器外科（肝・胆・膵）　部長
橋本 雅司
（はしもと まさじ）

放射線治療科　部長
小塚 拓洋
（こづか たくよう）

放射線治療科　医員
冨永 理人
（とみなが りひと）

すると黄疸や右上腹部痛が出現します。胆管は、肝臓から分泌された胆汁(たんじゅう)が十二指腸に排出されるまでの通り道で、太さは7㎜以下と、とても細い管です。また乳頭部は、胆汁の腸への出口であり、胆汁の流れを調節する役割をしています。

　胆管や乳頭部にがんができて、胆汁の通過障害をきたすと黄疸が出現し、皮膚や白眼(しろめ)の部分が黄色くなったり、尿がウーロン茶やコーラのように褐色になります（尿の濃染）。皮膚の徐々な変化よりも褐色尿のほうが自覚しやすく、早期に黄疸を見つけるチャンスになります（図2）。

　胆嚢は胆汁を一時的にためて濃縮する袋状の臓器で、胆管につながっており、食物が十二指腸に到達すると収縮して、胆汁を十二指腸へと排泄(はいせつ)します。胆管を1本の川とすると、脇にある貯水湖のような関係です。

　川が岩（癌(がん)）でせき止められると上流は増幅し、水はあふれてしまいます（この状態が黄疸です）が、貯水湖に岩（癌(がん)）があっても川の流れに影響を与えないのと同じで、胆嚢には、がんができてもかなり進行しない限り、黄疸や上腹部痛などの症状は出ません。このため、胆嚢がんは胆管がんや乳頭部がんと比較して、さらに発見が難しくなります。

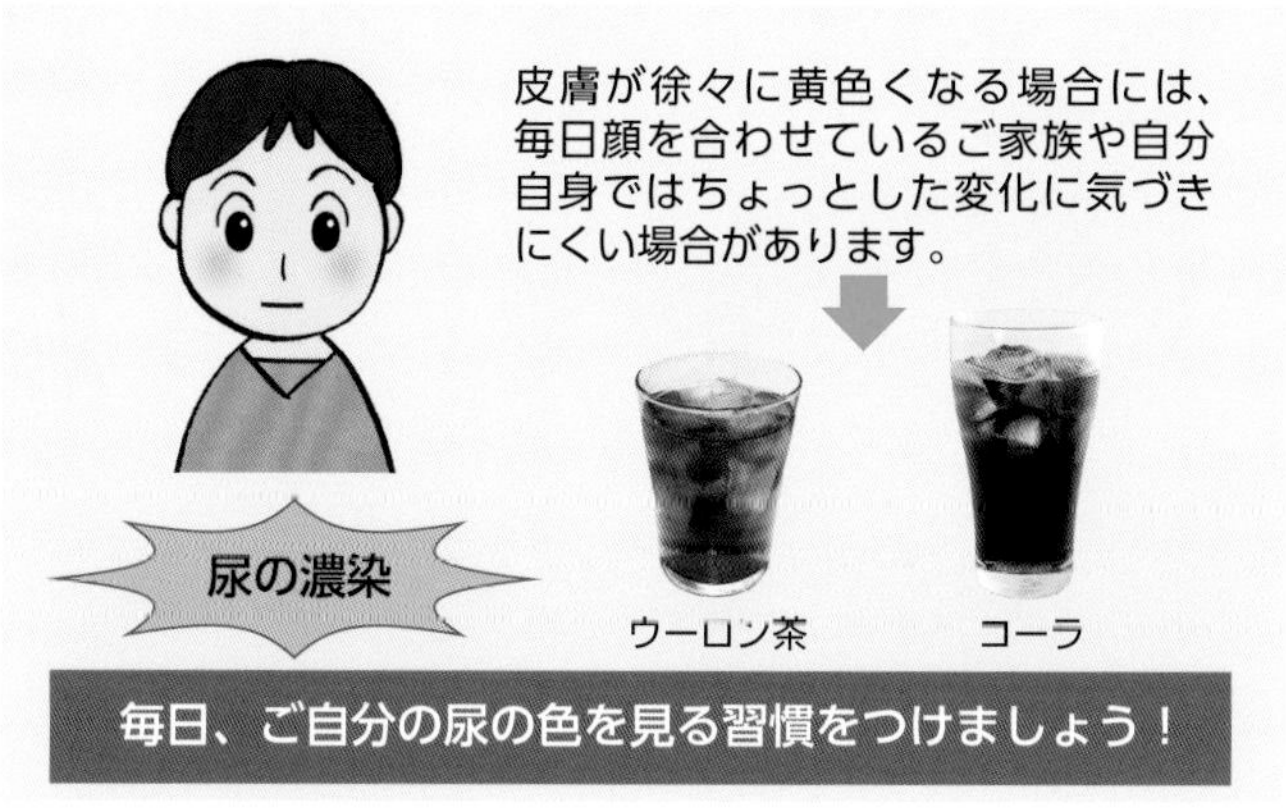

○検査・診断

●腹部超音波検査は、胆道がん発見に大切な検査

　無症状での早期発見には、健診での血液検査や腹部超音波検査が重要な役割を担っています。血液検査では肝胆道系酵素（AST、ALT、ALP、γGTP）やビリルビン、腫瘍(しゅよう)マーカー（CEA、CA19-9）の上昇がないか確認します。

　胆管は太さが10㎜にも満たない細い管なので、そこにできた小さながんそのものを画像で指摘するのは困難です。しかし、細いからこそ少しの増大で閉塞(へいそく)しやすく、肝機能障害や閉塞部より上流の胆管拡張などで、無症状のうちに拾い上げられる可能性があります。肝障害があるとすぐにアルコールのせいにされがちですが、飲酒を控えても肝障害が持続する場合には、一度超音波検査を受けることをお勧めします。

　一方、胆嚢はかなり進行しないと肝障害や黄疸が出現しないため、早期発見には超音波検査がさらに重要な役割を担います。胆嚢は食後には収縮してしまい、内腔(ないくう)の観察が難しくなりますので、超音波検査の際には朝食を絶ち、胆嚢に胆汁が十分たまって広がった状態で検査することが、小さな病変を見つけるためには大切になります。

　血液検査・超音波検査で拾い上げを行い、必要に応じて造影CTやMRIを追加し、がんの可能性がある場合には、精密検査として超音波内視鏡（EUS）や内視鏡的逆行性膵胆管造影（ERCP）を施行します。ERCPを用いると、IDUS（胆管内超音波）で胆管の中から病変の部位や範囲診断が可能になると同時に、病理学的検査（組織生検や細胞検査）も可能となります。この結果により手術適応などを判断していきます。

図2　尿の色で黄疸をチェック

治療法

○内科的治療

●高度な技術で狭窄(きょうさく)を突破

　胆道がんの治療は外科的治療（手術）が最も有用で、まずは手術適応の判断を行い、適応であれば手術、適応外であれば、放射線療法や薬物療法などを検討していきます。黄疸がある場合には手術や薬物療法を安全に行うことができないため、がんに対する治療を行う前に、黄疸を下げる治療（減黄処置）が必要となります。

　現在は内視鏡を使って、乳頭部から胆管狭窄部より上流までステントを留置することが可能です（図3）。当院ではこのような内視鏡処置（ERCP関連手技）を年間500件以上施行しており、98％以上の処置完遂率（成功率）です。また年齢に制限は設けておらず、最高齢99歳でも施行経験があります。

黄疸が進行すると全身倦怠感が出現することがあり、手術や薬物療法を行わない場合でも全身状態から適応があると判断すれば、高齢者に対しても内視鏡処置を行っています。基礎疾患を有する高齢者も多いですが、必要に応じて他部署との連携をとりながら、安全に処置を行えるよう心がけています。

また、当院の胆膵内視鏡を行う部屋は、操作室を中心にL字型に2つ配置されており、操作室から両方の部屋とやり取りができるようになっています。このため、チーム内での連携がとりやすく、主治医によらず均一な治療方針（ワンチームワンコンセプト）のもとに診療にあたれる工夫をしています。

黄疸の数値は、高ければ高いほど低下するまでに時間を要するため、速やかな対応が必要です。内視鏡処置は胆膵内科、手術は胆膵外科、薬物療法は臨床腫瘍科を中心に施行していますが、垣根の低い連携が強みの当院では、いずれの科を最初に受診しても（門戸がどこであれ）、該当科と速やかに連携をとり、治療介入が遅れることはありません。速やかな減黄処置のもと、安全に外科的治療や薬物療法に引き継ぐシステムとなっています。

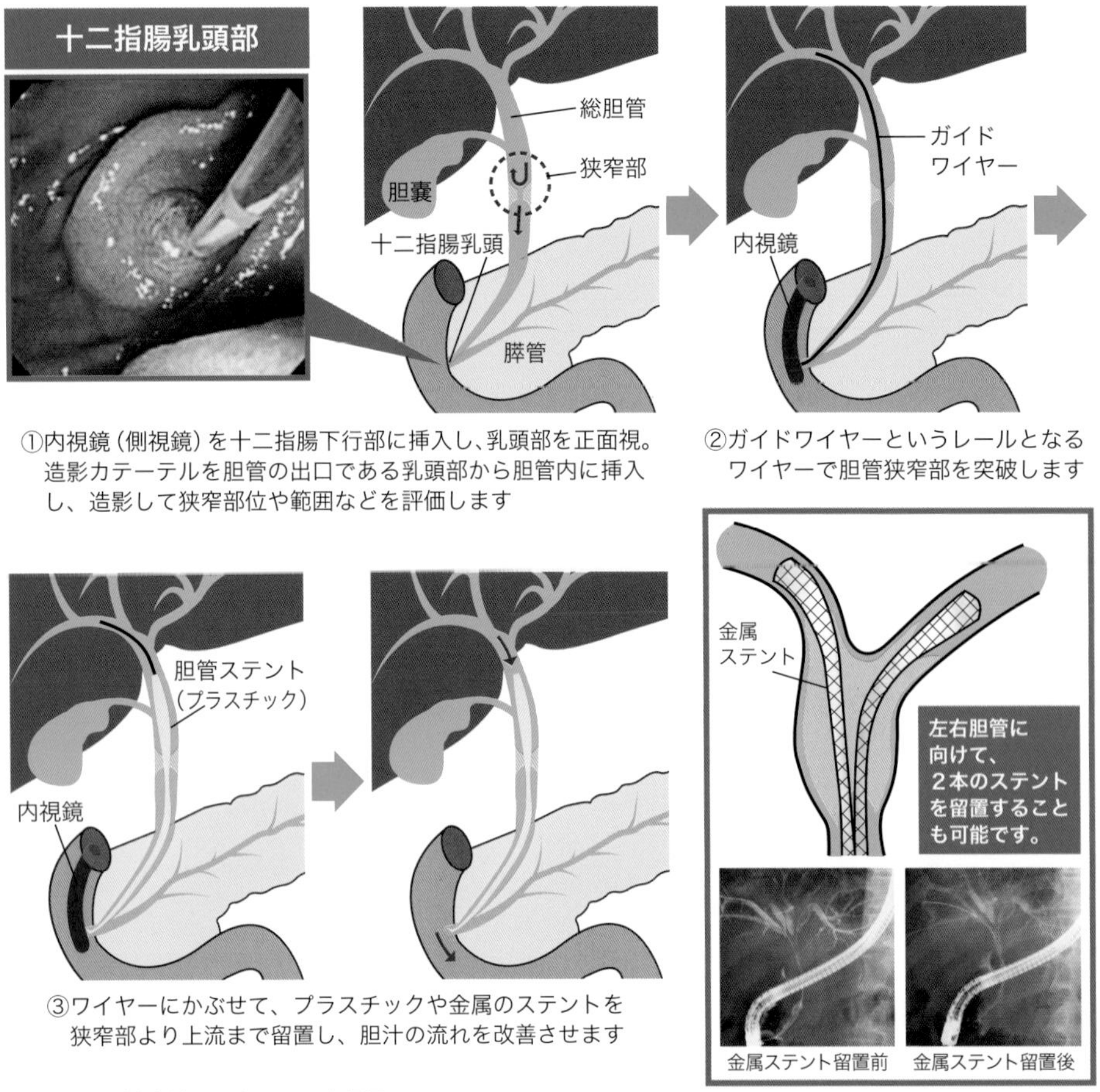

十二指腸乳頭部

①内視鏡（側視鏡）を十二指腸下行部に挿入し、乳頭部を正面視。造影カテーテルを胆管の出口である乳頭部から胆管内に挿入し、造影して狭窄部位や範囲などを評価します

②ガイドワイヤーというレールとなるワイヤーで胆管狭窄部を突破します

③ワイヤーにかぶせて、プラスチックや金属のステントを狭窄部より上流まで留置し、胆汁の流れを改善させます

左右胆管に向けて、2本のステントを留置することも可能です。

金属ステント留置前　金属ステント留置後

図3　内視鏡を使用したステント留置

○外科的治療

胆道がんは、胆道のさまざまな場所に発生し、膵臓がんに次いで悪性度の高いがんです。化学療法や放射線療法が進歩した現在でも、膵臓がんと同様に、外科的な切除による治療しか根治（完全に治すこと。治癒）は望めません。手術で取り切れない場合には、内視鏡的な処置や薬物療法・放射線療法が選択されます。

手術は、肝臓内から乳頭部までの胆道でがんができた場所や、その胆道にそった広がり、周囲方向への広がり、大きさ、リンパ節への転移状況により、切除術式あるいは切除範囲が異なってきます。具体的には、以下のようになります。

●**肝臓に近い胆道にできたがん**／肝臓を半分程度切除する、拡大肝葉切除を伴う胆管切除が必要になります（図4）。

●**胆道の下部や乳頭部にできたがん**／膵臓の頭部や十二指腸を含めて切除する「膵頭十二指腸切除術」が必要になります（図5）。

●**胆嚢にできたがん**／胆道の中程に、石がよくできる胆嚢という胆汁を一時的にためておく袋があり（図1）、ここにはがんが発生しやすいのです

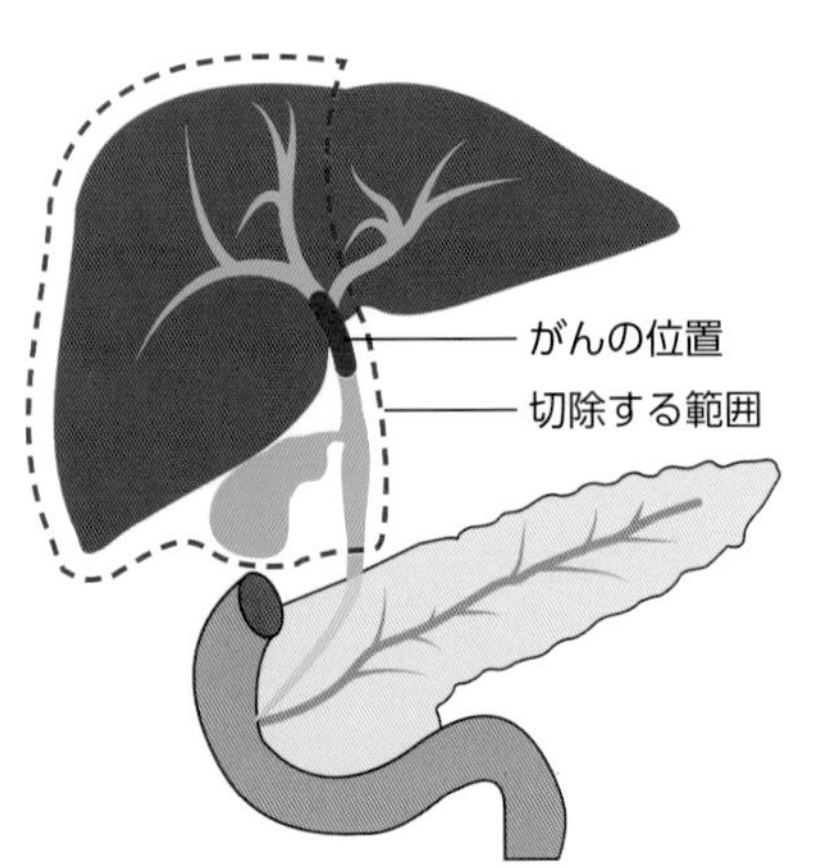

図4　肝切除を伴う胆管がん手術

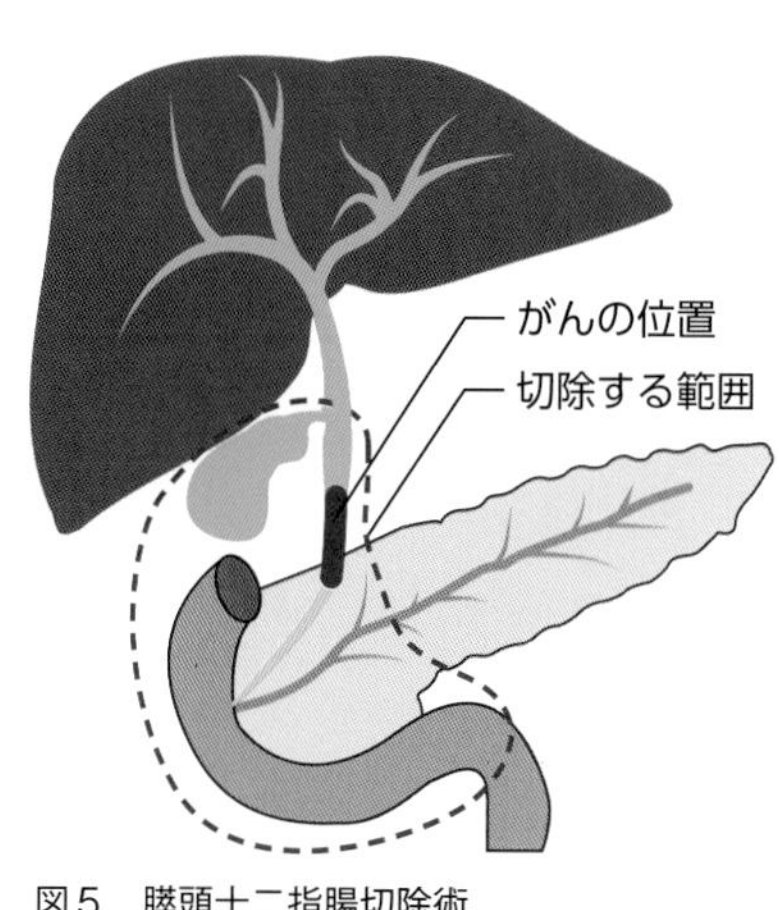

図5　膵頭十二指腸切除術

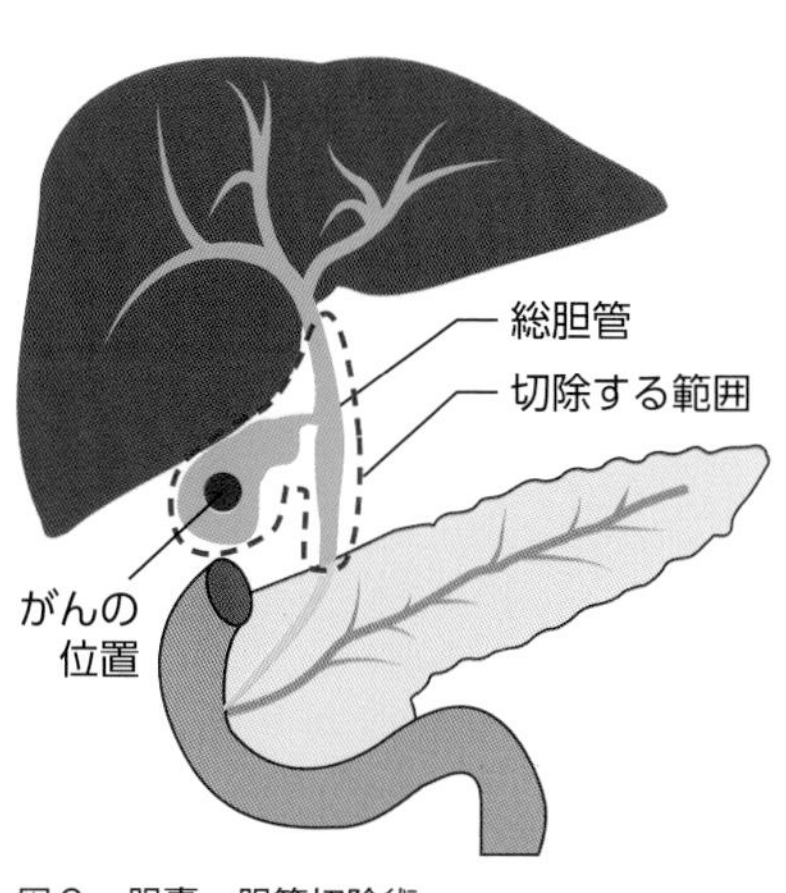

図6　胆嚢・胆管切除術

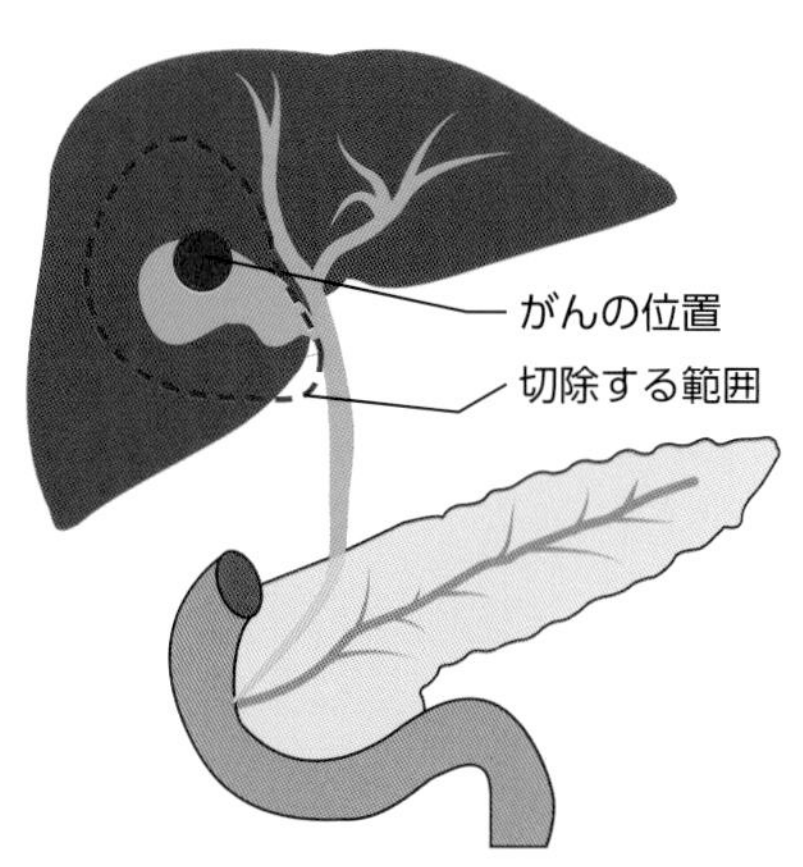

図7　胆嚢と肝臓の一部をつけて切除

が、術式は進行度と状態により、さまざまです。胆嚢のみをとる手術から、総胆管まで含め切除したり（図6）、胆嚢と肝臓の一部をつけて切除（図7）したり、肝臓を半分以上取る手術や、場合によっては膵臓の頭部まで切除（膵頭十二指腸切除術、図5）することもあります。

消化器の手術では、近年、腹腔鏡を用いたり、ロボット支援下で行ったりという低侵襲（体に負担の少ない）手術が普及しており、当院でも、胆道がんに対する腹腔鏡やロボット支援下手術を、症例を選んで始めています。さらに最近では、手術で完全に切除できたという場合でも、術後に一定期間抗がん剤を投与する補助化学療法の有効性が認められてきており、手術治療の成績の向上が期待されています。

○抗がん剤治療

切除不能、転移／再発した胆管がんに対しては、進行を遅らせることを目的に、抗がん剤治療を行います。ゲムシタビンとシスプラチンを併用したGC療法が基本です。GC療法にテガフール・ギメラシル・オテラシルカリウムを加えたGCS療法、あるいは免疫チェックポイント阻害薬であるデュルバルマブを追加した併用療法が、より効果的な治療法であることが示されています。どの治療法を用いるかは、患者さんの全身状態、年齢、併存症を考慮して決定されます。

また一部の胆管がんは、fibroblast growth factor receptor 2 (FGFR2) 遺伝子の融合／再構成という遺伝子変異をもっており、それらの胆管がんに対しては、FGFR2をターゲットにした分子標的薬であるペミガチニブが有効です。FGFR2遺伝子の解析は、「遺伝子変異解析プログラム（がんゲノムプロファイリング検査用）」という検査によって行われます。

なお胆管がんの手術後に、経口抗がん剤であるテガフール・ギメラシル・オテラシルカリウムを用いた治療を半年間行うことで再発率が抑えられ、生存率が改善することが、最近の研究で示されています。

○放射線療法

胆道がんにはいくつかの種類がありますが、どの種類も可能なら手術を行います。手術できない場合や、手術後に残ってしまったがんをなくしたり、小さくしたりするために、放射線療法を行うことがあります。放射線と一緒に抗がん剤を使うことが多いですが、高齢だったり、体の調子が悪かったりする場合は、放射線だけで治療することもあります。放射線療法は1日1回で5、6週間かかります。

がんを完全になくすのが難しい場合でも、痛みや黄疸などの症状を和らげるために放射線療法を行うこともあります。この場合は、1日1回で1～5週間程度行います。

胆道の周りには胃や腸など、放射線で傷つきやすい臓器があるため、がんに強い放射線を当てることが難しい場合もあります。当院では胆道がんに対しても、積極的に強度変調放射線治療を行っています。胃や腸など、周りの臓器への放射線を減らしながら、がんへの放射線を強くすることができるため、治療効果が高まります。

放射線療法の副作用としては、食欲不振や吐き気などがあります。これらは治療が終われば良くなりますが、まれに胃や腸に穴が開いたり、出血が起きたりすることもあるので、注意して診療を行っています。

CLOSE UP!

大腸がん

早期発見と正確な診断が重要

CHECK POINT **大腸がんの診断と治療のポイント**

- 若い人も気をつけて！　患者さんの数は増えています。
- 痛くない、恥ずかしくない、大腸カプセル内視鏡検査。
- 正確な診断は拡大内視鏡検査におまかせ。

◀消化器外科（下部消化管）

臨床腫瘍科▶

◀消化器内科（胃腸）

放射線治療科▶

○大腸がんの概要（特徴）

口から摂取した食べ物が、最後に到達する消化管が大腸（図1）で、主に食べ物の水分などを吸収し、100兆個から1000兆個の腸内細菌と共存している臓器です。

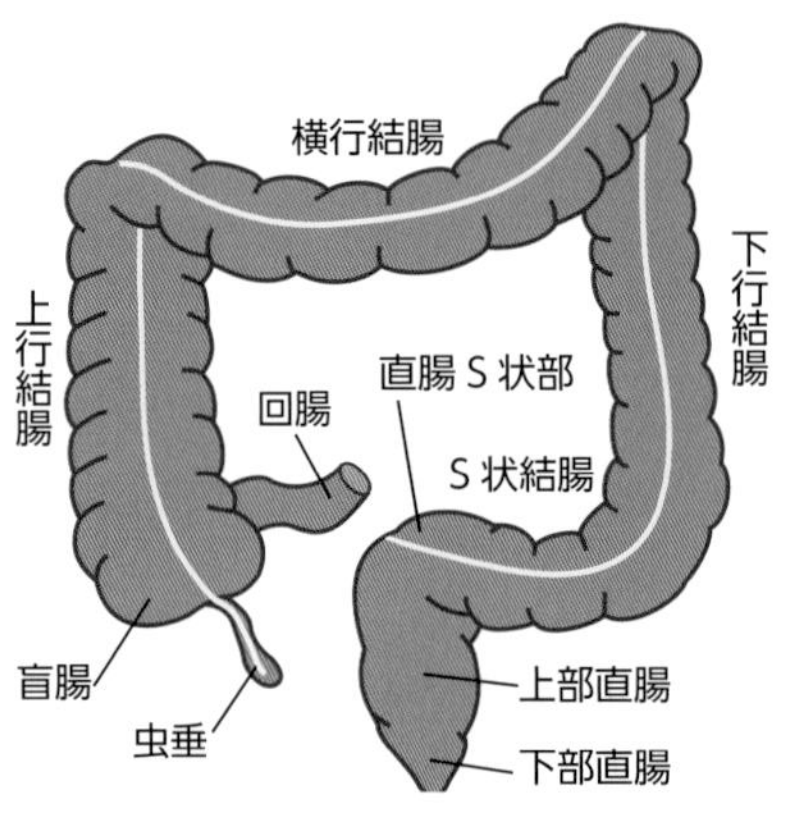

図１　大腸の構造

国立がん研究センターがん情報サービスによると、2019年に大腸がんと診断された患者さんは15万5625人です。[1] 上皮内がんを含む大腸がんの罹患数は2019年には、男性11万6004人、女性8万3095人であり、[2] 日本人10万人あたり、がんになるのは何人かを示した割合（罹患率）を年齢別にみると、大腸がんは40歳と比較的若い年代から増えています（図2）。

大腸がんによる死亡者数は年々増加しています（図3）。2021年の大腸がんによる死亡者数は男性では2万8080人で、肺がんについで第2位（図4a）、女性では2万4338人で第1位（図4b）となっています。[3]

しかし大腸がんは、早期に

消化器外科（下部消化管）
副院長
黒柳 洋弥
（くろやなぎ ひろや）

臨床腫瘍科　部長
陶山 浩一
（すやま こういち）

消化器内科（胃腸）　医長
松井 啓
（まつい あきら）

消化器内科（胃腸）　部長
布袋屋 修
（ほてや しゅう）

放射線治療科　部長
小塚 拓洋
（こづか たくよう）

消化器内科（胃腸）　医員
早坂 淳之介
（はやさか じゅんのすけ）

消化器外科（下部消化管）　医員
福井 雄大
（ふくい ゆうだい）

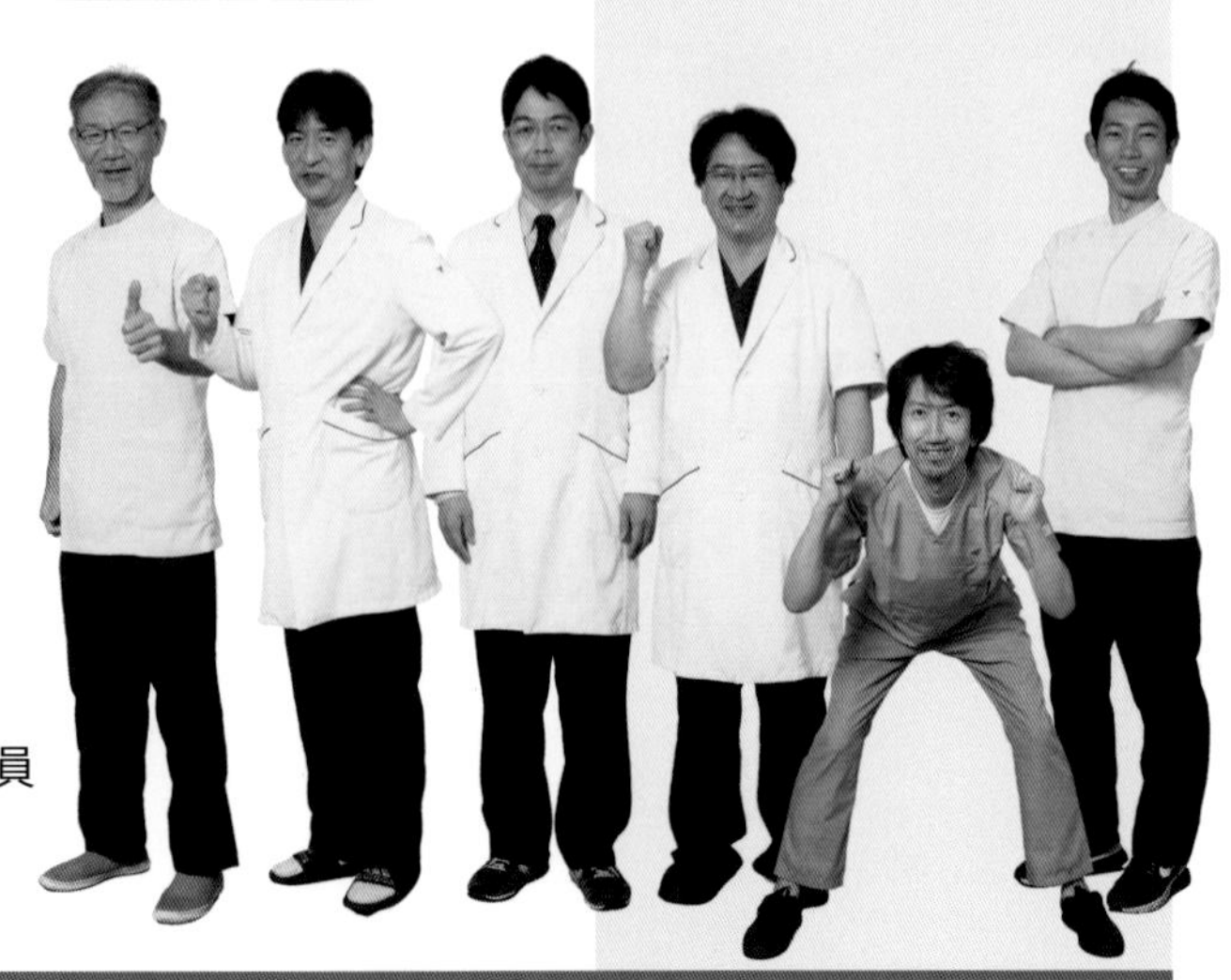

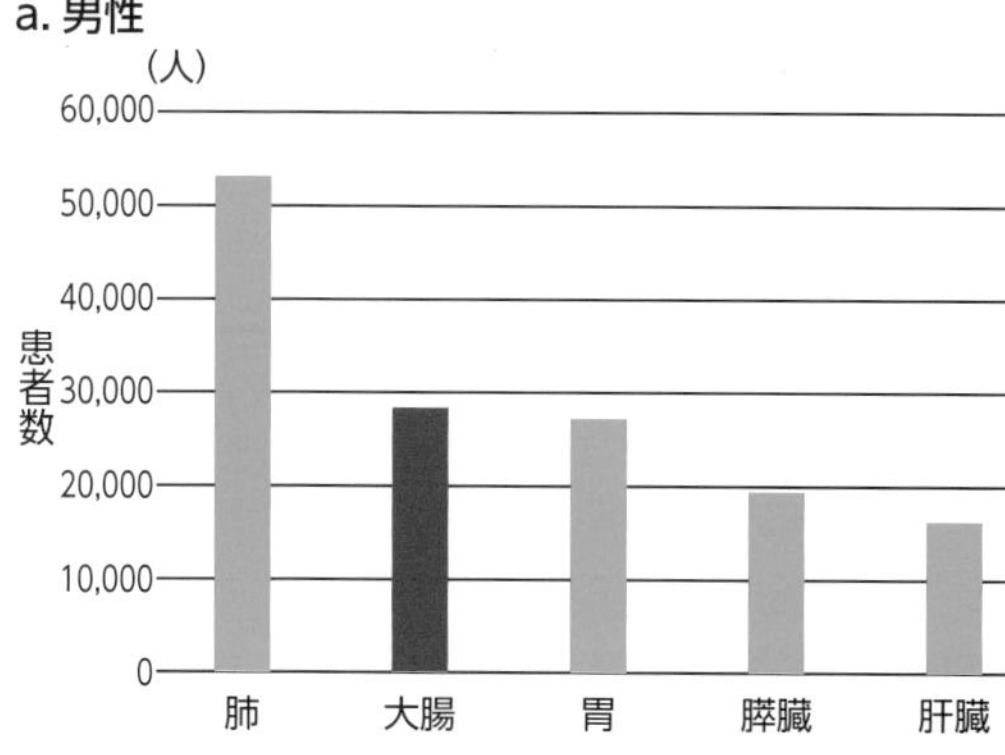

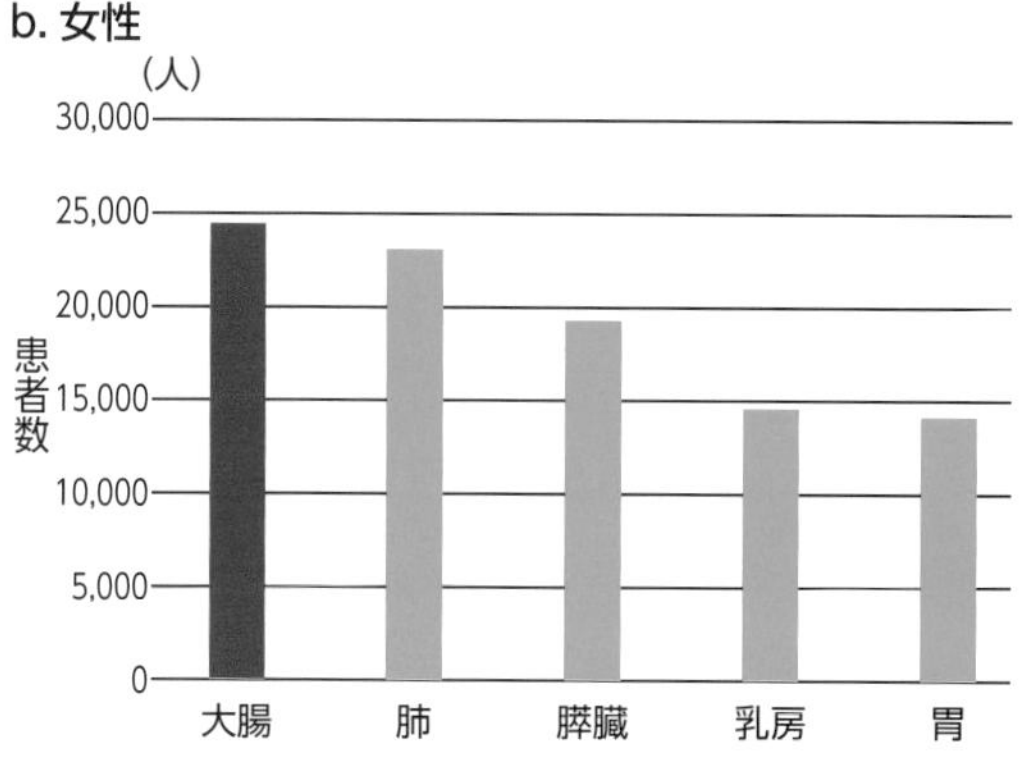

図４　2021年の部位別がん死亡数
（国立がん研究センターがん情報サービス「がん統計」〈厚生労働省人口動態統計〉をもとに作成）

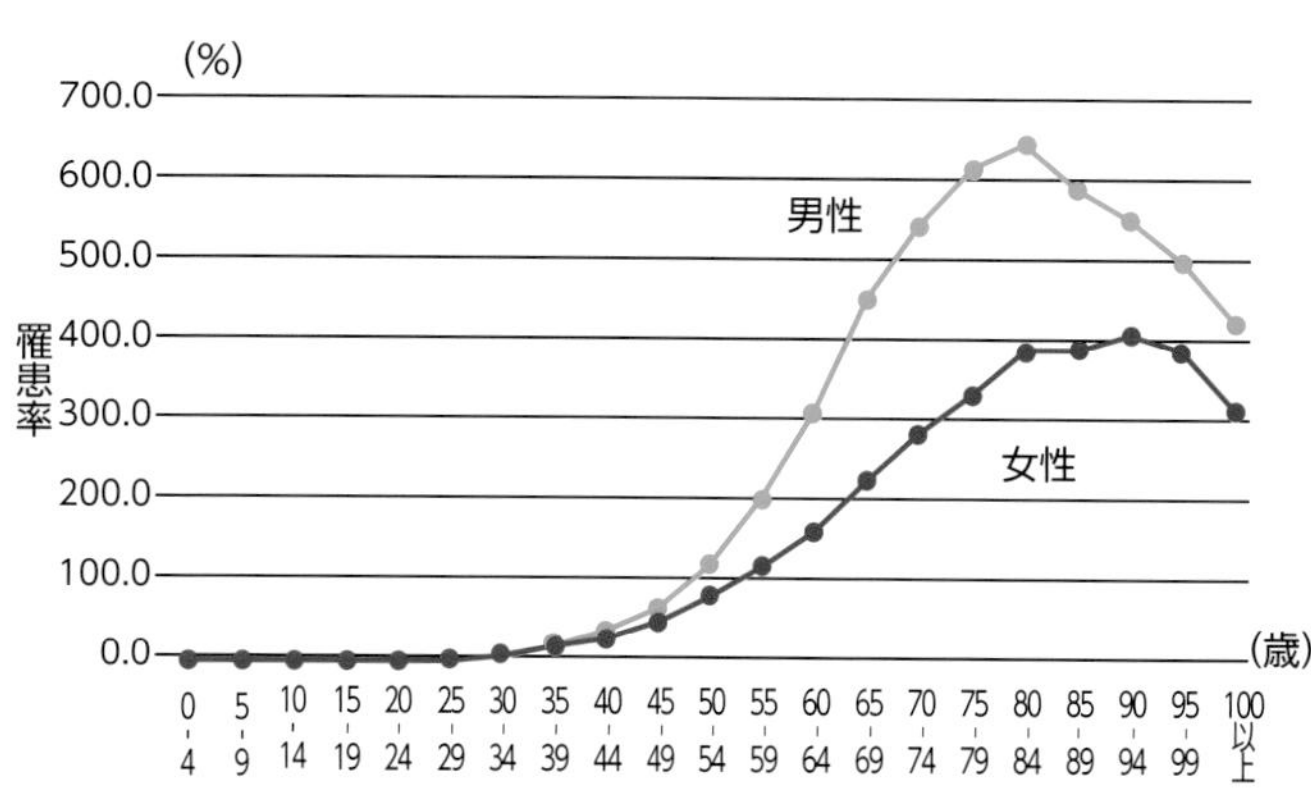

図２　大腸がん（上皮内がん含む）の2019年全国年齢階級別罹患率
（国立がん研究センターがん情報サービス「がん統計」〈全国がん登録〉をもとに作成）

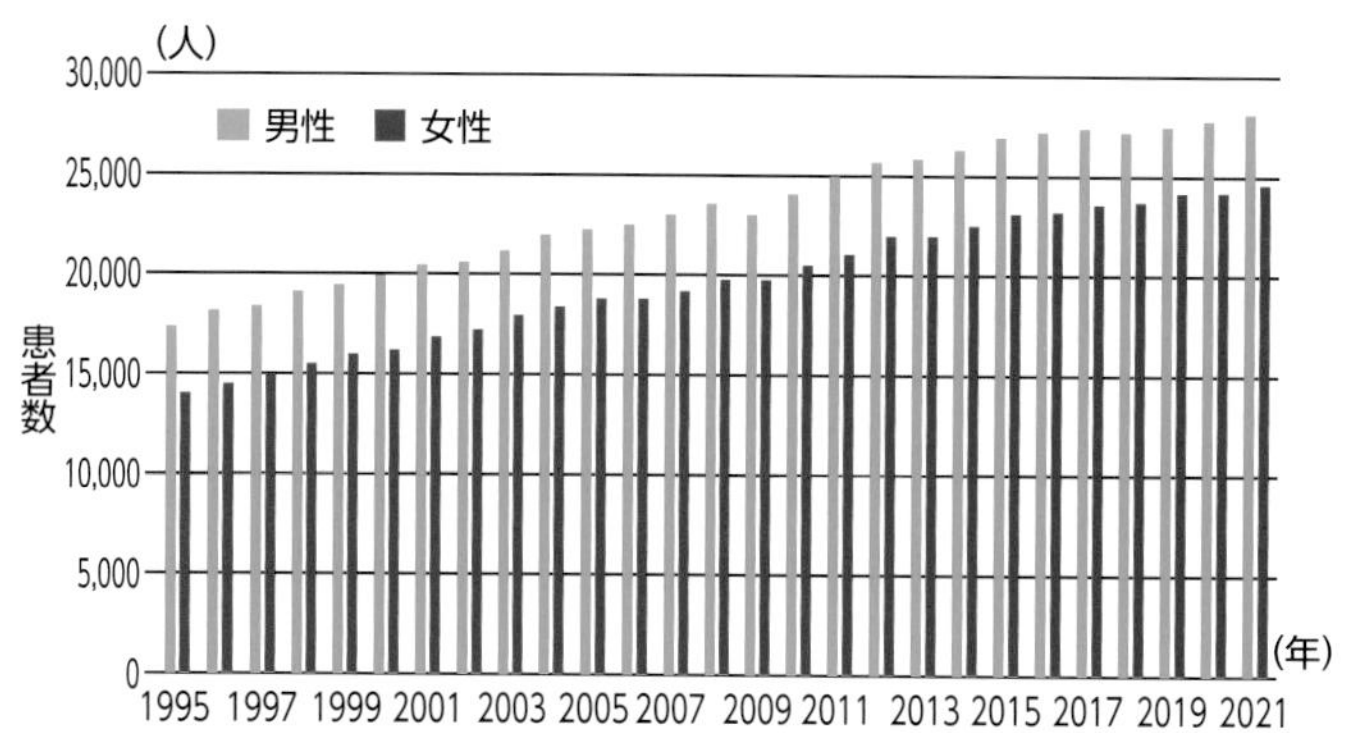

図３　大腸がんの全国死亡数年次推移
（国立がん研究センターがん情報サービス「がん統計」〈厚生労働省人口動態統計〉をもとに作成）

発見し、適切に治療を行えば、高い確率で完全に治すことができます。そのために、40歳以上の方は定期的に検診を受けることをお勧めします。

【出典】
(1)、(2)国立がん研究センターがん情報サービス「がん統計」（全国がん登録）
(3)国立がん研究センターがん情報サービス「がん統計」（厚生労働省人口動態統計）

○症状

早期大腸がんでは、症状はほとんどありません。下痢や便秘など何らかの症状がある、または検診や人間ドックで行った便潜血反応検査が陽性であるなどがきっかけとなり、大腸内視鏡検査で見つかります。

進行大腸がんでは約50%に症状を認め、下痢や便秘、血便・貧血、腹痛や嘔吐、体重減少など、さまざまです。

○診断と治療方針の決定に必要な検査

大腸がんの確定診断および治療方針決定のために必要な検査（表）は多くあり、それぞれの特徴を生かすことで、より正確な診断が可能となります。

しかし、大腸の内視鏡検査は、大腸内の便をきれいに洗い流す必要があるため、前処置として多くの下剤を飲む必要があります。また、長い大腸に内視鏡を挿入するため苦痛を伴うなど、患者さんによっては体への負担が大きくなる場合があります。

そのような検査に対する不安や負担を軽くするため、当院では、より体への負担が少ない大腸カプセル内視鏡検査を行っています。痛くない・苦しくない・恥ずかしくない、飲むだけの大腸内視鏡検査として、2014年1月に保険適用となりました。大腸内視鏡検査が必要な方のうち、以前行った大腸内視鏡検査で苦痛が強く大腸全体を観察できなかった方、お腹の手術をしたことがあり、大腸内視鏡検査による強い苦痛が予想される方などに行っています。当院付属の健康管理センターでは、人間ドックのオプションとしても行っています。

大腸がんの治療選択は、その進行度によって決定します。進行度は主に、①がんの深さ、②リンパ節転移、③他の臓器への転移によって評価します。特に、がんの確定診断および深さの診断は、Narrow band imaging（NBI／狭帯域光観察）併用拡大内視鏡検査・色素拡大内視鏡検査・超音波内視鏡検

検査	目的・長所	短所
大腸内視鏡検査	・がんを見つける ・組織の採取が可能	・体への負担が大きい
大腸カプセル内視鏡検査	・がんを見つける ・体への負担が少ない	・組織を採取できない
大腸拡大内視鏡検査	・良性・悪性の診断 ・がんの深さの診断	・体への負担が大きい ・時間がかかる
大腸超音波内視鏡検査	・がんの深さ・周囲臓器への広がりの診断	・体への負担が大きい ・時間がかかる
注腸Ｘ線検査	・がんがある部位の診断 ・がんの深さの診断	・Ｘ線を使う ・お腹が張る
腹部超音波検査	・リンパ節や肝臓の小さな転移を診断	・観察しにくい部位がある
CT検査	・リンパ節や他の臓器への転移を診断	・Ｘ線を使う ・造影剤を使う ・小さな転移はわかりにくい
PET検査	・CTではわからない転移を診断	・Ｘ線を使う ・糖尿病の患者さんでは良好な画像が得られにくい ・炎症性病変にも集積する
MRI検査	・周囲臓器へのがんの広がりおよび肝臓への転移の診断	・時間がかかる

表　当院で行っている、大腸がんのための検査とその特徴

査によって、より正確に行うことができます（写真）。

これらの内視鏡検査は、患者さんの負担を軽くするため、鎮痛剤を使用して、一度の内視鏡挿入によって行います。より正確な診断は、できるだけ体への負担が少ない、最も有効な治療を選ぶことにつながります。

治療法

○内視鏡的治療

大腸がんに対する内視鏡治療は、早期大腸がんに対する治療と進行大腸がんに対する治療があります。早期大腸がんは粘膜下層までにとどまるがんで、進行大腸がんは粘膜下層までにとどまらずに広がっているがんです。

早期大腸がんに対する内視鏡治療は、リンパ節転移の可能性がほとんどなく、取り残すことなく切除できるものに行われます。そのため、早期大腸がんでもリンパ節転移の可能性が高いと考えられる病変は、基本的には外科手術が行われます。しかし、外科手術は内視鏡治療と比べると体に負担が大きいため、診断目的に内視鏡治療を行うことで、リンパ節転移の可能性がほとんどないと判明し、外科手術を避けられる場合もあります。

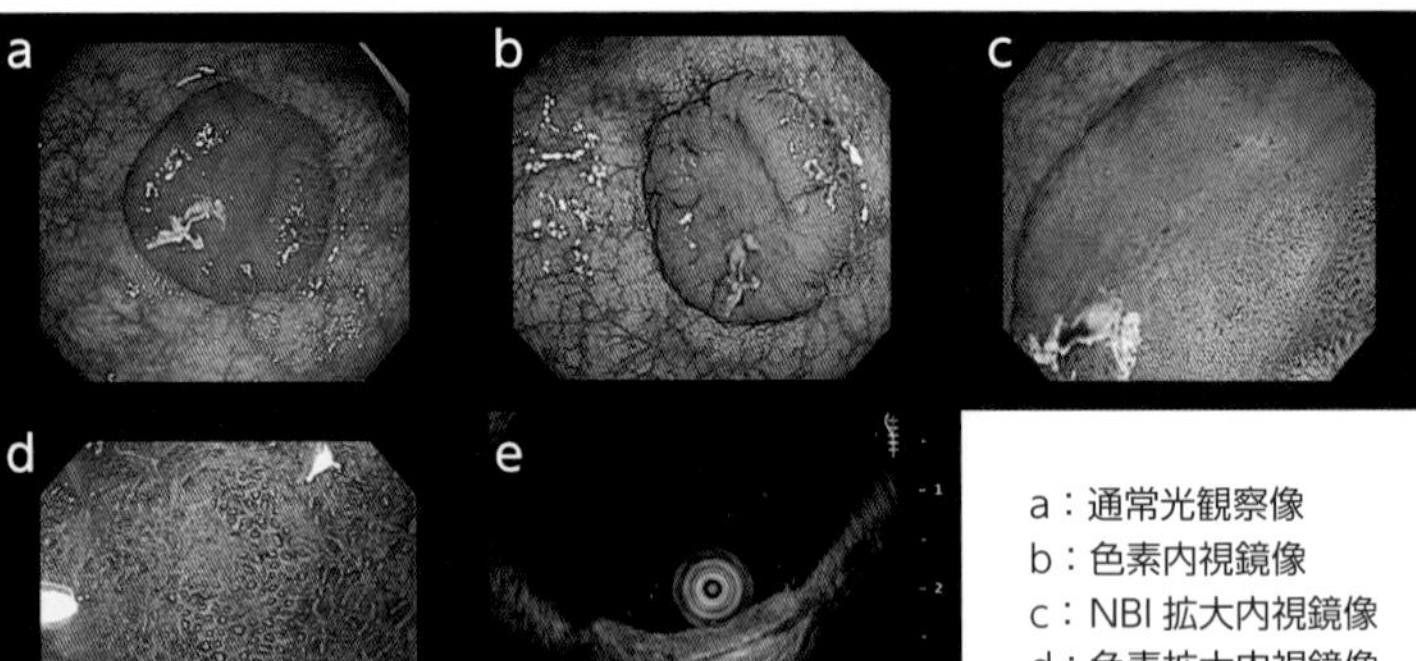

写真　早期大腸がんの内視鏡像

内視鏡治療では、内視鏡的大腸ポリープ・粘膜切除術と内視鏡的粘膜下層剥離術（ＥＳＤ）があります。内視鏡的大腸ポリープ・粘膜切除術では、スネアという金属の輪を用いて電気を流して大腸がんを切除します。体への負担は少なく、日帰りでの治療も多く行われています。ただし、一般的に切除可能な大きさは約20㎜までとされています。

一方、ＥＳＤは２０１２年から保険診療で行われるようになった、新しい治療方法です。ナイフという電気メスのような器具を用いて大腸がんを切除します。内視鏡的大腸ポリープ・粘膜切除術と比べると体への負担が大きいため、５～６日程度の入院が必要になります。ＥＳＤでは20㎜を超える大きな病変でも切除可能なため、今まで外科手術でしか切除できなかった病変に対しても治療ができるようになっています。

内視鏡治療後、大腸がんは顕微鏡の検査で治癒もしくは非治癒と診断されます。非治癒の場合にはリンパ節転移の可能性が高いため、原則外科切除が必要になります。

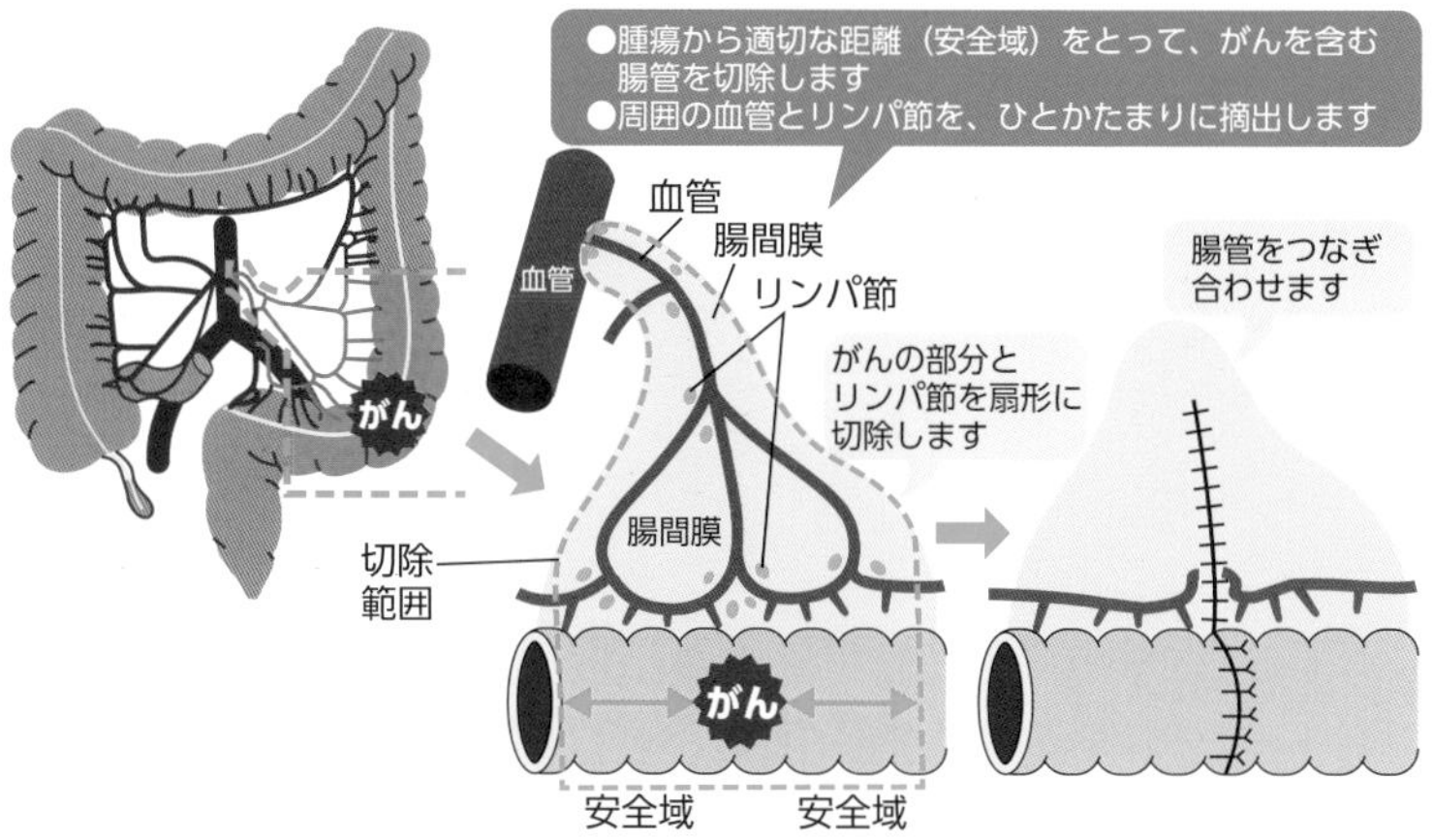

内視鏡治療は体への負担は少ないものの、いずれの治療も出血や穿孔（腸に穴があく）といった合併症が起きる可能性があります。そのため、治療後2～4週間は禁酒や運動を控えるといった行動制限とともに、注意が必要です。

進行大腸がんでは大腸が狭くなり、便が出なくなり、腸閉塞という状態になってしまうことがあります。腸閉塞になると、腸に穴があいてしまう可能性や腹痛など、患者さんにとってつらい症状が出てきます。そのような症状を改善するために、内視鏡を用いてステントという金属を留置することで、大腸の狭い部位を広げることができます。症状の改善や外科手術などの治療が可能になることが期待できます。

似たような治療としては、内視鏡を用いてイレウス管を挿入する処置があります。大腸の狭い部位に管を通すことで便の流れる道を新たに作り、ステントと同じ効果が期待できます。

これら内視鏡治療は、単独では大腸がんを治すことはできませんが、大腸がんを治すための治療につなげることや、患者さんのQOL（生活の質）の向上に貢献します。

○外科的治療

大腸がんに対する手術では、腫瘍から適切な距離をとってがんを含む腸管を切除するとともに、がんに栄養を送っている血管および血管周囲に分布するリンパ節を、ひとかたまりに摘出します（図5）。大腸がんで手術治療が必要なのは、粘膜下層深部よりも深く浸潤している（広がっている）腫瘍と、内視鏡的切除された早期がんのうち、リンパ節転移リスクのある腫瘍です（図6）。

大腸がんはその発生部位によって大きく結腸がんと直腸がんに分けられ、それぞれ治療方針が少し異なるため、それぞれ

図5　大腸がん手術の基本

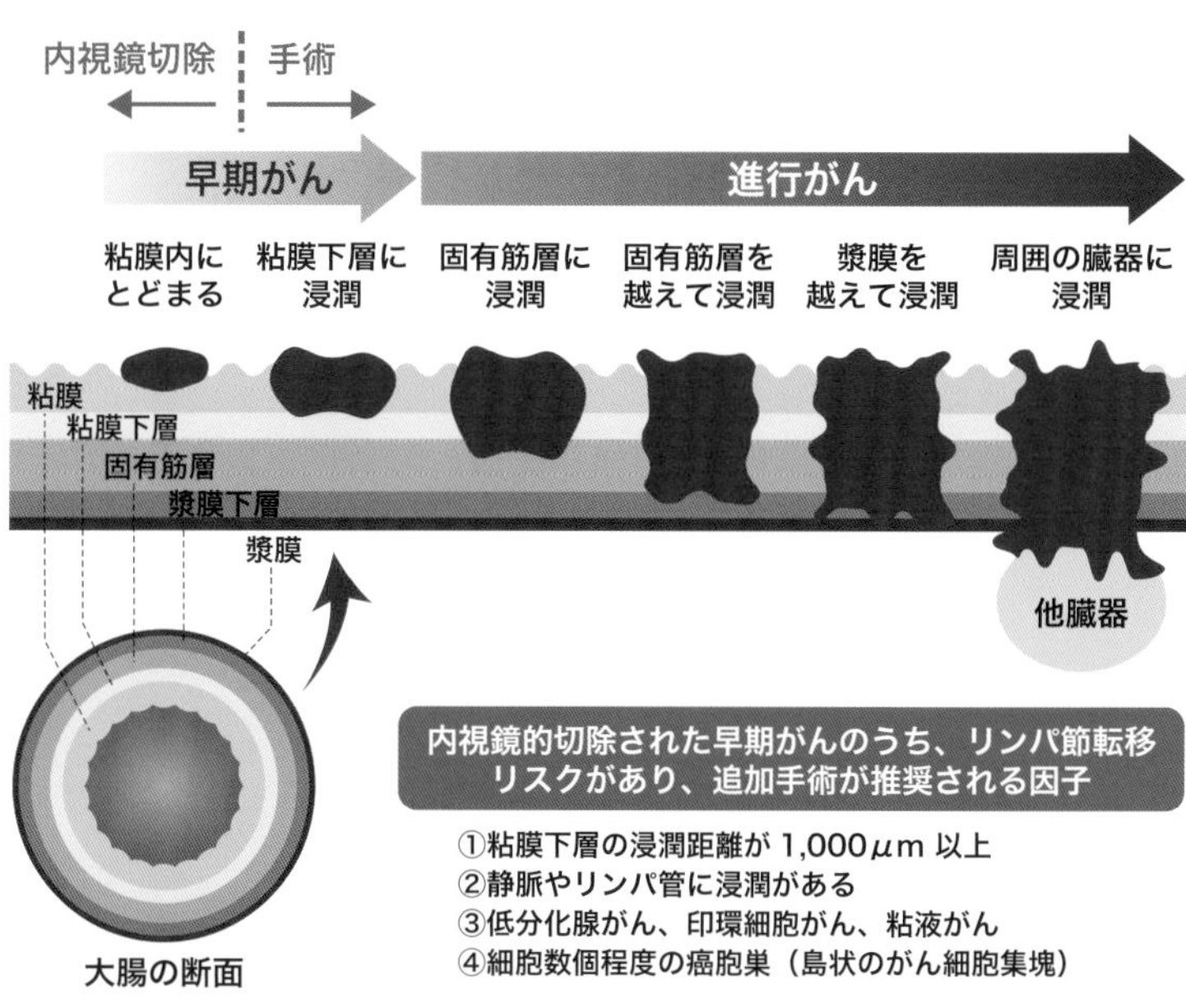

図6　手術が必要な大腸がんの進行度

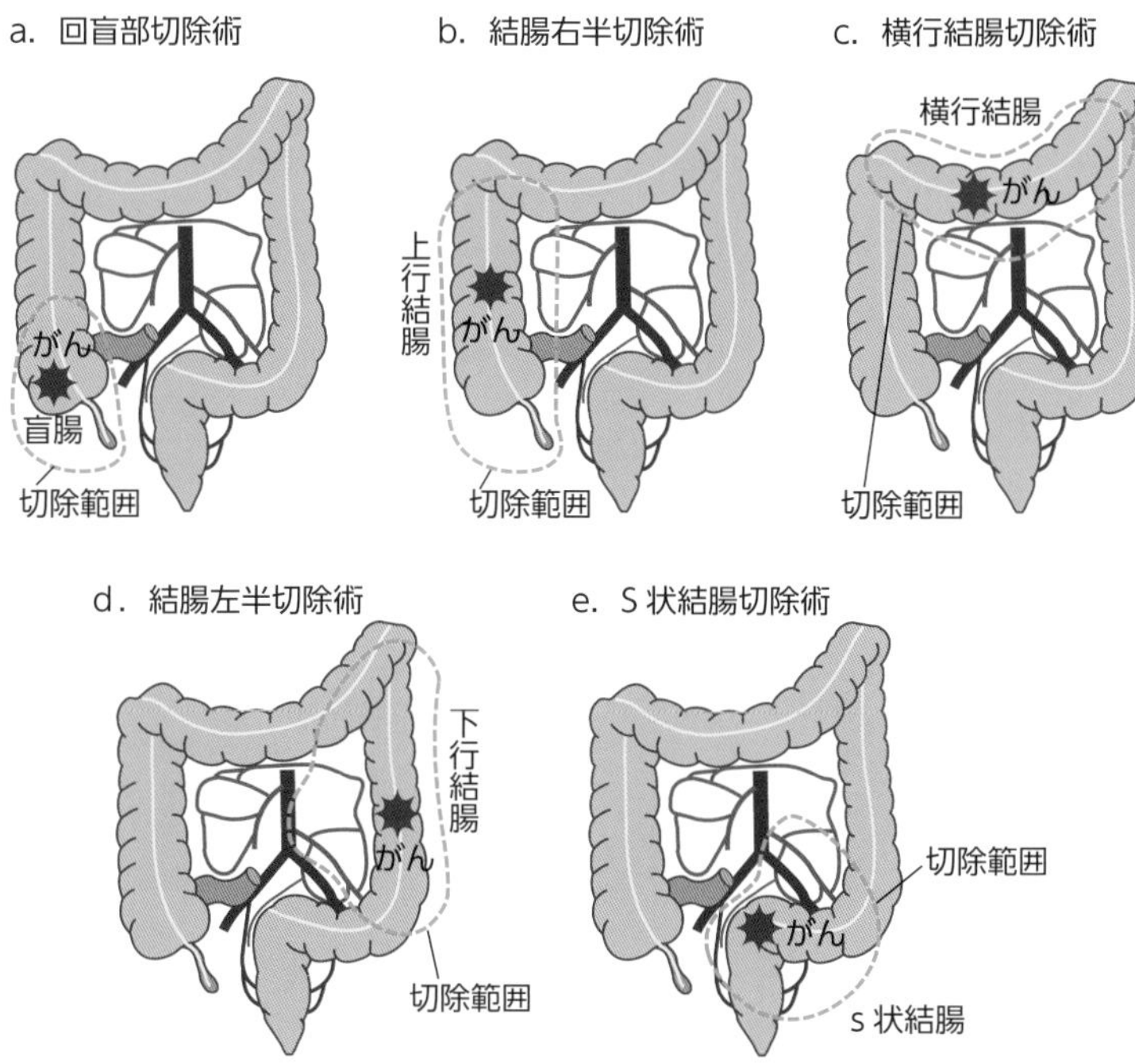

図7　結腸がんの術式

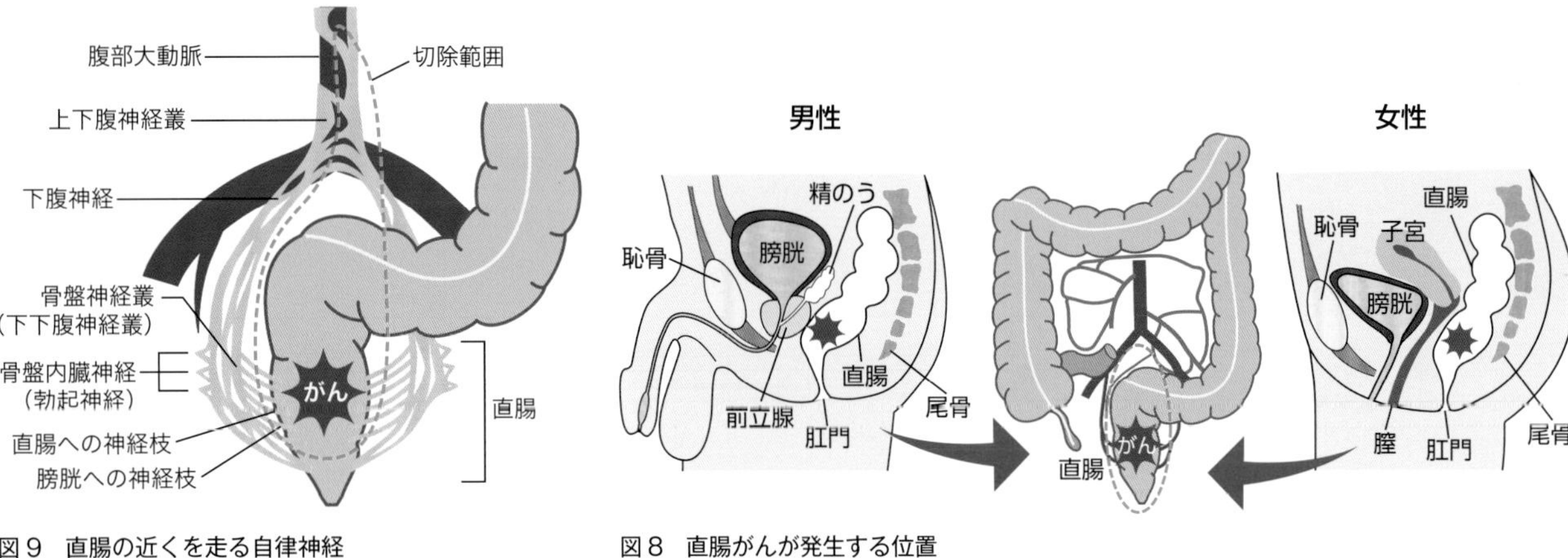

図9　直腸の近くを走る自律神経

図8　直腸がんが発生する位置

区別して解説します。

●結腸がんに対する外科的治療

がんができた場所によって、術式が決まります。虫垂がんや盲腸がんでは回盲部切除術（図7a）、上行結腸がんや右寄りの横行結腸がんでは結腸右半切除術（図7b）、横行結腸中央部のがんでは横行結腸切除術（図7c）、左寄りの横行結腸がんや下行結腸がんでは結腸左半切除術（図7d）、S状結腸がんではS状結腸切除術（図7e）が選択されます。

当院ではいずれの術式も、腹腔鏡手術やロボット支援下手術といった低侵襲（体に負担の少ない）手術で行っています。腹腔鏡手術ではお腹に5か所の小さい孔を開けてカメラを挿入し、モニターを見ながら細長い手術器具で操作を行います。腹腔鏡手術はお腹に開ける創が小さくすむため、患者さんの痛みが軽減し、術後の回復も早くなります。またカメラなど機器の進歩も目覚ましく、より高精細な手術が可能です。

2022年からは結腸がんに対しても、ロボット支援下手術が保険適用となりました。

●直腸がんに対する外科的治療

直腸がんは、大腸の中でも肛門に近いところから発生し、お腹側から見ると最も深くて狭い場所に位置しています（図8）。さらに排便・排尿・性機能を司る自律神経がすぐ近くを走行しているため、手術は技術的に難易度が高く、術後の生活にも大きく影響します（図9）。

がんを治すためには広く切除する必要がありますが、広すぎると術後に後遺症を残すため、直腸がんの手術では根治（完全に治すこと。治癒）性を極力落とさずに術後の機能を温存するように努めています。

肛門挙筋や肛門括約筋に浸潤するような進行がんでは、肛門ごと切除する必要があり永久人工肛門（永久的なストーマ）が避けられませんが、肛門に近い下部直腸の進行がんであっても、肛門からの距離を確保でき、がんの治癒率が下がる心配がなければ、内括約筋を一部合併切除しながら結腸と肛門を縫い合わせることによって、かろうじて永久人工肛門を避けられる可能性があります。

ただし縫合不全という術後合併症を防ぐために、一時的人工肛門（一時的なストーマ）をつくる場合があります。およそ3～6か月後に吻合（縫ってつなぐこと）がきれいになされた段階で、一時的人工肛門は閉鎖します。当院では後述する術前放射線療法も組み合わせることにより、高い肛門温存率を確保しています。

下部直腸がんでは大動脈のほうへ向かう上方向のリンパ流のほかに、側方へ向かうリンパ流もあり、この流れにあるリンパ節を側方リンパ節といいます。側方リンパ節を郭清する（取り除く）ことで、手術時間の延長や出血量の増加、合併症の増加が報告されており、当院では期待される側方郭清の効果と手術リスク・術後機能障害とのバランスを考慮して、画像上リンパ節転移が疑われる場合にのみ、側方リンパ節郭清を行っています。

○抗がん剤治療

肝臓や肺といった遠隔臓器に転移を伴うステージⅣを除く大腸がんに対して行う抗がん剤治療（化学療法）には、手術の前に行う術前化学療法と手術の後に行う術後補助化学療法があります。

術前化学療法の主な目的は、腫瘍の縮小を図り、根治性を高める（治る確率をより高くする）ことです。腫瘍が大きく隣り合う臓器への浸潤が疑われるような場合には、手術の前に抗がん剤治療を行うことがあります。腫瘍が大きい場合には内腔の狭窄を伴って腸閉塞の状態になっていることも少なくないため、そういった場合にはまず人工肛門をつくったり、イレウス管もしくはステントを挿入することによって、腫瘍の上流を減圧する処置が必要になります。

一方、術後補助化学療法の主な目的は、根治切除が行われた後に、再発を抑制し予後を改善することです。目に見えないがん細胞が後々芽を出してくることを再発といいますが、術後補助化学療法を行うことによって、手術単独に比べて再発を少し抑制できることがわかっています。病理検査の結果、リンパ節に転移を認めたステージⅢの方や、ステージⅡのうち再発リスクが高いと考えられる場合には、抗がん剤による毒性と有用性のバランスを考慮して、術後補助化学療法をお勧めします。

一方、遠隔転移を伴うステージⅣの大腸がんや再発大腸がんでは、すでにがん細胞が全身に散らばっている状態であると考えられるため、基本的には手術や放射線といった局所治療よりも、全身治療である抗がん剤治療が優先されます。

ただし狭窄や出血といった腫瘍による症状がある場合には、ステージⅠ～Ⅲと同様に腫瘍を含む腸管を切除します。大腸がんの場合には、R0切除（肉眼的にわかる腫瘍をすべて取り切ること）を行うことで、特に肝臓や肺への転移の場合では、予後を延長できる可能性があります。抗がん剤治療が効けば、転移巣に対しても積極的に切除を行い、治癒をめざします。

抗がん剤は殺細胞性抗がん薬、分子標的薬、免疫チェックポイント阻害薬を組み合わせて用い、治療開始前にRAS遺伝子検査、BRAF遺伝子検査、MSI検査を実施して、適切なレジメン（治療計画）を選択します（図10）。

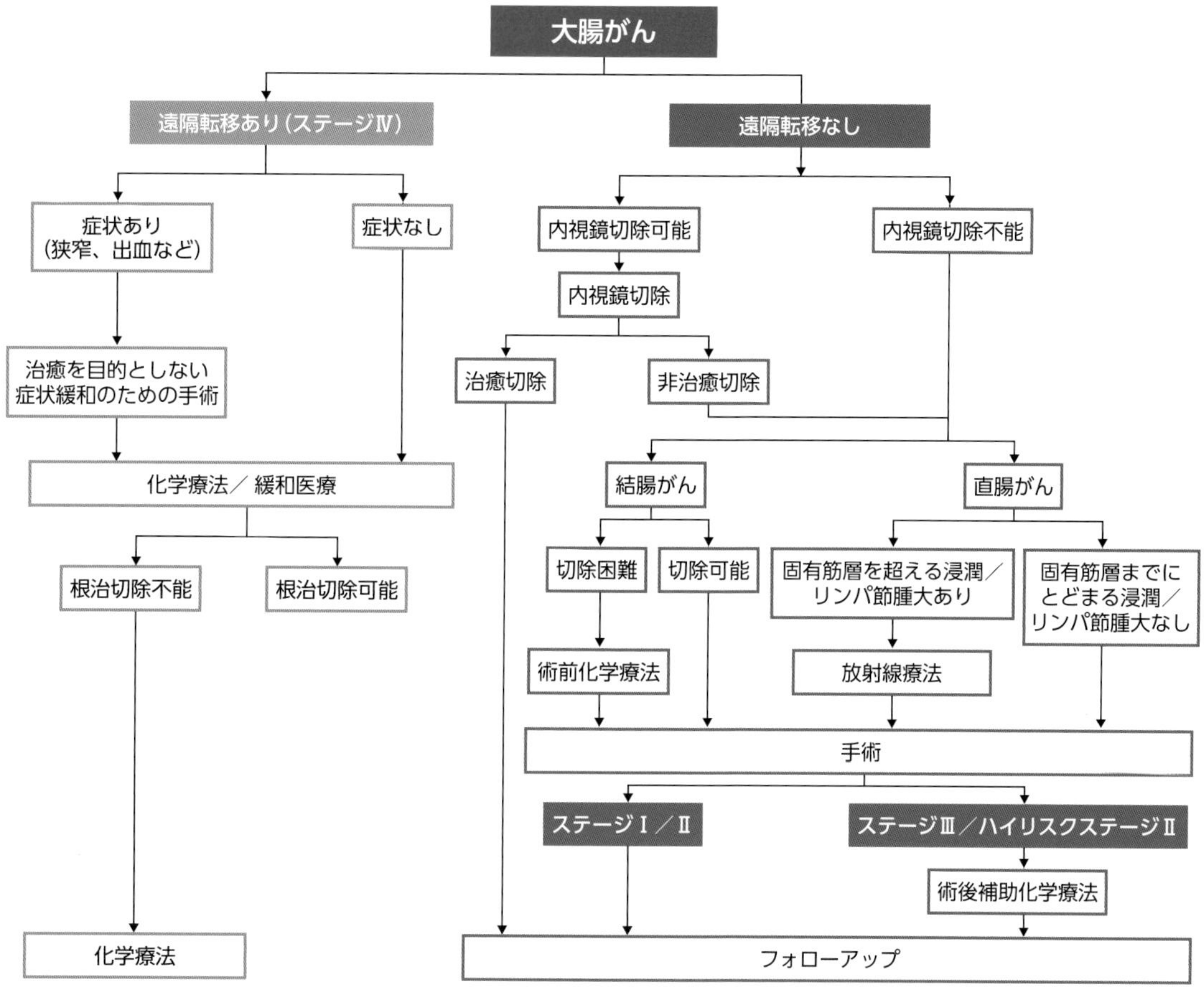

大腸がん
遠隔転移あり（ステージⅣ）
症状あり（狭窄、出血など）
治癒を目的としない症状緩和のための手術
症状なし
化学療法／緩和医療
根治切除不能
根治切除可能
化学療法
遠隔転移なし
内視鏡切除可能
内視鏡切除
治癒切除
非治癒切除
内視鏡切除不能
結腸がん
切除困難
術前化学療法
切除可能
直腸がん
固有筋層を超える浸潤／リンパ節腫大あり
放射線療法
固有筋層までにとどまる浸潤／リンパ節腫大なし
手術
ステージⅠ／Ⅱ
ステージⅢ／ハイリスクステージⅡ
術後補助化学療法
フォローアップ

図10　大腸がんの治療の流れ

○放射線療法

大腸がんにおいて放射線療法が活躍するのは、主に直腸がんに対して手術前に照射する場合です。直腸がんの中でも、最も肛門に近い部分から発生する下部直腸がんでは、局所再発リスクが高い進行がんに対して術前に放射線照射を行うことによって、術後の局所再発率を低下させることができます。また、腫瘍の縮小により肛門温存率を上げることも期待されます。当院では漿膜下層への浸潤が疑われる腫瘍、もしくはリンパ節腫大を認める患者さんには、術前放射線療法をお勧めしています。

また、骨転移や脳転移に対して症状改善目的に照射をすることもあります（緩和照射）。

CLOSE UP!

泌尿器がん

尿路と男性生殖器に発生する多種多様ながん

CHECK POINT 泌尿器科と臨床腫瘍科で連携して治療

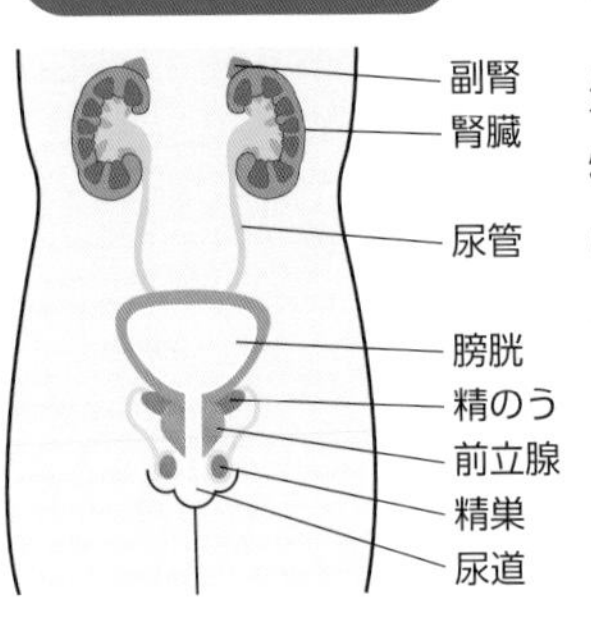

当院では、外科治療は泌尿器科で担当し、薬物療法は泌尿器がんの薬物療法で多くの実績をもつ臨床腫瘍科が担当して、患者さん一人ひとりへの最適な医療の提供に努めています。

泌尿器科▶ 

臨床腫瘍科▶ 

○泌尿器がんとは

「尿路」とは、体内で産生された尿が、体外に排泄されるまでの通り道のことをいいます。具体的には腎臓、尿管、膀胱、尿道があります。また「男性生殖器」には、陰茎、睾丸（精巣）、前立腺、尿道などが含まれます。泌尿器科は、これらの「尿路」と「男性生殖器」を担当しています（図1）。

泌尿器がんといっても、臓器によって、それぞれまったく異なった特徴を持ちます。ここでは特に発生頻度の高い腎がん、膀胱がん、上部尿路がん（腎盂がん、尿管がんの総称）についてお話しします。前立腺がんについては治療も多彩なため、別項（74ページ）に掲載しています。

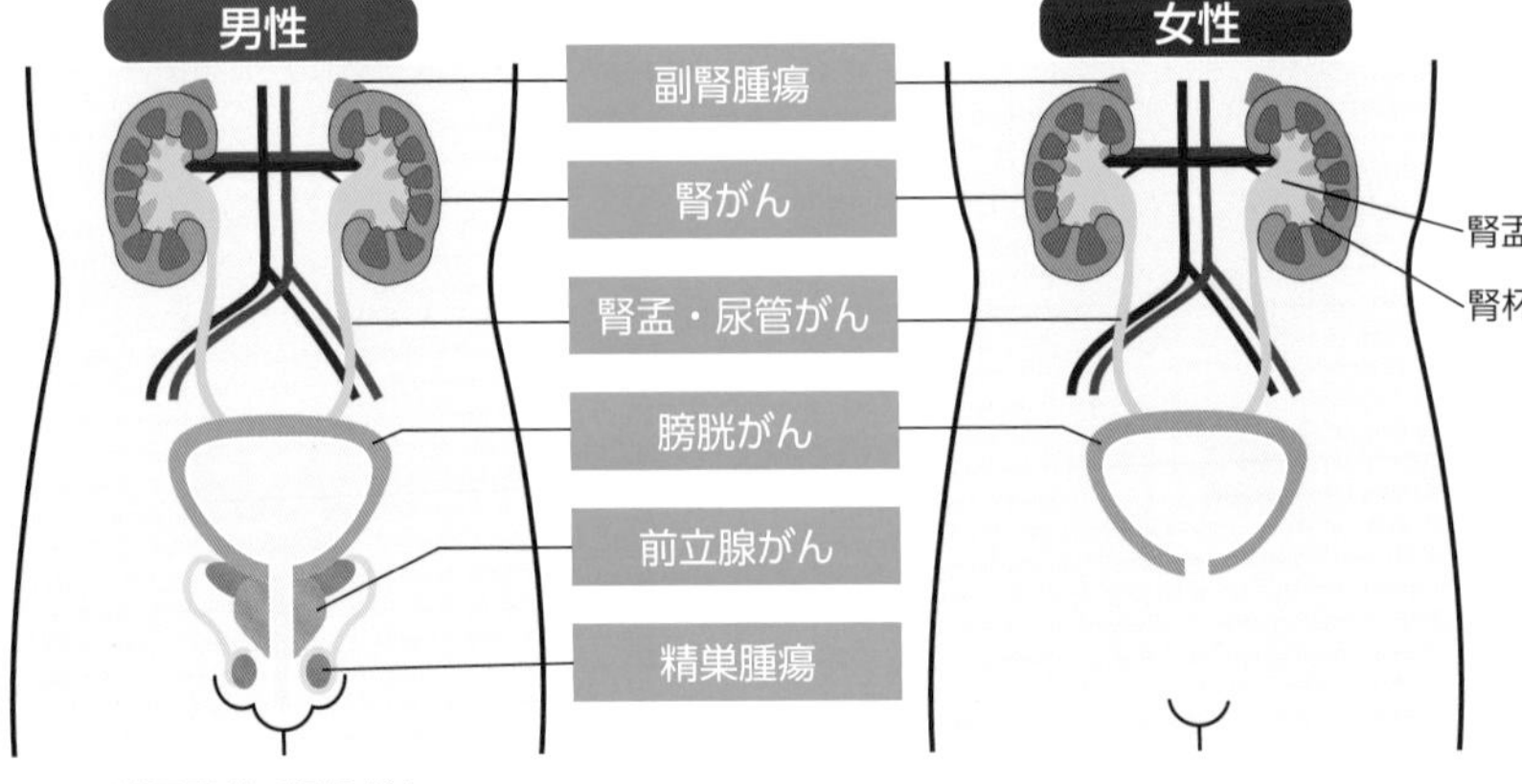

図1　泌尿器科で扱うがん

○腎がんの症状、検査、診断

腎がんの正式名称は、腎細胞癌といいます。腎がんは、進行した状態になって初めて症状を引き起こすので、ほとんどの患者さんは無症状です。腎がん

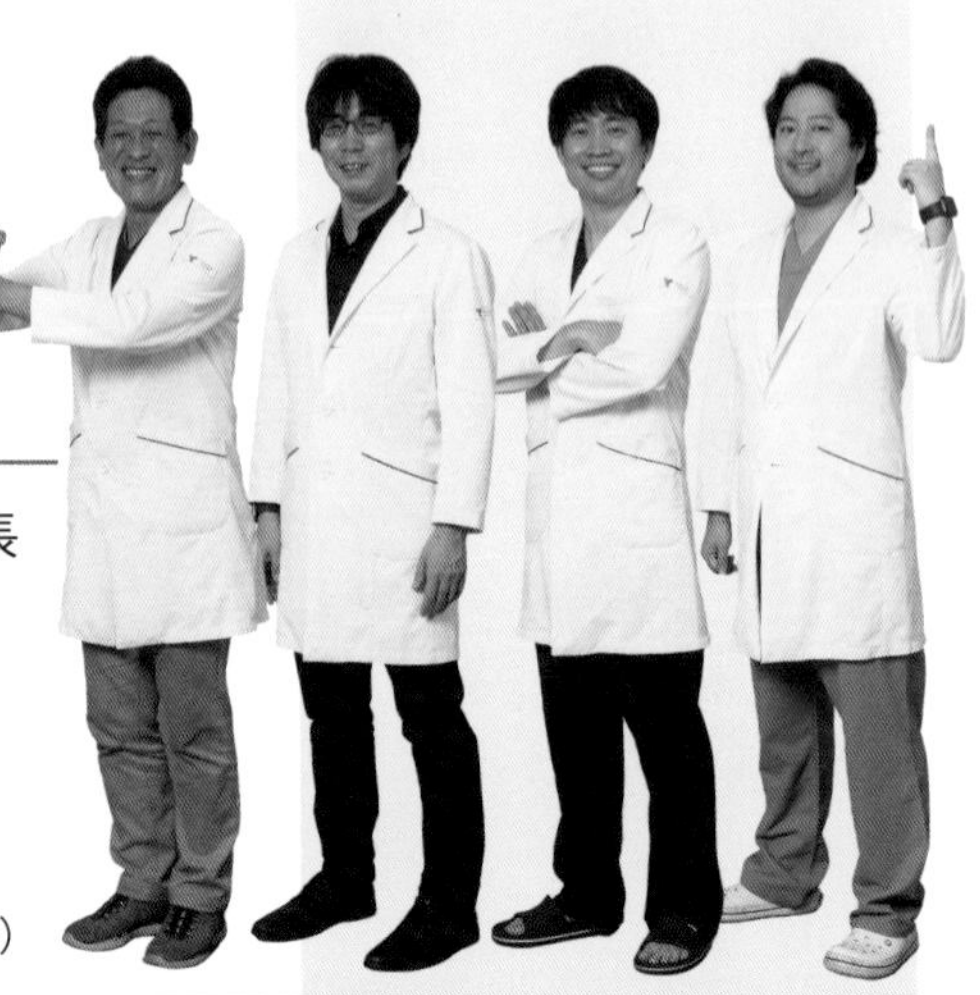

泌尿器科　部長
浦上 慎司
（うらかみ しんじ）

臨床腫瘍科　部長
三浦 裕司
（みうら ゆうじ）

泌尿器科　医員
岡　優
（おか すぐる）

泌尿器科　医員
林田 迪剛
（はやしだ みちかた）

の治療は外科治療と薬物療法が有効であり、がんの広がりによって治療内容を決めます。

腫瘍が腎臓に限られていれば、手術で完全にがんを取り除くことができ、治癒が期待できるので、早期発見がとても重要です。そのため無症状であっても、健康診断や人間ドックで腹部エコー（超音波）やCT検査を受けることが大切です。

腎がんが疑われた場合の精密検査として、造影剤を用いた造影CT検査やMRI検査があります。精密検査の結果、腎がんがより強く疑われた場合には、腫瘍組織を採取し、病理組織検査を実施して、診断名が確定されます。

腫瘍組織の採取方法は2つあります。1つは腎腫瘍に針を体表から刺して組織を取る方法、もう1つは手術で腫瘍を切除する方法です。原則として、腫瘍を完全切除できる状況であれば、腫瘍の切除が選択されます。

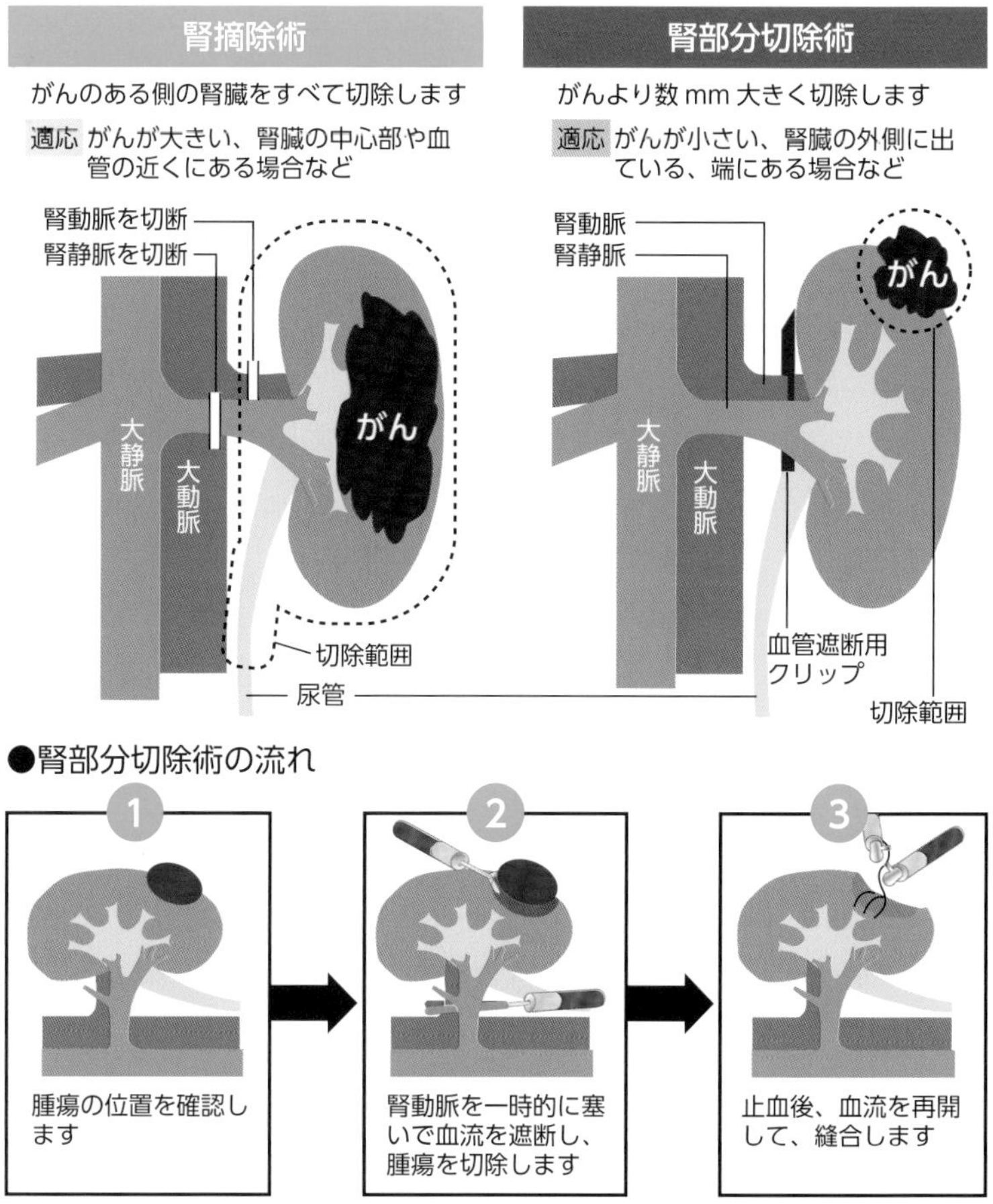

腎摘除術
がんのある側の腎臓をすべて切除します
適応 がんが大きい、腎臓の中心部や血管の近くにある場合など
腎動脈を切断
腎静脈を切断
大静脈
大動脈
がん
切除範囲
尿管

腎部分切除術
がんより数mm大きく切除します
適応 がんが小さい、腎臓の外側に出ている、端にある場合など
腎動脈
腎静脈
がん
大静脈
大動脈
血管遮断用クリップ
切除範囲

●腎部分切除術の流れ
1 腫瘍の位置を確認します
2 腎動脈を一時的に塞いで血流を遮断し、腫瘍を切除します
3 止血後、血流を再開して、縫合します

図2　腎摘除術と腎部分切除術

治療法

○腎がんの外科治療

腎がんの外科治療には、腎臓を全摘する腎摘除術と、腎臓を温存して腫瘍部分のみを切除する腎部分切除術があります（図2）。

腎臓は血流豊富な臓器で、腎動脈と腎静脈という血管を通じて血液が流れています。腎摘除術はこの腎動脈と腎静脈を切断し、腎臓を取ります。

一方、腎部分切除術では正常な腎臓に一部切り込みながら、腫瘍を傷つけないように切除するため、切除している腎臓の面から出血します。切除面からの出血を抑えるために腎動脈を一時的に塞ぎ（阻血）、腎臓に血流がない状態にして腫瘍を切除します。その後、止血を確認してから阻血を解除するという煩雑な手順が必要になります。

腎部分切除術は腎機能を温存することができる一方で、腎摘除術よりも難易度が高いです。以前は開腹での手術が主流でしたが、患者さんの負担軽減のため、腹腔鏡が使われるようになり、現在ではロボット支援下手術も可能になりました。

当院ではいずれの術式も、開腹、腹腔鏡、ロボット支援下のすべてで治療が可能です。ただし腎部分切除術については、他院で困難と言われた症例でもロボット支援下手術で成功した実績が多くあり、腎機能温存のためロボット支援下での腎部分切除術を積極的に行っています。入院期間は、腹腔鏡・ロボット支援下手術では1週間前後、開腹手術の場合は10日前後です。

○腎がんの薬物療法

腎がんなど泌尿器がんの薬物療法は、近年、目まぐるしい進化を遂げています。薬物療法による副作用は全身のどこにでも起こる可能性があり、内科的管理が重要になります。当院の泌尿器がんに対する薬物療法には、以下のような特徴があります。

①泌尿器がんの薬物療法は、がん薬物療法を専門に行っている臨床腫瘍科が担当します。

②総合病院であり、ほぼすべての専門科があります。この専門科同士のつながりが非常に密で強く、迅速に連携しながら、さまざまな全身疾患に対応することが可能です。

転移がある腎がんと診断された場合には、薬物療法を行います。以前はチロシンキナーゼ阻害薬（血管新生阻害薬、TKI）やmTOR阻害薬といった分子標的薬が主流でしたが、2016年に免疫チェックポイント阻害薬（IO）が登場し、その後次々と新しいIOが開発されました（図3）。

TKI単剤よりも、異なるIOを2剤併用する、あるいはIOとTKIを併用することで、患者さんの余命が大きく改善することがわかっており、現在ではこのような抗がん剤の併用療法が標準となっています。また、2022年には腎がんの術後転移再発抑制のために、IO投与が行えるようになりました。

血管新生阻害薬（TKI阻害薬）
- スニチニブ
- パゾパニブ
- ソラフェニブ
- アキシチニブ
- カボザンチニブ
- レンバチニブ

mTOR阻害薬
- エベロリムス
- テムシロリムス

免疫チェックポイント阻害薬（IO阻害薬）

CTLA-4阻害薬
- イピリムマブ

PD-1/L1阻害薬
- ニボルマブ
- ペムブロリズマブ
- アベルマブ

図3　腎がんの薬物療法一覧

転移を認めた腎がんは、根治（完全に治すこと。治癒）をめざすのは一般的に困難ですが、当院では、薬物療法と外科治療を組み合わせて、完全奏功*1を達成した症例もあります。

*1 **完全奏功**／すべての病変が消え、新たな病変がない状態

膀胱がん、上部尿路がんとは

腎臓で作られた尿を排出する通路である腎盂と尿管を、上部尿路と呼びます。腎盂、尿管、膀胱は、いずれも尿路上皮という組織で覆われています。

発生した場所にちなんで、膀胱にできたがんを膀胱がん、上部尿路にできたがんを上部尿路がんといいますが、同じ尿路上皮という組織にできるがんであるため、同様の性質をもっています。

膀胱がん、上部尿路がんの検査

自覚症状には、痛みなどの症状を伴わない血尿（尿に血が混じること）があります。健康診断や人間ドックで、尿検査に血が混じっていないか（尿潜血陽性、顕微鏡的血尿）、また超音波検査などの画像検査で腎臓や膀胱の形に異常を指摘されていないか確認することで、早期発見につながります。

がんの疑いがあると診断された場合には、外来通院で、以下の検査を行います。

①尿の中にがん細胞がないかどうかを調べる、尿細胞診検査。
②膀胱内を観察する膀胱鏡検査。
③上部尿路にがんがないか、また転移がないかどうかを調べるCT検査を行います。必要に応じてMRI検査を追加して、がんの局所の深さ、他臓器への転移の有無を調べます。

膀胱がんの診断と治療

膀胱がんは、膀胱の筋層に及んでいるか否か（筋層浸潤膀胱がんか非筋層浸潤性膀胱がんか）、転移があるかどうかで治療法が大きく異なります（表）。どのくらいがんが深く及んでいるか（浸潤）は、TURBT（経尿道的膀胱腫瘍切除術）という手術で調べます（図4）。手術時間は1時間程度で、5日間程度の入院です。

当院では、手術前に薬を内服してもらい、膀胱内を特殊な青い光で照らしてがん細胞を光らせて見つけやすくする手法で、がん細胞の取り残しを防ぎ、再発率を低減しています（光力学診断〈PDD〉補助下TURBT）。非筋層浸潤性膀胱がんは、TURBTでの腫瘍の切除自体が治療となります。

転移がない筋層浸潤膀胱がんと診断された場合には、手術で膀胱をすべて摘出する膀胱全摘除術が必要になります。当院ではロボット支援下手術で行います（ロボット支援下手術については、21ページをご覧ください）。

膀胱全摘除術では、膀胱がなくなってしまうため、尿を体外に排出する必要があります。小腸を一部用いて尿管とつなぎ、尿の排泄口となるストーマをお腹につくる回腸導管造設術や、小腸で新たに膀胱をつくる自排尿型新膀胱造設術といった尿路変更術を行います（図5）。入院期間は3週間程度です。

膀胱全摘をする前に薬物療法を行ったほうが生命予後が良いとされているため、手術前に薬物療法を行うのが標準的です。また摘出した膀胱の病理検査結果により、薬物療法の追加治療をお勧めすることもあります。

	転移なし	転移あり
筋層浸潤なし	TURBT のみで治療可能 ※ただし、上皮内がんの場合は膀胱内注入療法が必要	
筋層浸潤あり	術前化学療法＋ロボット支援下膀胱全摘除術	薬物療法

表　膀胱がんの治療法

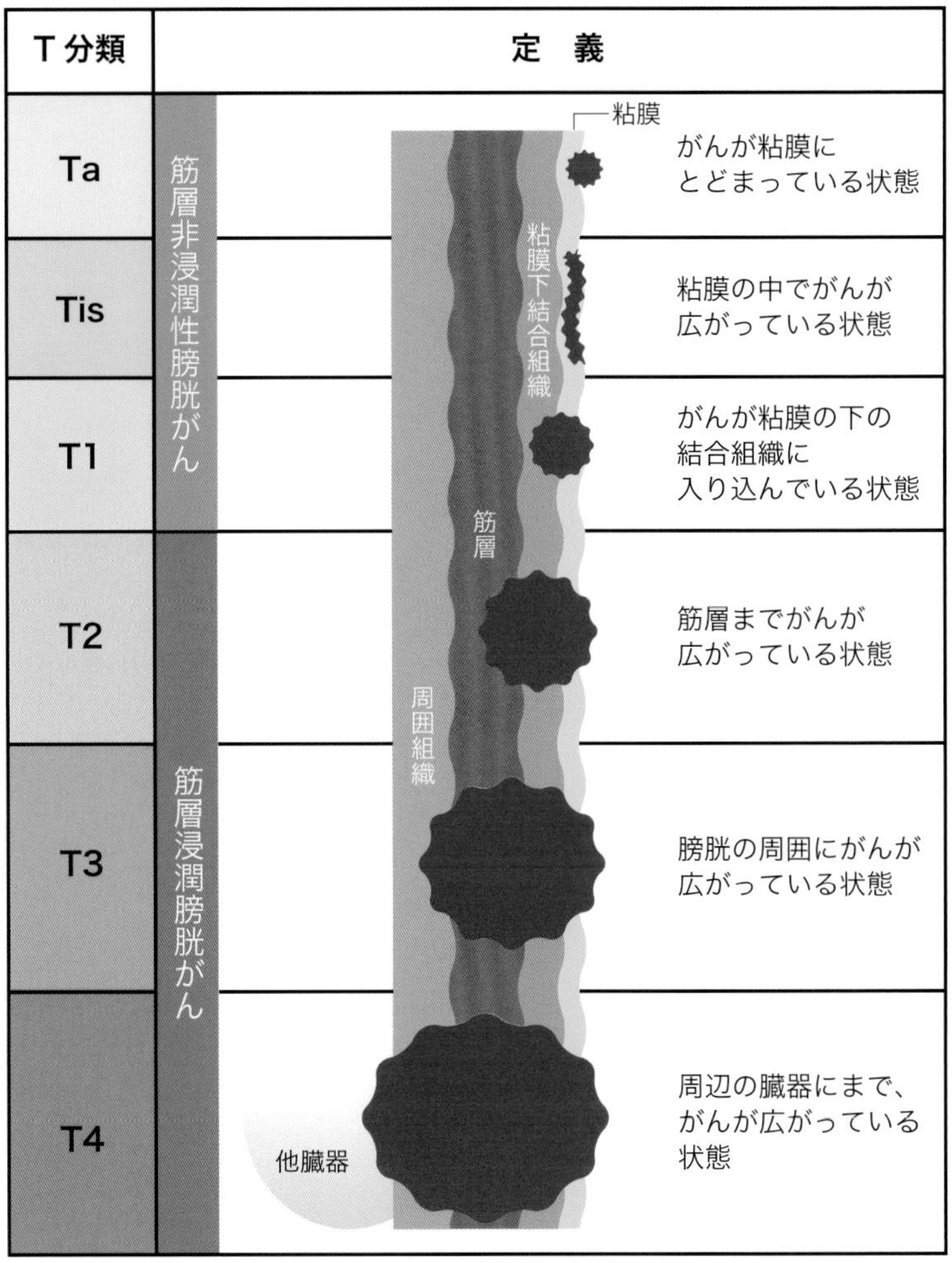

T 分類		定　義
Ta	筋層非浸潤性膀胱がん	がんが粘膜にとどまっている状態
Tis		粘膜の中でがんが広がっている状態
T1		がんが粘膜の下の結合組織に入り込んでいる状態
T2	筋層浸潤膀胱がん	筋層までがんが広がっている状態
T3		膀胱の周囲にがんが広がっている状態
T4		周辺の臓器にまで、がんが広がっている状態

図4　膀胱がんの深達度評価

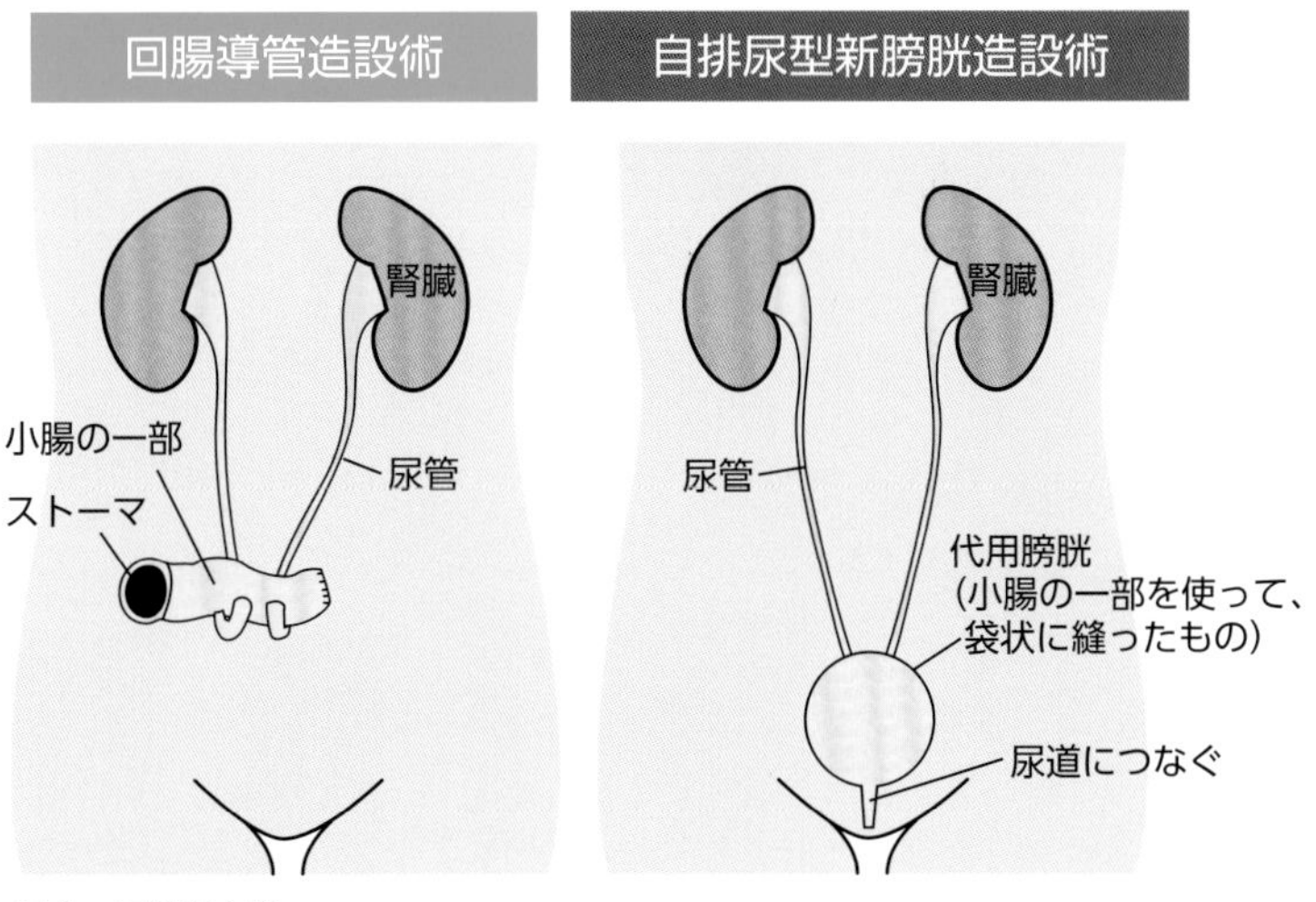

図5　尿路変向術

転移がある膀胱がんと診断された場合には、薬物療法を行います。まず1次治療としてゲムシタビン／シスプラチン、腎機能が悪い方はカルボプラチンの併用療法を行います。また1次治療で疾患の進行がなければ、がんの進行を抑えるために、抗PD-L1抗体であるアベルマブの維持療法*2を行います。1次治療を行った後にがんが進行した場合、2次治療として、抗PD-1抗体であるペムブロリズマブや抗体薬物複合体であるエンホルツマブベドチンが使用されます。

*2 **維持療法**／がんの再発や悪化を防ぐために行う薬物療法

○上部尿路がんの病期診断と治療

上部尿路がんは、膀胱がんと比較して進行が早いです。そのため、がんが疑わしいとされたら早期に腎盂尿管鏡検査を行い、確定診断をつけて治療に進むことが重要です。腎盂尿管鏡検査は麻酔をした後に内視鏡で腎盂、尿管内を直接観察し、尿や組織を採取します。手術時間は1時間程度で、4日程度の入院です。

上部尿路がんの治療法は、大まかに転移があるかどうかで分かれます。転移がなければ、腎臓から尿管すべてを摘除する腎尿管全摘除術を行います。当院では腎尿管全摘除術は、腹腔鏡・ロボット支援下手術で行います。入院期間は10日程度です。進行した上部尿路がんの場合には、開腹手術を行うこともあります。

最近では膀胱がんと同様に、上部尿路がんでも手術前あるいは手術後に薬物療法を受けるほうが再発率が下がる人がいるといわれており、場合によっては薬物療法を行います。

転移があれば、膀胱がんと同様に薬物療法を行います。

CLOSE UP!

前立腺がん
手術から集学的治療までさまざまな治療を提供

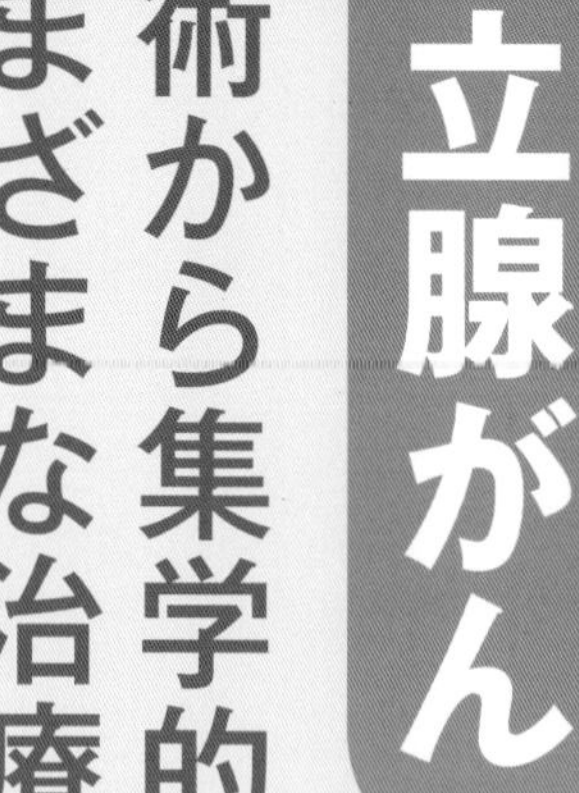

泌尿器科　部長
浦上 慎司
（うらかみ しんじ）

臨床腫瘍科　部長
三浦 裕司
（みうら ゆうじ）

放射線治療科　部長
小塚 拓洋
（こづか たくよう）

泌尿器科　医長
阪口 和滋
（さかぐち かずしげ）

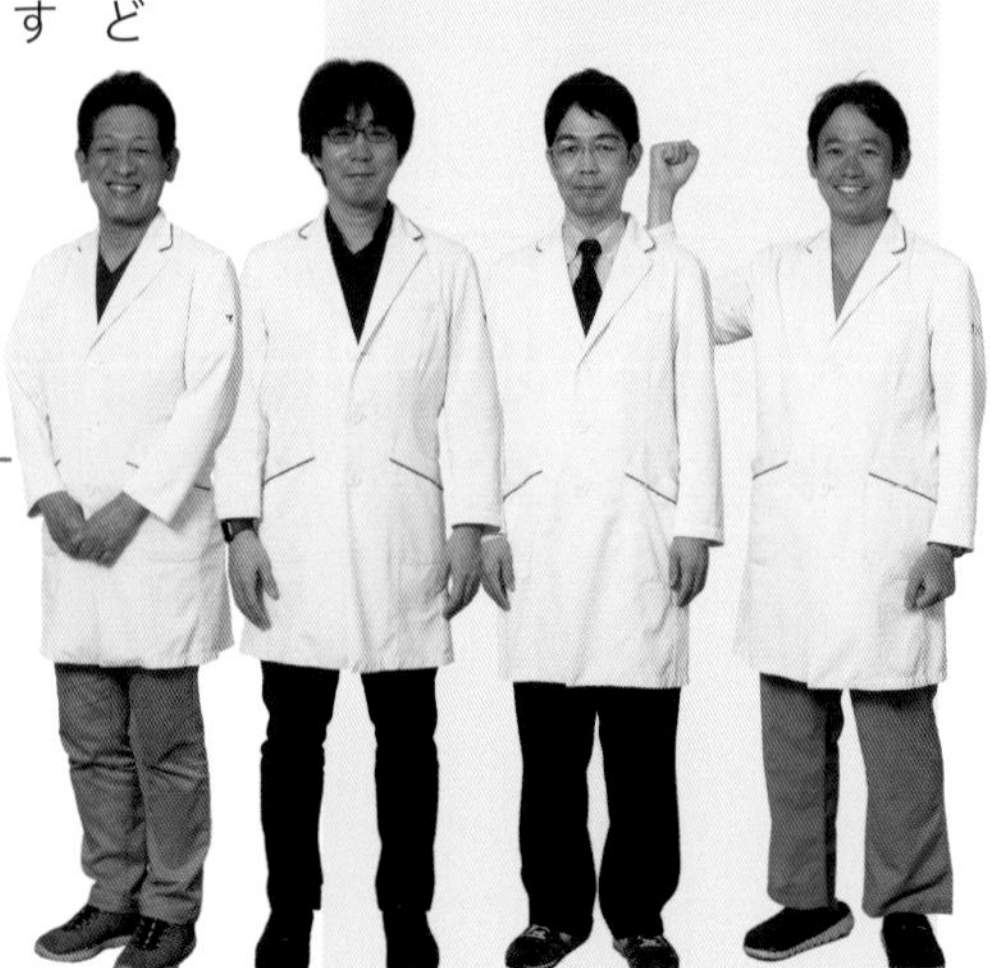

CHECK POINT　前立腺（ぜんりつせん）がん治療のポイント

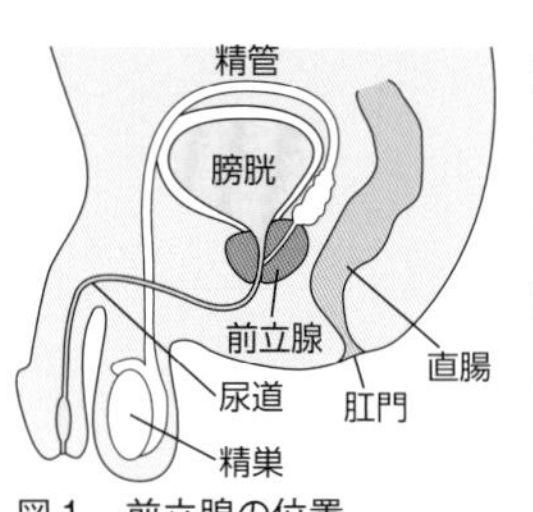

図１　前立腺の位置

治療成績は、他のがんと比べて良好なことが多いです。治療後の生活のことを踏まえ、手術を含めたさまざまな治療選択肢から、ベストな治療を相談することがポイントです。

◀臨床腫瘍科

泌尿器科▶

放射線治療科▶

○前立腺がんとは

前立腺は男性にしかない臓器で、膀胱（ぼうこう）の下にあり精液を産生しています（図１）。生殖にかかわる臓器であるとともに、前立腺の真ん中を尿道が通っており、尿の通り道の一部を担っています。

前立腺がんは60歳以上の中高年に多く、加齢に伴い発生しやすくなります。近年は特に増加傾向にあり、国内では年間およそ10万人の男性が診断され、大腸がん、肺がんなどを抜いて、最もなりやすいがんとなりました。しかし、他のがんと比べると進行が遅いことが多いため、早めに診断ができれば治りやすいがんといえます。

前立腺の病気で、同じ中高年に多い前立腺肥大症（ぜんりつせんひだいしょう）がありますが、良性の病気であり、尿の出が悪い、残尿感などの症状が出ます。がんとは異なりますので、注意が必要です（図２）。

図２　前立腺がんと前立腺肥大症

○前立腺がんの症状

早い段階で見つかる場合には、症状はありません。がんが進行すると、血尿や精液に血が混じる、尿の出が悪いといった排尿や射精に関する症状が出

局所性進行がん

●血尿、精液に血が混じる
●尿が出にくい、残尿感がある
●排尿時に痛みがある

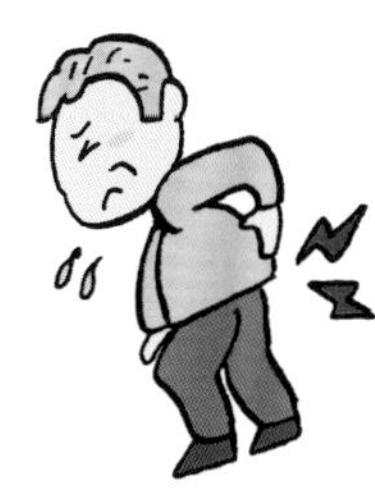

転移性進行がん

骨への転移に伴う
●腰痛
●四肢の痛み、しびれ

図3 進行がんの症状

現することがあります。

さらに進行すると、がん細胞が離れた臓器に進み(転移)、骨に転移すると、腰痛や足のしびれなどの症状が出現するようになります(図3)。

○PSA検査と前立腺生検

前立腺がんの診断では、前立腺の腫瘍マーカー(12ページ参照)であるPSAの採血検査が有用です。体内ではほぼ前立腺からのみ産生され、基準値を超える場合には前立腺がんの可能性があります。自治体のがん検診や人間ドックで検査できます。特に50歳以上の男性に検診が勧められています。

PSAが高くなる病気は、前立腺がん以外に前立腺肥大症、前立腺炎などがあります。MRIで画像検査を行い、がんが疑わしいか判断し、最終的な検査である股の間から前立腺組織を一部取る「前立腺針生検」を行って、診断が確定されます(図4)。

一般的に、PSAが4~10ng/ml(グレーゾーン)の患者さんの3割前後で前立腺がんが見つかります。PSAの値が高くなればなるほど、前立腺がんの可能性が高くなります。

当院では、原則MRI検査を行い、がんが疑わしい場合に針生検を実施しています。また、新しい腫瘍マーカーであるphi(プロステートヘルスインデックス)も参考にしています。

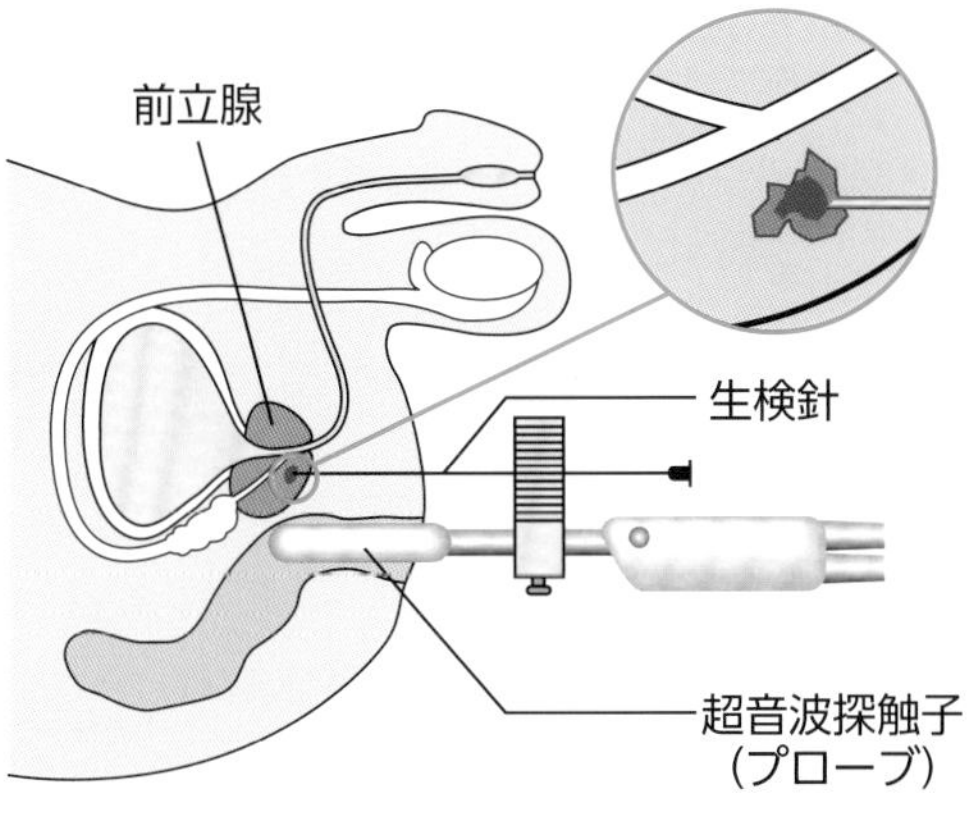

前立腺
生検針
超音波探触子(プローブ)

図4 前立腺針生検

針生検は1泊2日の検査入院です。年間250~300例行っており、MRI検査でがんが疑わしい場合には、8割以上でがんと診断されています。2023年度からはMRI画像と超音波診断装置を融合させたフュージョン生検を導入し、さらなるがんの検出率の向上をめざしています。

治療法

○外科的治療(ロボット支援下手術)

前立腺生検で診断された後は、どの程度がんが進行しているか判断します。CT検査および骨シンチグラフィの検査で、転移の起こりやすいリンパ節や骨などをチェックします。

転移がない場合には、手術治療もしくは放射線療法で完治をめざします。どちらかの治療を受けた患者さんの5年生存率は約100%です。転移がある場合には、薬物療法を中心に集学的治療を相談します。

外科的治療は、前立腺をすべて摘出する前立腺全摘除術です。手術は全身麻酔で3~4時間かかります。以前は下腹部を10cm前後切開する開腹手術が主流でしたが、日本では2012年より腹部に1cmほどの孔を複数作成して行うロボット支援下手術が導入され、急速に普及しました(図5)。

開腹手術と比べて、次のような特徴があり、当院では原則ロボット支援下手術で行っています。

①創の痛みが少なく、手術後の回復が早い。
②出血量が少ない。
(当院では輸血をした例はありません)
③がんを残さず取りやすい。
④尿漏れの回復が早い。

退院後まで続く尿漏れや勃起障害が問題となることがありますが、当院では尿漏れに関しては術後3か月で7割、半年以降で9割以上がほぼ回復します。

また、がんが前立腺のどの位置にあるかを手術前に検証し、手術後の尿漏れ、勃起障害をなるべく減らすために、積極的に勃起神経温存術式を導入しています。

放射線療法と比べ、がんの進行の程度を正確に把握することができる、前

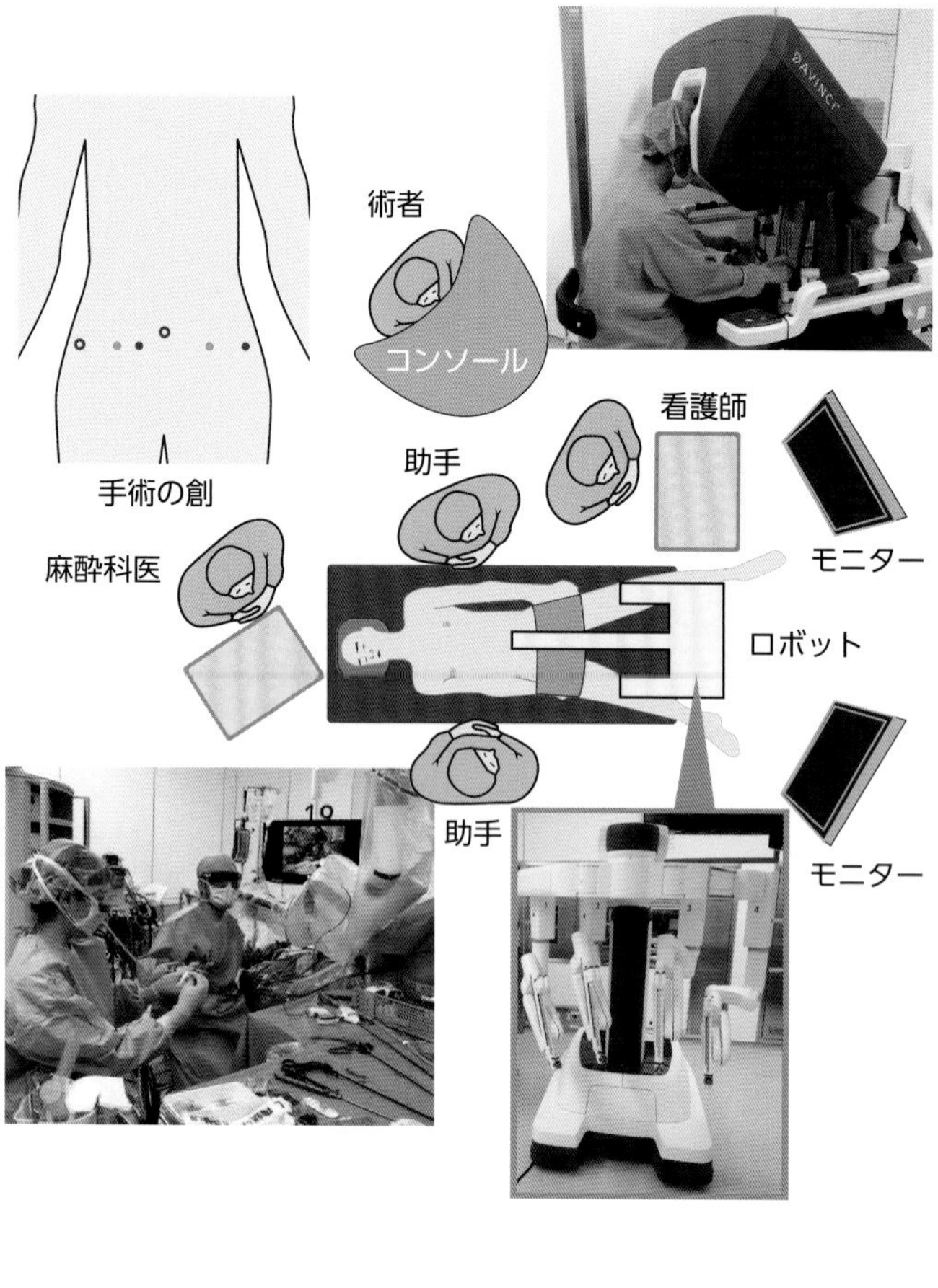

立腺周囲のリンパ節を摘除（リンパ節郭清）することができるというメリットがあり、若い方だけでなく、体力に問題のない高齢な患者さんにも積極的にお勧めしています。当院での手術例は増加傾向にあり、年間100例前後と多くの実績があります。

図5　ロボット支援下手術

○放射線療法（強度変調放射線治療／IMRT）

前立腺がんに対する放射線療法には、体外から放射線を当てる外照射と、前立腺内に放射線の出る金属を挿入し、体内から放射線を当てる内照射があります。どちらの治療法にもさらに種類がありますが、ここでは当院で採用している外照射の1つである、強度変調放射線治療（IMRT）をご紹介します。

IMRTは、コンピューターで体内にある臓器や病変の位置・大きさを事前に把握し、照射する範囲やX線の強さを詳細に設定できる放射線療法です（図6）。毎日少しずつ行う通院治療となります。手術より体に負担の少ない治療で、休職する必要もありません。

放射線により周囲の臓器の膀胱と直腸に影響が出て、血尿や血便が生じることがありますが、多くは軽微のため心配する必要はありません。当院では、治療前に前立腺内に金マーカーを、前立腺と直腸の間にスペーサー（ゲル状で数か月で吸収消失します）を挿入しています。そうすることで、治療強度を高め、周囲の臓器への影響の軽減に努めています。

また当院では、患者さんが仕事と両立できる放射線療法をめざして、朝晩の治療、通院日数を減らすため、治療回数を患者さんごとに変える、オーダーメイド治療を行っています。

さらに、ホルモン療法を放射線療法の前から併用することで、治療成績を向上することができます。そのため、前立腺がんと診断されてから慌てて治療を開始する必要がなく、患者さんの希望に合わせて治療の開始時期を相談することができます。

○薬物療法（ホルモン療法、抗がん剤）

前立腺がんの薬物療法の中心は、がんが男性ホルモンで増殖する性質を利用し、男性ホルモンの産生や働きを抑えることでがんの活動を抑えるホルモン療法です。

ホルモン療法はがんが転移している進行した場合に行われますが、ほかにも放射線療法の前に補助的に使用したり、手術や放射線療法後に追加で行うこともあります。

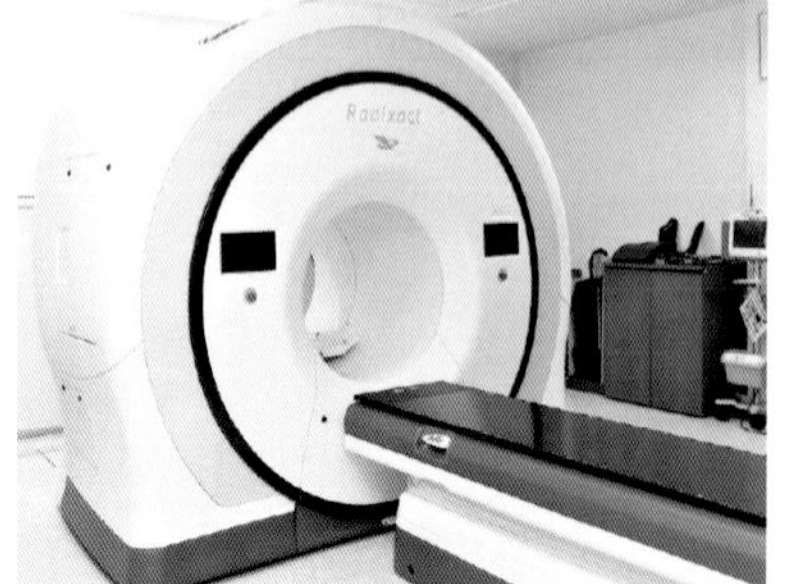

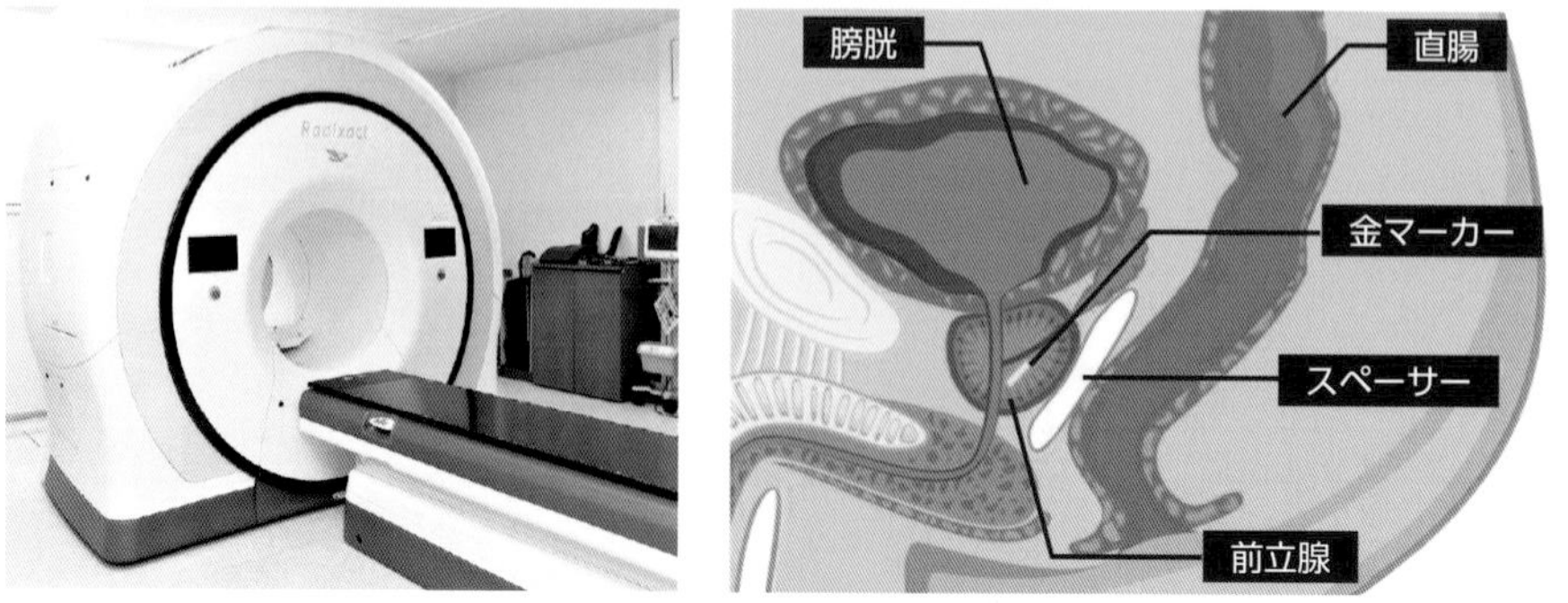

IMRT 専用装置

前立腺内金マーカーと直腸間スペーサー

図6　IMRTと治療前処置

ホルモン療法の効果は非常に高く有用ですが、その効果の持続期間は患者さんによって変わります。注射の治療（1か月ごとや3か月ごと）がメインとなります。

主な副作用は、ほてり（ホットフラッシュ）、性欲がなくなる、メタボリック症候群になりやすいなどですが、年単位の長期間で使用する場合には、脳梗塞、心筋梗塞や骨粗しょう症のリスクが上昇するため、注意が必要です。

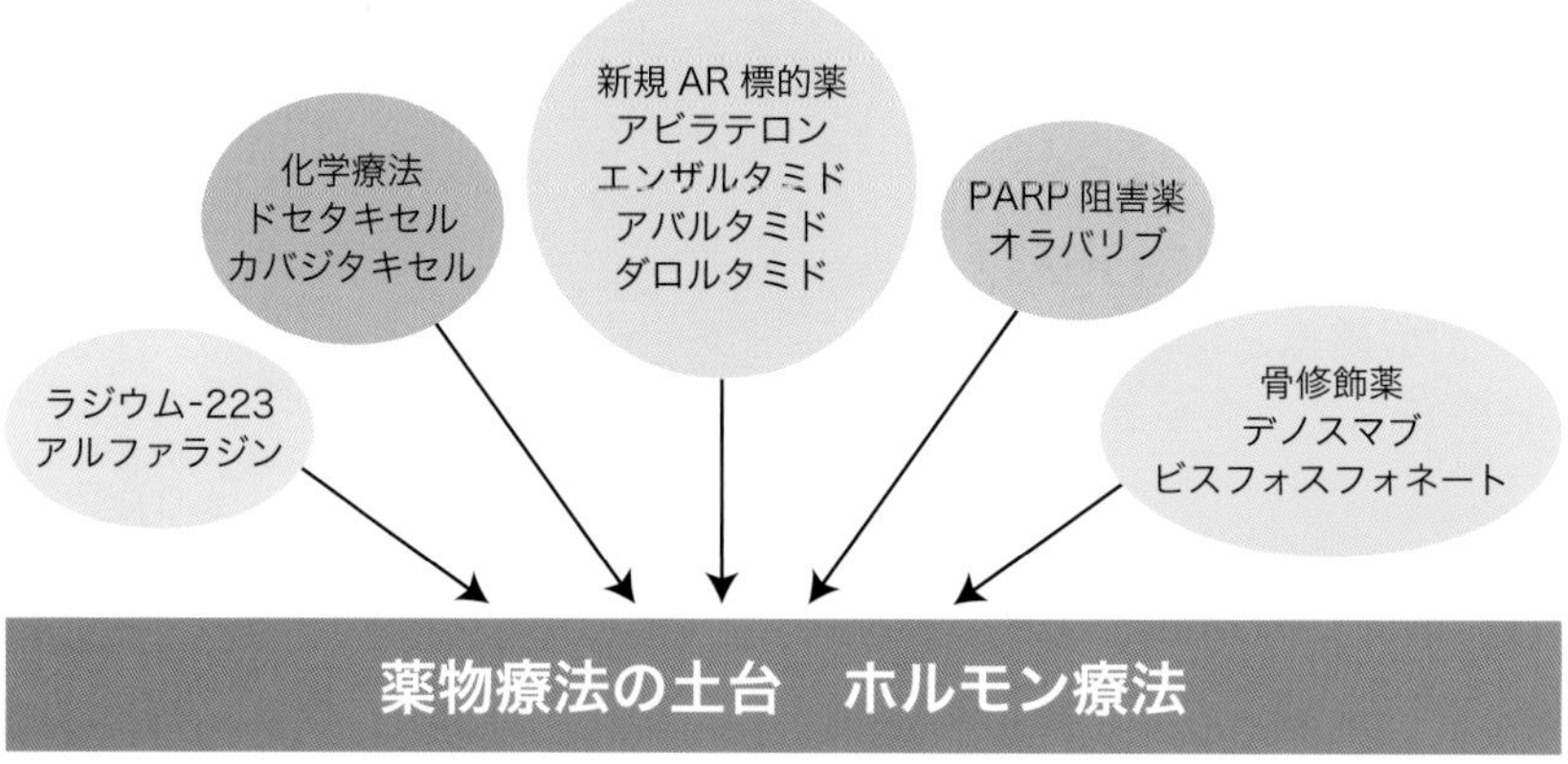

長期間ホルモン療法を継続していると効果が乏しくなり、がんの活動を抑えきれなくなってきます（去勢抵抗性前立腺がん〈CRPC〉）。その場合には、これまで継続してきたホルモン療法以外の抗がん剤を組み合わせていきます。

化学療法（ドセタキセル、カバジタキセル）、新規AR標的薬（アビラテロン、エンザルタミド）、ラジウム-223（アルファラジン）、PARP阻害薬（オラパリブ）など、さまざまな選択肢から適切なタイミングで開始します（図7）。

図7　前立腺がんの薬物療法

当院では、泌尿器がんの薬物療法専門医の医師が中心となってCRPC治療を担当しています。多くの臨床試験も選択肢に入れながら、標準治療を踏まえたうえで、患者さん一人ひとりに対してオーダーメイド治療を提供しています。

○集学的治療

集学的治療とは、手術治療、放射線療法、薬物療法を複数組み合わせる治療です。転移のある進行がんのケースに対して、ホルモン療法を単独で行うのではなく、積極的に早い段階から新規薬物療法を導入し、前立腺に放射線療法を行うことを検討しています。

当院では前立腺周囲に広がる進行がんに対しても患者さんと相談のうえ、手術治療で確認できる病巣を摘出、正確ながんの広がりを把握しつつ、追加で薬物療法と放射線療法を組み合わせて治療しています。

前立腺がんは進行すると背骨に転移しやすくなりますが、神経を圧迫する場合には放射線療法で緩和させることや、早期に整形外科による除圧術（神経の圧迫をとる手術）を行うことで、歩行困難を防ぐこともあります。

当院では、泌尿器科、放射線治療科、臨床腫瘍科だけでなく、整形外科や緩和医療科などともシームレスな連携があります。看護師、リハビリスタッフなど、コメディカルの専門的な質の高いサポートも併せて、最大限治療効果を高める集学的治療を実践しています（図8）。

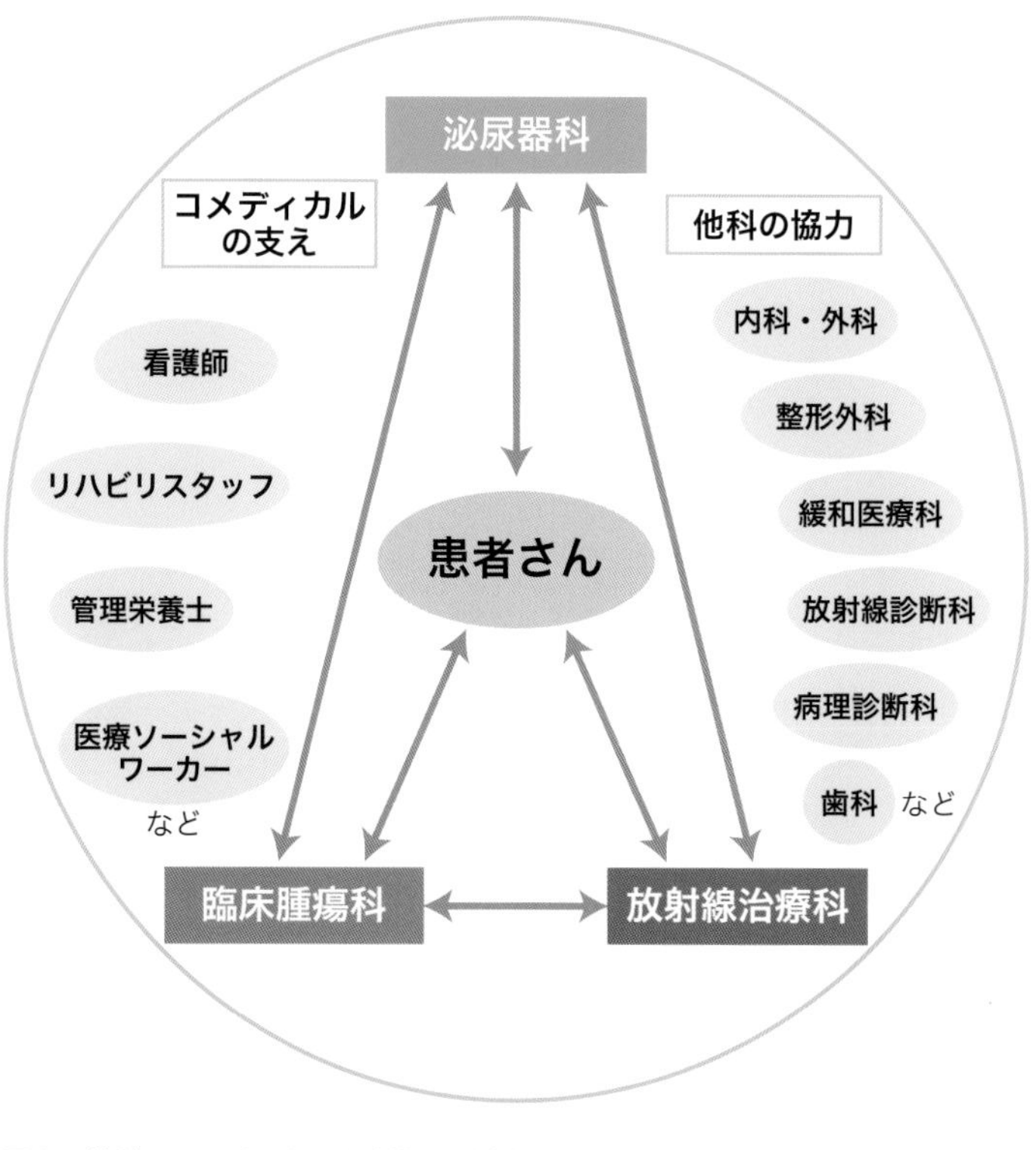

図8　他科、コメディカルと連携した前立腺がんの診療体制

CLOSE UP!

乳がん

これまでの生活を変えることなく治療効果を最大に

CHECK POINT **乳がん治療のポイント**

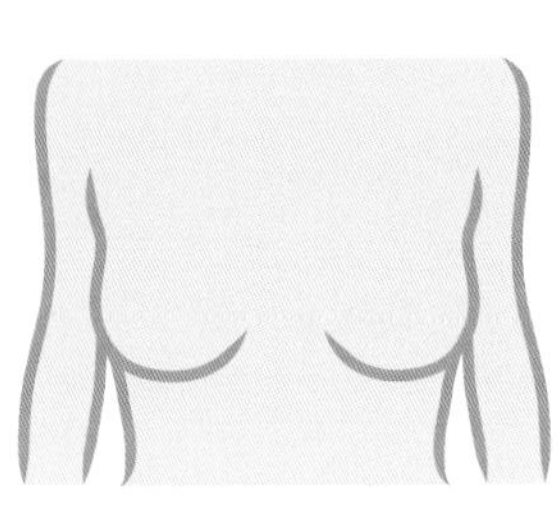

適切な診断により治療プランニングを行ったうえで、手術・放射線療法による確実な局所制御と、薬物療法による微小転移の根絶が重要です。

◀乳腺・内分泌外科

放射線治療科▶

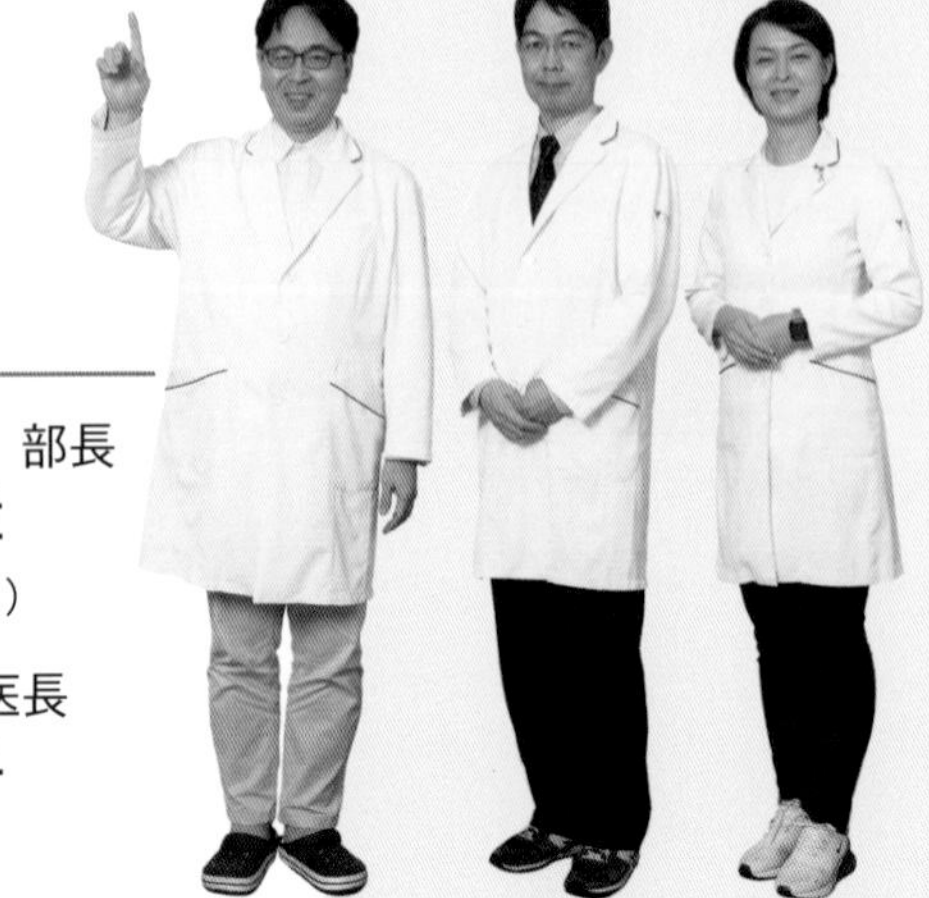

乳腺・内分泌外科　部長
川端 英孝
（かわばた ひでたか）

放射線治療科　部長
小塚 拓洋
（こづか たくよう）

乳腺・内分泌外科　医長
田村 宜子
（たむら のぶこ）

臨床腫瘍科　医長
田辺 裕子
（たなべ ゆうこ）

○乳がんの概要

乳がんは乳房に発生する悪性の腫瘍で、他のがんに比べると、比較的進行が遅いことで知られています。

がんが乳房内にとどまるうちは、完全に腫瘍を切除することで根治（完全に治すこと。治癒）が得られますが、他臓器に転移すると根治は困難で、さまざまな症状が出現して、生命が危険にさらされることになります。

○症状

●乳房のしこり

乳がんの代表的な症状は乳房のしこりで、典型的には硬く可動性が少ないという特徴があります。乳頭からの血性の分泌物や、乳頭乳輪部の湿疹性の変化で発見されることもあります。

●転移すると、さまざまな症状が

他臓器に転移すると、骨の痛み、咳や呼吸苦、倦怠感、吐き気や気持ち悪さなどの、さまざまな症状が出現します。

○検査・診断

乳房の基本的な検査は、超音波とマンモグラフィになります。明らかなしこりを認めた場合は、針生検による病理検査を行い、診断を確定します。

これらの検査は初診時に行い、1週間後に病理診断の結果をお伝えすることが可能で、当院は比較的迅速に対応できていると思います。

●乳房造影MRI検査

MRIは、画像検査として最も感度が高く、がんの存在だけではなく、その大きさや広がりの範囲を他の検査より正確に把握することができます。

●PET/CT検査

PET/CT検査とは、PETの機能（糖代謝）画像と、CTの形態画像との融合画像による診断を意味しており、がんの進行度を調べる検査として最も有効です。

治療法

乳がんは、病気の進行度（0〜Ⅳ期までの病期診断）とサブタイプ（表を参照）に基づいて、治療が行われます。

比較的早期の場合は手術がまず選択され、ある程度進行した場合や、薬物療法の有効性が高い場合は、薬物療法（化学療法±分子標的療法）が最初の治療として選択されます。

○手術療法

●乳房の術式

乳がんの治療の原則として、病変（乳がん）を確実に切除するということが重要です。

その場合の方法として、乳房を部分的に切除する場合と、乳房を全摘する場合があります。乳房を全摘する場合でも、同時に乳房を再建する場合と切除のみが選択される場合があります（図1〜5）。

このような術式の選択には、①病変の乳房内での広がり、②病気の進行度、③患者さん本人の体形や乳房温存・再建へのご希望、④遺伝性乳がん卵巣がん症候群の有無やその可能性の程度、などがかかわることになります。

より安全な選択をするか、より整容的な選択をするかなど、患者さんの価値観によって大きく左右される問題でもあるため、術前に十分相談して方針を選択してもらえるように配慮しています。

乳房再建は、がんの手術と同時に行う場合（一次再建）と、乳がんの手術後、一定期間をあけてから行う場合（二次再建）があります。また、人工物（エ

	ホルモン受容体（＋）	ホルモン受容体（－）
HER2*（－）	**ルミナルタイプ** ホルモン療法 ± 化学療法	**トリプルネガティブタイプ** 化学療法
HER2（＋）	**ルミナル HER2 タイプ** 抗 HER2 療法＋化学療法＋ホルモン療法	**HER2 陽性タイプ** 抗 HER2 療法＋化学療法

表　乳がんのサブタイプと治療法

＊**HER2**／細胞の増殖にかかわるタンパク質

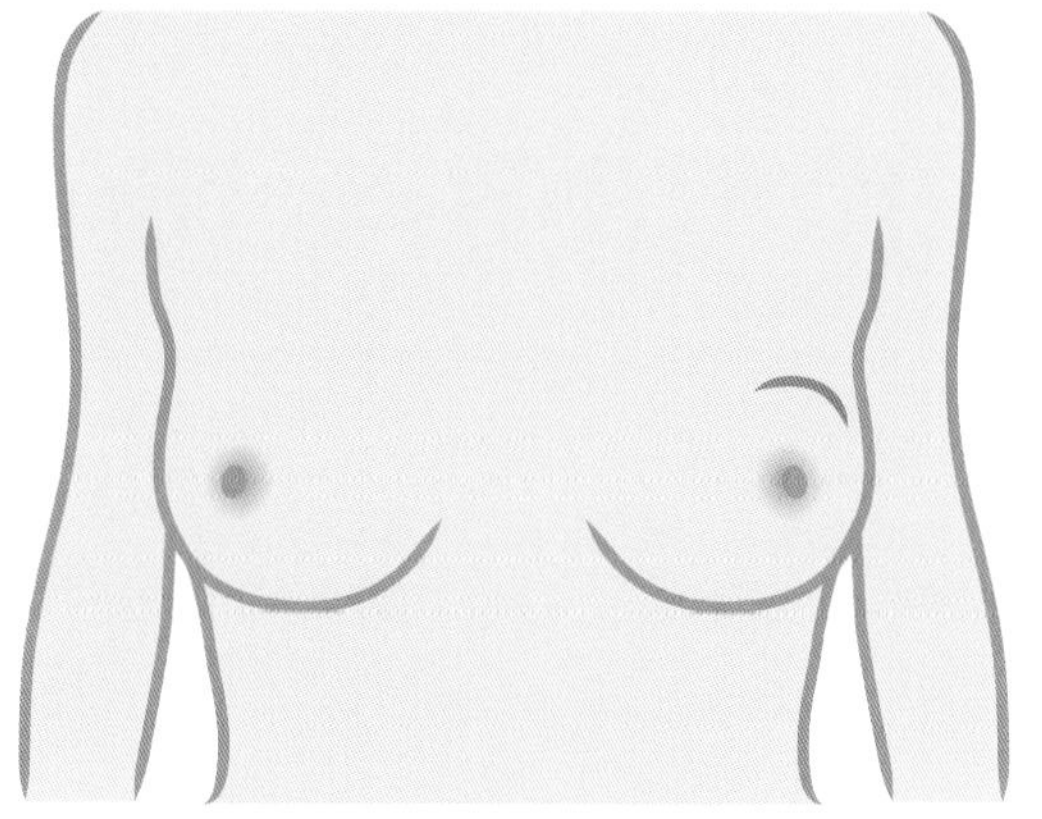

図1　左側の乳房を、乳房温存療法で治療

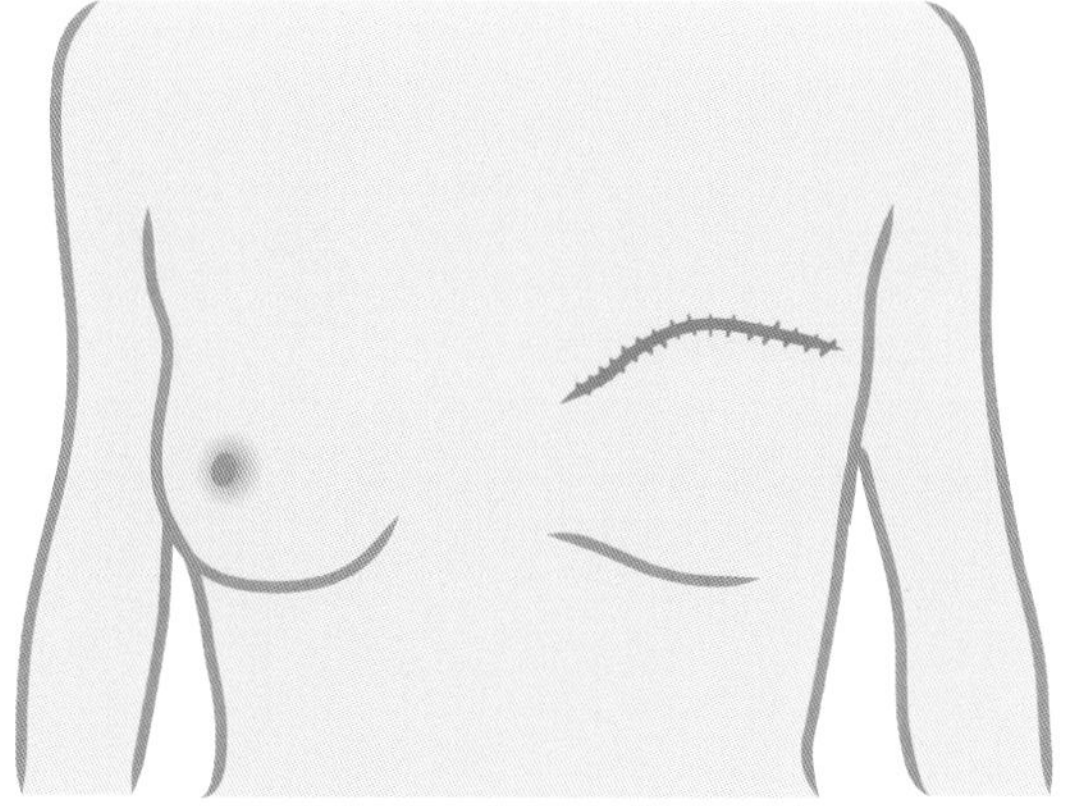

図2　左側の乳房を切除のみ行った場合

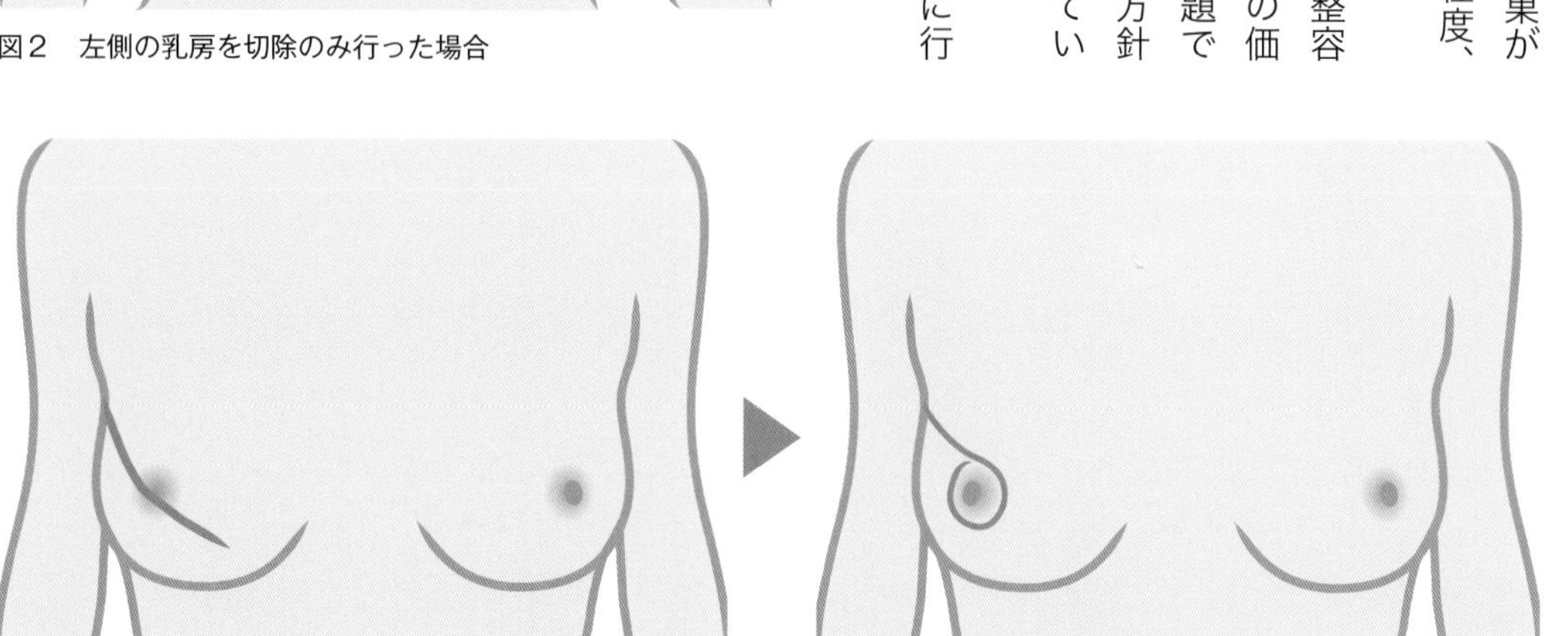

図3　右側の乳房の切除とエキスパンダー再建を同時に行い、その約半年後にインプラントへの入れ替えを行った場合

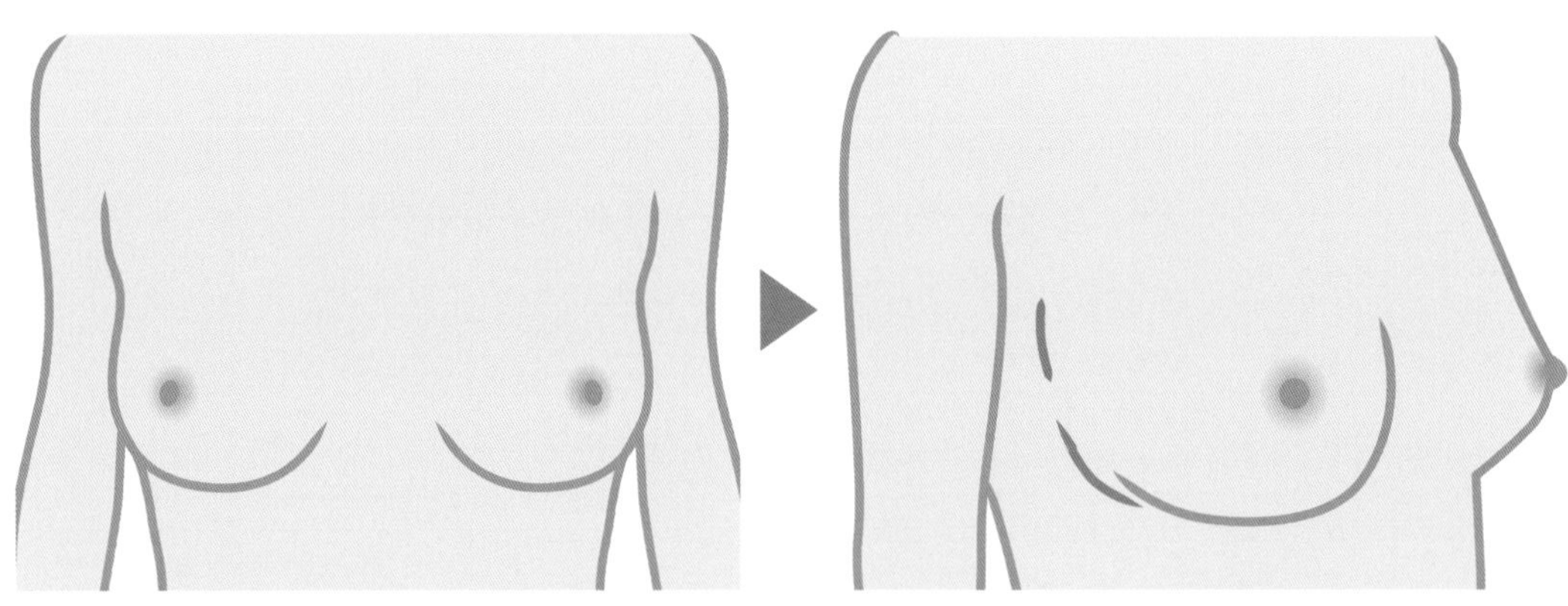

図4　右側の乳房の皮下乳腺全摘（乳頭・乳輪温存）とエキスパンダー再建を同時に行い、その約半年後にインプラントへの入れ替えを行った場合

キスパンダーやインプラント）を使う場合と自家組織を用いる場合があります。それぞれ一長一短があるため、患者さん一人ひとりに最もふさわしい方法が選択されます。

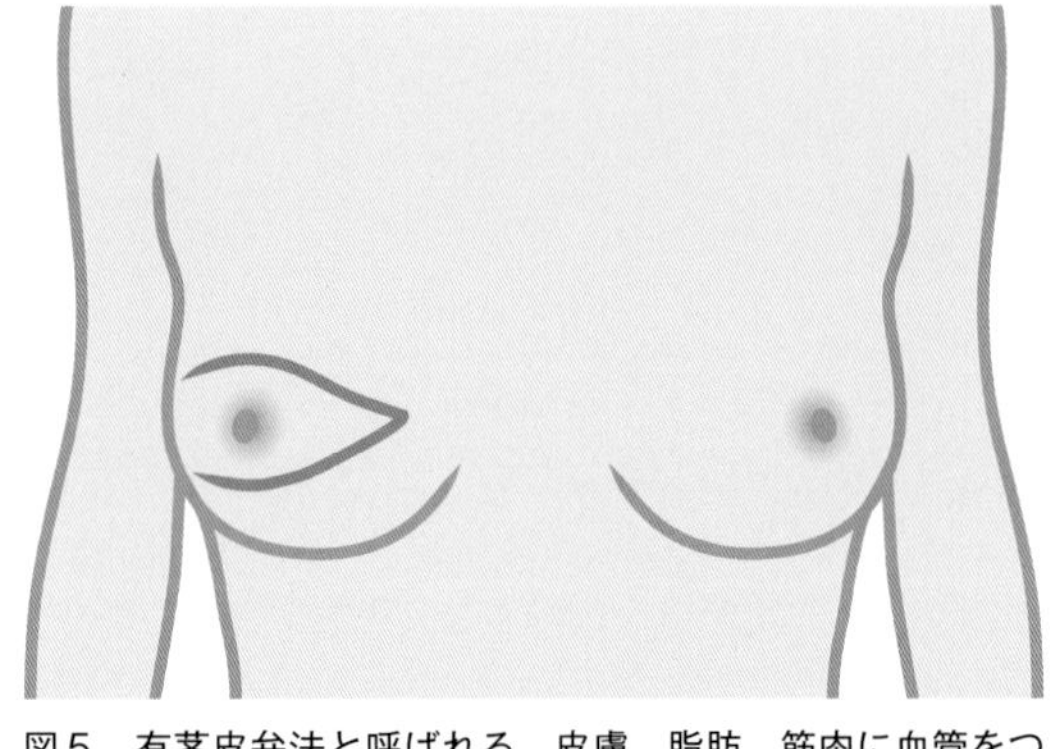

図5　有茎皮弁法と呼ばれる、皮膚、脂肪、筋肉に血管をつけたまま別の部位に移植する方法で乳房再建（広背筋皮弁法）を二期的に行った場合（右側の乳房）

●腋窩（えきか）の術式

乳がんは、わきの下のリンパ節（腋窩リンパ節）に転移しやすい性質があるため、術前の画像診断で明らかな転移を認める場合は、わきの下のリンパ節を切除する術式（腋窩リンパ節郭清（かくせい））が選択され、それ以外はセンチネルリンパ節生検という検査を術中に行い、転移の有無を判断して、術式を手術中に決めるという方針がとられています。

腋窩郭清を行うとリンパ浮腫（ふしゅ）（上肢のむくみ）のリスク要因になるため、安全を確保しながら腋窩郭清を回避する方向に術式が修正されてきています。

○放射線療法

前述の通り、乳がんの手術の目的はがんを確実に取り除くことです。そのために、乳房温存療法ではしこりの部分に安全域をつけて切除するわけですが、それでも、がんを完全に取り除けたかどうか、確実には診断できず、微細ながんが残っている可能性があり得ます。

乳がんは放射線に対する感受性が高いので、乳房に放射線を当てることで、微細ながんを死滅させることができます。このため乳房温存療法は、放射線療法とセットの治療法であると考えるのが一般的です。

このほか、腋窩転移の個数が多い場合や腫瘍径が大きい場合は、局所再発のハイリスクと考えられており、この場合は乳房を全摘した後に放射線療法が追加されます。

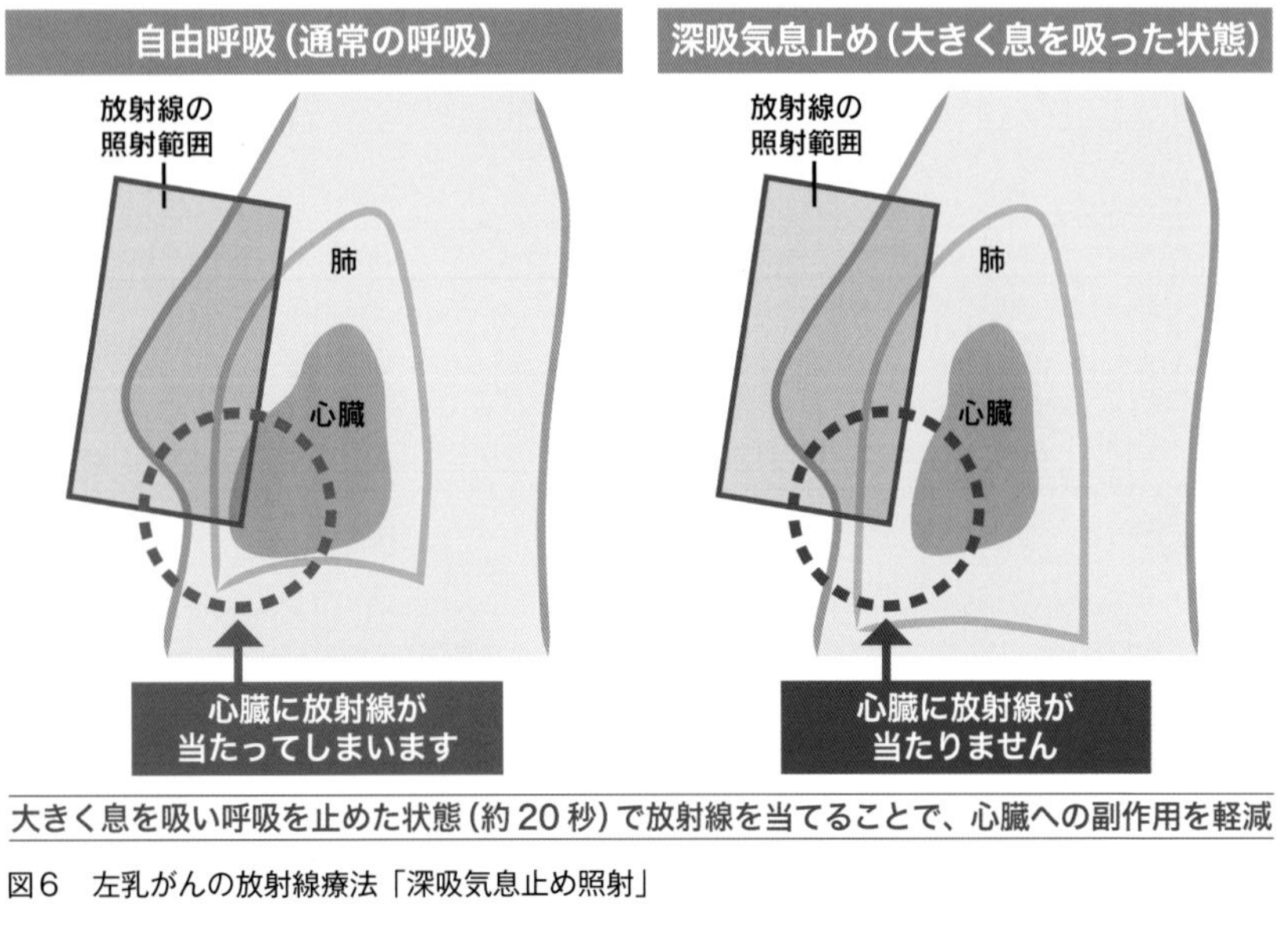

当院では、左乳がんの放射線療法で心臓への被ばくを減らすために、特別な方法を使っています。この方法は「深吸気息止め照射」と呼ばれます。

左乳がんの場合、通常の呼吸状態で放射線を当てると、心臓にも放射線が当たってしまうことがあります。深吸気息止め照射では、患者さんに息を大きく吸った状態で20秒ほど息を止めて

自由呼吸（通常の呼吸）
放射線の照射範囲
肺
心臓
心臓に放射線が当たってしまいます

深吸気息止め（大きく息を吸った状態）
放射線の照射範囲
肺
心臓
心臓に放射線が当たりません

大きく息を吸い呼吸を止めた状態（約20秒）で放射線を当てることで、心臓への副作用を軽減

図6　左乳がんの放射線療法「深吸気息止め照射」

もらい、その間に放射線を当てます。大きく息を吸うことで、乳房と心臓の距離が離れ、心臓に当たる放射線量を低くできるため、心臓の副作用を減らすことが可能です（図6）。

○薬物療法

乳がんは比較的初期の段階から全身に広がる性質を持ち、転移が成立するかどうかは、腫瘍（がん）と宿主（患者さん）とのさまざまな免疫も含めた、複雑な力関係によって決まるという全身病的な進展モデルが想定され、早い段階からの薬物療法が重要と考えられてきました。実際にホルモン療法や抗がん剤を手術前後に用いると、再発率が低下し、最終的な乳がん治癒率の改善が明らかに示されました。

一方で、そのような効果は全員に得られるわけではなく、治療に伴うさまざまな副作用も軽視できないこともわかってきました。

ホルモン受容体陽性の方にはホルモン療法が有効、HER2陽性の方には抗HER2療法が有効、また化学療法はがんのタイプにかかわらず効果がありますが、悪性度の高い乳がんの方により有効など、さまざまな因子（バイオマーカー）により効果を最大化して、副作用を回避することが可能になってきました。

現在ではサブタイプと病気の進行度に基づいて、治療が選択されるようになっています。すなわち、どのくらいの治療効果（プラス面）が予想され、それに伴う副作用（マイナス面）がどの程度あるかのバランスで、治療方法が選択されるようになってきています。

○当院の乳がん治療の特徴

当院の乳がん治療の特徴として、以下の3点を挙げておきたいと思います。これらの特徴は、年間手術件数500例規模以上の施設（全国で15施設程度）では、かなりまれな特徴と自負しています。

①迅速な対応

当院は乳腺専門クリニックとの連携により、病理診断が確定した状態で初めて受診する方が過半数を占めています。

この連携は術後のフォローアップにも生かされ、外来が過剰に混雑することがないように配慮され、初診の予約の申し込み日から手術までが1か月程度で可能という状態を維持できています。

②頭皮冷却療法（写真）

この療法に代表されるアピアランスケア（外見のケア）は、当院の特徴の1つです。抗がん剤治療の脱毛を軽減する頭皮冷却療法については、別項（99、138ページ）で紹介していますので、ご参照ください。

③放射線療法の夜間への対応

放射線治療科、関係部署の努力により午前8時半～午後7時まで、放射線療法の対応が可能になっています。

就労支援は当院の大きなテーマの1つとなっており、術後16回、25回連日の通院が必要な方の就労をサポートしています。なお、他院で手術された患者さんの照射にも対応しています。

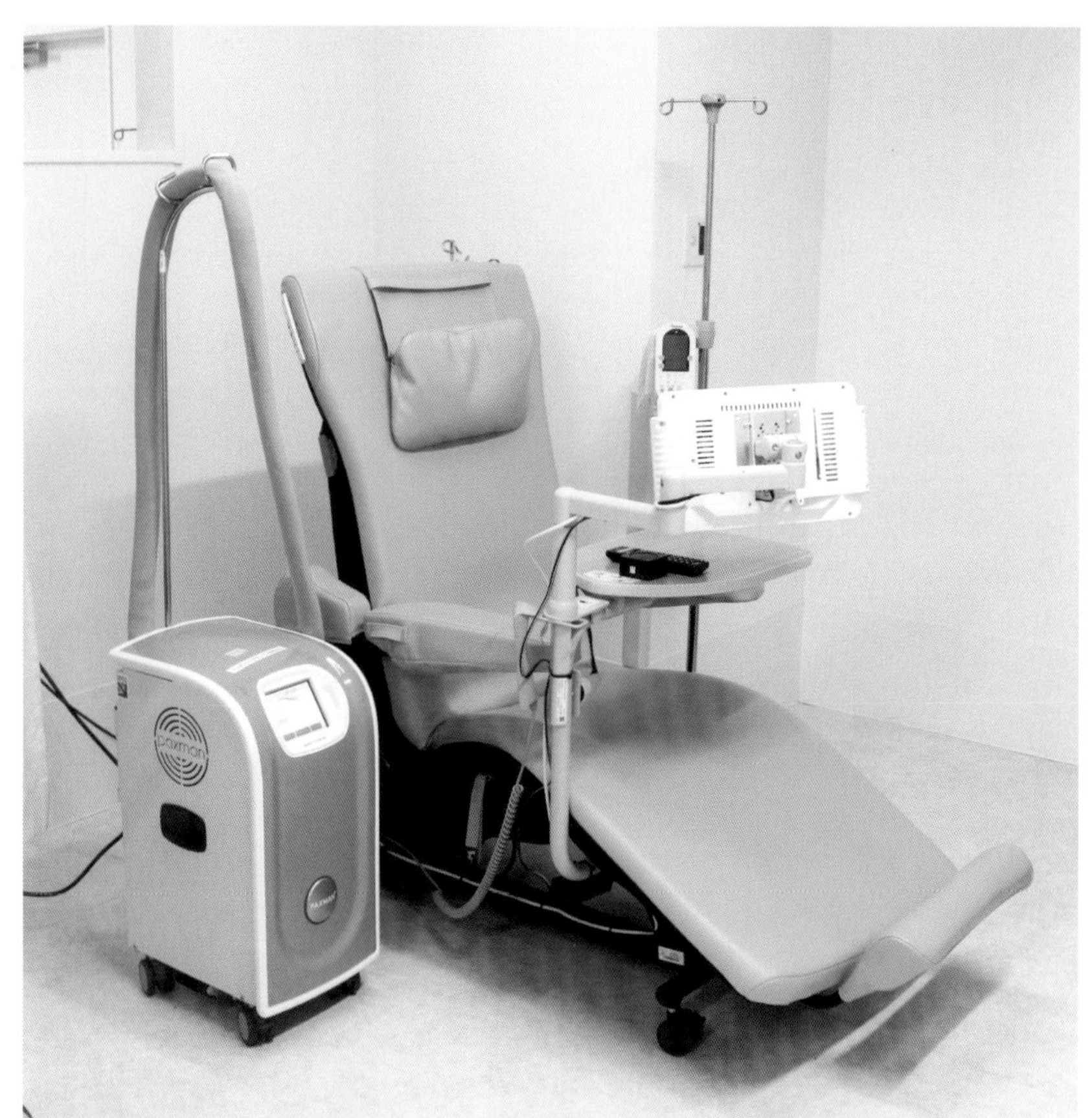

写真　頭皮冷却療法（化学療法室）
年間60人以上の患者さんに利用されています

CLOSE UP!

婦人科がん

子宮頸がん・子宮体がん・卵巣がんのさまざまな治療

CHECK POINT **進行度やニーズに合わせた治療選択**

進行・再発がんでは、最大限の効果を得るため、手術・化学療法・放射線療法を適切に組み合わせて治療します。子宮体がんでは創の小さな腹腔鏡手術、若年で妊娠のご希望がある初期がんの方には、妊孕性温存治療も選択肢になります。

産婦人科▶ 
放射線治療科▶ 
臨床腫瘍科▶ 

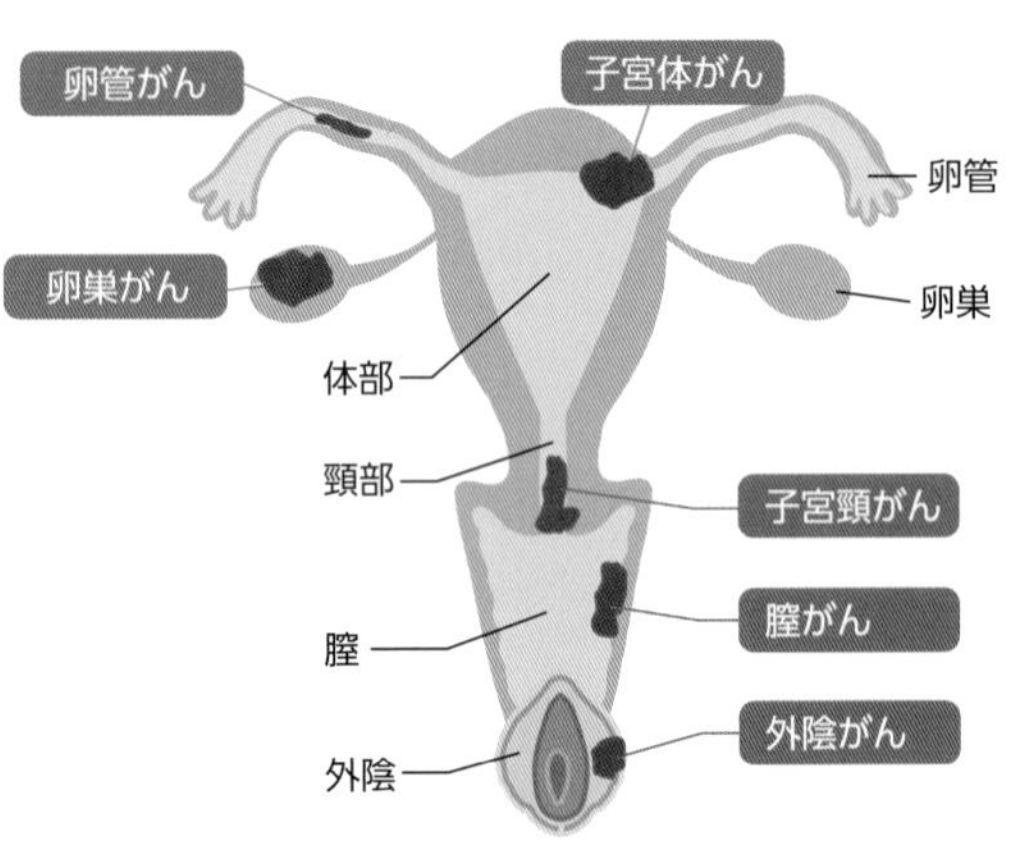

図2　女性生殖器に発生するがん

図1　子宮、卵管、卵巣の位置

子宮頸がん

○概要

子宮下部の管状になっている部分を子宮頸部、上部の袋状になっている部分を子宮体部といいます。

子宮頸がんは子宮頸部に発生するがんで（図2）、30〜40歳代の若年者に多いのが特徴です。主にヒトパピローマウイルス（HPV）の感染により発生することが知られており、初回性交渉前のHPVワクチンの接種により、高確率で予防することが可能です。

○症状

子宮頸がんは、異形成、上皮内がんと呼ばれる前がん病変を経て浸潤がん（周りに広がっていくがん）になることが知られており、早期の段階で検診（細胞診）により発見できます。この時点では自覚症状がないことがほとんどですが、がんになると、不正性器出血などの症状が現れることがあります。

産婦人科　部長
有本 貴英
（ありもと たかひで）

放射線治療科　部長
小塚 拓洋
（こづか たくよう）

臨床腫瘍科　医長
田辺 裕子
（たなべ ゆうこ）

産婦人科　医員
竹内 真
（たけうち まこと）

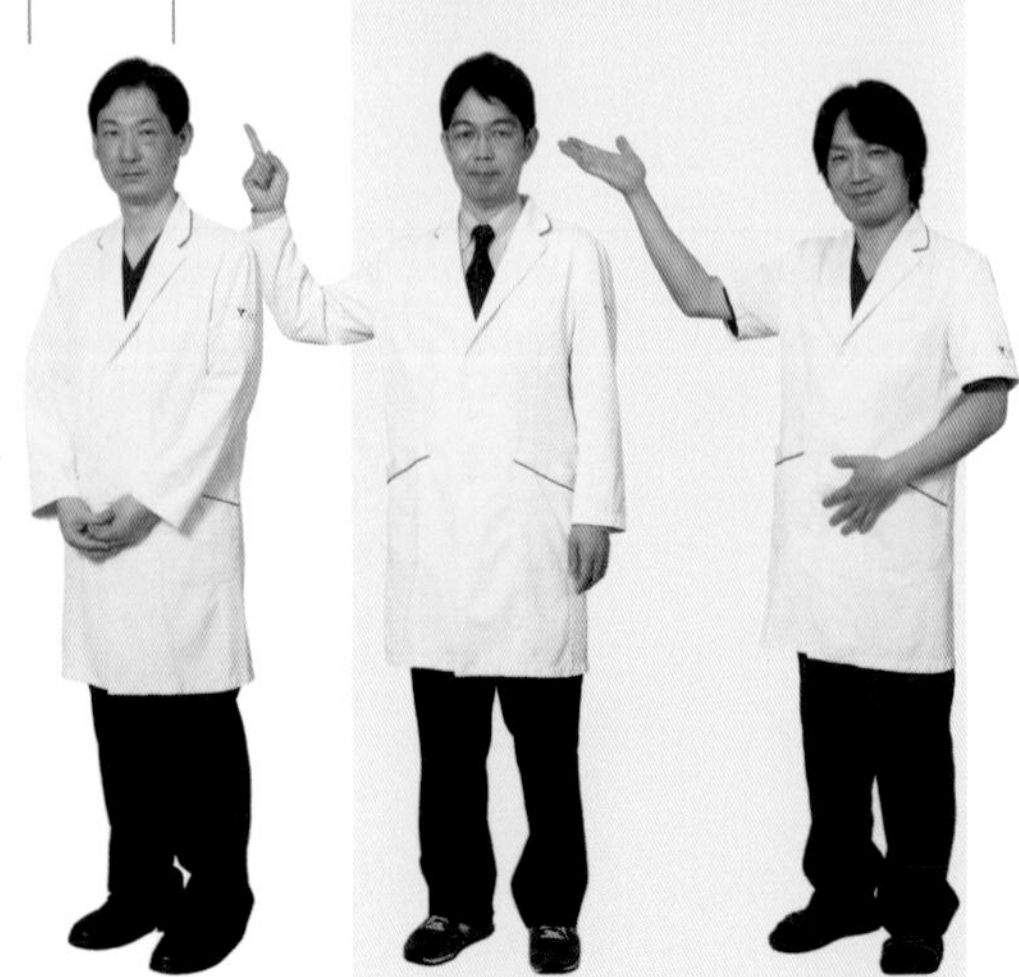

○検査・診断

細胞診で異常が疑われた場合には、精密検査として、コルポスコープという拡大鏡で観察しながら生検（組織診）を行い、異形成、上皮内がん、浸潤がんの診断をします。

浸潤がんと診断された場合には、内診やCT・MRIなどの画像検査を追加することで、がんの広がり（進行期）を決定し、治療方針を検討します。

治療法

○治療（外科的治療、放射線療法、抗がん剤治療）

子宮頸がんの治療は、進行期（図3）によって異なります。

前がん病変（高度異形成）、上皮内がん、微小浸潤がん（ⅠA1期）の場合で、妊娠・出産のご希望がある場合には、子宮頸部の一部を局所的に切除する円錐切除術を行います。中等度から高度の異形成の場合に、レーザーで病変を焼く治療を選択することもあります。子宮を温存するご希望のない場合には、子宮を摘出する手術（単純子宮全摘術）を行います（図4）。

ⅠA2期からⅡB期は、がんが肉眼で確認できる程度の大きさになり、子宮頸部にとどまっているか、周りの組織に少し広がっている状態です。この場合には、広汎子宮全摘術と呼ばれる根治手術（完全に治すことを目標として行う手術）を行います（図4）。

ⅠA2期からⅠB1期といった、がんの広がりが比較的小さい場合は、より体の負担が少なく、術後の合併症も少ない準広汎子宮全摘術を行う場合があります（図4）。

また、妊娠・出産を強く希望する患者さんの場合には、広汎（あるいは準広汎）子宮頸部摘出術という、子宮体部を温存して子宮頸部とその周囲の組織だけを摘出する手術を行うことがあります。

手術を選択しない場合は、放射線単独、または放射線と抗がん剤を併用した治療（同時化学放射線療法）を選択します。特にがんの大きさが大きい場合や、子宮の周りに少しがんが広がっている場合（ⅡB期）、患者さんが高齢の場合は、同時化学放射線療法を選択することも多いです。

手術を行った患者さんでも、再発のリスクが高い場合には、術後に放射線単独療法や同時化学放射線療法を追加します。

Ⅲ期からⅣ期は、がんが骨盤や膣に広範囲に広がっている場合、膀胱や直腸に広がっている場合、遠く離れた臓器に転移している場合などです。この場合には、放射線と抗がん剤の併用、またはそれぞれを単独で使用する治療

0期	Ⅰ期		Ⅱ期	Ⅲ期	Ⅳ期
	ⅠAⅠ期	ⅠA2~ⅠB3期	ⅡA、ⅡB期	ⅢA～ⅢC期	ⅣA期・ⅣB期
上皮内がん	浸潤がん				
上皮 がん がんが粘膜上皮内にとどまっている	上皮 3mm 間質 がんが子宮頸部内で、以下の状態 ・1A1：間質への浸潤の深さが3mm以内 ・1A2：間質への浸潤の深さが3～5mm以内 ・1B1：腫瘍最大径が2cm以内 ・1B2：腫瘍最大径が2～4cm以内 ・1B3：腫瘍最大径が4cmを超える		がんが子宮頸部を超えて、膣壁上2/3、あるいは子宮傍組織に浸潤	骨盤 がんが骨盤壁あるいは膣壁下1/3に達しているか、または、リンパ節転移がある	・ⅣA がんが膀胱粘膜、直腸粘膜に浸潤 ・ⅣB がんが離れた臓器に転移

図3　子宮頸がんの進行期

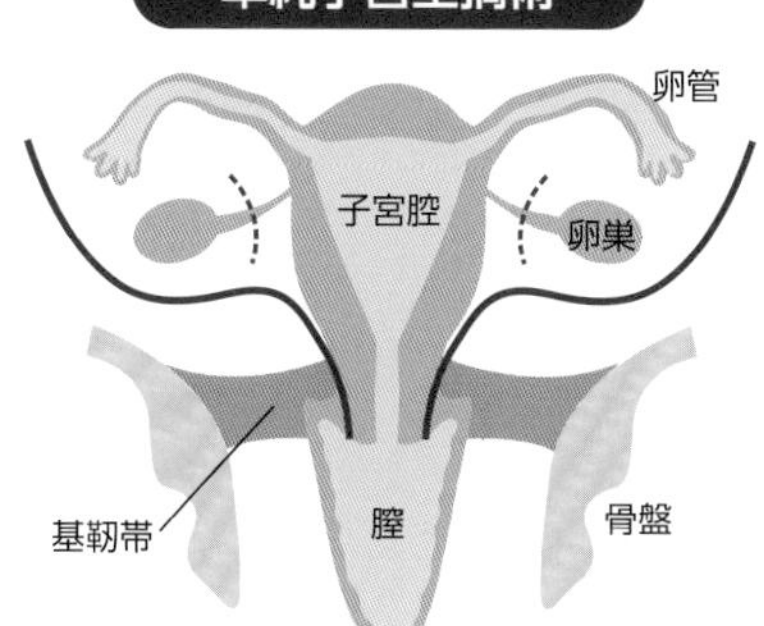

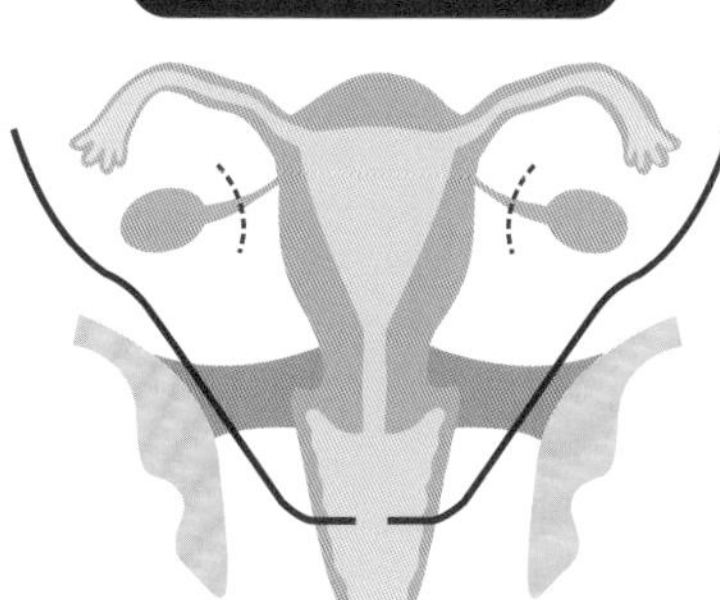

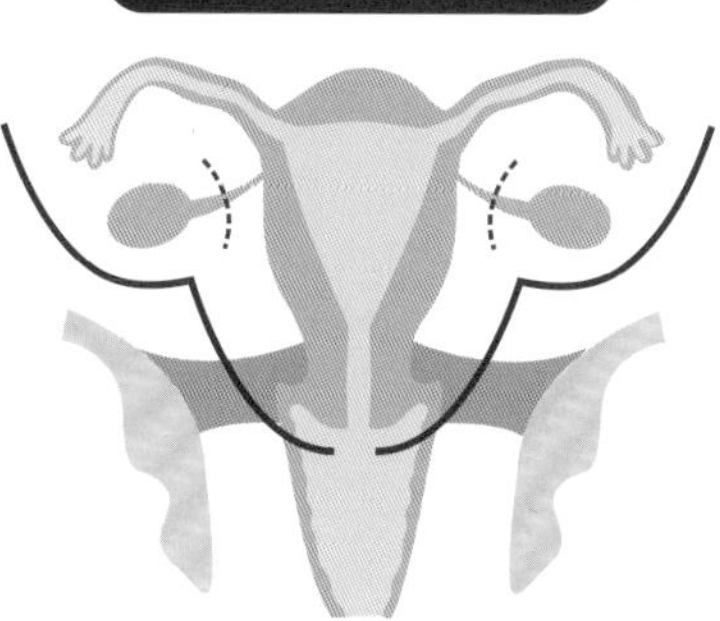

図4　子宮頸がんの手術

―― 基本的な切除範囲　------- 卵巣を温存するときの切除部分

が、患者さんの状態によって選択されます。がんが再発した患者さんの場合にも同様です。

子宮体がん

○概要

子宮体がんは子宮内膜がんとも呼ばれ、子宮体部（妊娠したときに胎児を育てる部分）に発生するがんで（図2）、近年非常に増加しており、2019年には全国で1万7880人が子宮体がんと診断されています。

50〜60歳代が最も多く、全体の6割を占めます。多くはエストロゲン（女性ホルモン）と関連が深く、肥満や糖尿病などの生活習慣病、ホルモン補充療法などがリスク因子となり、前がん病変の子宮内膜増殖症から比較的ゆっくりと進行します。

一方、2割程度はエストロゲンとの関連が薄く、高齢者に多く急速に進行するタイプであることも知られています。

○症状

不正出血や、おりものの異常（色がつく、臭いがする）が現れることが多いです。また子宮の中に血液やおりものが多くたまってくると、排出するために月経痛のような下腹痛が生じることがあります。

○検査・診断

内診を行ったうえで、子宮体部（内腔）の細胞・組織を直接採取する、子宮内膜細胞診（子宮体がん検診）・子宮内膜組織診でがんの診断を行います。腟からの超音波検査で、子宮内膜が異常に厚くないか、がんが子宮筋層に食い込んで筋層が薄くなっていないか観察するのも有用です。

病変の広がりを判定するには、MRIやCTといった画像検査を行います。血液検査で上昇しやすい腫瘍マーカー（12ページ参照）は、CA125やCA19-9です。

治療法

○外科的治療

子宮体がんで最も有効な治療法は、手術での摘出です。子宮全摘術、付属器（卵巣と卵管）摘出術に加え、がんの進行度やがん組織のタイプに応じて、リンパ節や大網（大腸や小腸などを覆っている網のような脂肪組織）を摘出します。

手術で完全摘出が可能なIII期までであれば、傍大動脈リンパ節転移や子宮傍組織への広がりを認めた場合を除き、治療成績は比較的良好です。

IA期の初期がんに対しては、腹腔鏡手術やロボット支援下手術といった、創の小さな手術も行われます。

腹腔鏡手術は、高額なロボットや、ロボットが入る広い手術室が不要です。技術と経験がある医師やスタッフが揃っていれば、比較的多くの病院で治療が受けられることがメリットです。ただし、高度な技術が必要となります。

ロボット支援下手術は、腹腔鏡手術をさらに発展させた手術法で、腹腔鏡手術と同様に創の小さな手術でありながら、拡大視野により細かな血管や神経といった体の組織が見やすいです。またロボットを使用することで、より微細な動きができるため、腹腔鏡手術よりもさらに手術の安全性が高まることがメリットです。

当院産婦人科では患者さんのニーズ

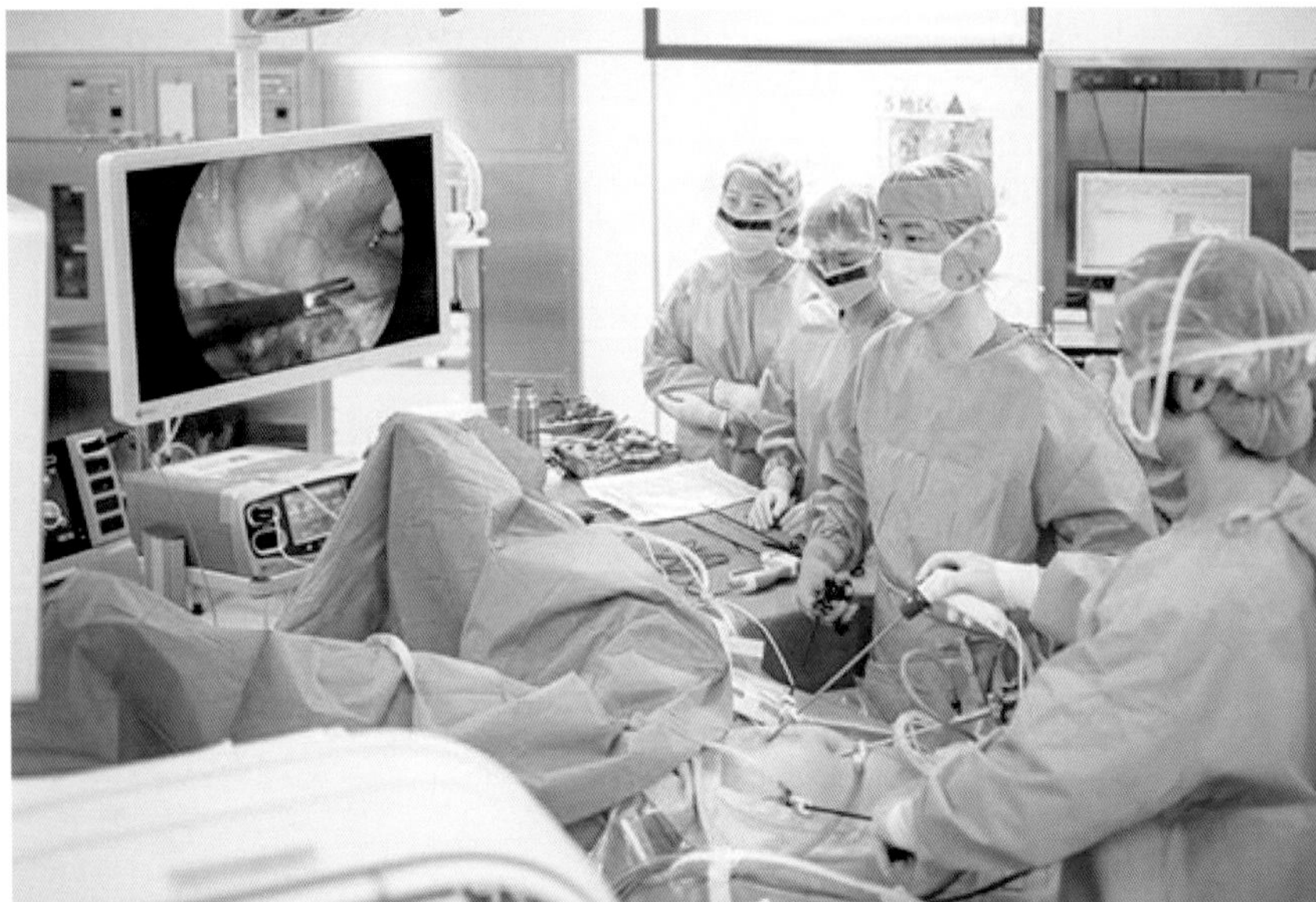

写真　当院産婦人科の腹腔鏡手術

に合わせ、腹腔鏡手術（写真）、ロボット支援下手術の両方を行っています。

その他の治療

合併症がある、全身状態が悪いなどの理由で手術のリスクが高いと考えられる場合は、放射線療法を行います。

抗がん剤治療（化学療法）は、遠隔転移（肝臓や肺などへの転移）のあるⅣB期の治療や、再発時の治療、また手術後に再発リスクが中程度か高いと判断された場合に、再発率を下げるための予防的治療として行われます。

妊娠のご希望がある若年の方で、ごく初期のがんなど条件を満たす場合には、妊娠できる可能性を残すため（妊孕性温存）、子宮や付属器の摘出を行わず、ホルモン療法を行う場合もあります。

卵巣・卵管・腹膜がん

概要

卵巣がんは卵巣にできる悪性腫瘍で（図2）、日本では毎年約1万人が診断されています。一般的に40歳以降に診断される方が多く、50～60歳代最も多いです。卵巣がんの患者さんのうち、1割程度の方は遺伝性といわれています。

卵巣にできる腫瘍は悪性腫瘍である卵巣がんのほかに、良性腫瘍や、悪性と良性の中間的な性質をもつ境界悪性腫瘍があります。

卵管に悪性腫瘍ができた場合を、卵管がんといいます。お腹の内部を覆っている膜を腹膜といい、腹膜に悪性腫瘍ができた場合は腹膜がんといいます。卵管がん、腹膜がんともに、診断と治療は卵巣がんに準じて行っています。

症状

卵巣がんの初期段階では症状がないことが多く、早期発見は難しいです。

進行すると、服のウエストがきつくなる、お腹が張る、お腹にしこりが触れる、お腹が痛む、食欲がなくなるなどの症状が出ることがあります。

検査・診断

内診・直腸診、超音波、CT、MRI、血液（腫瘍マーカー）などの検査を行いますが、がんかどうかについて正確な診断をするためには、がん自体を顕微鏡で見て診断する、病理診断が必要です。

卵巣は骨盤の中の深いところにあるため、皮膚から針を刺してがんの一部を取ってくることができません。そのため、前述の検査で卵巣がんの疑いがあると判断された場合は、手術を行って診断を確定させます。

治療法

外科的治療

卵巣がんでは病気の進行状況に加えて、妊娠・出産のご希望も考慮して、相談しながら治療法を決定します。

妊娠のご希望がない場合は、基本的には子宮全摘、両側卵巣・卵管摘出、大網切除を行います。がんがすべて摘出できる場合には、後腹膜リンパ節郭清も行います。がんの進行や広がっている範囲により手術内容は異なります。

妊娠のご希望があり、初期の卵巣がんの場合は、卵巣がんの種類によっては、片側の卵巣と卵管の摘出を行い、反対側の卵巣と子宮を残す、妊孕性温存を検討します。

抗がん剤治療

手術前にがんを小さくしたり、手術で取り切れなかったがんの治療や、再発を抑えたりする目的で行います。

卵巣がんの多くで、パクリタキセルとカルボプラチンという薬を使う、TC療法を行います。患者さんの状態により、TC療法に加えてベバシズマブという薬を併用したり、TC療法後にオラパリブやニラパリブという薬を使ったりすることもあります。

再発した場合は、抗がん剤治療が主な治療法になります。使用する薬は、がんの種類や再発までの期間をもとに検討します。

放射線療法

卵巣がんの治療では、外科的治療と抗がん剤治療が中心となり、放射線療法は再発した際に検討されることがあります。

CLOSE UP!

血液がん

「不治の病」から半世紀で治癒率が大きく改善

CHECK POINT　血液がん治療のポイント

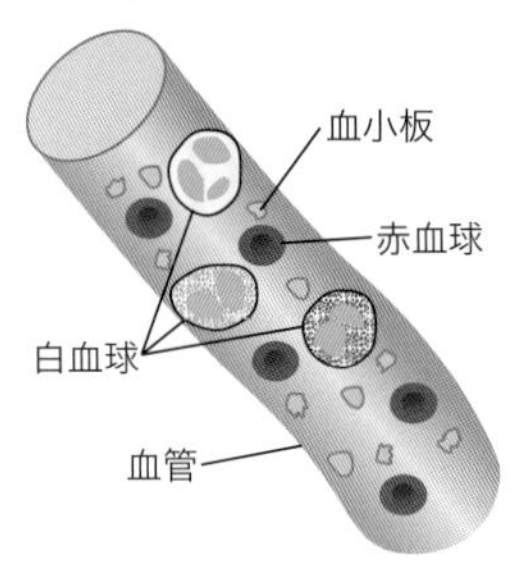

- 白血球が、がん化して起こります。
- 抗がん剤や放射線で治療し、効果が現れない場合は、造血細胞移植（ぞうけつさいぼういしょく）が実施されます。
- 分子標的薬や細胞免疫療法など、新規治療法が多数開発されています。

血液内科▶ 

○血液がんの概要

血液細胞は、白血球、赤血球、血小板の3種類からなり、このうち白血球ががん化したものが、血液がんと呼ばれます。それぞれの血液細胞は、骨髄（こつずい）でつくられる造血幹細胞が分化（分かれて成長）して生まれてきますが（図1）、白血球のもつ遺伝子に何らかの異常が生じた結果、正常な数を超えて増殖するようになり、体にさまざまな悪影響を及ぼします。

血液がんは大きく白血病とリンパ腫（しゅ）に分かれます（図2、3）。白血病は、がん化した細胞が主に骨髄や血液中で増殖します。リンパ腫は、リンパ組織と呼ばれるリンパ節、脾臓（ひぞう）、扁桃（へんとう）などで増殖します。

どちらも短期間で急速に進行する場

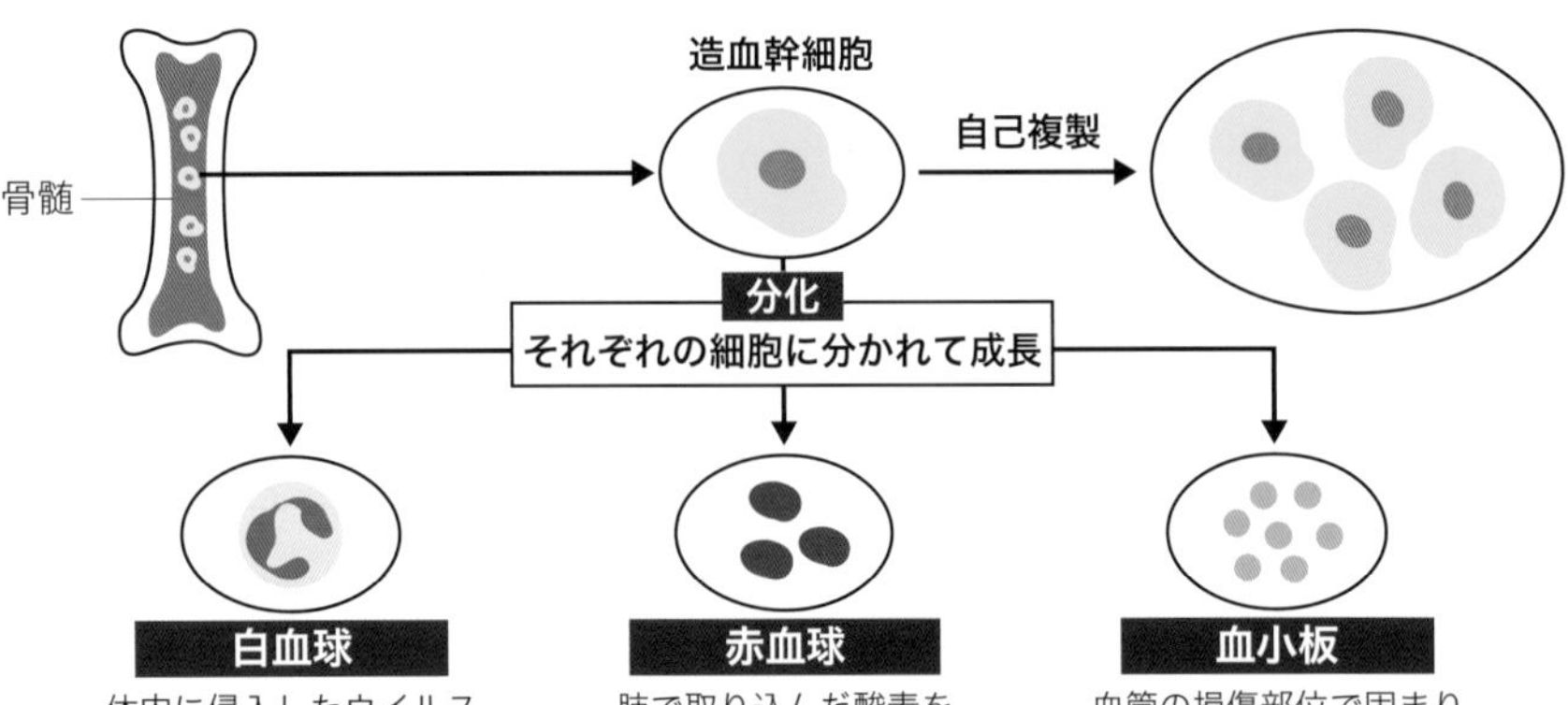

図1　血液細胞とは

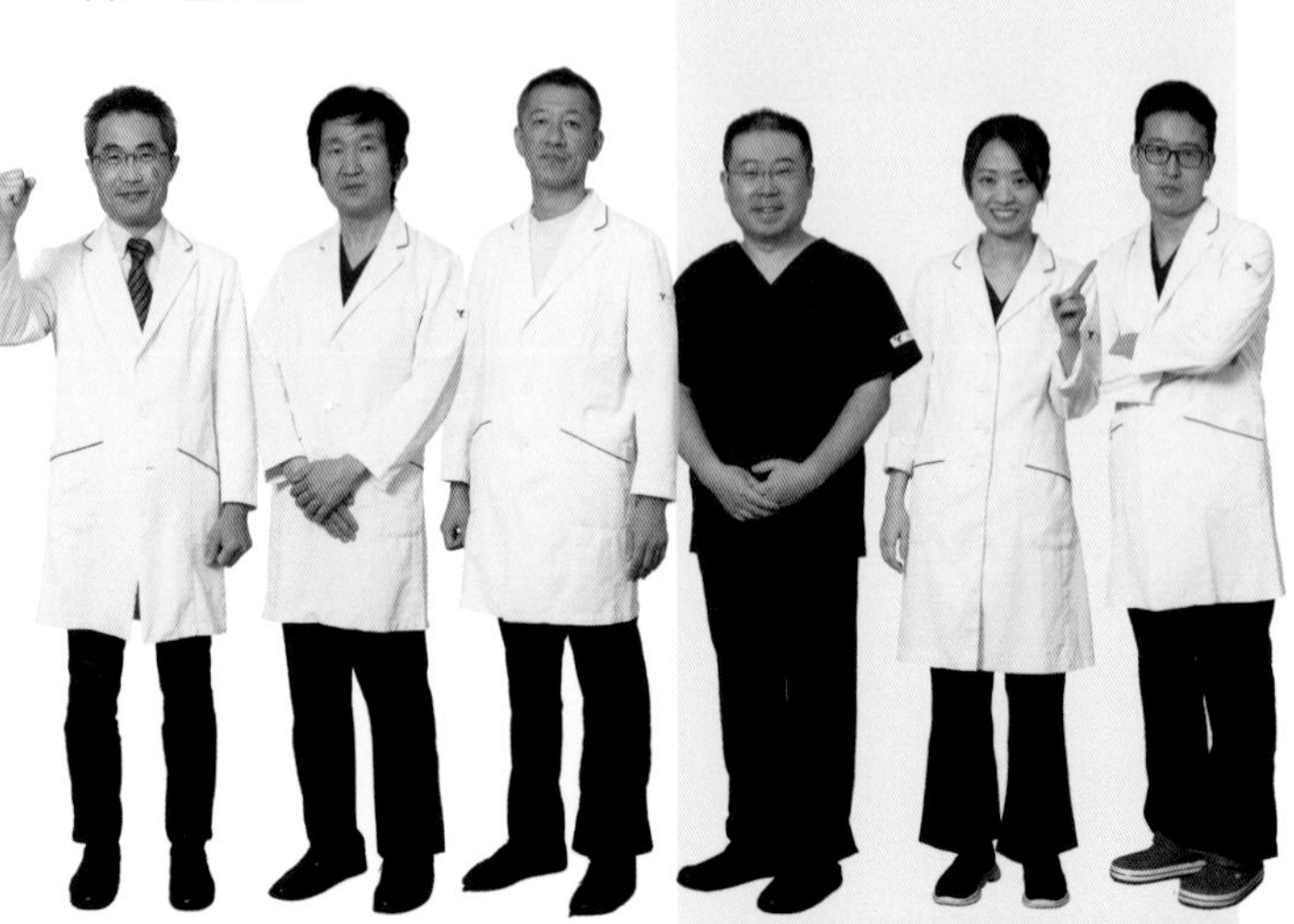

血液内科　部長
内田 直之
（うちだ なおゆき）

血液内科　部長
山本 豪
（やまもと ごう）

血液内科　医長
山本 久史
（やまもと ひさし）

血液内科　医長
髙木 伸介
（たかぎ しんすけ）

血液内科　医長
西田 彩
（にしだ あや）

血液内科　医長
梶 大介
（かじ だいすけ）

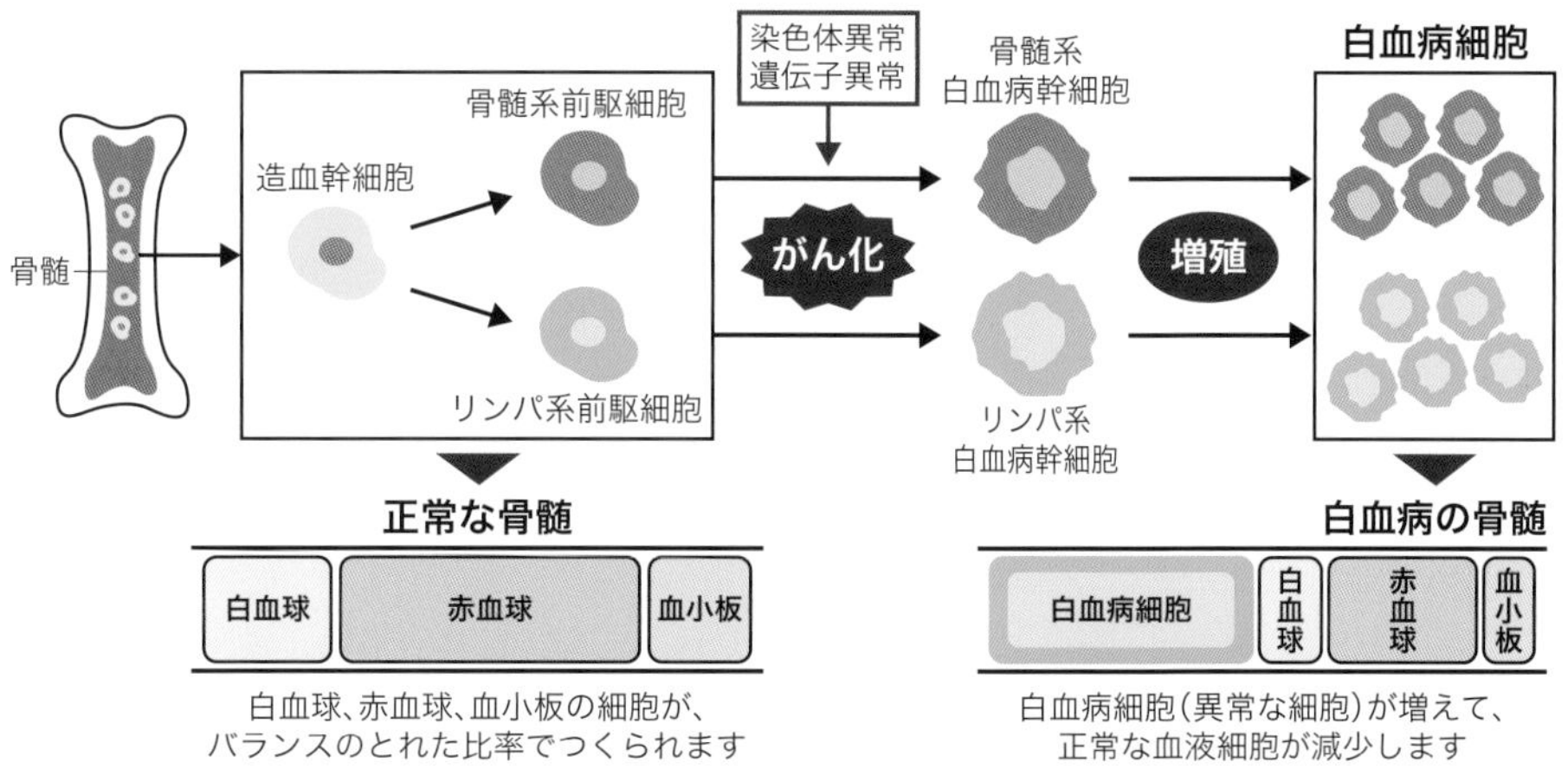

合と、長期間かけてゆっくり進行する場合があり、前者では早期に抗がん剤などによる治療が必要となりますが、後者では何らかの症状が出現するまで治療せず、様子をみる場合もあります。

白血病とリンパ腫は、細胞の性質や遺伝子異常のパターンなどによってさらに細かく分類され、それぞれに応じて治療法を決めていきます。その後の経過は個人差が大きく、治療内容は経過に応じてその都度個別に決定されます。

治療は抗がん剤や放射線が主となります。他のがんと違って、手術で治療することはあまりありません。治療が奏効しない（効果が現れない）場合、骨髄移植などの造血細胞移植が実施されます。

最近では分子標的薬やCAR-Tと呼ばれる細胞免疫療法など、新しい治療薬・治療方法の開発が盛んに行われ、治癒率が向上しています。

図2　白血病の発症

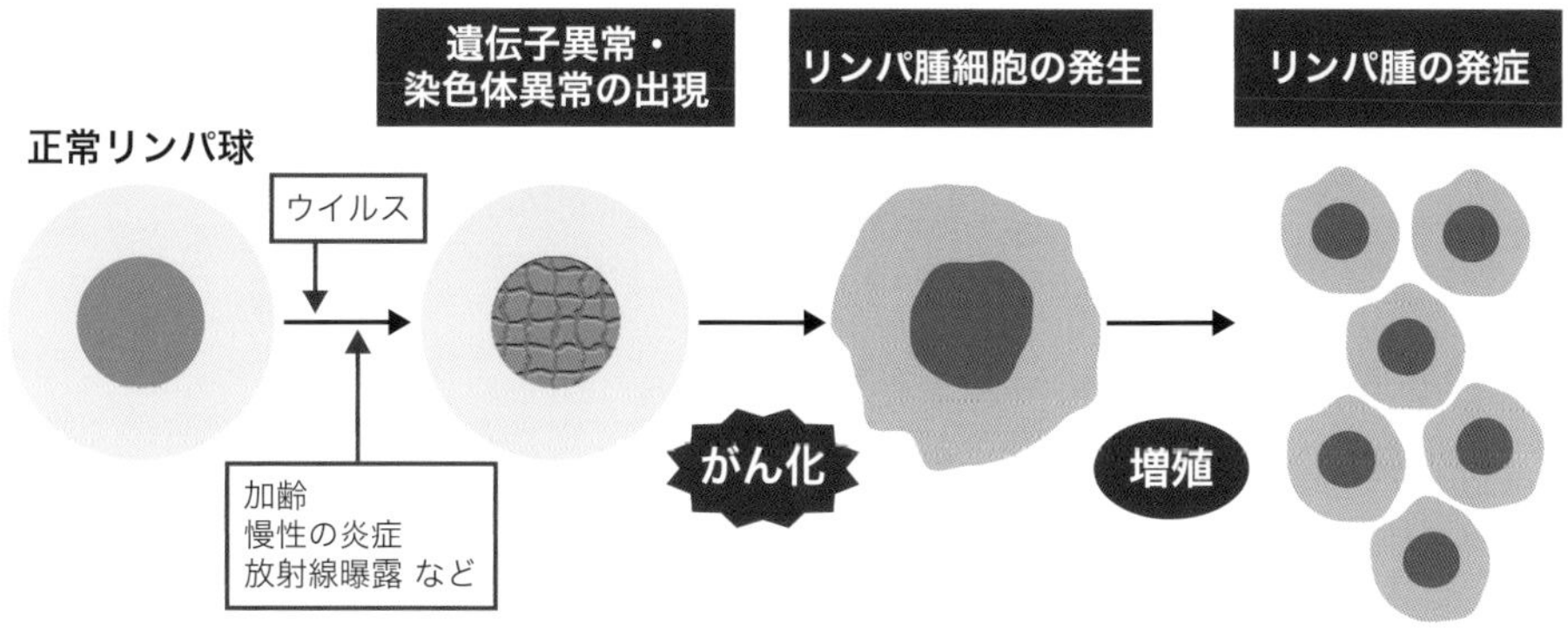

図3　リンパ腫の発症

○症状

●白血病の症状

白血病は、がん化した白血球が骨髄や血液中で増える病気です。異常な細胞の増加に伴って、正常な血球（白血球、赤血球、血小板）が減少し（図2）、さまざまな症状がみられます。

①感染を防ぐ役割の白血球が減少／感染症が起こることによる、発熱や肺炎症状（咳や息苦しさ）など

②赤血球が減少／貧血の症状（疲れやすさ、顔面蒼白、息切れ、めまいなど）

③止血の役割を持つ血小板の減少／出血傾向（皮下出血、鼻血、歯肉出血など）

急性白血病では病気の進行が早く、日から週の単位で症状が進行します。一方、慢性白血病では月から年の単位のゆっくりとした経過のため、症状もあまりみられず、血液検査で初めて発見されることも少なくありません。

●リンパ腫の症状

リンパ腫では、首やわきの下、足の付け根などのリンパ節が腫れます。一か所だけが腫れることもありますし、全身のリンパ節が腫れることもあります。多くの場合、痛みを伴いません。リンパ節以外にも、いろいろな臓器（脾臓、肝臓、肺、胃、腸、脳など）や皮膚などにリンパ腫ができる場合もあります。

ただし、リンパ節が腫れる病気は多くありますので、リンパ節が腫れたからといってリンパ腫とは限りません。リンパ腫では、発熱や体重減少、寝汗など、全身の症状が出ることもあります。

○検査・診断

血液がんで行う代表的な検査は、採血検査、骨髄穿刺・生検、リンパ節生検、画像検査などです。

採血検査は診断だけでなく、治療に伴う副作用や臓器機能の把握に利用されます。骨髄穿刺・生検は痛くてつらい検査というイメージがあると思いますが、穿刺針の改良で、従来に比べる

と楽に行えるようになりました。お尻の上方の腸骨という骨が触れる場所から、局所麻酔で行います。リンパ節生検は、リンパ節の部位によって採取方法が異なります。できるだけ安全に十分量の検体が採取できる場所を、事前に画像検査で確認します。

これらの検査で細胞や組織の形態を観察したり、細胞表面にあるタンパク質を調べたり、染色体や遺伝子の異常を検出したりして、その情報を組み合わせて診断します。

また、これらの検査の一部は診断だけでなく、治療前の治療効果の予測や、治療薬・治療方法の選択にも利用されます。特に骨髄穿刺は、白血病などで治療効果を判定するためにも重要な検査です。

画像検査は、診断時や治療前に病変がどこにあるかを正確に把握するために行います。CT検査やMRI検査に加えて、PET/CT検査などを活用します。特にPET/CT検査は、悪性リンパ腫などの治療効果を判定するために利用されることも多いです。

このように、さまざまな検査を組み合わせて診断や治療効果の判定を行い、患者さん一人ひとりの病状に合わせた治療計画を立てます。

治療法

○抗がん剤治療

抗がん剤治療は、血液がんの中心となる治療です。飲み薬や注射で投与された抗がん剤が、血液の中に入って全身をめぐり、広がったがん細胞を攻撃します。

白血病や悪性リンパ腫などの血液がんは、がんの中でも抗がん剤が効きやすいため、全身に広がって進行していても、抗がん剤によって治癒をめざせます。体の中にがん細胞がいなくなった状態を寛解といいますが、白血病でも悪性リンパ腫でも、この寛解をめざして治療していくことになります。

使う抗がん剤の種類や治療期間は、がんの種類・状態と患者さんの年齢・状態によって、さまざまです。白血病も悪性リンパ腫も、近年治療の進歩が目覚ましく、有効な抗がん剤や、分子標的薬という特定のがん細胞だけを攻撃する薬が次々と開発され、治療選択肢がどんどん増えています。

抗がん剤というと、脱毛や吐き気など副作用がつらいイメージがありますが、吐き気止めを使ったり抗がん剤の量を調整したりすることで、患者さんへの負担を最小限にしながら、治療を継続することも可能です。

抗がん剤の種類によっては外来通院でできるものもありますので、患者さんの中には仕事や通学をしながら治療を続けている方もいます。当科では、患者さん一人ひとりに合った抗がん剤治療を選択することを心がけています。

○放射線療法

放射線療法は、血液がんの病変に放射線を照射することで、がん細胞を攻撃する治療です。血液がんは、放射線が効きやすいがんの1つです。

放射線療法は、放射線を照射する部位によって、副作用が出ます。多くの部位に放射線を照射すると、さまざまな副作用が発生してしまうため、血液がんが全身に広がってしまっている場合、放射線療法は優先順位が下がります。放射線療法は、1か所のみに病変を認めるときなど、局所的に治療ができる場合に、行われることが多い方法です。

放射線療法を行う場合、血液がんの完治を目的とする場合と、血液がんによる症状を取ることを目的とする場合があります。

血液がんが局所的に発生している場合は、放射線療法によりその病変を攻撃することで、完治をめざせる可能性があります。その反面、血液がんが全身に広がっている場合は、放射線療法による完治はめざせませんが、痛みなどの症状を取るために放射線療法を行うことがあります。

例えば、腰椎（腰の骨）に血液がんの病変が発生して、腰痛が強い場合などに、放射線を照射することで、病変が小さくなり、腰痛の症状を改善させることが期待できます。

当院血液内科では、血液がんの放射線療法は放射線治療科と連携して、迅速に、個々の患者さんの目的に合わせた治療ができるように心がけています。

○造血細胞移植

造血細胞移植は、通常の抗がん剤や薬物療法では治すことが難しい血液疾患に対して、〝治癒〟をめざして行う治療です。

造血細胞移植は、使用する細胞の種類、ドナーと患者さんとの関係性、移植前処置の強度により分類されます。細胞の種類は、骨髄、末梢血幹細胞、臍帯血の3種類があります。細胞が自分由来の場合は自家移植、それ以外の場合は同種移植と呼ばれます。自家移植では、通常、末梢血幹細胞が用いられます。

さらに、移植直前に実施される前処置には、骨髄を完全に破壊するほどの強度の骨髄破壊的（フル）移植、それ未満の骨髄非破壊的（ミニ）移植の2種類があります。自家移植では、骨髄破壊的な移植前処置のみが用いられます。以上から、計7通りの組み合わせに分類されます（図4）。

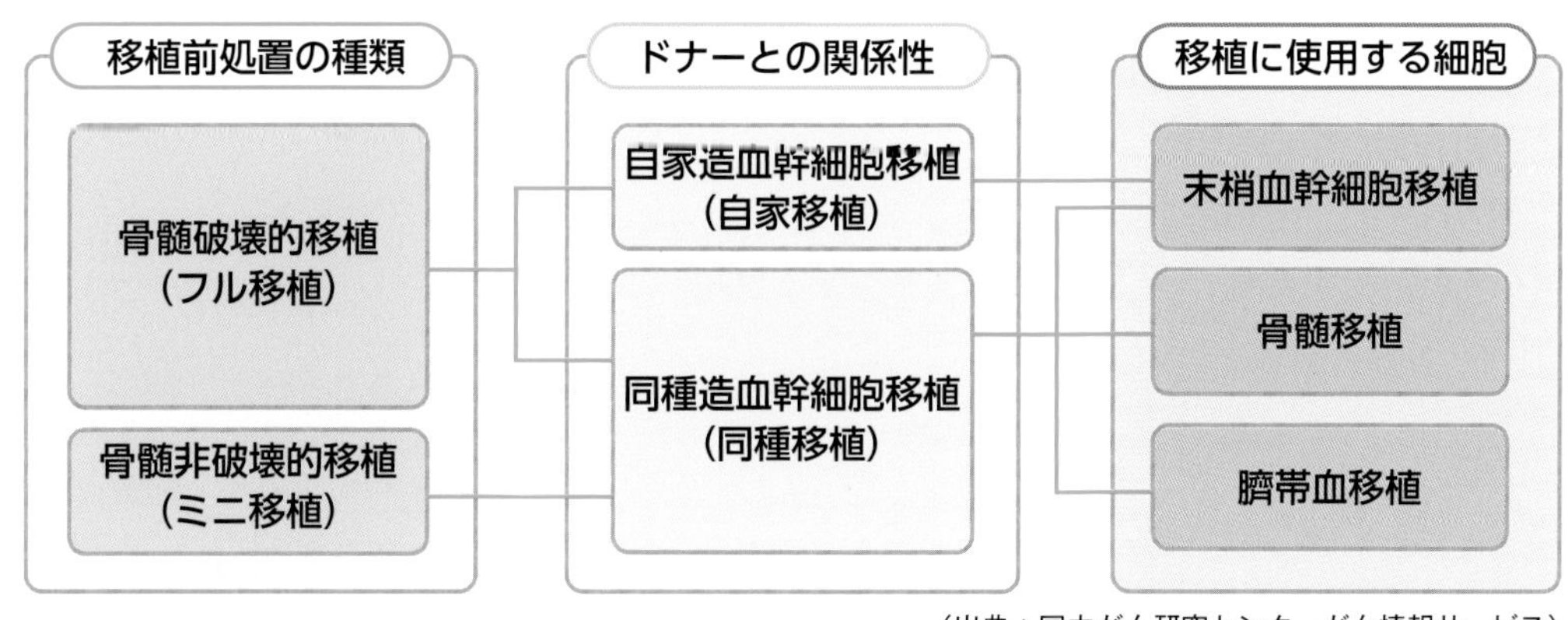

図4　造血細胞移植の種類

図5　当院の造血細胞移植件数（年次推移、2022年12月31日現在）

当院では1990年代から移植チームを立ち上げ、これまでに血縁移植・非血縁移植・臍帯血移植・自家移植併せて、3000例を超える移植を行ってきました（図5）。

特に、臍帯血移植では多くの実績をもち、移植方法のさまざまな工夫により、高齢の患者さんや臓器障害のある患者さんに対しても移植の実施が可能となりました。現在は、ほぼすべての患者さんが、年齢やドナーの壁を越えて治癒をめざせる時代になりました。

しかし、移植は夢のような治療ではなく、一定の割合で命にかかわる合併症が発症することもあります。これらの合併症は、高齢者ほど起こりやすいため、移植の成功率は若年者よりも低く、移植を実施したために寿命を縮めてしまうこともあり得ます。

移植の適応やタイミングを十分に考え、患者さんと話し合い、いざ移植を行う際には、多くの職種からなるチーム一丸となって、患者さんをサポートします。また、病気が治った患者さんが、長期的な合併症や社会的問題で苦しまないように、フォローアップ体制を整えています。

Topic
3

がんのリスクを減らす健康習慣

健康管理センター　医長　加藤 昌之（かとう まさゆき）
健康管理センター・画像診断センター　統括センター長　本田 律子（ほんだ りつこ）

がんの発症には、生活習慣が関係していることが知られています。図は、がんにおける生活習慣の関与する割合（人口寄与割合。その要因がなかったら、がんにかからずにすんだ人の割合）を示したものです。男性ではがんの約43%、女性では約25%が、これらの要因を避けることによって防ぐことができたと考えられます。

では、がんのリスクを減らす健康習慣とは、どんなものなのでしょうか。

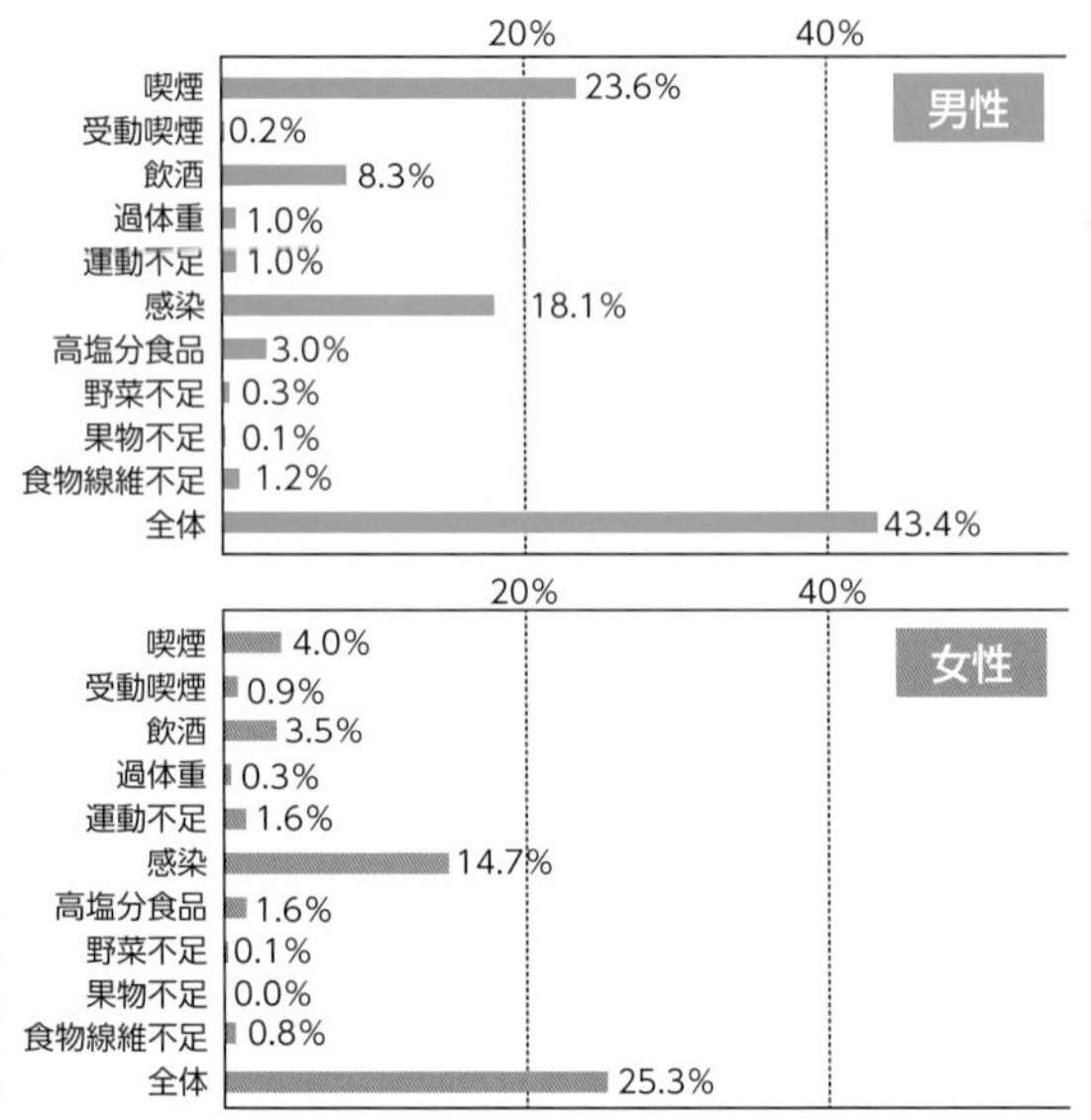

図　がんにおける生活習慣の関与する割合
（Manami Inoue et al., Burden of cancer attributable to modifiable factors in Japan in 2015, Global Health & Medicine, 2022 Feb 28;4(1):26-36, p.31 Table 3、〈国立国際医療研究センター発行〉をもとに作成）

●たばこは吸わない

喫煙は、咽頭（いんとう）がんや肺がんなど各種のがんと関連すると考えられています。喫煙はがんだけでなく、心臓や脳などのさまざまな病気の原因にもなり、さらに周りの人にも健康被害を引き起こすことがわかっています。自分のためにも、また周りの人のためにも、たばこは吸わないほうがよいでしょう。

●お酒は飲んでも適量まで

飲酒は、食道がんや肝臓（かんぞう）がんなどの原因になると考えられています。飲酒はしても、アルコールにして23g程度（ビールなら大瓶１本）にとどめておきましょう。

●適度に運動する

運動不足によっても、がんのリスクが上昇することが知られています。運動量としては、18～64歳の人については歩行と同等以上の強度で毎日60分、また65歳以上の人については、強度を問わず毎日40分が推奨されています。

●バランスよく食べ、塩分は控えめに

野菜や果物、食物線維を適切に摂取することは、がんのリスクを下げる可能性があります。一方、高塩分食品を多く摂取していると、がんのリスクが高くなると考えられています。さらに、食塩のとりすぎは高血圧の原因となり、心臓の病気や脳卒中につながることが知られています。１日あたりの食塩摂取量は男性で7.5g未満、女性は6.5g未満を目標にしましょう。

その他の要因など詳しいことについては、例えば、国立がん研究センターの「科学的根拠に基づくがん予防」などを参照してください。

とはいえ、仮にリスク要因すべてを避けることができたとしても、がんにならないわけではありません。がんは、早期に発見することにより治る可能性が高くなります。そのためには、定期的に健康診断を受けることが重要です。

「国立がん研究センターがん情報サービス、科学的根拠に基づくがん予防」

Part 4

チーム医療の現場

放射線療法

放射線で治療しながらいつもの生活を

がんにダメージを与える仕組みと治療の方法

放射線療法は、がん細胞の遺伝子に傷をつけて、がん細胞を壊す治療法です。正常な細胞にも影響がありますが、がん細胞は回復力が弱いため、ダメージが大きくなります。放射線療法は、手術や抗がん剤と組み合わせたり、単独で行ったりします。放射線療法の効果を強めるために、抗がん剤を同時に使う場合があります。これを、化学放射線療法といいます。

放射線療法には、根治照射と緩和照射の2つがあります。根治照射は、がんを完全になくすことを目的とします。治療は1日1回、平日5日間で、1回にかかる時間は10〜20分です。がんの種類にもよりますが、治療期間は4〜8週間です。肺がん、前立腺がんなどに行います。

手術の前後に当てる放射線も根治照射に含まれます。直腸がん、食道がんなどでは、がんを小さくして手術しやすくするために、手術の前に放射線を当てることがあります。また、乳がん、子宮頸がんなどでは、完全に切除できずに残ったがん細胞を壊したり、がんの再発を予防したりするために、手術の後に放射線を当てることがあります。

緩和照射は、がんによる痛みや出血などの症状を改善し、QOL（生活の質）を向上させるために行います。がんの大きさや体調などを考慮して、1日〜3週間程度で行います。

放射線療法の流れと注意点

放射線療法には、外部照射と内部照射があります。外部照射は、体の外から放射線を当てる治療法です。内部照射は、放射性物質を体内に入れて体の中から放射線を当てる治療法です。ここでは、一番よく使われるX線による外部照射をご紹介します。

外部照射には、3次元原体照射（3D-CRT）、強度変調放射線治療（IMRT）、定位放射線治療（SRT／SBRT）があります。

IMRTでは、正常細胞への影響を減らしながら、がんに放射線を集中することができます。当院では多くの患者さんをIMRTで治療しています。SRT／SBRTは小さいがんが対象で、治療期間は1週間と短いのが特徴です。当院のSRT／SBRTは、「リニアック」（写真1、2）を使います。この治療機はとても小さい肺がんや肝臓がんでも、正確に治療することができます。

放射線療法は、通院で行うことが多いですが、抗がん剤を使う場合や体調が悪い場合には入院で行うこともあります。

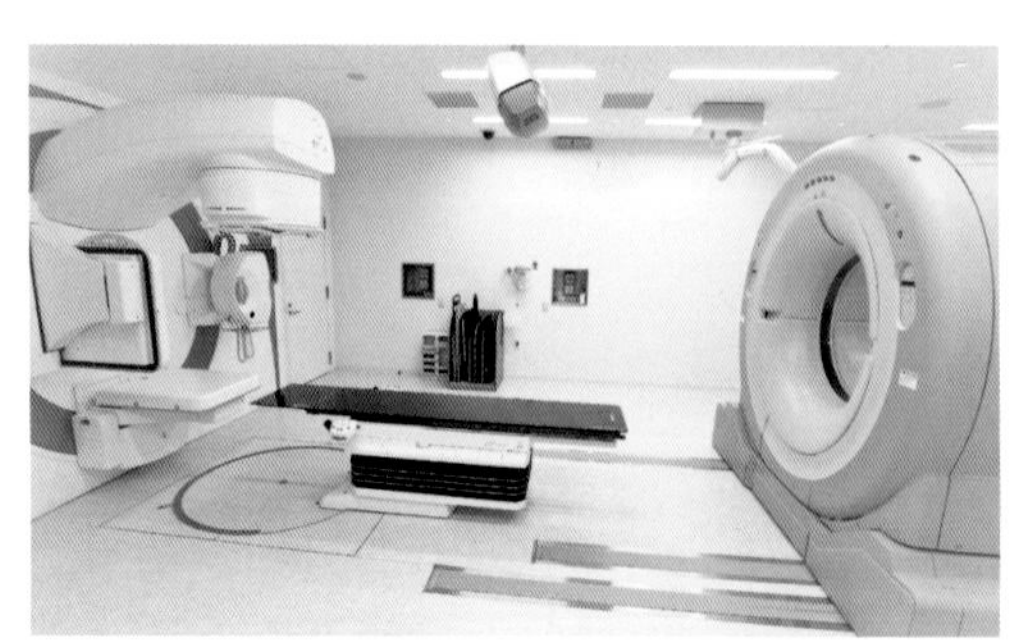

写真1　リニアック

放射線治療科　部長
小塚 拓洋
（こづか たくよう）

放射線治療科　医長
宇木 章喜
（うき あきよし）

放射線治療科　医員
冨永 理人
（とみなが りひと）

放射線治療科　医員
陣内 遥
（じんのうち はるか）

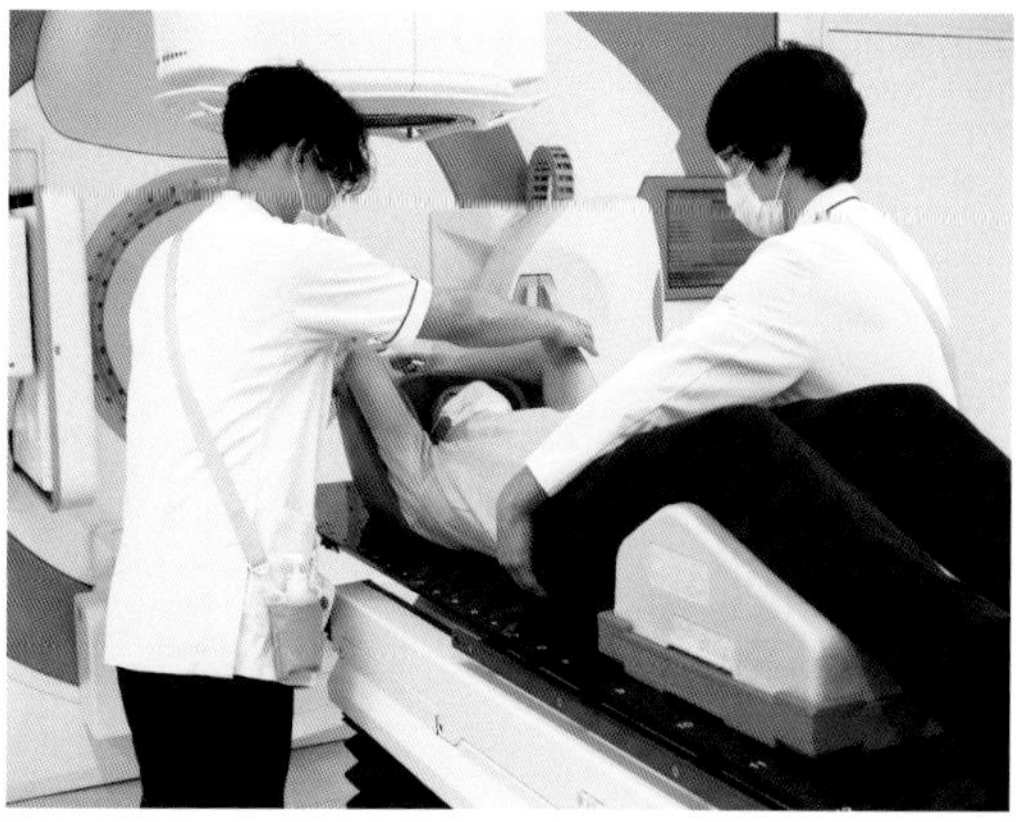

写真２　リニアックによる放射線療法の様子

　放射線療法を受ける前に、治療の準備のためCT画像を撮影します。これを治療計画用CTといいます。治療計画用のCTは、放射線療法を行うときと同じ姿勢で撮影します。治療時の目印になるように皮膚に線を書いたり、頭部を固定するマスクを作成したりする場合があります。次に、がんの位置や形に合わせて、放射線の量と当てる範囲を決めます。これが治療計画です。治療を始める前に、治療計画通りに治療できるか確認します。そのため、治療が始まるまで数日から1週間ほどかかります。

　放射線療法の機械には、リニアック、トモセラピー（写真3）、サイバーナイフなどがありますが、治療効果に大きな差はありません。大切なのは、患者さんに合わせて作る治療計画です。

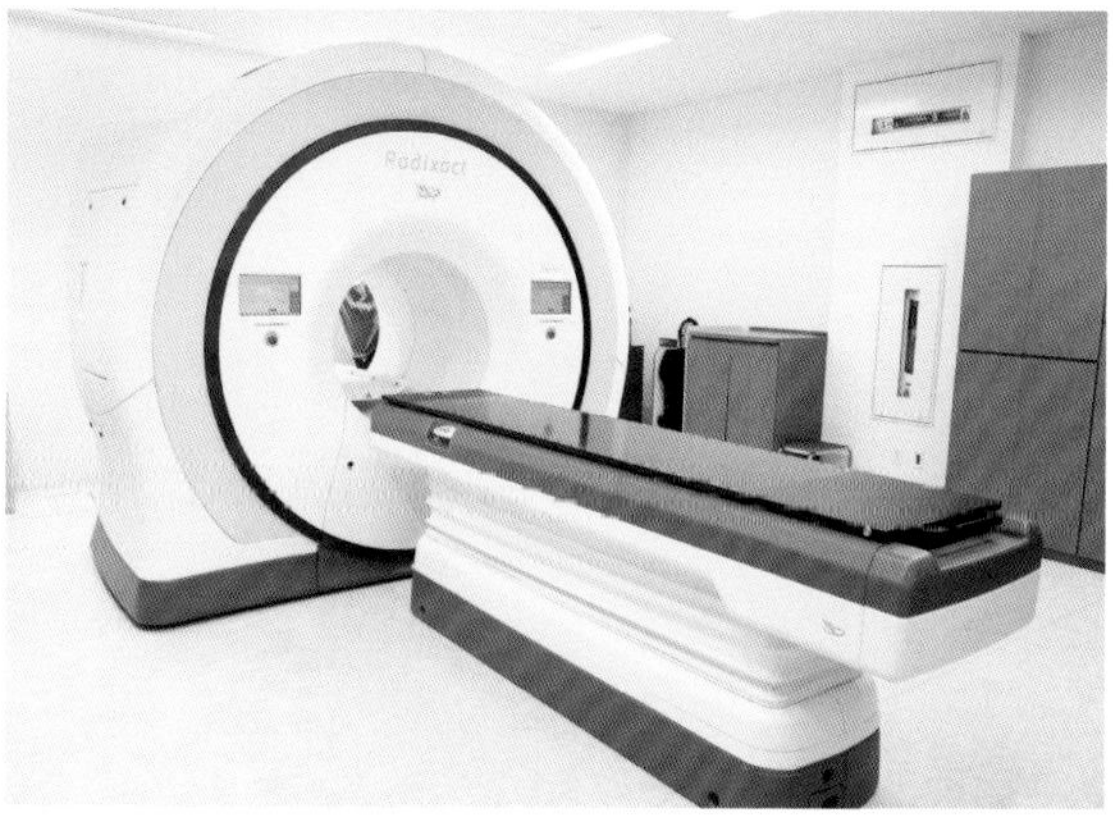

　治療のたびに、患者さんは治療用のベッドに横になり、動かないようにしてもらいます。放射線を当てても痛みはありません。治療が終わったら、すぐに帰宅できます。

　副作用は、放射線の量や当てる範囲によって異なります。放射線が当たった皮膚や粘膜は赤くなったり痛みを感じることがあります。お腹（なか）に放射線を当てた場合、吐き気や下痢が起こることもあります。これらの副作用の多くは、治療が終われば良くなります。

写真３　トモセラピー

　ただし、半年以上経ってから起こる副作用もあります。例えば、喉（のど）のがんに放射線を当てると、唾液が出にくくなることがあります。これらの「遅れて生じる副作用」は治りにくいため、つらい副作用が出ないように注意して治療計画を立てています。

　放射線療法は保険診療です。治療方法や期間にもよりますが、3割負担の場合、全部で15～50万円くらいです。高額療養費制度も適用になりますので、実際の負担はさらに軽減します。

仕事と両立できる当院の放射線療法

　当院では、がんの治療と仕事の両立を支援するために、以下の取り組みを行っています。

①虎ノ門という便利な場所で、朝と夜にも治療を行っています。

②患者さんのご希望や病状に応じて、治療回数の少ない放射線療法を提案します。

③がんに正確に放射線を集中し、周囲の臓器への影響を抑える高精度な治療を行っています。

　左乳がんの場合、心臓への影響を最小限にするため、深吸気息止め照射も行っています。

④がん以外の病気を抱える患者さんでも、関連する診療科と連携して、全身の健康管理を行います。

　例えば、ペースメーカーを使用している方や人工透析が必要な方でも、安心して放射線療法を受けることができます。

ここに注目！　朝と夜にも治療を行っています

当院では仕事を休まずに放射線療法を続けられるように、月～金曜の8:30～12:00、13:00～19:00に治療を行っています（図）。治療をご希望の方は、がん相談支援センター（03-3588-1171）にご相談ください。

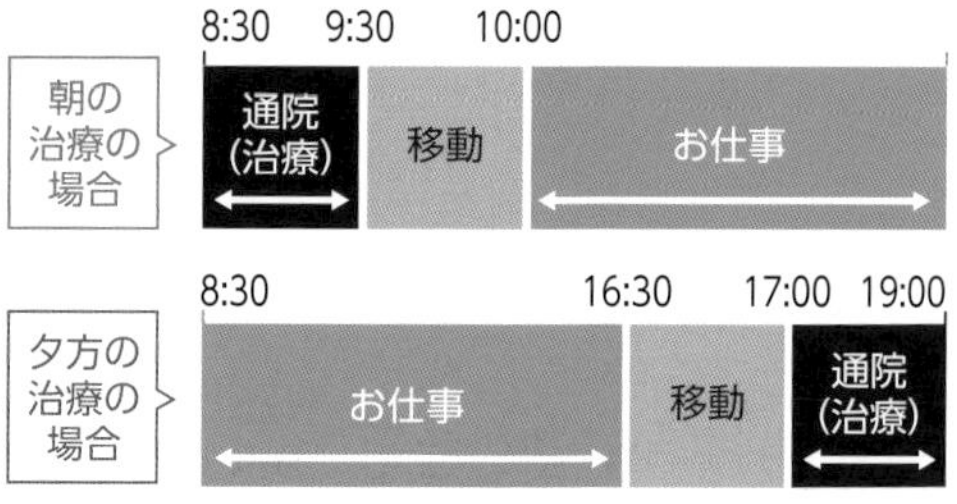

	8:30	9:30	10:00
朝の治療の場合	通院（治療）	移動	お仕事

	8:30	16:30	17:00　19:00
夕方の治療の場合	お仕事	移動	通院（治療）

図　仕事と両立できる放射線療法。当院での治療時間の例

核医学

PETや骨シンチなどの核医学検査・治療を知ろう

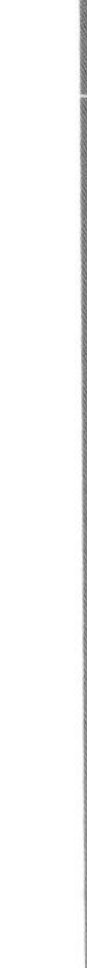

核医学は、医学・医療用語の中でも、少しなじみの薄い言葉の1つかもしれません。核医学検査や核医学治療は、通常の放射線診断や放射線療法と、どう違うのでしょうか。

トレーサー

がんなど

放射線を出す元素

ブドウ糖などの生体内（類似）物質

トレーサー（追跡子）の目的臓器（ターゲット）	核医学検査名
がん細胞	ガリウムシンチ、PET
炎症組織	炎症シンチ、PET
骨（特に骨代謝が盛んな部位）	骨シンチ
甲状腺	甲状腺シンチ
心筋や脳の虚血、梗塞部位	心筋シンチ、脳血流シンチ

上記のほか、トレーサーにはいろいろな種類があります！

図1　核医学検査のイメージ

おおざっぱに言ってしまうと、通常の放射線診断や放射線療法では装置本体から放射線が出ますが、核医学は放射線を出す薬（放射性医薬品）を使うのが特徴です。

放射性医薬品は小さい粒や液、ガスとなっており、患者さんに飲んでもらったり、注射したり、吸ってもらうことができるため、トレーサー（追跡子）としての役割を果たします。体内の分布、ありかを見たい物質に放射線をくっつけ、専用のカメラで撮影することで、それをとらえることができます。

実は、画像診断としてはCTやMRIよりも歴史が古く、従来からある検査としては、骨シンチ、脳血流シンチ、心筋シンチ、肺換気血流シンチなどがあります。「シンチ（正しくはシンチグラフィまたはシンチグラム）」という言葉は、核医学検査を示すものとして使われますが、臓器ごとに、また利用する放射線の違いにより、さまざまな種類の核医学検査があることがイメージできるでしょう。おなじみのPETも核医学検査です。PETで注射するFDG（Fluorodeoxyglucose）という薬はブドウ糖と同じ化学構造をしているので、ブドウ糖を栄養源にして増えるがん細胞のトレーサーになるのです（図1）。

さらに、トレーサーをそのまま治療に役立てようというのが、核医学治療です。従来から有名なのは、甲状腺がんや甲状腺機能亢進症（バセドウ病）に対するI-131内用療法ですが、近年ではホルモン療法抵抗性の骨転移に対するアルファ線内用療法や神経内分泌腫瘍に対するPRRTと呼ばれる治療など、核医学を用いた新しい治療法が開発されています。

このように言葉はとっつきにくい核医学ですが、がんの診断と治療に大きな力を秘めています。

放射線科　部長
丸野 廣大
（まるの ひろたか）

画像診断センター　センター長
放射線科　医長
石原 眞木子
（いしはら まきこ）

画像診断センター　医長
椎葉 真人
（しいば まさと）

放射線科　医員
今井 昌康
（いまい まさみち）

がん医療に必須なPET

PETはPositron Emission Tomographyの略で、日本語で陽電子断層撮影といい、装置（写真）と検査法を表す言葉です。FDGはブドウ糖類似物質と説明しましたが、陽電子（放射線の種類の1つ）を出すF-18 FDGというのが正式な名称です。

では、F-18 FDGを注射すると、どうなるのでしょう。注射されたF-18 FDGが血液に乗って体中をパトロールして、がん細胞があればその中に入っていき、数時間とどまっています。そこを専用のPETカメラで撮影すると、放射線で光っているがんの塊を見つけることができるという仕組みです（図2）。そして、F-18 FDGがどれくらい強く集まるかということと、がん細胞の悪性度、いわゆる「顔つき」にはある程度の関係があります（ただし、がんのサイズ、形、臓器の状態によっては取り込みが少なかったり、もともと見えにくかったりするがんもあります）。手術や生検をする前にがん細胞の「顔つき」を見られるのは、画期的なことです。

ところで、現在は高性能のCTと組み合わせたPET／CT装置が一般的ですので、PET検査とPET／CT検査は、ほぼ同じ意味に使われます。つまり、今は、核医学と放射線診断の技術が合体しているのですね。

PET／CT検査は、がんの形と「顔つき」を同時に見ることができる非常に優れた検査であるため、多くのがん診療ガイドラインでグレードB（検査を行うよう勧められる）として、病期診断（手術などの治療方針を決める）、転移再発診断（転移や再発の有無を調べる）、治療効果判定（抗がん剤がどれくらい効いているかを確認する。悪性リンパ腫では保険適用あり）などのシーンで利用されています（図3）。しかも、肺、肝臓といった臓器ごとではなく一度に全身をチェックしますので、病気の広がりを正確に診断でき、治療戦略を立てるのに役立ちます。

例えば、食道がんで手術を予定されている方がPET／CT検査で肺がんも見つかり、2つのがんの治療を計画的に受けることができた、というような例があります（図4）。また、化学療法などの前後でPET／CT検査を行うと、がんの活動性が残っているかどうかを知ることができ、これが悪性リンパ腫の治療効果判定で用いられま

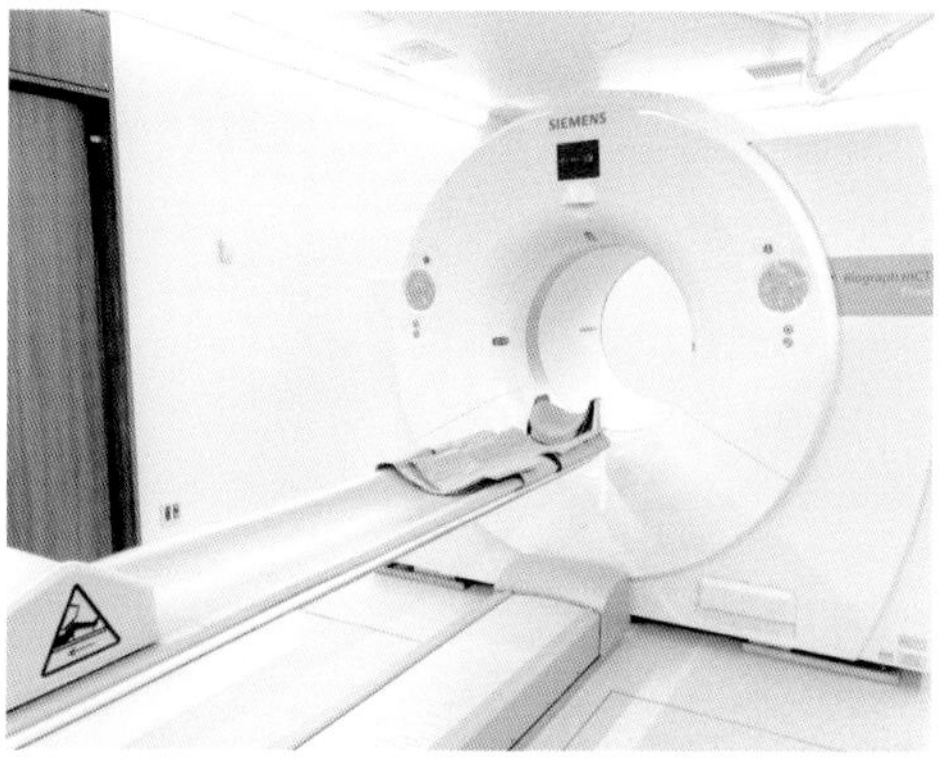

写真　当院のPET/CT装置

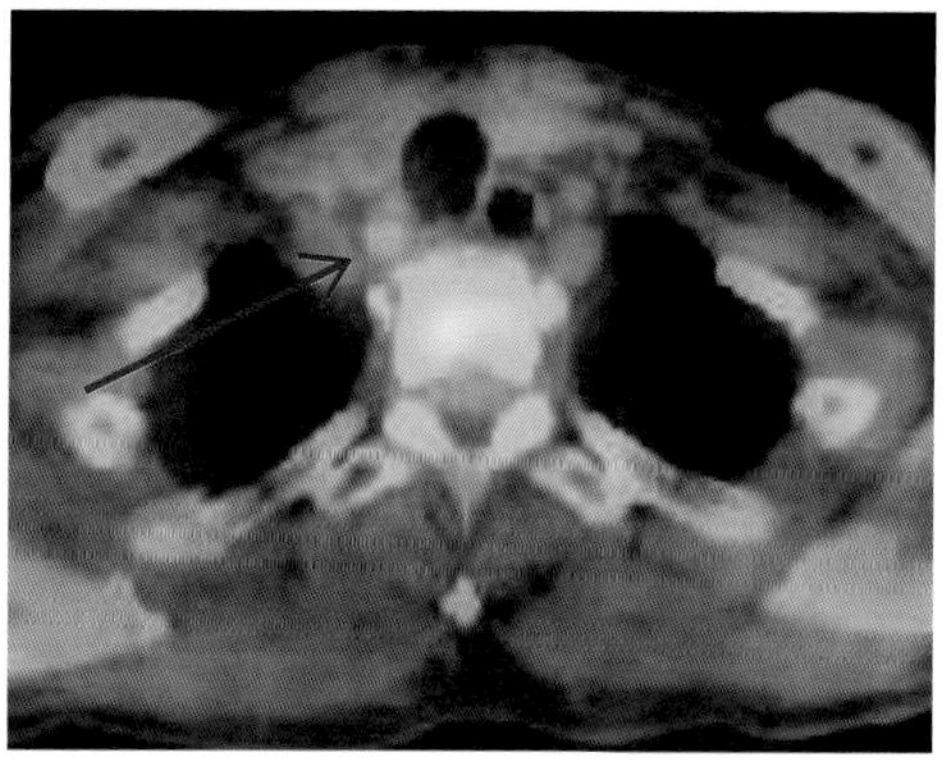

図2　がんが転移した小さなリンパ節が光っている様子

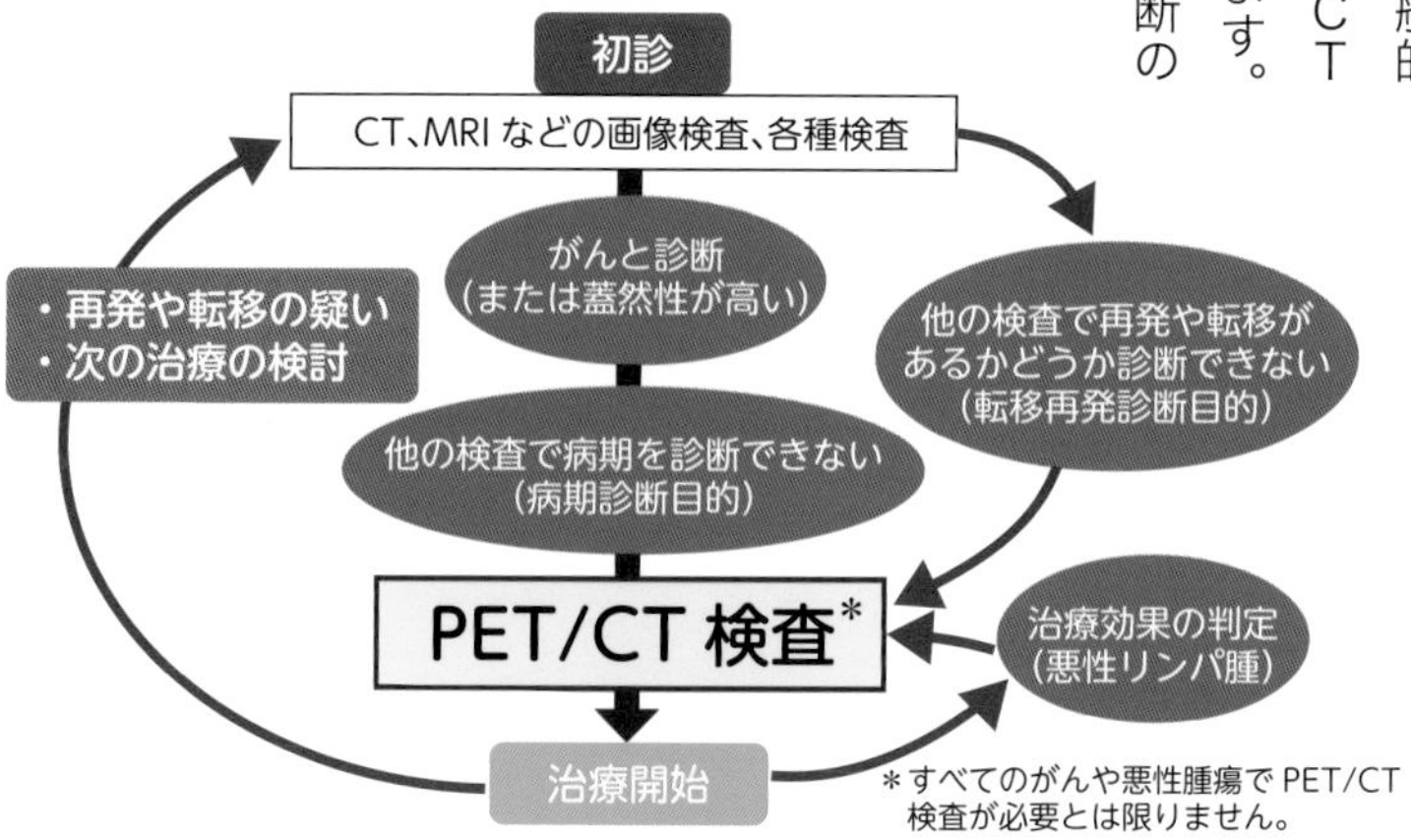

初診
CT、MRIなどの画像検査、各種検査
がんと診断（または蓋然性が高い）
他の検査で再発や転移があるかどうか診断できない（転移再発診断目的）
他の検査で病期を診断できない（病期診断目的）
・再発や転移の疑い
・次の治療の検討
PET/CT検査*
治療効果の判定（悪性リンパ腫）
治療開始
＊すべてのがんや悪性腫瘍でPET/CT検査が必要とは限りません。

図3　がん医療におけるPET/CT検査の役割のイメージ

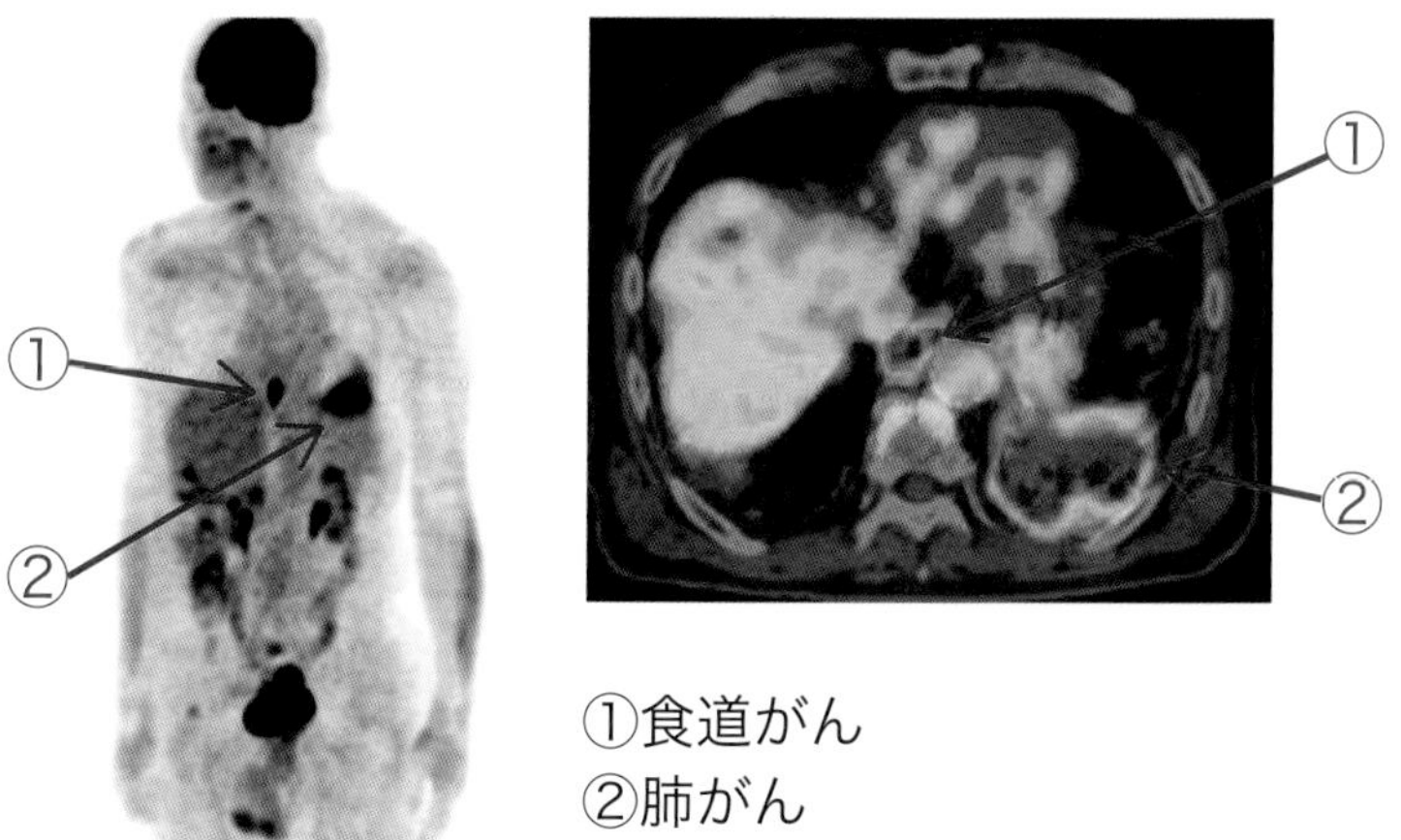

図4　食道がん術前のPET/CT検査で偶然見つかった肺がん。2つのがんが一度に映し出された様子

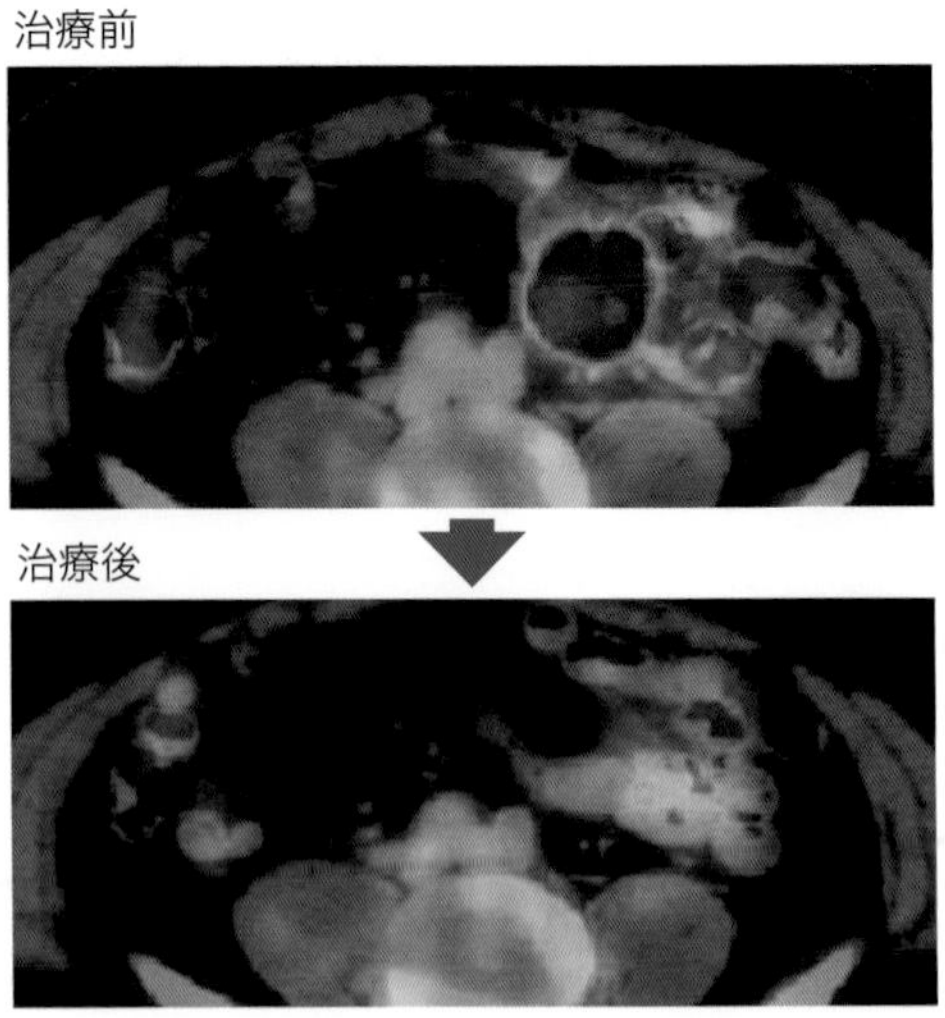

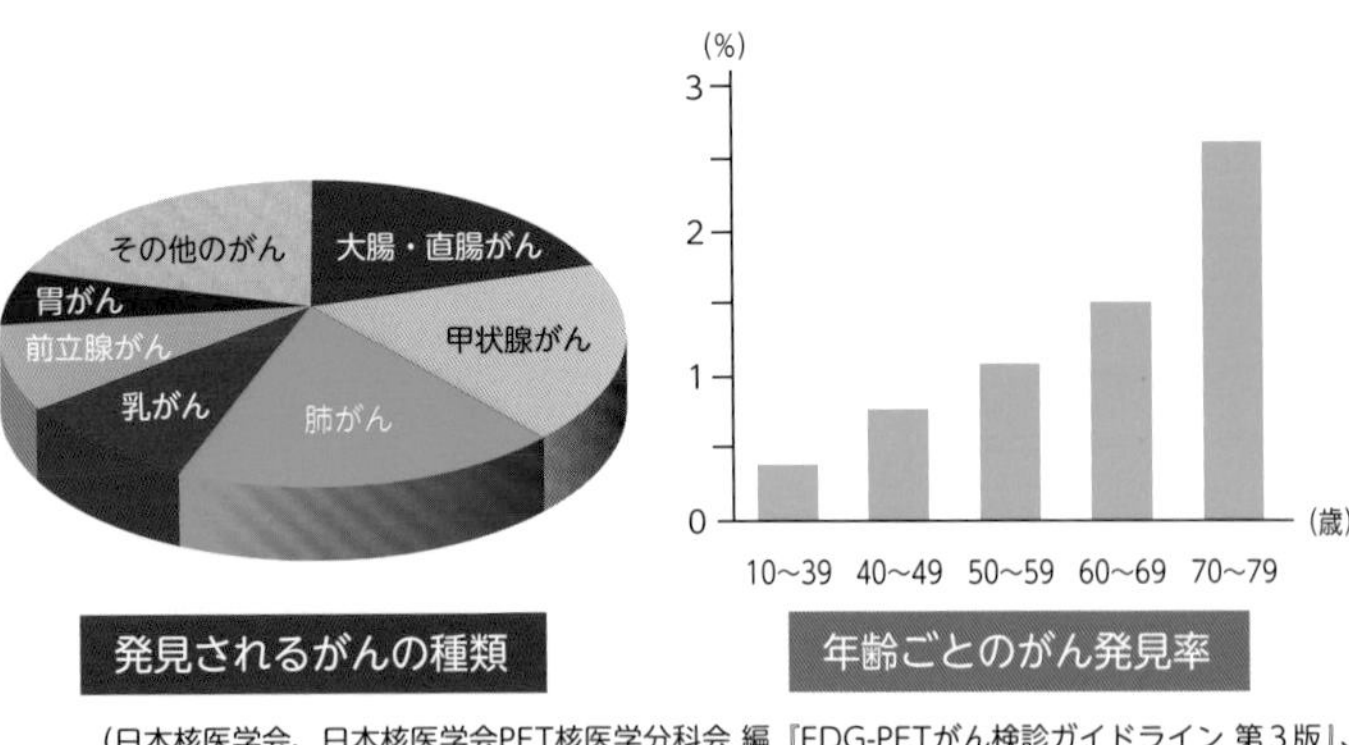

（日本核医学会、日本核医学会PET核医学分科会 編『FDG-PETがん検診ガイドライン 第3版』、2019年〈http://jsnm.org/archives/695/〉をもとに作成）

図6　PET/CT がん検診でのがん発見率

治療前

治療後

図5　悪性リンパ腫の治療効果判定。病変部（赤く光っている部分）が治療後に消えた様子

す（図5）。さらに、他のがんでも抗がん剤やホルモン剤などの治療後、再び治療戦略を立てる必要があるときに有効です。PET検査はすべてのがん（悪性腫瘍）において、原則としてCTやMRIなど他の検査で診断できない場合に保険が適用されます。

PET／CT検査は、国内ではがん検診としても多く用いられています。PETがん検診では、大腸・直腸がん、甲状腺がん、肺がん、乳がん、前立腺がんなどが見つかるがんの上位にありますが、見つかりやすいがんの種類のランキングには、CTでの見つけやすさや、そのがんを罹患している人の多さが関係しています。また、年齢が高いほどがんの発見率も高くなります（図6）。PET／CTをがん検診に用いる場合、最も大事なことは、PET／CT検査を過信せず、他のがん検診と組み合わせて使うことです。

PET／CT検査の被ばく

PET検査で利用している陽電子は、他の放射線検査より高いエネルギーの放射線を出すのですが、そのことがクリアな画像の取得と正確な診断に役立ちます。被ばくを心配する方もいると思いますが、ほぼ半日で体から消失してしまうので、影響はありません。被ばく量としては胃のX線検査と同じくらい（4ミリシーベルト）で、CT検査と合わせると、被ばく量は15ミリシーベルト程度です。

治療中、必要に応じて何度か検査することもありますが、心配ありません。また、1～数年ごとのPET／CT検診を受けるのも問題ありません。（ただし、現場の医療者の被ばくは、職業被ばくとして管理されていますので、介助が必要な患者さんの検査に際しては、ご家族などの付き添いをなるべくお願いしています）

PET／CT検査の流れ

PET／CT検査の流れをご説明します（図7）。

まず、検査前5時間程度の「食事の停止」が必要です。検査室に到着後、血糖値や体重などを測定したあと、肘などの静脈からFDGを注射します。

1時間～1時間半待っていただき、その間に500cc（コップ2、3杯程度）の水を飲みます。水を飲むのは、主に余分なFDGの排泄を促すためですが、透析中の方、水が飲めない方でも検査は問題なくできますので、ご安心ください。

撮影は15～20分で、頭部（あたま）

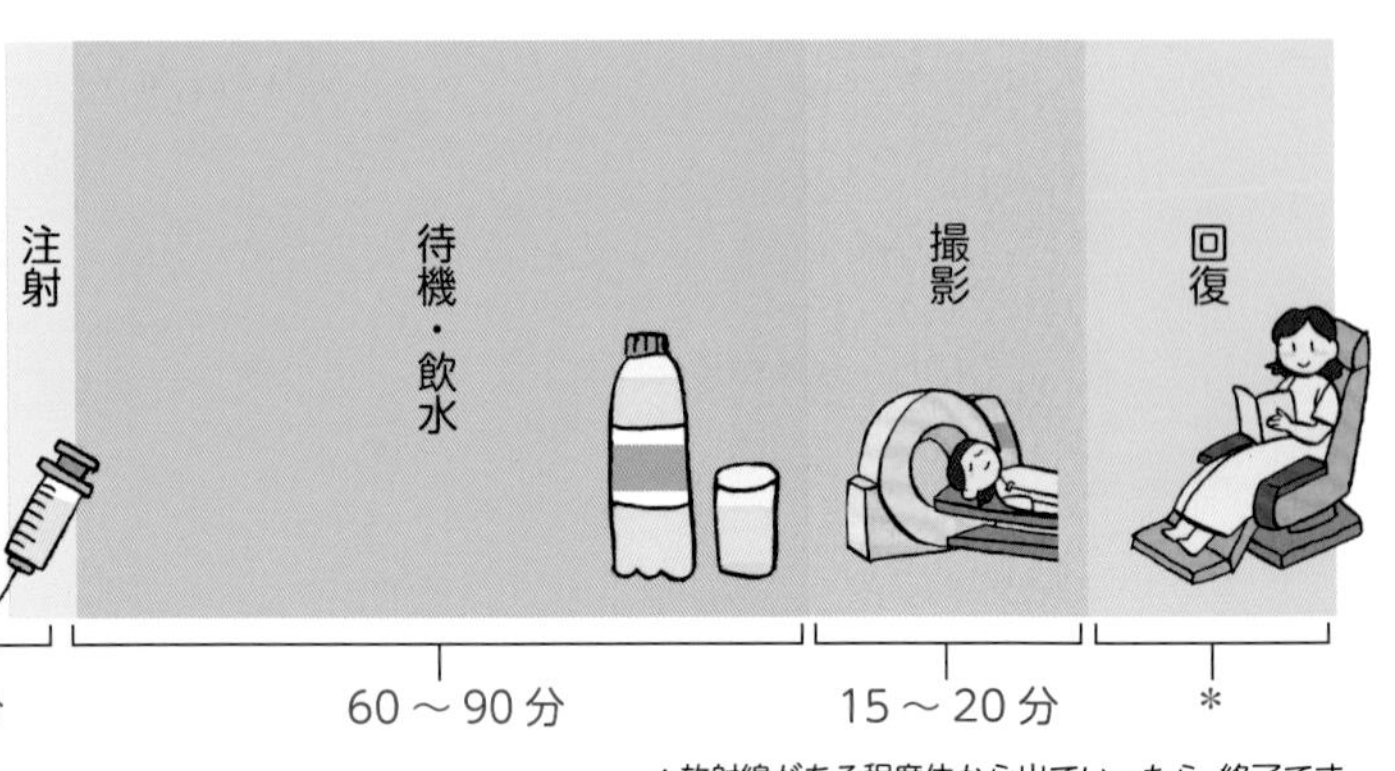

図7　PET/CT 検査の流れ

から大腿部付近（脚の途中）まで、一度に全身をみていきます。撮影後も検査室内でもう少し待っていただき、トータル3、4時間で検査終了です。

骨シンチグラフィ

がんが進行すると、そのがんが骨に新たながんをつくることがあります。これを骨転移と呼びますが、骨シンチグラフィは、骨転移を調べるのに役立ちます。骨転移があると、もとのがんの治療法の選択に大きく影響することがあり、大切な検査です。骨シンチグラフィ用の検査薬を静脈注射し、約3時間後に撮影を行い診断します。

より正確な診断をするために、当院では核医学検査の断層像であるSPECT（スペクト）とCTを続けて撮影できる装置を用いて、形態画像であるCTと、PETと同じ機能画像である骨SPECTの良いところを組み合わせて診断します。また、画像診断AI（人工知能）を参考にすることもあります。

ラジウム-223アルファ線治療

ホルモン療法が効かなくなった前立腺がんの骨転移に対して行われる核医学治療の1つで、骨転移を体の内側から狙い撃ちします。

ラジウム-223という放射性物質を含む核医学治療薬を注射すると、骨シンチグラフィで検査薬が多く集まる骨転移病変によく集まることがわかっています。病変に取り込まれたラジウム-223からはアルファ線と呼ばれる放射線が放出されて、骨に転移したがん細胞をすぐ近くから直接攻撃します（図8）。

アルファ線はがん細胞を破壊する力は強いのですが、効果が及ぶ範囲は体内では0.1㎜未満であるため、周囲の正常組織への影響が少なく、副作用が生じにくいという利点があります。入院の必要はなく、4週に1回（30分程度）の外来通院を合計6回行うことで治療できます。

ラジウム-223を含む核医学治療薬を注射➡ラジウム-223が骨転移の病変に集まります

ラジウム-223から放出されたアルファ線ががん細胞を間近から直接攻撃します

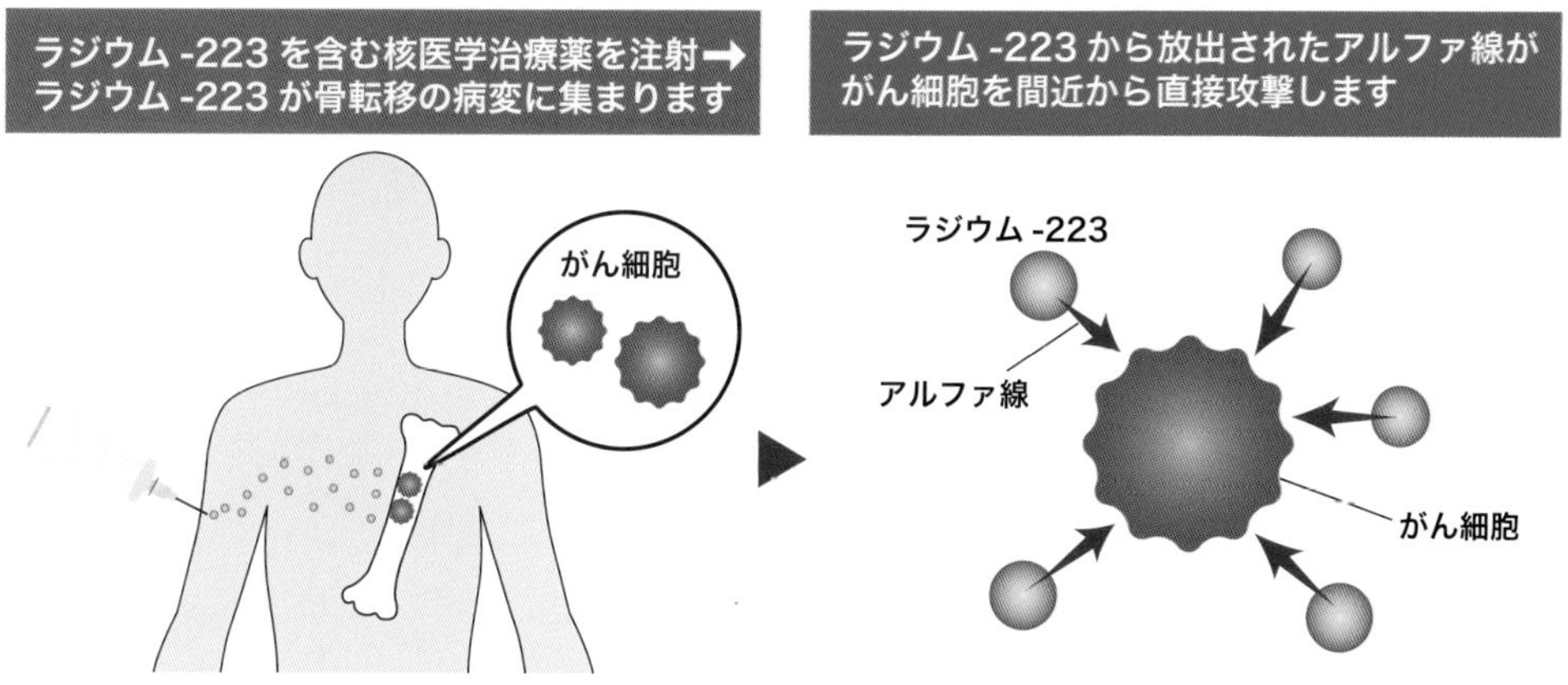

図8　ラジウム-223によるアルファ線治療

がんの新しい治療法として期待される「セラノスティクス」

骨転移の診断とその治療に関して、骨シンチグラフィで骨転移があることを確認してから、ラジウム-223でがん細胞を狙い撃ちする方法を述べましたが、近年、診断と治療を組み合わせた（一体化した）新しい医療技術、「セラノスティクス」が世界で注目されています。同じ種類のがんであっても、がんの状態は患者さん一人ひとりで異なるため、たくさんの治療法の中からその患者さんに合った治療を選択することが必要です。セラノスティクスは、個々の患者さんに合った医療を実現する方法の1つです。

核医学では、セラノスティクスが最も進んでいる分野の1つです。まず、ある種のがんに特に結合しやすい物質を探し出します。世界中の研究者が、できるだけそのがんにのみ結合するような物質を見つけるべく研究しています。がんに対して選択性の高い物質が見つかれば、次に、その物質に診断用の放射性物質を結合させた放射性診断薬と、治療用の放射性物質を結合させた放射性治療薬をそれぞれつくります。この放射性診断薬と放射性治療薬は、がんへの結合メカニズムが同じですので、核医学検査で診断されたがんを、非常に効率よく狙い撃ちすることができます。

日本では、セラノスティクスは一部の神経内分泌腫瘍に対して保険診療で行えるようになっています。セラノスティクスは海外が先行しており、前立腺がんに対しても行われています。国内でセラノスティクスを行える施設はまだ限られていますが、今後広まることが予想されることから、当院でも導入に向けて準備を始めています。

外来化学療法室でのチーム医療

日常の生活を保ちながら治療を続けます

臨床腫瘍科／三浦

皆さんは「抗がん剤治療」と聞くと、テレビや映画で見たことがあるような、トイレで吐いている場面や、ビニールで囲まれた無菌室で過ごしている場面を想像するのではないでしょうか？

私は2004年頃から、がん薬物療法専門医になるためのトレーニングを始めましたが、いくつかのがん種の特別な治療以外で、このような状況の患者さんに直面したことは、数えるほどしかありません。

これは、この20年間で、吐き気止めを含むさまざまな副作用対策の薬剤が開発されたこと、副作用対策のためのガイドラインが整備されたこと、そして、私たち現場の医療者がチームワークを発揮して、副作用対策に熱意を持って取り組むようになったことで、

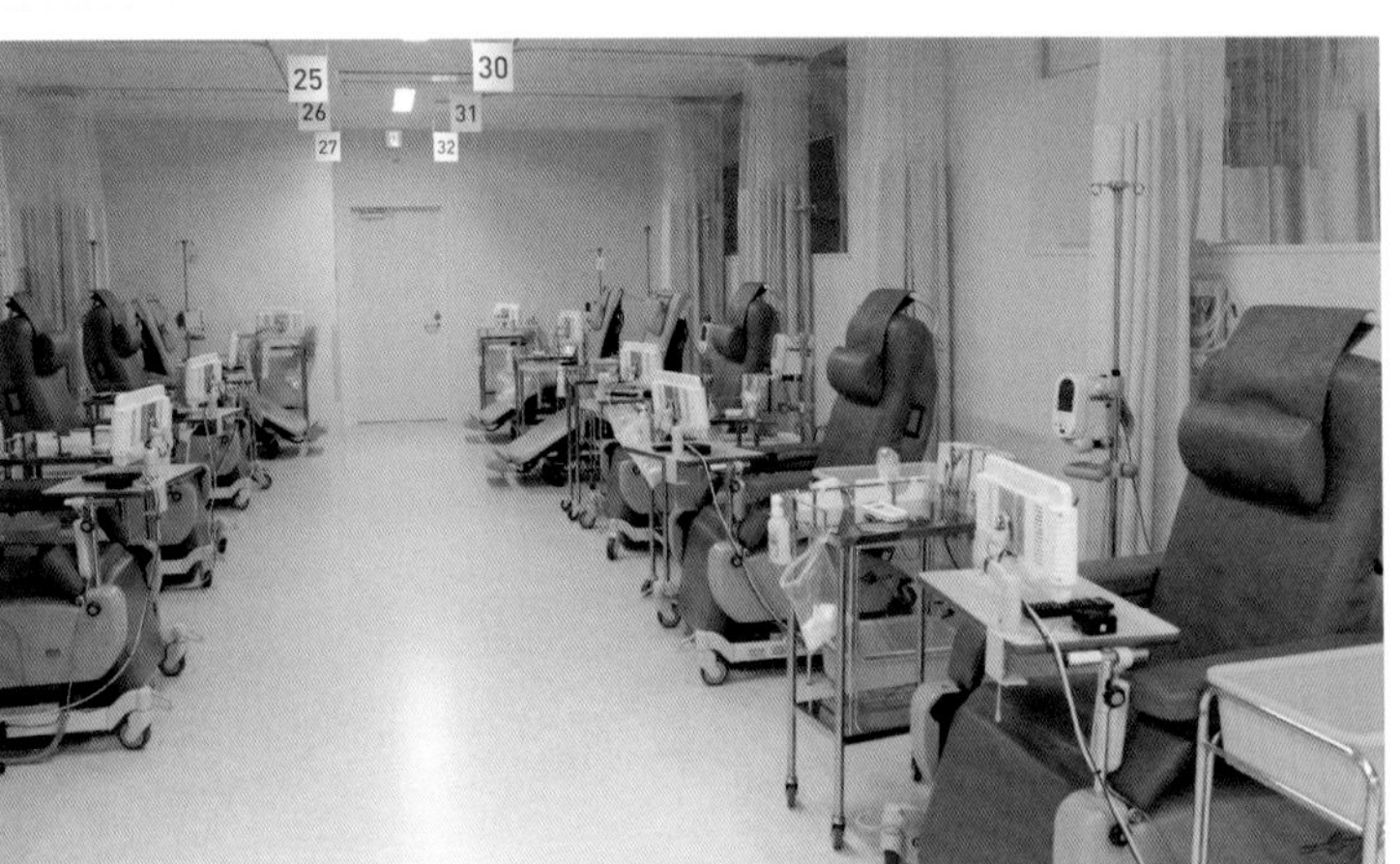

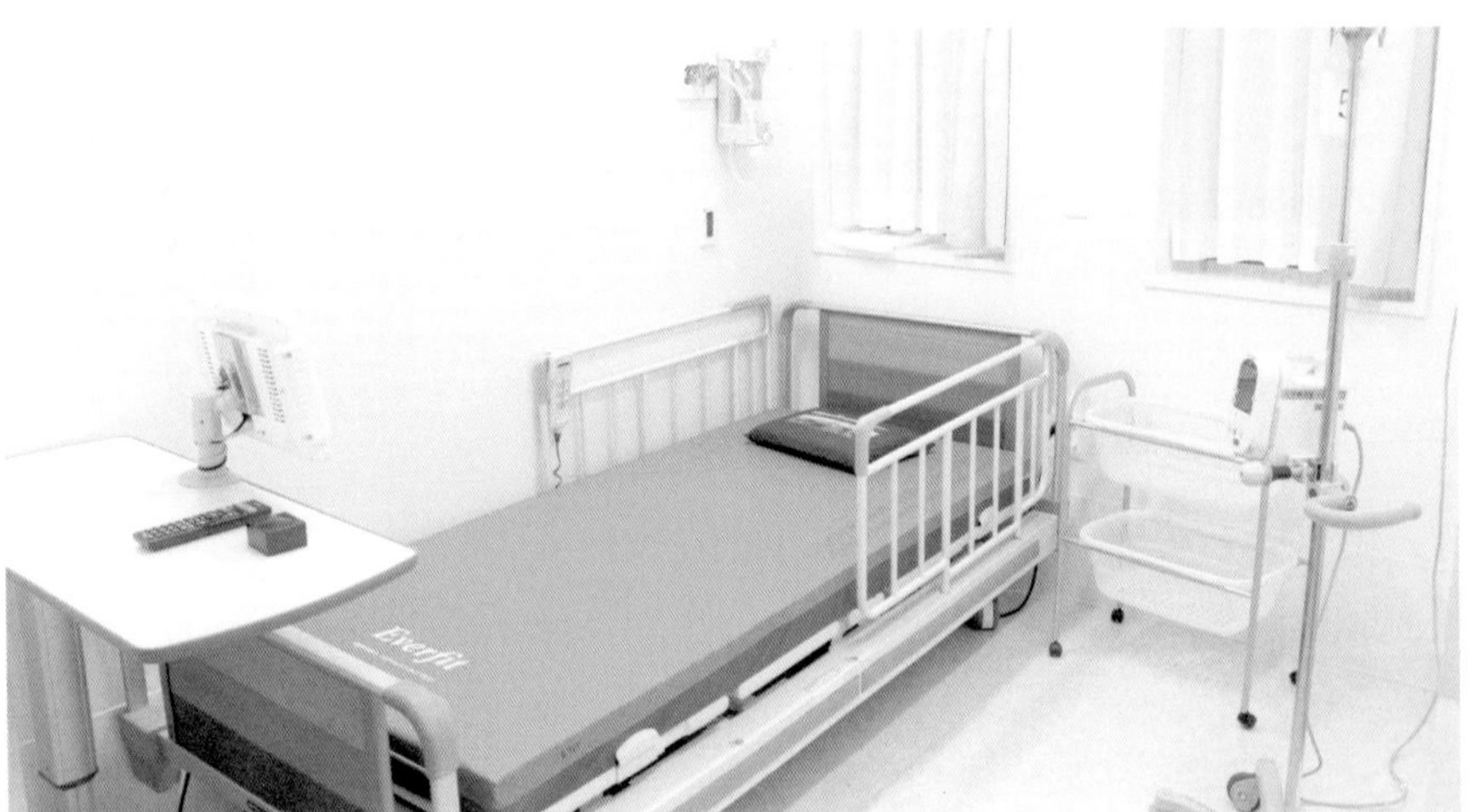

写真１　外来化学療法室（下は個室）

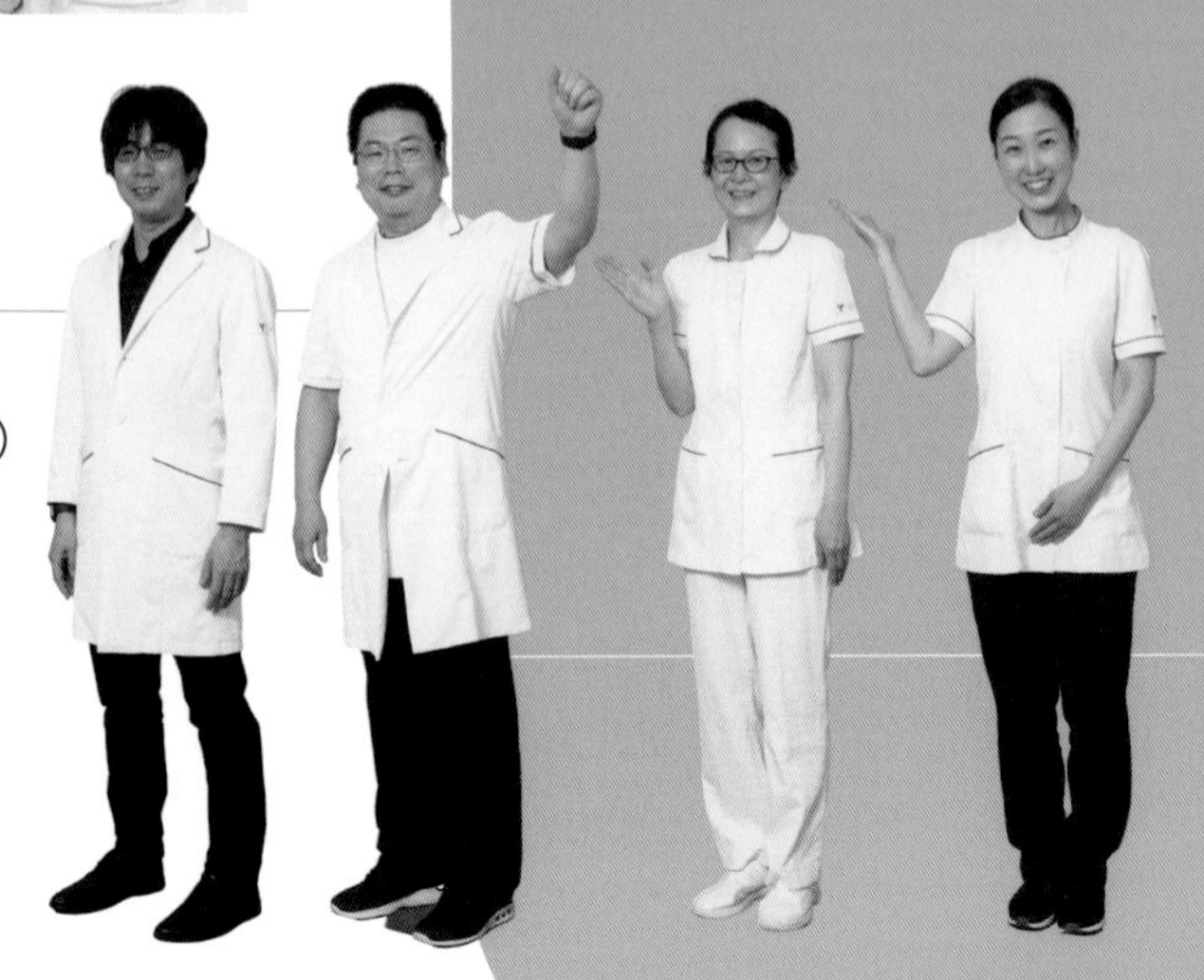

臨床腫瘍科　部長
三浦 裕司
（みうら ゆうじ）

薬剤部　薬剤部長
（医療薬学会認定がん指導薬剤師）
伊藤 忠明
（いとう ただあき）

化学療法室　看護師
（がん化学療法看護認定看護師）
長岡 優紀子
（ながおか ゆきこ）

栄養部　科長
（がん病態栄養専門管理栄養士）
大山 博子
（おおやま ひろこ）

達成できた成果だと思います。

その結果、現在は多くのがんで、日常生活を送りながら、外来での抗がん剤治療が可能になってきました。しかし、それでもいまだに患者さんの日常生活に支障をきたすような、さまざまな副作用や悩みは存在します。

この項では、そのような副作用に、どのように私たち外来化学療法室のチームが取り組んでいるかについてお話しします。

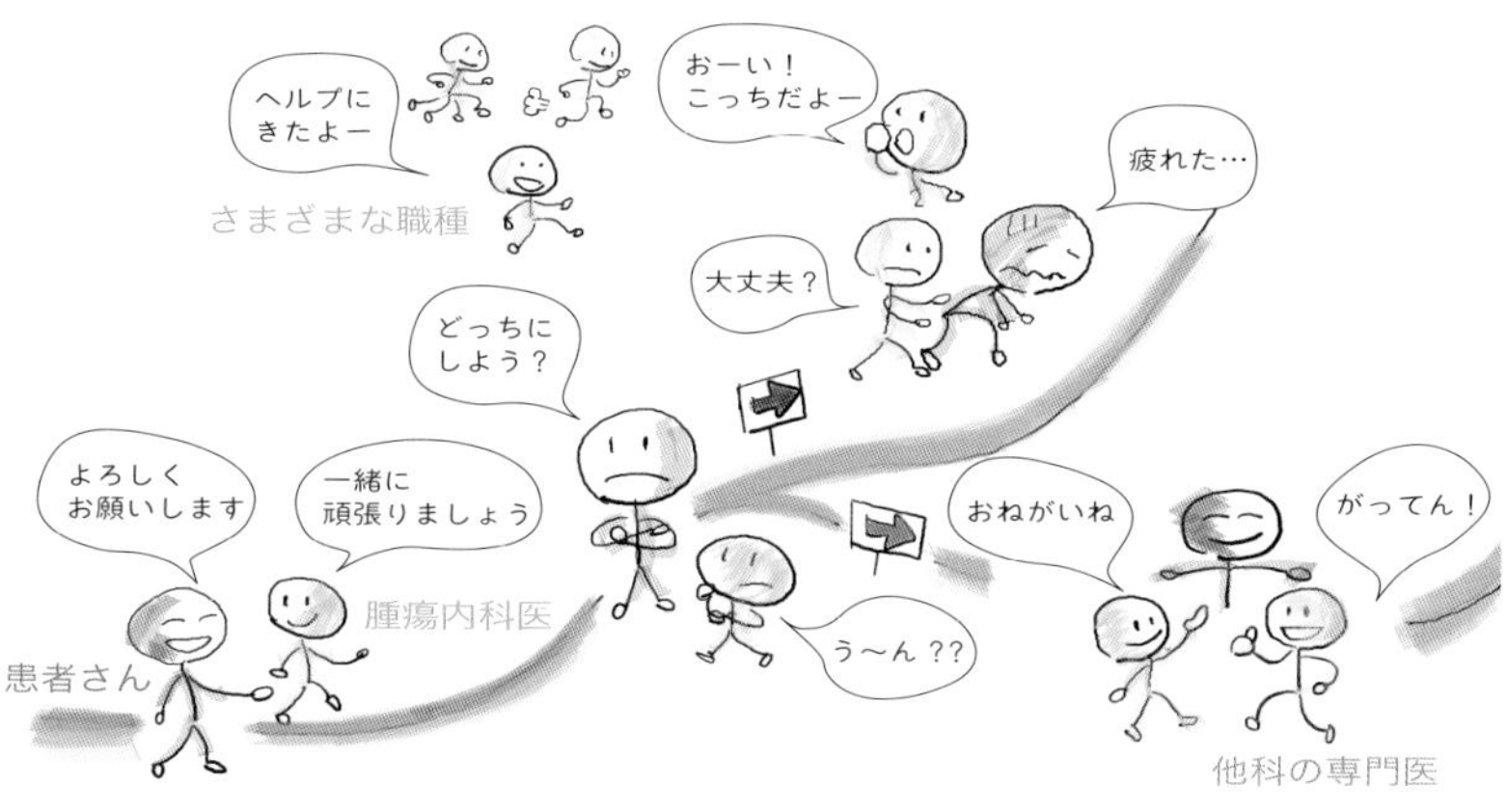

図　チーム医療のイメージ

多職種が緊密に連携した機動力の高いチーム医療

化学療法室／長岡

外来化学療法室では、総合病院ならではの多職種が緊密に連携した、機動力の高いチーム医療を提供します。

外来化学療法室は、5F院内薬局の隣にあります。現在33席（うち個室7）の運営で、2022年度は年間約1万1000件のがん薬物療法を行いました。

当院は、地域におけるがん診療を担う「地域がん診療連携拠点病院」であり、かつゲノム医療を必要とするがん患者さんへの医療、カウンセリング、情報提供などを行う「がんゲノム医療連携病院」です。

私たちはがん診療を支えるチームの一員として、患者さんの安全ながん薬物療法と社会生活との両立を、多職種と連携しながらサポートしています。ここでは、外来化学療法室で力を入れている取り組みを4つご紹介します。

①薬剤の特性に応じた安全な投与管理と副作用の軽減

看護師は、主治医の指示のもと、薬剤師や管理栄養士等と緊密に連携しながら、安全な投与管理ときめ細やかな副作用対策に取り組んでいます。患者さんが、必要に応じて、治療室を巡回する薬剤師・管理栄養士と面談ができるよう看護師が調整を行っています。

また、化学療法室内に設置している「抗がん剤副作用・合併症マネジメントセンター」には、腫瘍（しゅよう）内科医による「副作用外来」、循環器内科医による「腫瘍循環器外来」、糖尿病内科医による「腫瘍糖尿病外来」、整形外科医による「がんロコモ外来」、管理栄養士による「腫瘍栄養外来」、呼吸器内科医による「肺合併症外来」、そして脳神経内科医による「腫瘍神経内科外来」を開設し、副作用に関連する各種専門医の診察を行っています。

②外見（アピアランス）ケア

特に脱毛対策について、2019年3月に厚生労働省で薬事承認された頭皮冷却システムは、乳がん手術前後の化学療法を行う患者さんに対して、脱毛の予防や脱毛発現後の重症度の軽減を目的に行うことが、ガイドラインで推奨されています。

当院では2021年8月、化学療法室内に頭皮冷却専用ブースを設置し、現在1日最大5人の患者さんに頭皮冷却を併用した薬物療法を実施しています。院内サロンの美容師が頭皮冷却チームのメンバーとして協働していることも当院ならではの特徴で、2021年度の新規導入実績は、国内最多となっています。

私たちはこれからも、脱毛対策をはじめ、外見の変化によって生じるがん患者さんの身体的、心理的、社会的苦痛の軽減に努めていきます。

③症状緩和や在宅療養環境の調整などをサポート

緩和医療の専門医や緩和ケア認定看護師が、治療中の患者さんを訪問しています。また、2Fがん相談支援センターのスタッフとも連携しながら、患者さんの療養生活上の困りごとにも対応しています。

④治療の場としてだけでなく、心の回復力（レジリエンス）を高める場でもあるように工夫

2022年11月には化学療法室の待合の壁に、鳥のさえずる森をイメージした「こもれ日ひろば」（写真2、3）を開設し、患者さん同士やスタッフとの交流の場を提供しています。

森に見立てた壁面を看護師と患者さんで装飾して季節の移ろいを楽しんだり、化学療法に携わるスタッフからの情報発信や患者さん同士のメッセージの交換などを行ったりする中で、患者

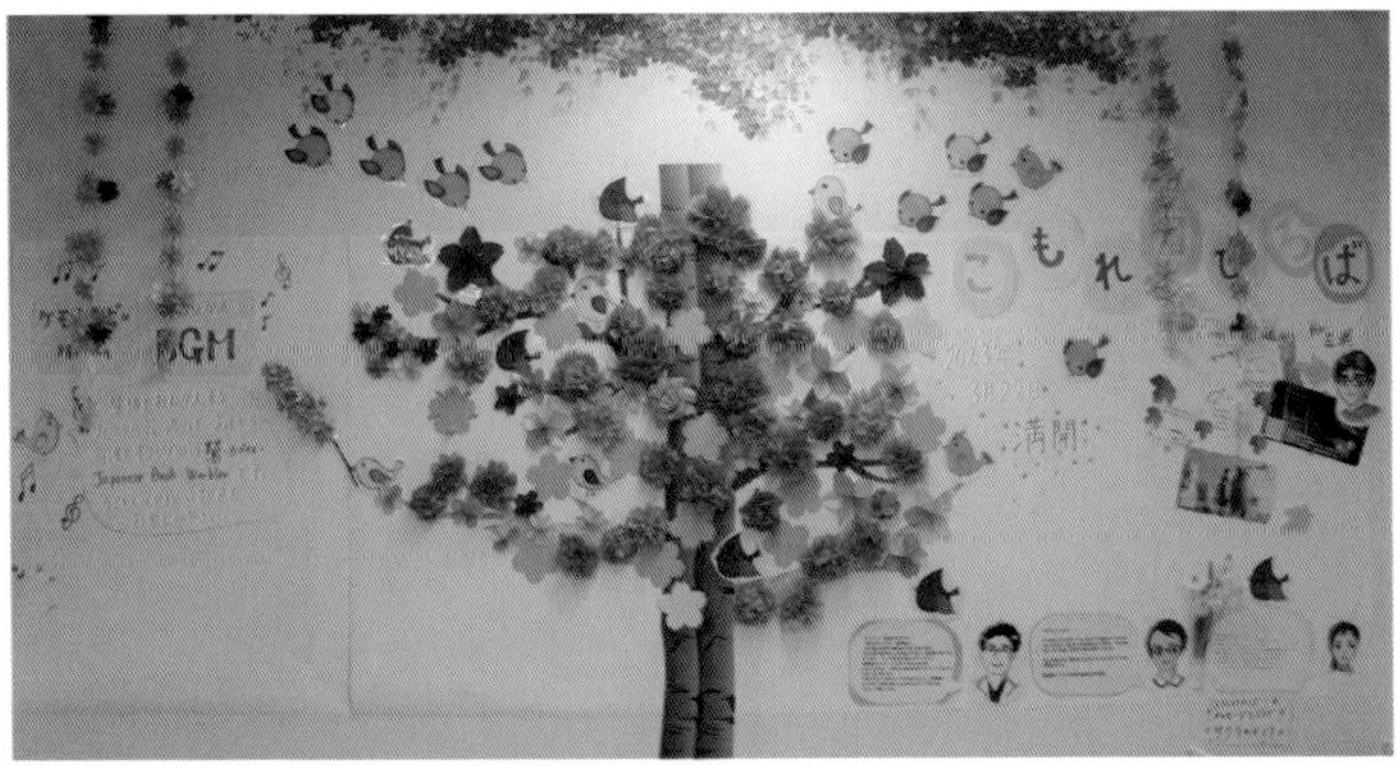

さん同士が励まし励まされ、私たちも力をもらっています。

私たちは、チームで力を合わせて、がんとともに自分らしく生きる皆さんを支え続けてまいります。

写真２　４月のこもれ日ひろば。桜が満開です

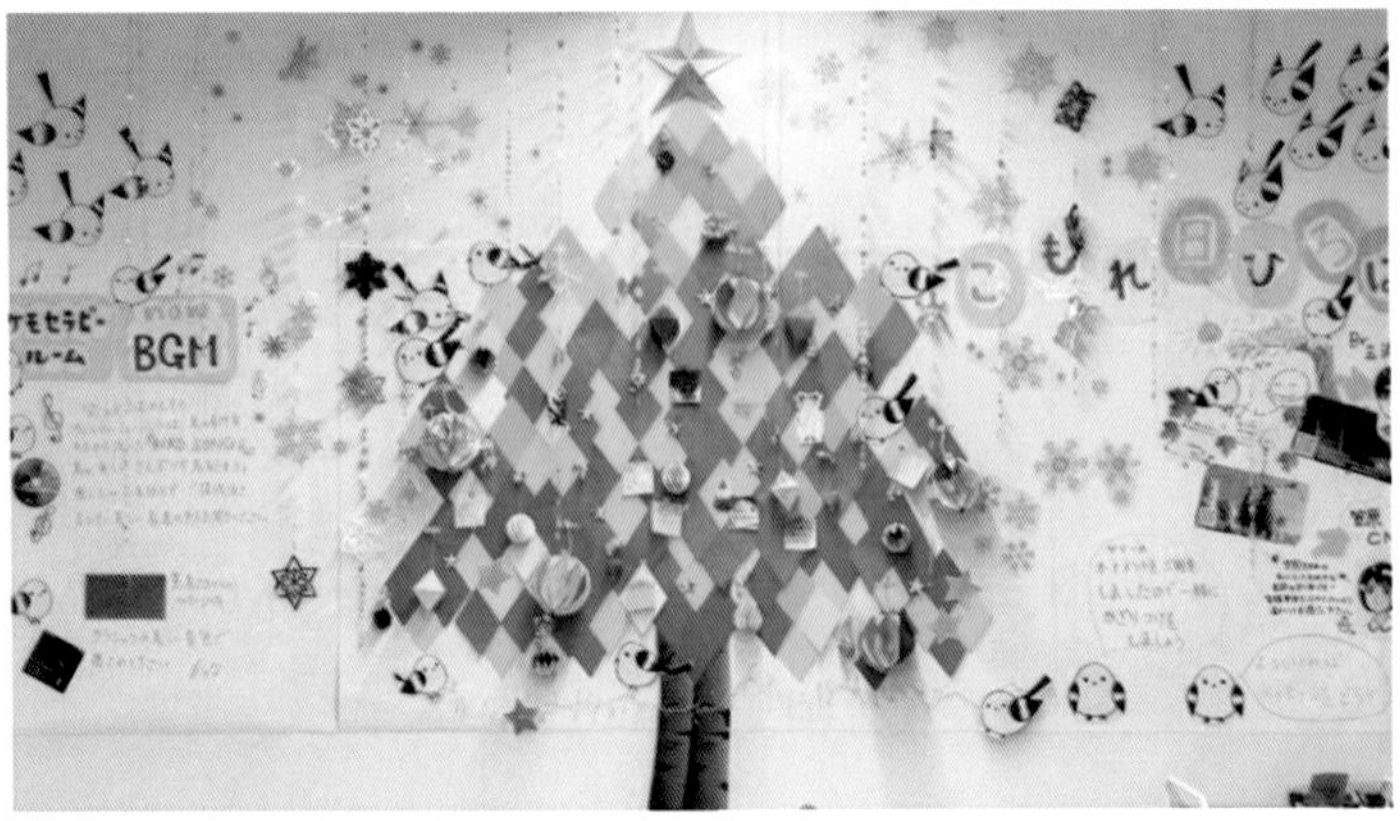

写真３　冬のこもれ日ひろば。えながの森のクリスマス

安全で有効な外来化学療法をめざして

薬剤部／伊藤

私たちは、当院で治療を受けるすべての方が安全で有効な治療を受けることができるよう、薬剤師の視点から医師・看護師・管理栄養士等、多職種と連携して、治療の支援をしています。

患者さん一人ひとりの治療内容は、医師から看護師・薬剤師に指示があります。私たちは、病気の種類や経過から、薬剤・投与量・点滴速度・治療の間隔などが適切であることを確認しています。腎臓（じんぞう）や肝臓（かんぞう）の疲れ具合によっては、薬の量を減らすことが望ましいこともあるため、必要に応じて医師と協議しています。

化学療法において治療効果を得るには、通常、一定期間・複数回の点滴治療を繰り返す必要があります。注射抗がん剤の副作用をよく理解いただくことで治療が継続できることも多いため、私たちは丁寧でわかりやすい説明に努めています（写真４）。

外来の化学療法では、帰宅後に副作用を認めることが多いため、患者さんや家族等のご理解・ご協力が不可欠となります。もし副作用が生じたとしても、そのことを認識し、早期に適切に対応できるよう支援しますので、不安なことは遠慮なくご相談ください。

薬に関連した副作用の情報提供だけでなく、治療に関連した生活上の注意点もお伝えしています。治療を受ける方だけでなく、周囲の方々も含めて連携を深めていきたいと考えていますので、説明の場に同席することもご検討ください。治療を受けていただくにあたり、納得と安心をお届けできるよう、チームで取り組んでいきたいと思います。

直接、目に触れる機会はありませんが、薬剤部内では無菌環境の特別なエリア内で、患者さん一人ひとりの治療の指示内容に合わせ、複数かつ厳格な確認工程を経て、注射抗がん剤の準備（調製）をしています（写真５）。点滴バッグ内の液量を調節した薬剤が適切に投与されるように、薬剤部全体で抗がん剤の適正使用を推進しています。

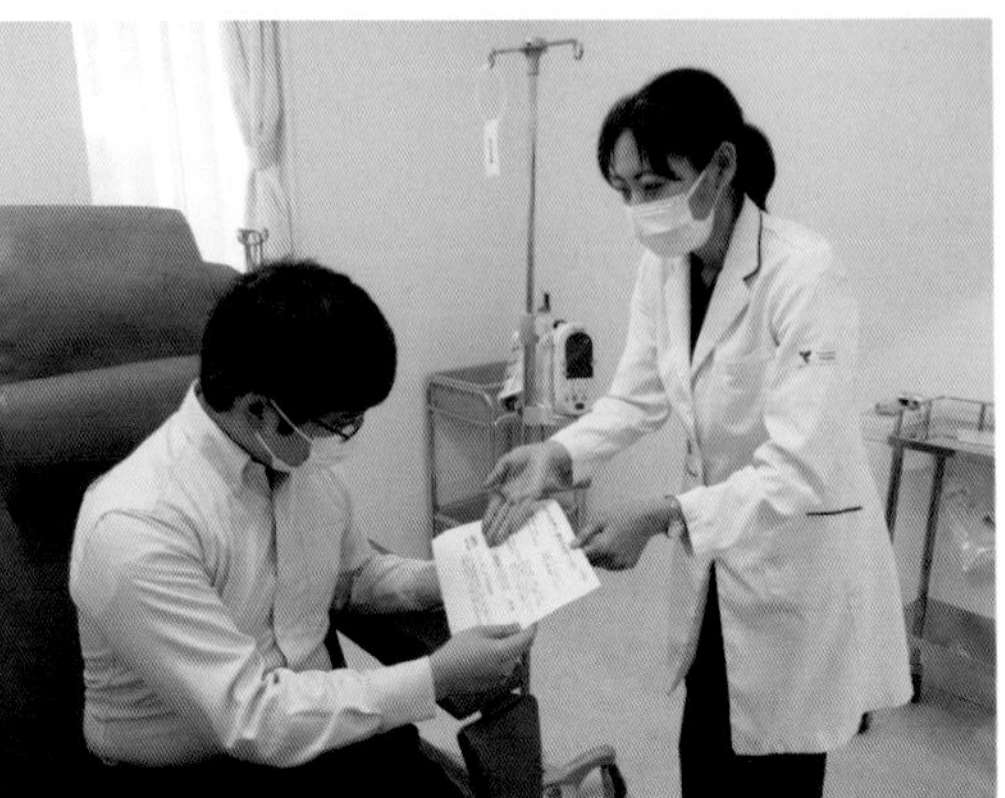

写真４　抗がん剤の副作用とその対策について、丁寧に説明しています

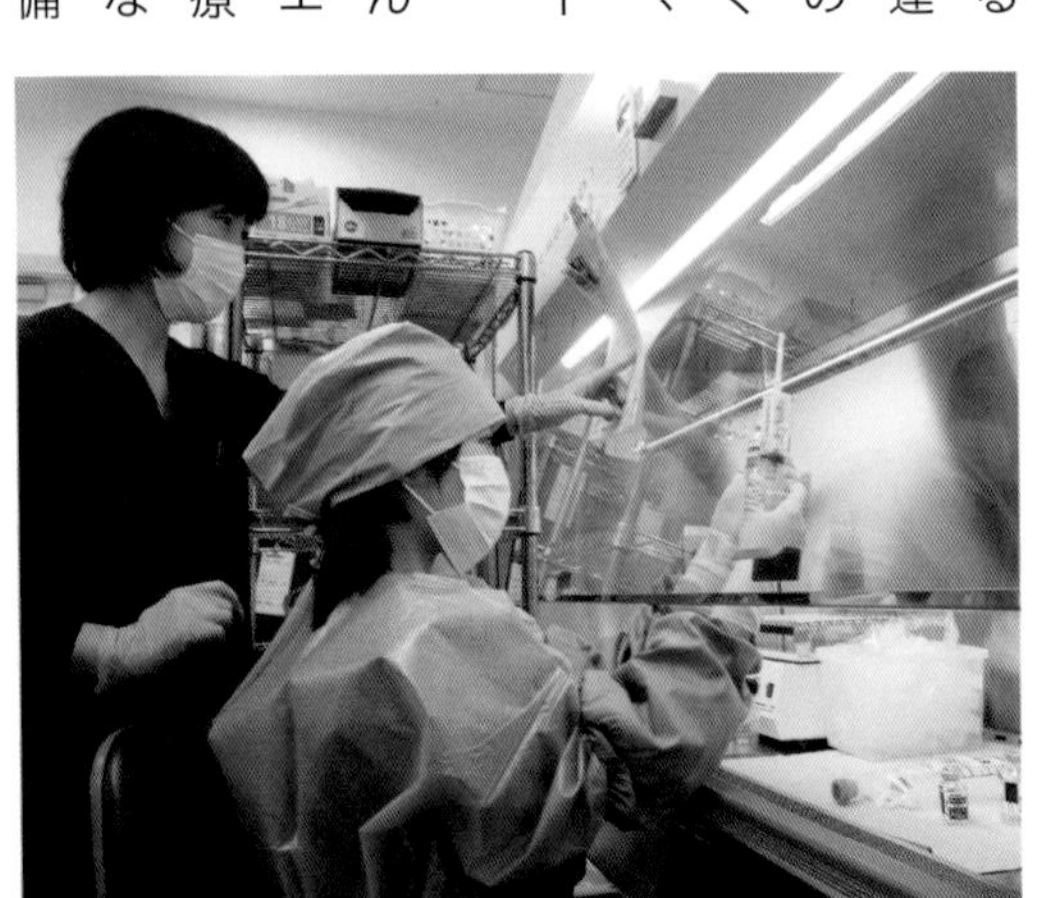

写真５　注射抗がん剤の調製

医科歯科連携

がん治療を支える口腔の管理

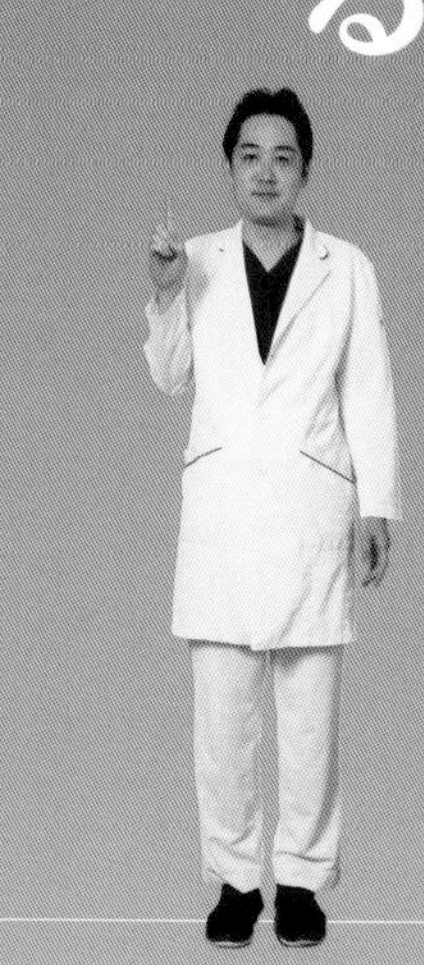

歯科 医員
福森 洋平
(ふくもり ようへい)

口腔管理の重要性――なぜ歯科にかかるの?

「なぜ歯科にかかるのですか?」「よくわからないけど、看護師さんが行けというので来ました」――歯科を受診するがん患者さんの中には、こんな発言をする方がいらっしゃいます。

たしかに、十分な説明もなく歯科に行けと言われても、どうして手術を受ける場所と関係のない口の中をみてもらうのだろうという気持ちになるのもわかります。また患者さんによっては、まだ病気を受け止められない状態で口のことなど、どうでもいいと思う方もいらっしゃるでしょう。がん治療前後の口の中の管理(周術期口腔機能管理)の重要性について、十分に認知されていないのが現状なのかもしれません。

がん治療の過程では、口の中のトラブルだけでなく、さまざまな感染症、誤嚥性肺炎などが発生することがあります。これらの治療が長引けば、入院期間が長くなります。

しかし、早期から口の管理を行うことで、予防または軽減することができます(写真1)。実際に「食道がんの手術後の肺炎に対して口腔管理を行うことで、在院日数が短縮した」ことが報告されています。つまり冒頭の疑問への答えは、**がん治療前から歯科にかかることで、術後のトラブルを減らし早く退院するため**ということになります。

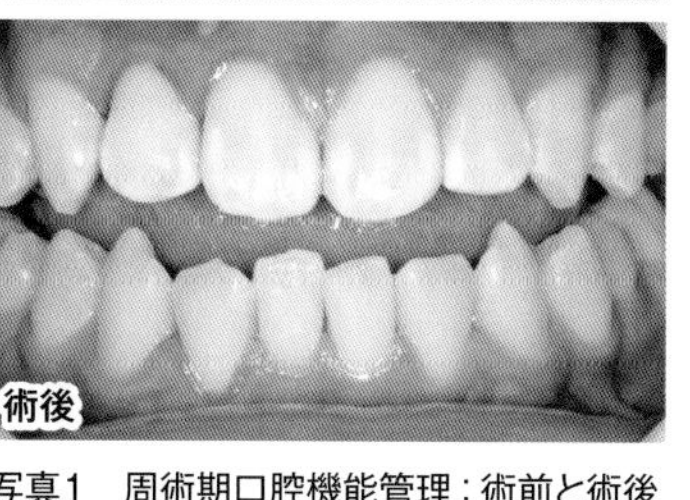

写真1 周術期口腔機能管理:術前と術後

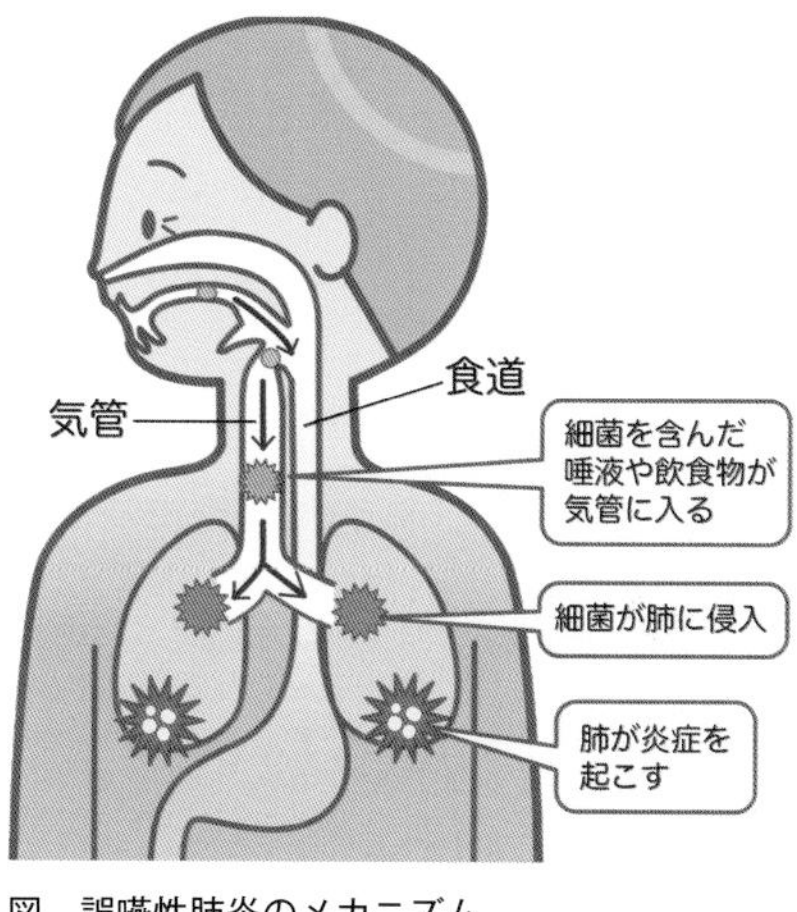

図 誤嚥性肺炎のメカニズム

手術前後の口腔管理

全身麻酔で行う手術では、口の中からチューブを気管に入れて、呼吸の管理を行います。口の中の清掃状況が悪いと、このチューブを伝って口の中の細菌が気管や気管支に入り、肺炎を起こす可能性があります(図)。そのため手術前に口の中の専門的な清掃を行うことで、口の中の細菌を少しでも減らしておく必要があります。

また呼吸のチューブを入れる際に動揺している歯があると、折れたり脱落したりすることがあります。このようなリスクを減らすために、歯を保護するためのマウスピースの作製や、隣の歯と固定する処置を行います。

放射線療法・化学療法時の口腔管理

放射線療法や化学療法で使用する抗がん剤の副作用で、口の中は乾燥しやすくなり、口腔粘膜炎(口内炎)が発生することがあります(写真2)。

痛みが強いと口からの食事ができなくなり、栄養状態が悪くなります。そのため早期に口の中の環境を整える必要があります。口内炎に対しては粘膜保護剤、口の中の乾燥に対しては保湿剤などを使用することで、がん治療がスムーズに進むようにサポートしていきます。

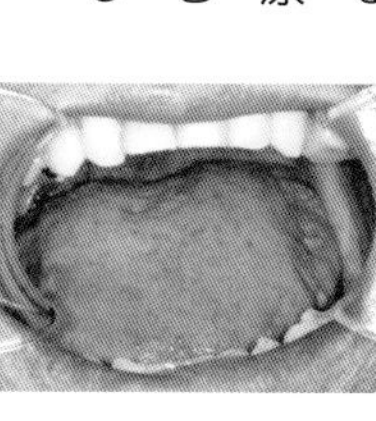

写真2 口腔粘膜炎

【参考文献】
足立忠文ほか「食道癌周術期における術後肺炎に対する口腔ケアの効用について」、『日本摂食嚥下リハビリテーション学会雑誌』、12巻1号、P40-48、2008年

がんサポートチーム
（緩和ケアチーム）

緩和医療とは？
つらさに寄り添い、支えるチーム

緩和医療科　部長
櫻井 宏樹
（さくらい ひろき）

世界保健機関（ＷＨＯ）による緩和ケアの定義を要約すると、「病に直面している患者さんとその家族の、からだや気持ちのつらさ、社会的な悩みを予防し和らげることで、ＱＯＬ（生活の質）を向上させること」です。まさに医療そのものを表しています。

その中でも当院は、総合的ながんの痛みの治療を得意としています。「総合的な」とは、痛みを取る手段を組み合わせて副作用が少ない鎮痛方法をとることと、からだ以外のつらさにも目を向けて痛みの感じ方を軽減することを指しています。

人の悩みは多種多様ですが、やはりからだの痛み・つらさを和らげることは、気持ちのつらさ、社会的な悩みを解決する出発点と考えています。

これまで緩和医療は、人生の最後に行われる医療というイメージがあったかと思います。しかし現在は、診断されたときから緩和医療、困ったときはいつでも緩和医療、よりよく生きるための緩和医療が常識です（次ページコラム「ここに注目！」参照）。

がん治療を円滑に進めるための痛みの治療

痛みを抱えながらがん治療を受けている患者さんは、50～70％いるといわれています。

残りの30～50％の方は問題ないのですが、痛みを抱えたままだと、食欲の低下、睡眠不足からくる体調不良、気分の落ち込みにつながることがわかっています。痛みで通院がおっくうになれば、治療の遅れにつながります。また仕事も休みがちとなり、治療費の負担がさらに大きくなる可能性もあります。

ゆえに手術、抗がん剤治療、放射線療法をスムーズに進めるために、がんの痛みの治療は必要です。

局所に、最小量の痛み止めを

筋肉・骨・皮膚の痛みには、アセトアミノフェン・非ステロイド性消炎薬といった、市販されている解熱鎮痛薬と同類のものの効果が期待できます。

一方、内臓の痛みには、医療用麻薬類のほうが効果をもたらし、解熱鎮痛薬を増量するよりも副作用を少なく使えることがあります。また、神経圧迫による痛み、抗がん剤によるしびれには、てんかんやうつに使われる薬を上乗せすることがあります。その神経の興奮を抑える作用により、痛み止め全体の量を減らすことが期待できます。

これらをある程度使用しても取り切れない痛みの場合や、副作用で増量しにくいときは、神経ブロックあるいは放射線療法を加えます。

神経ブロックの例を挙げます。膵臓（すいぞう）

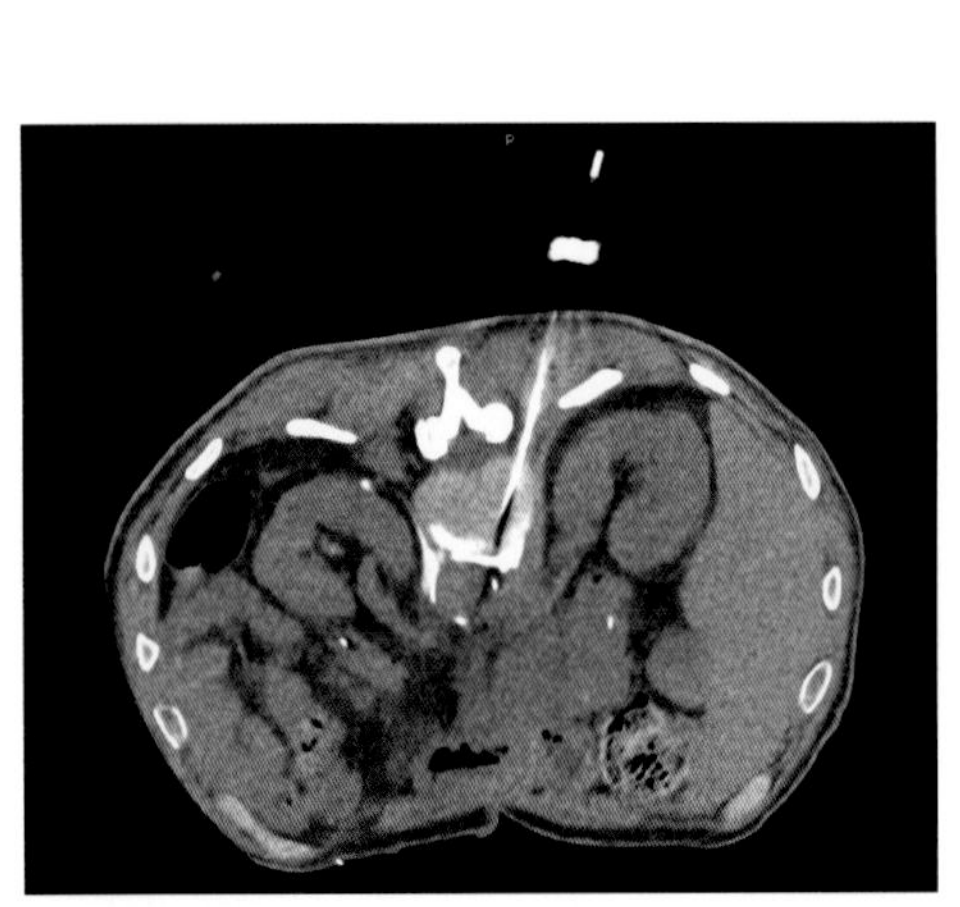

写真１　腹腔神経叢ブロック
CT 室でうつぶせになり、皮膚の麻酔だけで行えます。スタッフが意識、痛みの状況を確認しながら、和やかな雰囲気で行います

トータルペイン（全人的苦痛）

からだのつらさ：痛み、吐き気、息苦しさ、だるさ、食欲低下

社会的悩み：仕事ができない、学業ができない、家庭内の悩み、経済的な悩み

気持ちのつらさ：不安、気分の落ち込み、いらいら感、不眠、孤独

スピリチュアルペイン：罪悪感、人生の意味、死への恐怖、価値観の変化

図　トータルペイン（全人的苦痛）　患者さんの苦痛は、多面的に捉える必要があります

がんなど、上腹部の内臓のがんのときは、腹腔神経叢ブロック（写真1）といって、内臓の痛みを伝える神経が集まるところに背中から針を刺して、痛み止めを注入します。

また骨盤内の臓器や肛門の周りの内臓の痛みであれば、腰の骨（腰椎）のくも膜下という神経の束が入っているスペースに痛み止めを注入して、痛みの神経のみを麻痺させます。これらはいずれも、手術のように全身麻酔ではなく表面の皮膚の麻酔のみで済みますので、からだへの負担が少なく行えます。

骨転移の痛みには、放射線治療科と合同で放射線療法を、また整形外科と合同で骨を支配している神経に直接痛み止めを注入する方法を行うこともあります。

このように、複数の手段を組み合わせることによって、必要最小限の痛み止めを、局所に効率的に使用します。こうすることで、全身に投与する痛み止めの総量を減らし、眠気などの副作用をできるだけ抑えて、日常生活が送りやすくなるような工夫をしています。

痛み以外も和らげて、痛みの感じ方を和らげます

患者さんが悩むのは、痛みだけではありません。からだの面では吐き気、息苦しさ、食欲低下、気持ちの面では不眠や気分の落ち込み、病状や薬剤による意識の混乱もあるかもしれません。

また社会的な面に目を向けると、仕事・学業ができないつらさ、これまでの立場や役割を果たせないつらさ、経済的な悩みもあります。からだ、気持ち、社会生活の悩みはそれぞれが影響し合って、それぞれのつらさを感じやすくしてしまいます（図、トータルペイン〈全人的苦痛〉）。

当院のがんサポートチームでは、身体症状を担当する医師、精神症状を担当する医師、専門・認定看護師、薬剤師、リハビリスタッフ、管理栄養士、公認心理師、医療ソーシャルワーカーが定期的に集合し、それぞれの解決策を持ち寄り、患者さん一人ひとりに合わせた提案をして、総合的につらさの軽減に努めています。

痛み・吐き気・息苦しさなど、からだのことはもちろんのこと、それ以外の悩みも解決できることがあるかもしれませんので、主治医や担当看護師など、近くの医療スタッフへお声がけください。必要なメンバーをピックアップして伺います。

ここに注目！

絶対お勧め！　治療と一緒に緩和医療

かつて緩和医療は、治療をあきらめることと同義として誤用されたことがありました。

しかし、ここ15年の世界各国の調査から、必要になったらいつでも緩和医療を導入することで、QOLが上がることがわかってきています。緩和医療で体調を整えながらがん治療に臨むことで、生命予後を延長する可能性も示唆されています。

いまや緩和医療は、手術・抗がん剤治療・放射線療法にならぶ、第4のがん治療といっても過言ではありません。

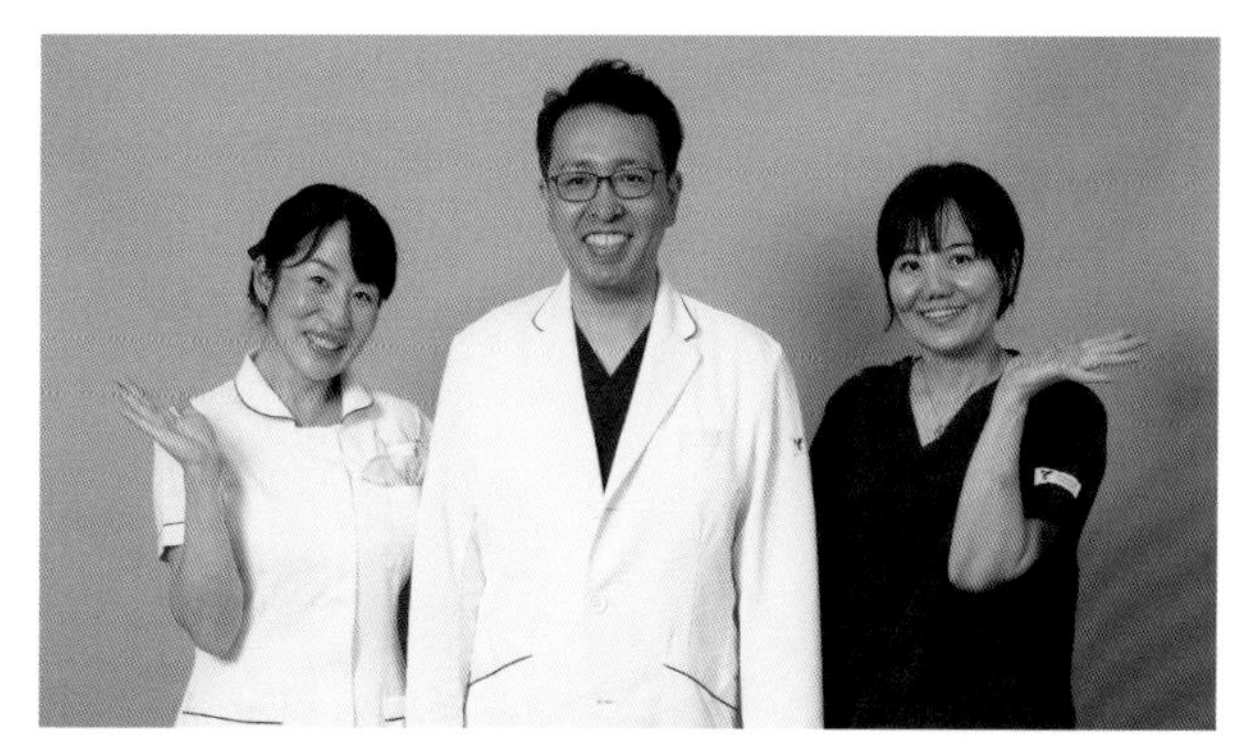

写真2　がんサポートチームのスタッフ
左から日本看護協会認定緩和ケア認定看護師・星野、身体症状担当医師・櫻井、精神症状担当医師・安井

認知症の方へ安心をサポート

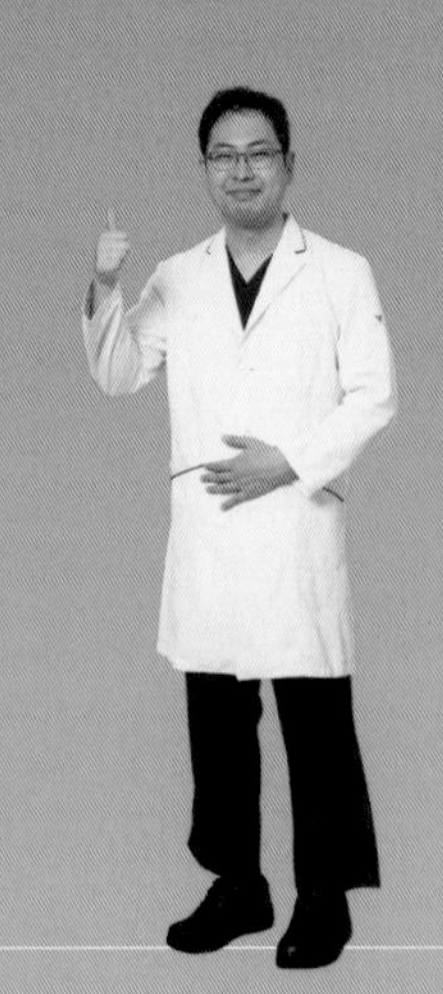

高齢者総合診療部　医長
廣瀬 大輔
（ひろせ だいすけ）

現在、日本では生活環境の改善や医療技術の進歩で、平均寿命が延びています。少子化と併せて超高齢社会を迎え、4人に1人以上が65歳以上の高齢者となっています。高齢化に伴い、認知症も増加傾向です。2025年にはおよそ700万人がなると考えられ、高齢者の5人に1人が認知症と推測される社会となっています。

年齢が高くなるほどがんにかかる可能性も増え、がん患者さんの7割以上が65歳以上の高齢者となります。そのため認知症とがんを併発する方が増え、対応が必要です。

認知症について

認知症とは、いったんは正常に発達した知的機能が、後天的な障害により持続的に低下し、日常生活や社会生活に支障をきたすようになった状態をいいます。原因は、アルツハイマー病、レビー小体型認知症などの神経変性疾患や正常圧水頭症、ビタミンの栄養・代謝障害、甲状腺機能低下（こうじょうせんきのうていか）など、多岐にわたります。

認知症の中核症状（認知症になると誰でも現れる症状）としては、物を覚えにくくなる、日時がわからなくなる、計画通りに物事が進められなくなるなどがあります。その他、BPSD（認知症の行動・心理症状）のような、活気や食欲がなくなってしまったり、落ち着かなくなったり、といった症状が出ることもあります。

認知症ケアチームの紹介

がんの状況や入院による環境変化が、認知症の患者さんに影響を及ぼす可能性があります。また認知機能の低下も、がん治療に影響を与える可能性があります。そのため、当院では医師、看護師、薬剤師、管理栄養士、医療ソーシャルワーカーのチームで（写真）、以下のように対応しています。

- **●医師**／認知症の病型・症状の確認、治療への影響についての評価・提案。
- **●看護師**／患者さんがその人らしく過ごせるようにケアの確認、提案。
- **●薬剤師**／患者さんの現状に合った薬や、併用薬剤との相互作用の評価、提案。
- **●管理栄養士**／栄養状態の評価、提供可能な食形態の提案。
- **●医療ソーシャルワーカー**／入院前後で必要と考えられる社会資源の確認、提案。

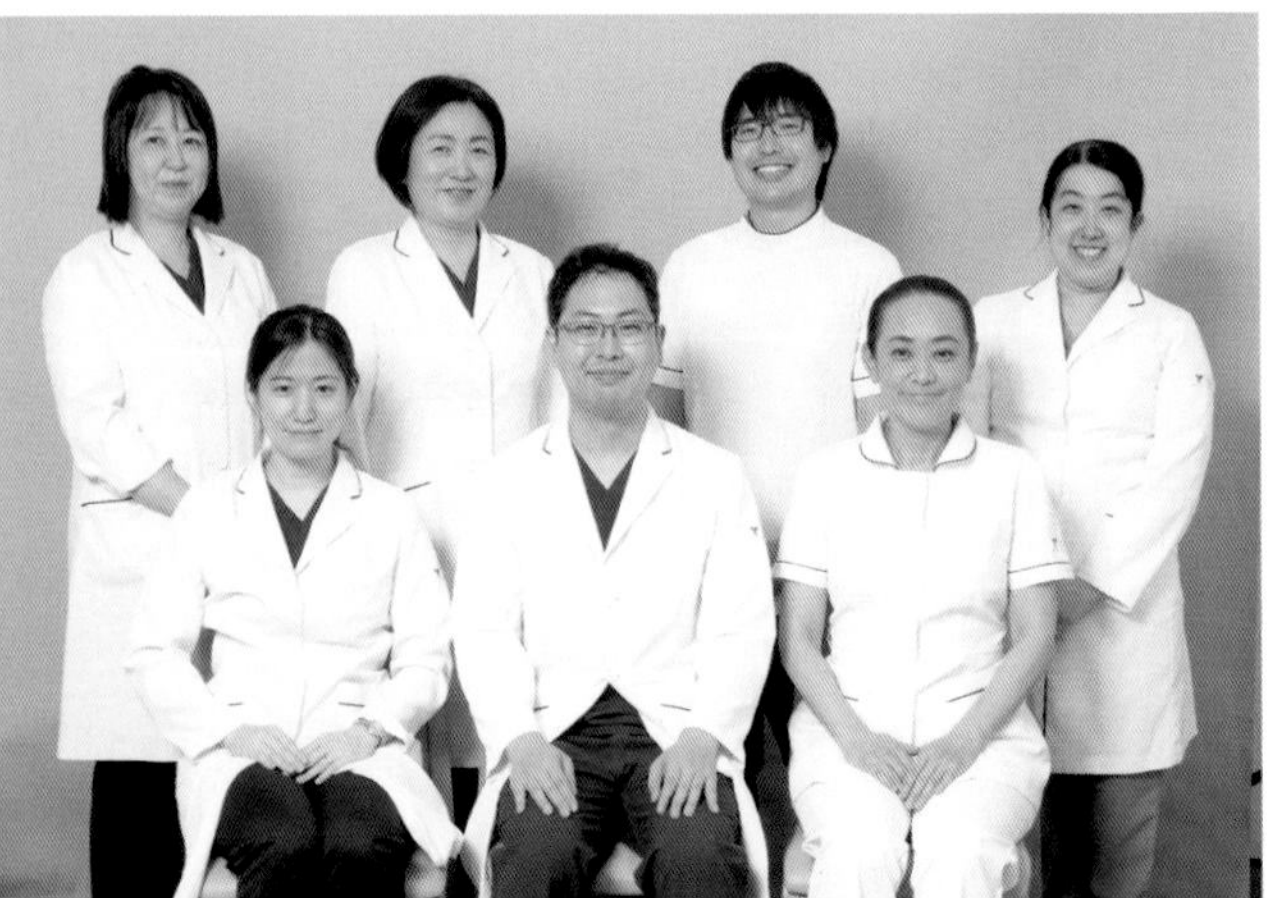

写真　認知症ケアチームのメンバー

このように多職種で患者さんについて検討し、週に1回カンファレンス（検討会）や病棟回診を行っています。患者さんが安心して過ごせるように、適宜対応しており、症状や状態に応じて、栄養サポート、せん妄対策チームなど、他のチームと協働します。活動は、月に100件を超えることが多くなっています。

慣れない入院生活で、何か困りごとや不安なことがありましたら、患者さんだけでなく、ご家族も気軽にスタッフにお話しください。

感染対策チーム・抗菌薬適正使用支援チーム

患者さんを感染から守るために

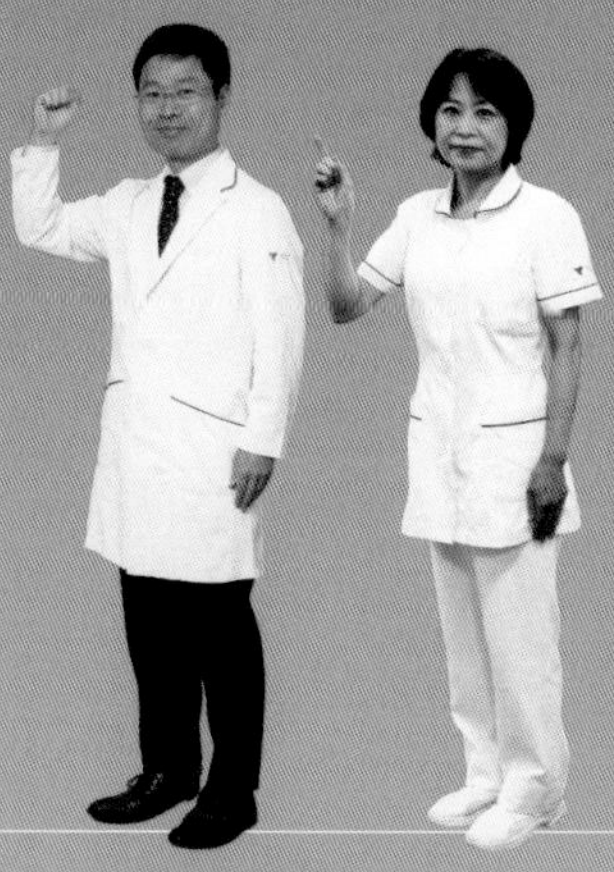

感染制御部　室長
臨床感染症科　部長
荒岡 秀樹
（あらおか ひでき）

看護部　次長
高橋 並子
（たかはし なみこ）

感染の「予防」と、適切な「治療」をサポート

がん患者さんは、免疫が低下していることが多く、感染症にかかりやすいことが知られています。感染症にかかると、がんの治療を中断あるいは延期せざるを得ず、予定通り進まなくなることがあります。

安心してがんの治療に専念していただくため、病院内には感染を「予防」するチームと、感染症にかかったときに適切な「治療」をサポートするチームがあります。

感染対策チーム（ICT）

病院内のすべての感染にかかわる問題点を抽出し、その対策を立案・実行するチームです。平時から病院内の感染状況を把握し（サーベイランス）、有事には速やかに事態を察知し、感染を早期に収束させることが重要となります。

感染対策の基本は手指衛生(手洗い)です。手洗いをすることで、多くの病原体の伝播経路を遮断することができます。医療従事者が手洗いをすることは当然ですが、患者さんにもぜひご協力いただければと思います（写真）。

２０２０年以降は、新型コロナウイルス感染症（COVID-19）の感染対策にも注力してきました。以前は見られない光景でしたが、医療従事者に加え、患者さんにも不織布マスクの着用をお願いする（ユニバーサル・マスキング）ことが続いています。２０２３年７月現在、マスクの着用は個人の判断が基本となっていますが、免疫が低下している患者さんが多い病院内では、当面この対策は継続する見込みです。

抗菌薬適正使用支援チーム（AST）

細菌の感染症にかかった場合には、抗菌薬（抗生物質）を飲んだり点滴したりして治療します。ところが、不必要な抗菌薬を使ったり、必要以上に長期間抗菌薬を使ったりすると、抗菌薬が効かない細菌（薬剤耐性菌）の出現リスクが増加します。薬剤耐性菌による感染症にかかってしまうと、治療薬が非常に限られる、場合によってはない、といった困った事態が生じます。

不必要な抗菌薬は使わない、必要な抗菌薬は適切な量を適切な期間使うということを通じて、患者さんに早く感染症から回復してもらい、かつ薬剤耐性菌の出現リスクも最小化するチーム活動を行っています。場合によっては、主治医グループの依頼を受けて感染症科の医師が患者さんのベッドサイドに出向き、診察をすることもあります。

この活動には、患者さんが感染症にかかったかもしれないときに、体内にどんな菌がいるかを調べる培養の検査が不可欠です。どんな菌がいて、どんな抗菌薬が効くかということを調べることが、適切な治療と早期の治癒につながります。この培養検査には痛みを伴うものもありますが（例えば、採血で血液の中に菌がいないかを調べる血液培養検査）、大切な検査になりますので、ご協力よろしくお願いします。

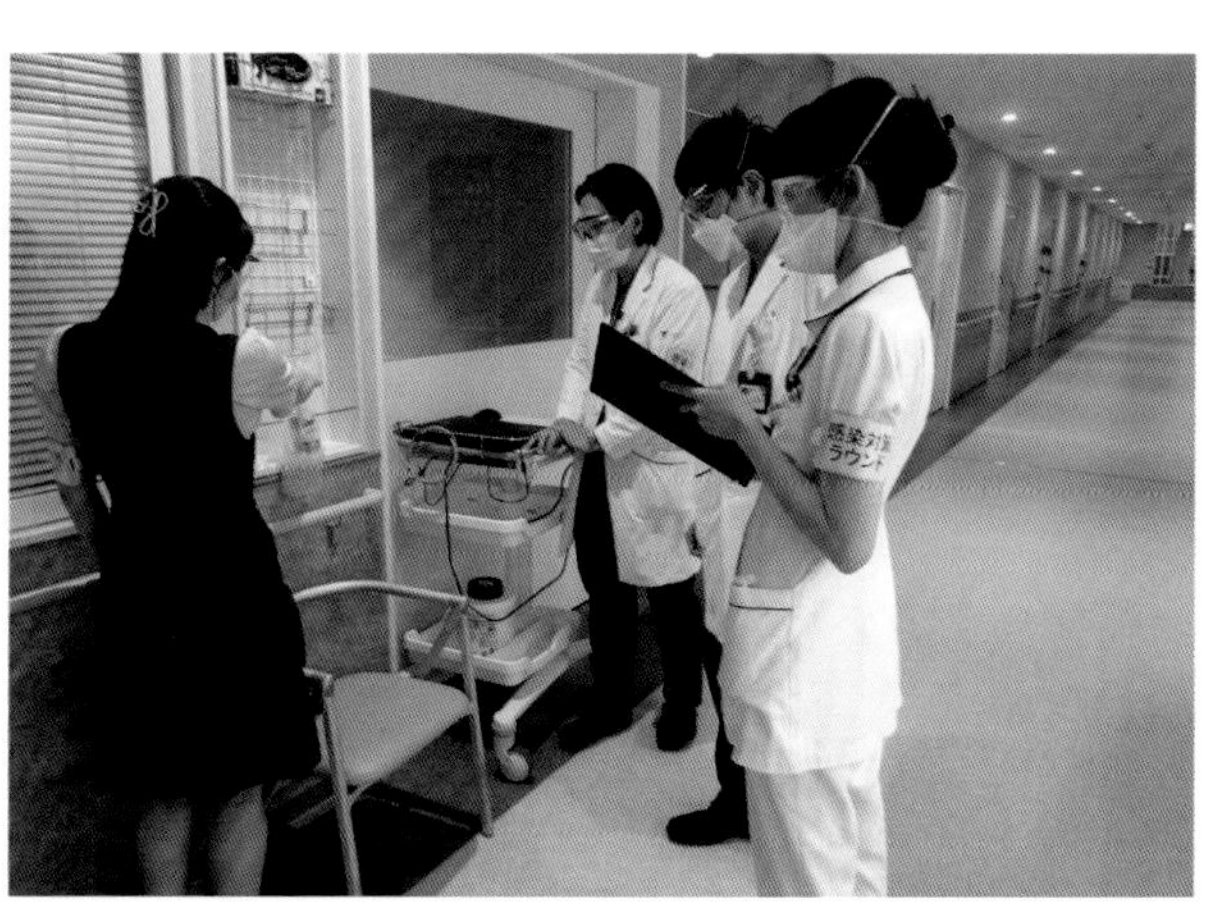

写真　感染対策チームの院内ラウンド（回診）
手指消毒薬の配置場所や使用状況を確認しています

チームで、入院中の患者さんの皮膚を守ります

チーム医療推進室　看護師
（皮膚排泄ケア認定看護師）
安藤 禎子
（あんどう よしこ）

がん患者さんは治療や病気の進行により、痛みや食欲・体力の低下が生じるため、床ずれができやすくなります。

いったん床ずれができると、QOL（生活の質）が低下し、治療やリハビリにも悪影響をもたらします。そのため、褥瘡予防対策チームでは、当院で治療中のがん患者さんが、安心して入院生活を送ることができるように活動をしています。

床ずれ（褥瘡）とは

床ずれとは、一般的には、ベッドなどで同じ姿勢で長い間横になっていることで、皮膚に傷ができることです。体が動かないことで、自分の体重が骨の突出した部分に強くかかり、血液の流れが悪くなり、酸素や栄養が行きわたらなくなることで生じます。そのため、可能な限り姿勢を変えたり、十分な栄養をとったりして、皮膚をよい状態に保つことが重要となります。

がん患者さんは、がんの進行や治療の影響で皮膚が弱くなっていることも多く、床ずれができると治りが遅くなります。床ずれをつくらないように、早くから予防対策を行うことが大切です。

褥瘡予防対策チームの紹介

当院の褥瘡予防対策チームは、医師、薬剤師、管理栄養士、看護師（日本看護協会認定の皮膚排泄ケア認定看護師も含む）などの多職種で構成されています。定期的に患者さんの病室を訪れ、床ずれが発生しやすい患者さんには、予防対策が適切に行われているか確認しています（写真1）。

また**入院前から床ずれがある患者さんや、入院してから床ずれができた患者さんには、適切な治療方法を提案**し、床ずれを1日でも早く治すこと、床ずれを繰り返さないようにすることを考えて、処置や環境調整を行っています（写真2）。

- **医師**／床ずれの評価、治療方針の決定、全身状態の評価、治療。
- **看護師**／床ずれができやすい患者さんの予防環境の整備、姿勢を変える、皮膚バリア機能維持のため保湿などのスキンケアを提案。
- **薬剤師**／床ずれの治療に使う軟膏を選択。
- **管理栄養士**／床ずれができやすい、すでに床ずれがある患者さんの栄養状態の評価、栄養の管理、栄養補助食品の提案、栄養サポートチームとのコラボレーションなど。

最近の新たな活動について

ベッド上でできる床ずれだけでなく、治療に使用する医療器具と接触する皮膚に、床ずれと同じようなメカニズムで傷ができてしまうことがあります。このような皮膚にできる傷の予防対策にも、チームで取り組んでいます。

最後に、床ずれは予防が大切です。床ずれについて困りごと、知りたいことがあれば、褥瘡予防対策チームにご相談ください。

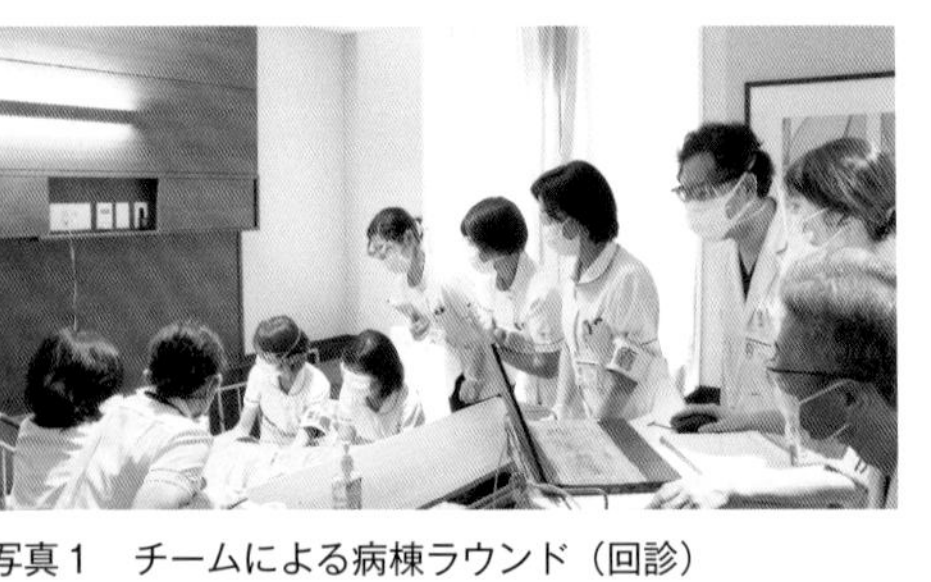
写真１　チームによる病棟ラウンド（回診）

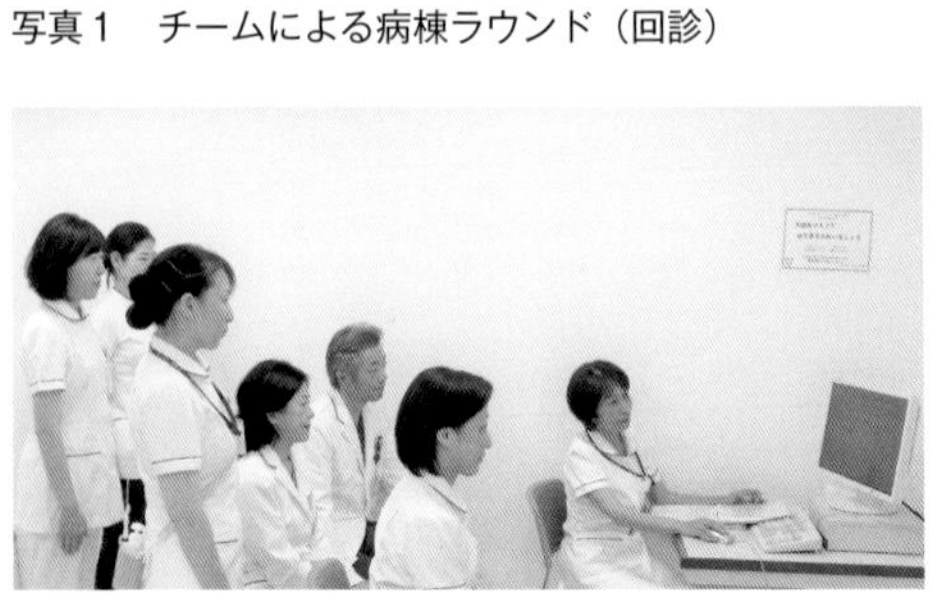
写真２　カンファレンス（検討会）の様子

栄養サポートチーム

病気の治療を支える栄養管理

消化器外科（上部消化管）副院長
上野 正紀
（うえの まさき）

睡眠呼吸器科　医長
富田 康弘
（とみた やすひろ）

普段の食事では十分な栄養をバランスよくとることができている方でも、ひとたび病気にかかると、栄養が不足したり、栄養のバランスが偏ったりしてしまいます。

特にがん患者さんでは、がん細胞が栄養を奪ってしまうため、栄養が不足しがちです。化学療法によって口内炎（こうないえん）ができたり、味覚や嗅覚に変化を生じたりして、食事が進まないこともあります。また、がん患者さんの中には、糖尿病や心臓病といった合併症のために食事の制限を受けている方もいます。病気の治療をうまく進めるためにも、それぞれの病気に合った十分な栄養をバランスよくとることは重要です。

食事の内容にも工夫をしますが、それでも栄養が不足してしまう患者さんには、効率よく栄養をとることを目的に作られた液体、あるいはゼリー状の栄養補助食品を提案します。入院中の患者さんであれば、血管を通じて栄養を補給する点滴や、胃または腸に直接栄養を注入できる管を使うことも選択肢になりますが、病気の回復により口から食事をとれる量が増えてくれば、栄養管理の計画を修正します。

チームでがん患者さんをサポートします

●入院中のチーム回診

栄養サポートチームは栄養管理のための研修を受けた医師、看護師、薬剤師、管理栄養士を中心に、さまざまな職種で構成されており（写真）、毎週病棟を回診しています。

管理栄養士は食事のエキスパートであり、患者さんの食事内容を確認し、栄養のバランスや過不足を評価します。患者さんの食事の嗜好も考慮して、どのような食事が適しているのかを具体的に提案することができます。食事を口からとるのが難しい患者さんには、飲み込みの機能を評価したりトレーニングを行ったりするリハビリスタッフや、口の中の状態を評価する歯科医師・歯科衛生士もかかわります。

薬剤師は患者さんの体の状態や治療中の薬との組み合わせなどを考慮し、栄養補給に用いられる薬剤が適切であるかどうかに注意を払っています。

看護師は日々の体の変化を細かく把握しており、治療に向き合っている患者さんの気持ちにも配慮して、食事に対する向き合い方を考えています。

医師は病気の状態と治療の経過を把握し、チームの意見をとりまとめて問題点を整理し、新たな栄養管理プランを主治医に提案します。

●退院後のことを考えた栄養管理

チームとして患者さんとかかわるのは主に入院中ですが、患者さんの食事、栄養管理は退院後も続きます。継続して点滴などが必要であれば、医療ソーシャルワーカーが自宅環境の調整を行ったり、栄養剤の注入が必要であれば、管理栄養士が購入方法を案内したりします。

そもそも食事は人生の楽しみの1つです。好きなもの、おいしいものを食べると、だれでも笑顔になるものです。退院後にも栄養が不足せず食事を楽しんでもらえるよう、皆さんの笑顔を想像しながら、私たちは一丸となってサポートしています。

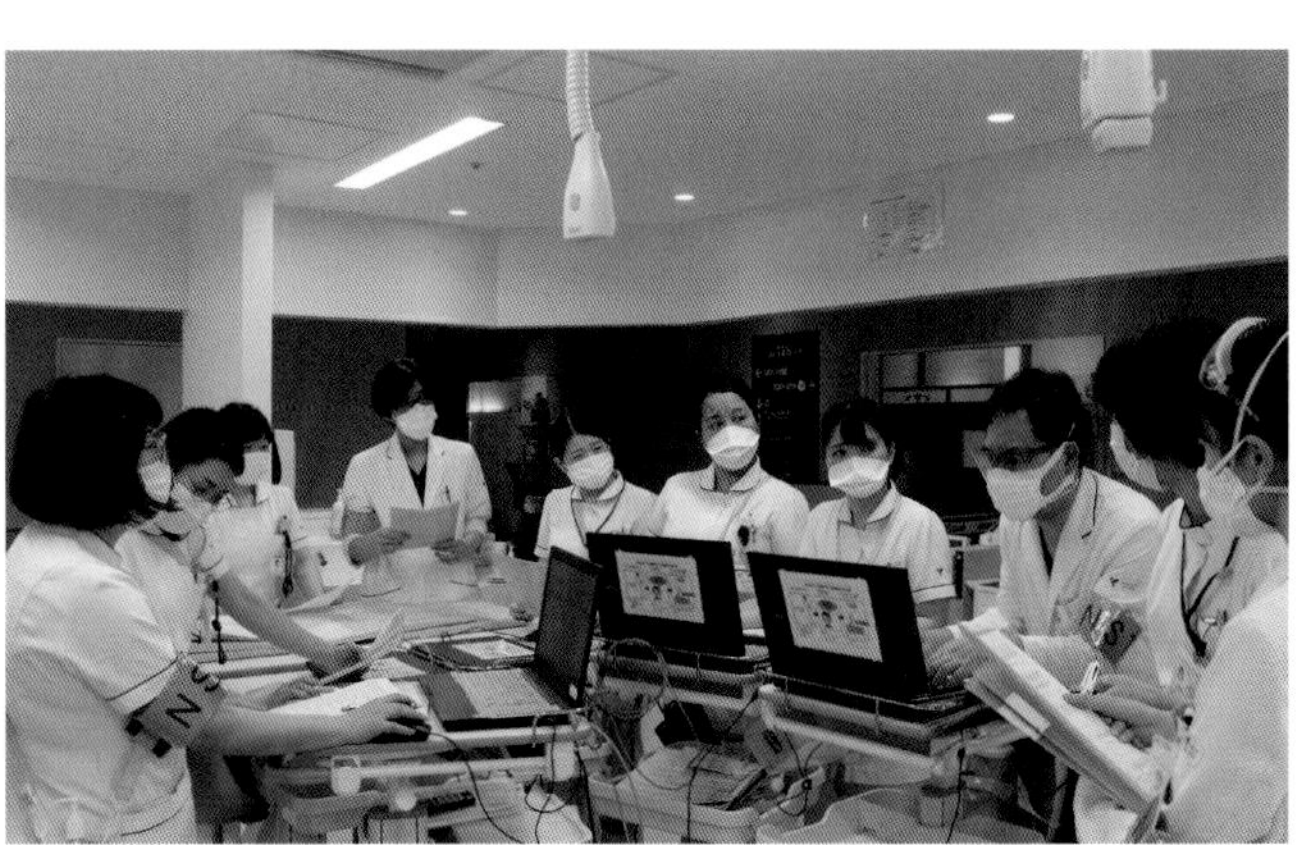
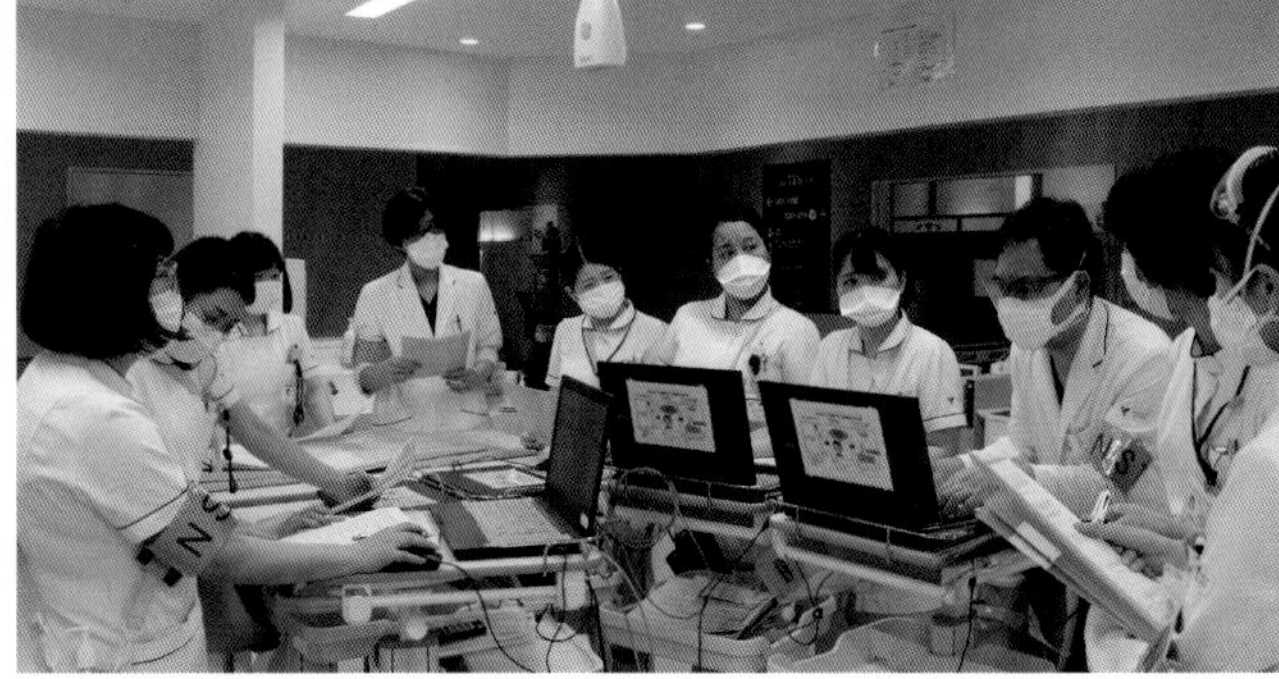

写真　栄養サポートチームのカンファレンス（検討会）

人工呼吸器サポートチーム

呼吸にかかわるケアを担当

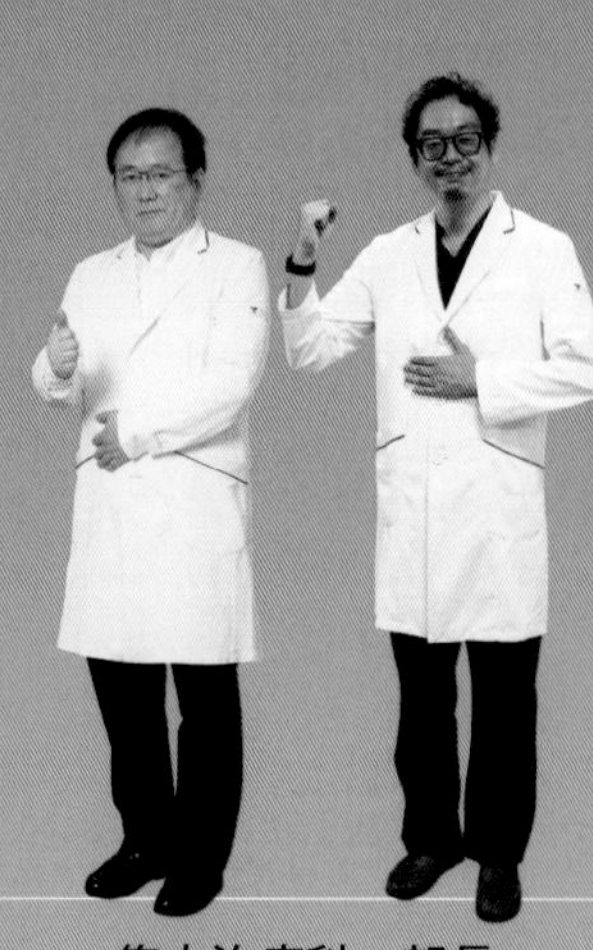

集中治療科　部長
石井 健
（いしい たけし）

集中治療科　医長
早川 桂
（はやかわ かつら）

人工呼吸器とは、どんなもの？

人工呼吸器は、手術や集中治療室で患者さんが寝ている間にも、呼吸を代わって行ってくれます。また肺炎などで肺が傷ついているときに、それが回復するまでの間、患者さんの呼吸をサポートして助けてくれる器械です。

呼吸ケアに使用する人工呼吸器には、たくさんの種類があります。口・喉（のど）の切開部からチューブを入れて呼吸を補助する機器や、チューブではなく、専用の口・鼻のマスクから酸素や空気を送るものもあります。中には大量の酸素や空気が送られてくるものや、一定の圧（口元が押される感じ）がかかるものもありますが、基本的には使用することで、呼吸は楽になるはずです。

もし装着した際に違和感がある場合や、呼吸が苦しいなどと感じることがあれば、遠慮なく私たちに相談してください。

人工呼吸器サポートチームの取り組み

私たちのチームは、人工呼吸器を使用している患者さんを対象として、呼吸関連全般のケアを行います。人工呼吸器を適切に使用し、その使用中にトラブルが起きないようにサポートします。また、人工呼吸器の補助なしで、患者さん自身で呼吸ができるようにするための回復ケアも行います。

そのためには医療機器の設定確認だけでなく、各種チューブや固定バンドが適切に使用されているか、栄養管理、薬剤管理、さらにはリハビリテーションがどのように行われているかを確認し、患者さんを中心として、主治医や現場の看護師と一緒に話し合って、治療やケアの方針を決めていきます。

チームメンバーは、人工呼吸器の取り扱いに関する専門資格を持つ医師、看護師、臨床工学技士、薬剤師、リハビリスタッフより構成されており、それぞれの専門的な立場から患者さんの治療やケアに対してアドバイスを行います。このメンバーは、厚生労働省の定める呼吸ケアチームの基準を満たしたものとなっています。

毎週1回メンバーで定例カンファレンス（検討会）を行い、それぞれの患者さんの呼吸ケアに関する問題点や解決方法について意見を出し合います（写真1）。また、回診として同じメンバーで入院中の患者さんの部屋に伺って、実際に呼吸器の状態を確認し、患者さんから呼吸ケアに関する相談に直接応じます（写真2）。

ほかにも人工呼吸器サポートチームは、人工呼吸器安全管理小委員会を構成する中心的なメンバーとして、人工呼吸に関連した機器の選定や人工呼吸器に関連した事故の分析と対策方法を話し合います。また新しい人工呼吸器が導入された際など、呼吸ケアに関しての病院内のマニュアルを策定し、病院内のスタッフに正しい知識を身につけてもらうように院内教育活動を行っています。

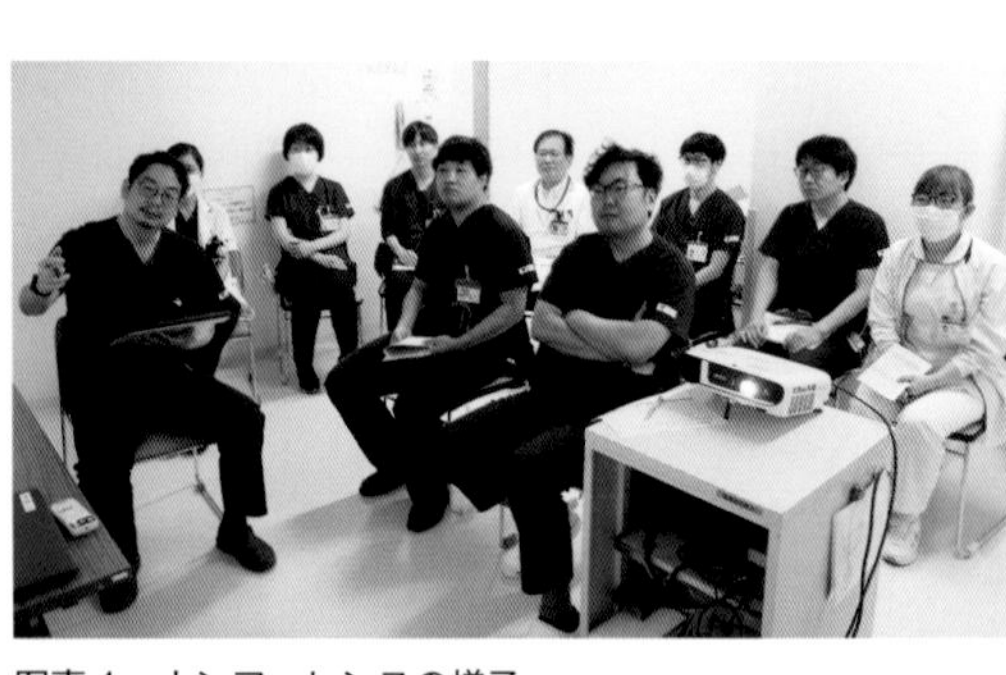

写真１　カンファレンスの様子

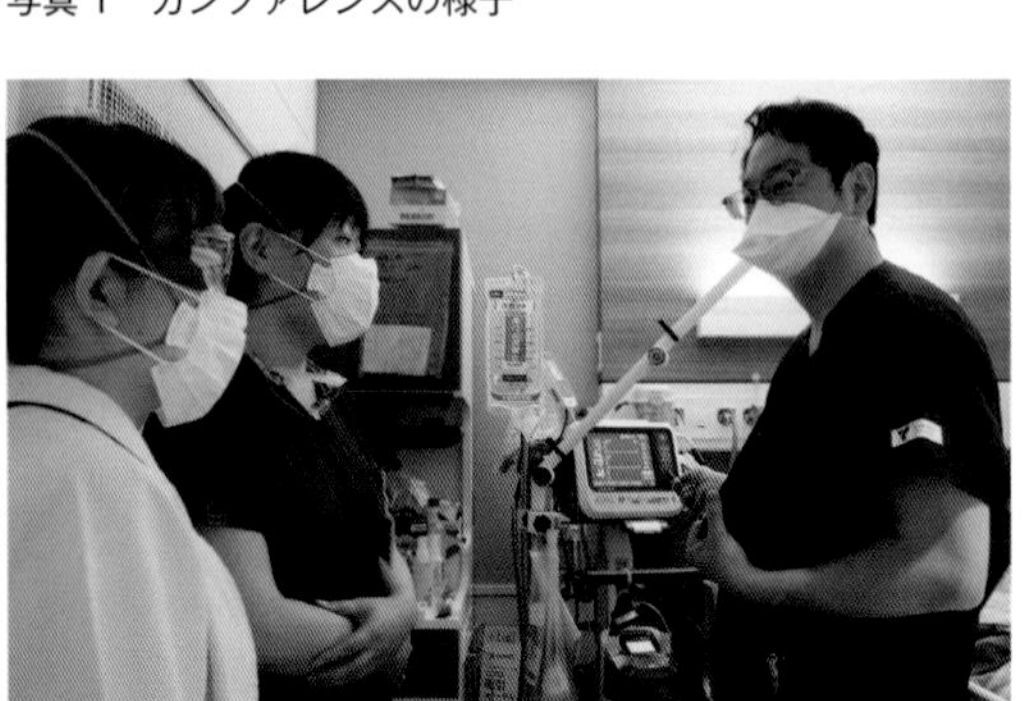

写真２　回診で、呼吸器の状態などを確認します

リエゾンチーム

こころのケアにつながるドア

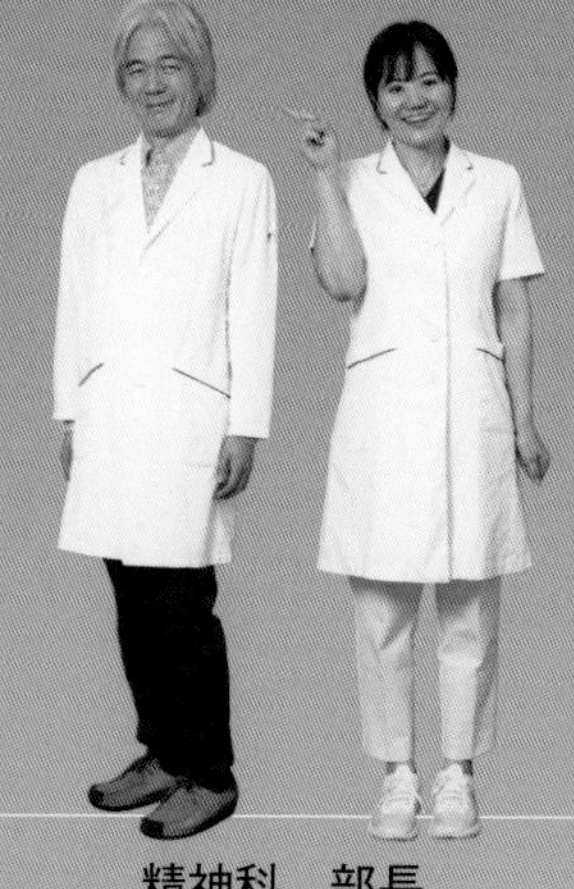

精神科　部長
大前 晋
（おおまえ すすむ）

精神科　医長
安井 玲子
（やすい れいこ）

一人で抱え続けるのは、苦しくないですか？

「聞いてもらっても何も変わらない」確かにそうかもしれません。でも、つらい気持ちを一人で抱え続けるのは、とても苦しくないですか？

あなたの苦しみは、パンパンに膨れ上がった風船のように見えます。破裂寸前です。これ以上、抱えきれないと叫んでいるようです。

誰かに気持ちを話すと、風船の空気がゆっくりと抜けるように、苦しみが少しやわらぎます。泣けたなら、涙はこころを癒します。

一緒に悩んで考えたい

「あなたたちには、わかりっこない」その通りだと思います。打ちのめされ、圧倒され、何がどうなっているのかわからない。あなた自身、未経験の苦しみかもしれません。あなたと同じようには理解できません。でも、一緒に悩んで考えたい。あなたが答えにたどり着くまで、かたわらで見守りたい。だから、どうか、あなたの思いを聞かせてください。

ずっと頑張り続けるなんて、できないから

脱毛、黒ずんだ肌、割れた爪。副作用で変わってしまった外見に、目を背けてひたすら耐える。「命と比べたら、ささいなこと」と自分に言い聞かせて。本当はつらいと叫びたいのに。

あなたの苦しみに、ささいなことなど一つもありません。不平や不満一つ口にせず、頑張り続けられる方が、どれくらいいるでしょうか。時には立ち止まり、本音を語る時間も必要です。

弱音を吐ける、やりきれない思いや怒りを吐き出せる、私たちは、患者さんやご家族にとって、そんな場所でありたいと思っています。

ドアはいつでも開いています

私たちはリエゾンチームです。メンバーは、精神科医師、精神看護専門看護師、公認心理師です。入院中の患者さんやご家族の心理的サポートを担当しています。

患者さんやご家族の中には、こころのケアに抵抗を示す方がいます。担当医から勧められても「必要ない」と拒まれます。それがもしも、強がりであれば、そんなに頑張らなくてよいと思います。こころのケアにつながるドアは、いつでも開いています。

リエゾンチームの役割

抱えてきた苦しみを誰かに吐き出す、つらいと涙を流す、どうしたらいいか相談する、それらは決して弱さではありません。むしろ、そこから新たな一歩を踏み出そうとする力なのだと思います。

眠れない、不安で落ち着かない、考えがまとまらない、抱えるつらさはさまざまです。私たちは、主治医チームや病棟看護師と相談しながら、こころのケアを通して、入院治療がスムーズに行えるようサポートしていきます。

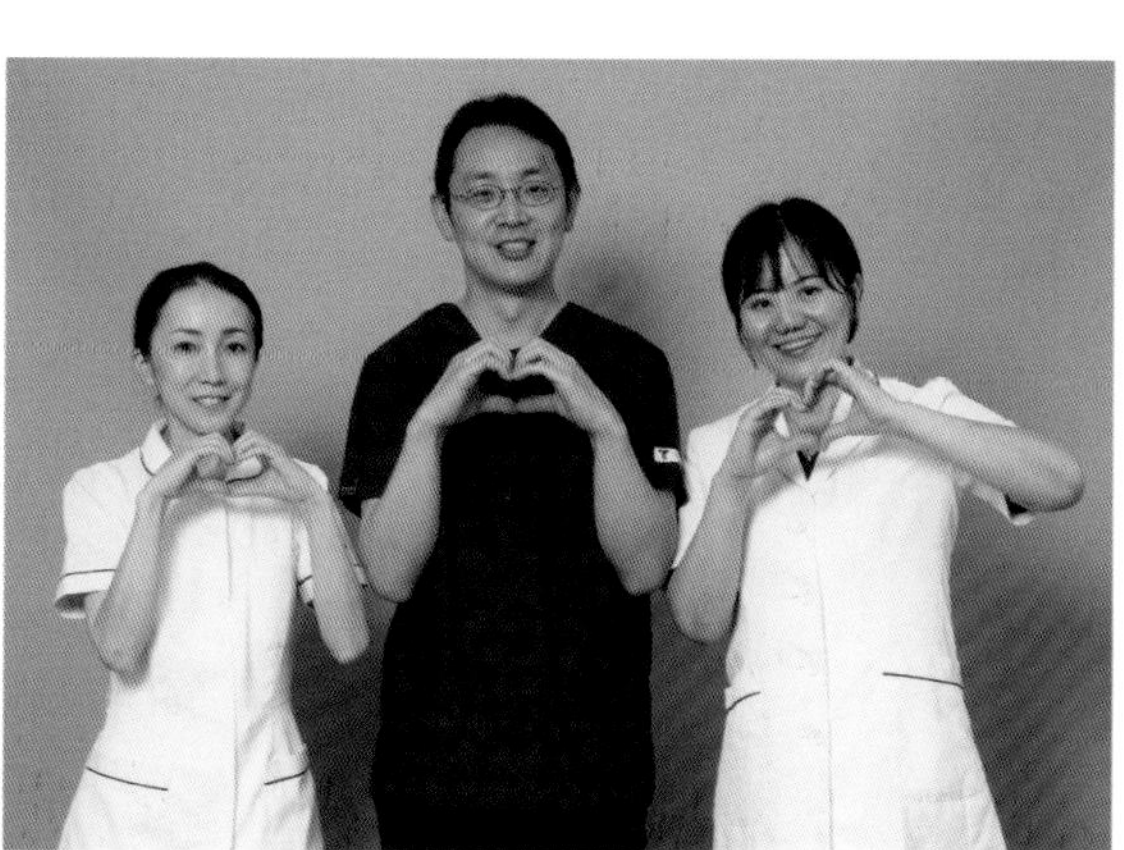

写真　リエゾンチームのメンバー

食道がん治療センター

進行に応じた食道がんのチーム医療

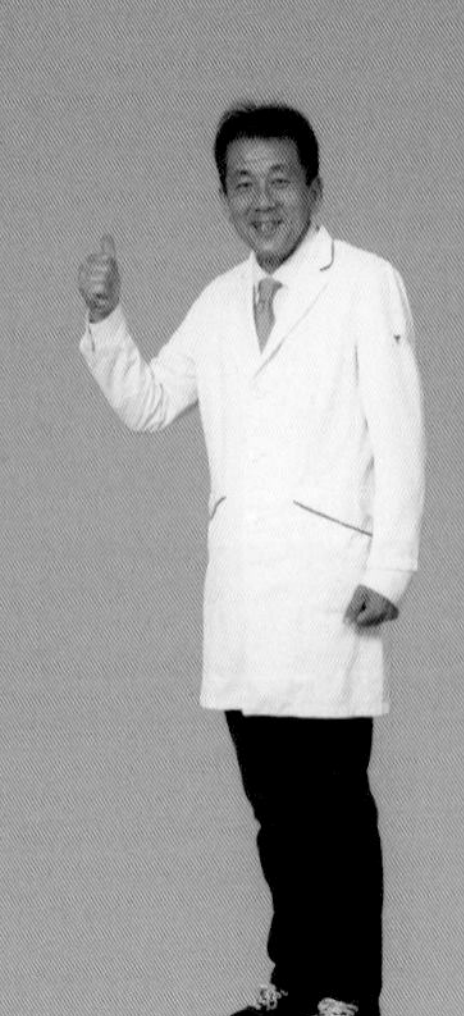

消化器外科（上部消化管）
副院長
上野 正紀
（うえの まさき）

食道がんに対するチーム医療

当院では、早期食道がんから進行した食道がんまで、すべてのステージに対応できるように、さまざまな治療を行っています。

早期の食道がんに対しては、体に負担の少ない内視鏡的粘膜下層剥離術（ESD、消化器内科）を積極的に行います。進行食道がんの場合は、内視鏡下手術など体に負担が少ない手術（消化器外科）を行うほか、ステージに応じて化学療法や放射線療法を組み合わせる集学的治療（臨床腫瘍科、放射線治療科）を積極的に取り入れています。

進行食道がんの治療は集学的治療が行われることが一般的で、治療方針はカンファレンス（検討会）を行って決定します。

・**食道がんカンファレンス**／治療方針決定のため、食道がんを専門にする消化器内科、消化器外科、臨床腫瘍科、放射線治療科などで意見交換を行います。

・**術前カンファレンス**／消化器外科全体での術前カンファレンスで、最終的な術式の決定をします。

・**キャンサーボード**／臓器合併症を有する場合や治療が他臓器に及ぶ場合など、麻酔科、関連の内科や画像診断の専門家などとともに、手術適応の有無を含めた治療選択、手術方法、手術前の準備、術後合併症が起きたときの対応などを検討します。

手術前後（周術期）の準備と管理

食道がんの手術は体に負担が大きく、術後の合併症が起こるリスクが高い手術です。このため、手術の技術も必要ですが、術前術後（周術期といいます）の準備と管理は重要です。

食道がん治療センターでは、患者さんを中心にそれぞれの専門家によるチーム医療を行うことで、周術期の合併症を予防しています。メンバーは、医師（外科、内科、形成外科、耳鼻咽喉科、麻酔科など）、看護師、薬剤師、歯科医師、リハビリスタッフ、管理栄養士、摂食嚥下チーム、患者支援部などです。術前から術後、さらに退院後の支援まで含めて管理します。

●術前の準備

術前の準備を行うことで、周術期の合併症（肺炎など）を減らします。

・**生活指導と栄養管理**／術前の禁煙・禁酒を徹底します。栄養状態を把握し、状態が悪い場合は、これを改善

看護師
放射線科医
臨床腫瘍科医
形成外科医
耳鼻咽喉科医
麻酔科医
精神科医
歯科医師
患者支援部
管理栄養士
リハビリスタッフ
薬剤師
外科医
患者さん
内科医

図　食道がん治療のチームメンバー

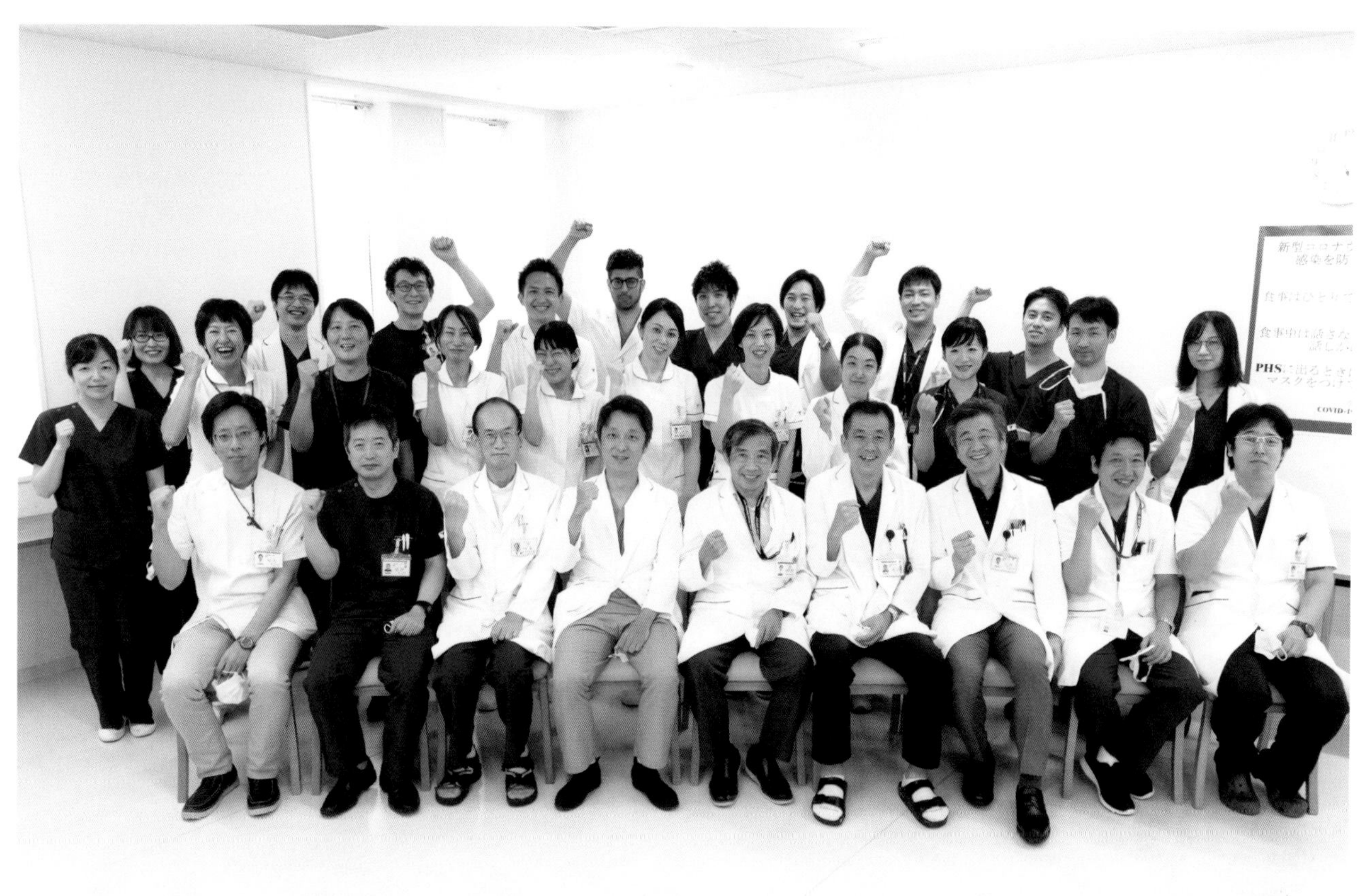

写真　食道がん治療センターのメンバー

するための管理をします。

・**リハビリテーション**／呼吸リハビリにより術後の肺炎を防ぎ、術前の筋力アップ、運動を取り入れることで、術後回復が良くなります。

・**口腔内チェック**／歯槽膿漏・歯垢など口腔内の菌がいることで、術後の肺炎の原因菌となることがあるため、術前から歯科治療、チェックを行い、口腔内を清潔に保ちます。

・**患者さんへの術後のイメージの説明**／術後はどこに運ばれて、どのくらいのコードや管がつくのか、いつから歩けるのか、いつから食べられるのか、経過や日にちなど不安なことを、ビデオなどを使って説明します。

●手術直後

・**早期離床**／術後の肺炎予防、肺動脈血栓（エコノミー症候群）予防のために早期離床を心がけます。

・**痛みのコントロール**／痛みが強いと動けず、動かないことで合併症が増える可能性があります。そのため、痛みが少なく創の小さい内視鏡下手術やロボット支援下手術を行い、術後の痛み対策も行います。

●退院に向けて

・**退院後の生活指導**／食事や術後の生活について、アドバイスを行います。

●退院後

・**フォロー**／外来通院にて、定期的に検査を行います。

・**栄養指導**／退院後の栄養状態などの定期チェック、アドバイスなどをご希望に応じて行います。

食道がんは近年治療成績が向上しています。集学的治療と、治療による合併症や副作用に対する対応、また、手術の周術期の管理など、チーム医療が必要です。医師だけでなく皆で一丸となり、治療にあたっています。

ここに注目！　ステージに応じチーム一丸で治療にあたります

食道がんは、近年治療成績が向上して、治療の低侵襲化（体に負担の少ないこと）も進んでいます。内視鏡切除の開発·導入·適応拡大、手術の精度の向上、抗がん剤治療の導入と薬剤投与のタイミング·内容の変更、放射線療法の進歩、鏡視下手術·ロボット支援下手術の導入と、時代とともに進歩してきました。さらに、薬物療法に免疫チェックポイント阻害薬が加わったことで、高度進行がんの治療成績も向上してきています。
あらゆるステージに対して、チームで一丸となり、最適な治療法を選択・組み合わせることに努め、治療を進めます。

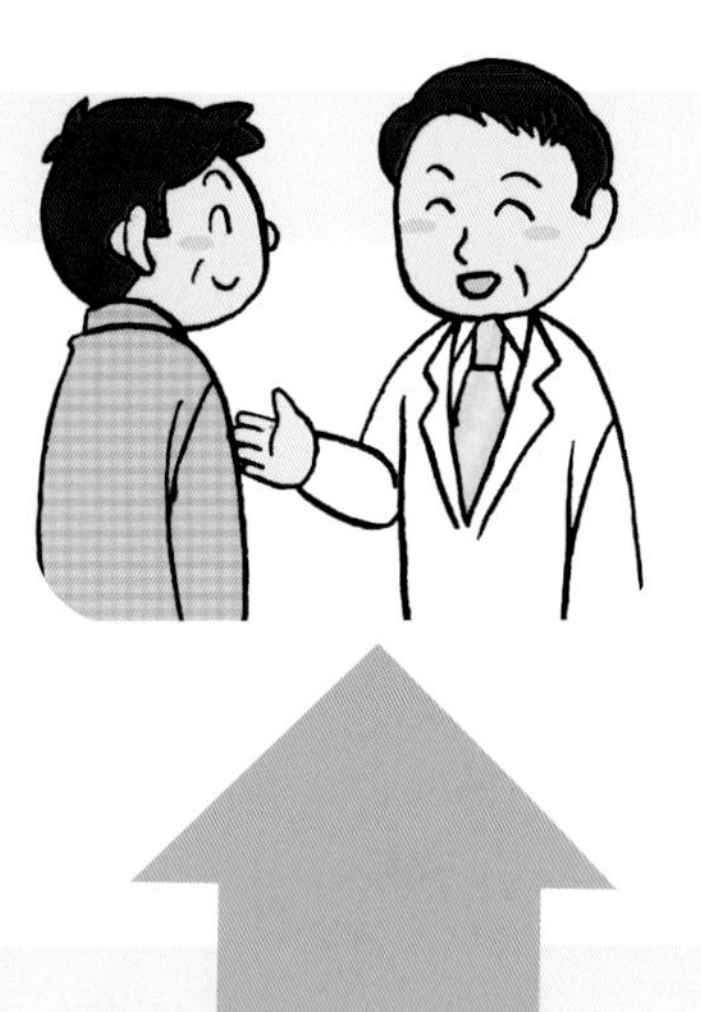

4 経過観察

手術やその他の治療で肺がんを根治した後であっても、再発の可能性は残ります。したがって治療をしたら終わりではなく、定期的に通院してもらい、胸部X線やCT、血液検査等で再発がないかのチェックを行っていきます。もし再発があっても、各科が連携してその時点での最良の治療法を患者さんと相談しながら進めていきます。

3 手術療法

当院呼吸器センター外科では、胸を大きく切る開胸手術ではなく、9000例以上行ってきた胸腔鏡手術(きょうくうきょうしゅじゅつ)を、ほぼ全例の肺がん手術で実施しており、患者さんの負担が最小限になるよう、治療を行っています。

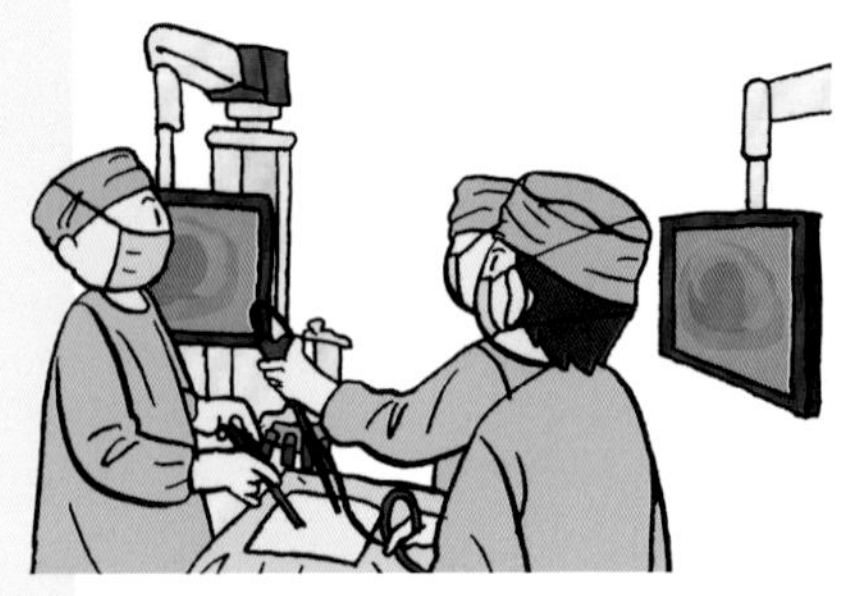

負担が最小限になるように手術を行います

呼吸器センター外科
部長
藤森 賢（ふじもり さかし）

当科が先駆けて行ってきた、胸に3か所の孔(あな)のみで行う3-port胸腔鏡下手術やロボット支援下手術、単孔式手術など、さまざまなアプローチ法があります。

化学療法

病理診断医との連携で、肺がんの性質をさまざまな手法で詳細に分析することで、いわゆる抗がん剤だけでなく、分子標的薬や免疫チェックポイント阻害薬を組み合わせて、患者さんに適したテーラーメイドの治療を行うことができます。

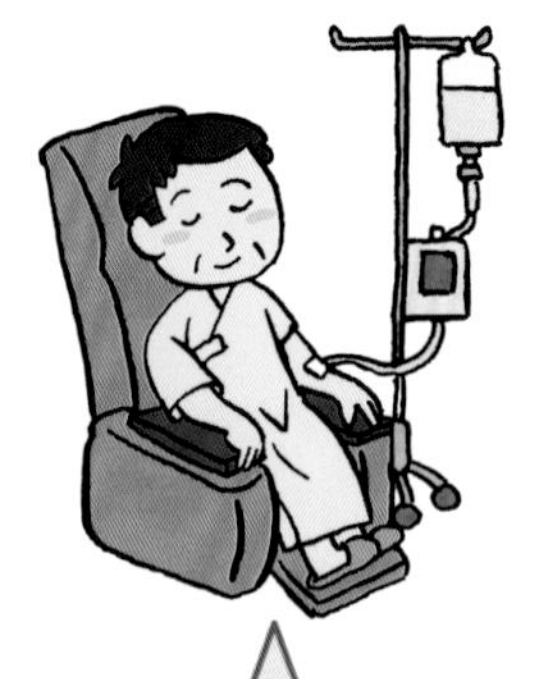

安心して化学療法が受けられるよう、多職種でサポートします

呼吸器センター内科
部長
玉岡 明洋（たまおか めいよう）

治療効果を最大限にするとともに、副作用を最小限にすることが重要です。医師、看護師、薬剤師が連携して、きめ細やかなサポートを心がけています。

放射線療法

病気の進行の程度によっては、手術療法ではなく、化学療法または放射線療法、あるいはその両者の組み合わせで治療を行います。

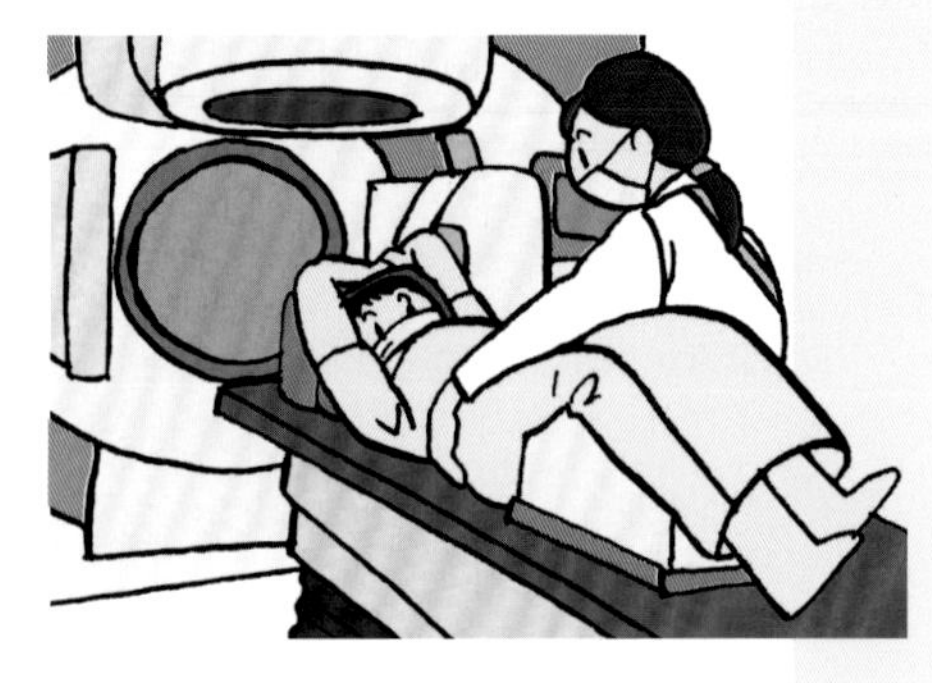

放射線療法は、根治(こんち)*目的にも緩和目的にも行われます

放射線治療科
部長
小塚 拓洋（こづか たくよう）

肺がんでは、Ⅰ期では放射線単独で、Ⅱ、Ⅲ期では薬物療法や手術と組み合わせて、放射線療法を行います。また、痛みなどの症状を軽減するためにも、放射線療法は行われます。

＊**根治**／完全に治すこと。治癒

緩和医療

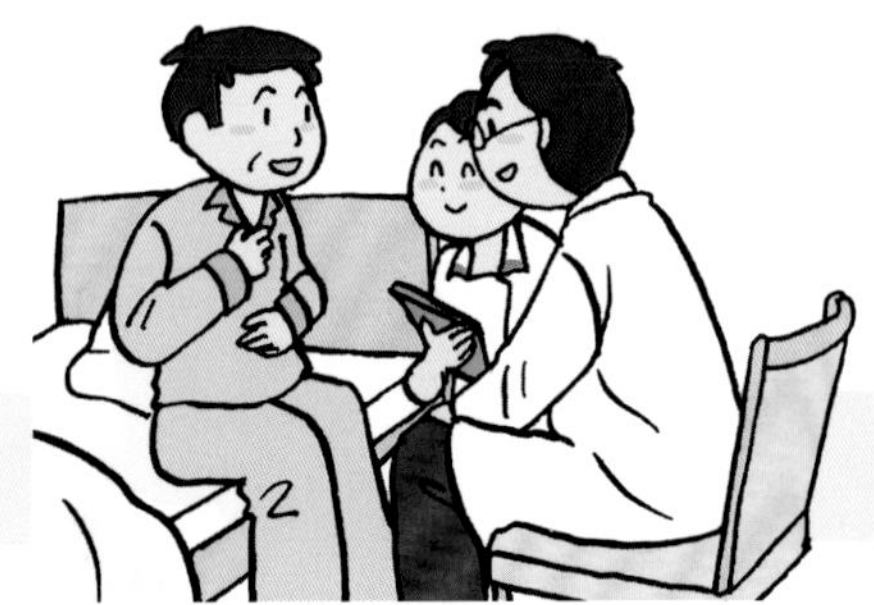

手術や化学療法で肺がんをなくすことや小さくすることはもちろん大事なことですが、それだけではなく、病気からくる身体的、精神的な苦痛をできる限り取り除くことが、同じくらい重要であると考えます。

手術・化学療法・放射線療法をスムーズに進めるための緩和医療です

緩和医療科
部長
櫻井 宏樹（さくらい ひろき）

緩和医療科の医師や公認心理師、看護師、薬剤師などが連携して、患者さん本人はもちろんご家族の苦痛や不安に寄り添い、QOL（生活の質）の向上をめざします。

1 肺がんチーム医療

肺がんは、日本では男女合わせて亡くなる方が最も多いがんです。特に早期発見、早期治療が重要で、まだまだ予後改善の余地が大きいがんの1つでもあります。一方で分子標的薬など、最新の治療薬が最も多く実用化されているがんでもあり、治療の進歩には目覚ましいものがあります。当院では密な多科連携のもと、検査から治療までがとてもスピーディーで、また多職種が連携して患者さんに寄り添った治療を提供できる体制が整っています。

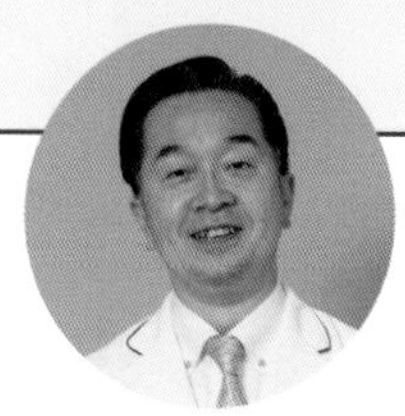

呼吸器センター内科
部長
玉岡 明洋
（たまおか めいよう）

看護師

呼吸器内科・外科病棟
看護師長
高野 亜耶
（たかの あや）

治療を受けながら、その人らしい生活が送れるようサポートします

肺がんに対する治療はさまざまです。患者さんの意思が治療に反映されるよう、チームで支えていきます。そして、入院中、退院後も安心・安全に過ごせるよう、治療中のケアや退院支援を行っています。

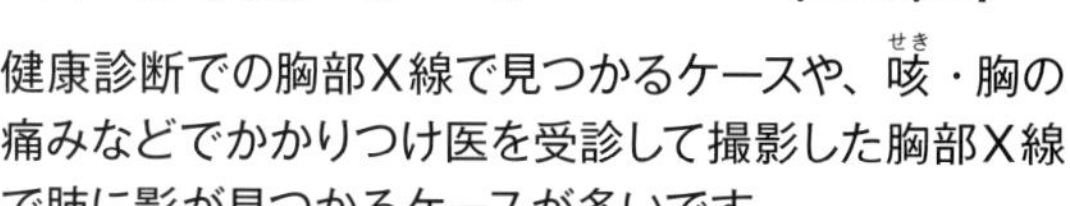

1 発見から受診まで

健康診断での胸部X線で見つかるケースや、咳（せき）・胸の痛みなどでかかりつけ医を受診して撮影した胸部X線で肺に影が見つかるケースが多いです。
当院では呼吸器センターとして、呼吸器外科と呼吸器内科が連携して診療を行っています。どちらの科に最初に紹介されたとしても、患者さんに最適な治療を受けてもらえるよう協力して診療にあたります。

過去のX線、CT など、情報がたくさんあると助かります

呼吸器センター内科
部長
玉岡 明洋（たまおか めいよう）

まずは健診機関やかかりつけ医で診療情報提供書を書いてもらい、早めに受診してください。その後の診療に役立てるため、過去に受けた胸部X線やCTの写真をご持参いただけると、大変ありがたいです。

綿密な事前の検査で、最適な治療を検討します

呼吸器センター内科
部長
玉岡 明洋
（たまおか めいよう）

気管支鏡検査では病変部を一部採取して、肺がんの確定診断をつけるだけでなく、併せてがん細胞の遺伝子変異なども解析することで、患者さんにより適した治療方法を見つけることができます。

2 検査

まずは、胸部X線や胸部CT、血液検査による腫瘍（しゅよう）マーカー（12ページ参照）などのチェックを行います。
肺がんの可能性が高いと考えられる場合などには、PET/CTや脳のMRIなど全身の検索を行って、病気の広がりをチェックします。また診断を確定するために、呼吸器内科で肺に内視鏡（気管支鏡）を入れて病変を一部採取し、病理検査を行います。

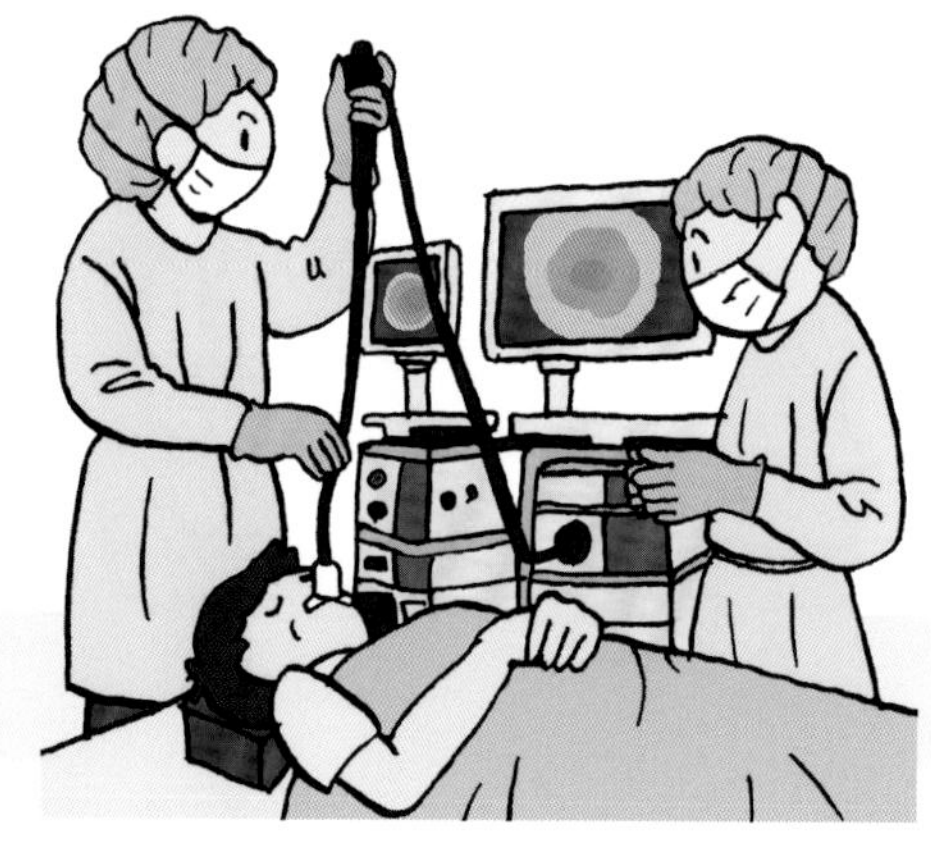

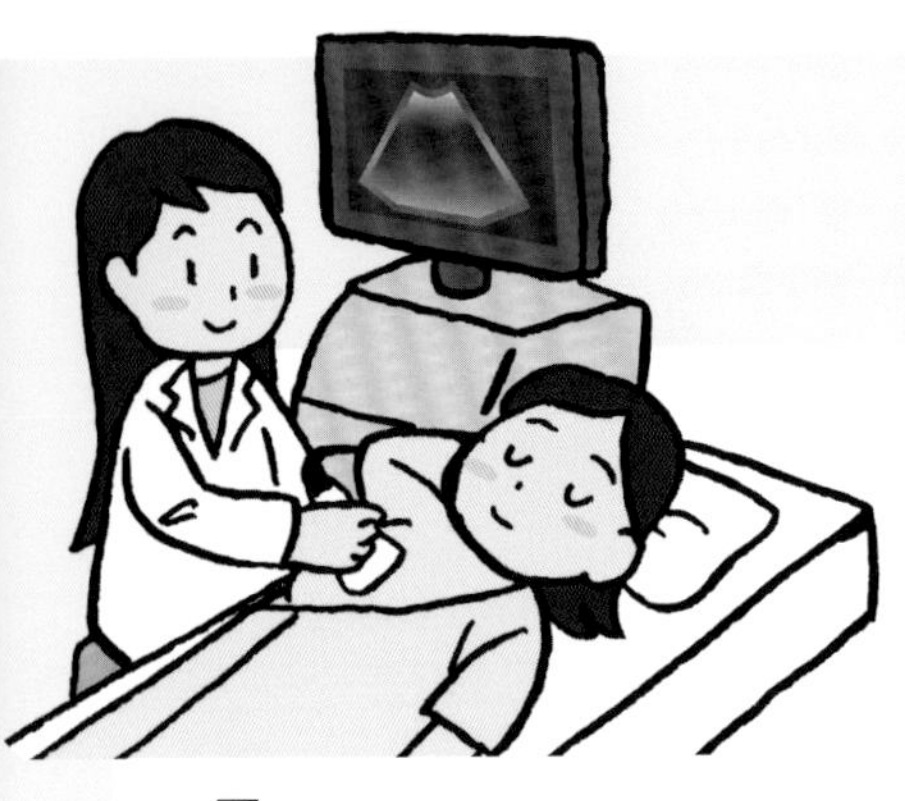

副作用はこわくありません

化学療法室　看護師
時森 綾乃（ときもり あやの）

抗がん剤は、主に副作用が心配だと思いますが、さまざまな薬や対処法で、多くの副作用は緩和することができます。気になる症状は、どんな些細なことでもご相談ください。一緒に治療していきましょう。

6 経過観察

定期的に血液検査、超音波検査、マンモグラフィ検査などを行い、再発がないことを確認します。ホルモン療法が必要な場合には、処方も行っていきます。気になる症状などが出てきた場合は、適宜詳しい検査を実施していきます。術後約 10 年まで、定期的に診察します。

5 術後治療

乳がんは、そのタイプや病期に応じて、術後に薬物療法を行います（術前に行う場合もあります）。化学療法（抗がん剤治療）の場合は、外来化学療法室で点滴の治療を行います。抗がん剤の副作用である脱毛対策として、頭皮冷却療法にも力を入れています。

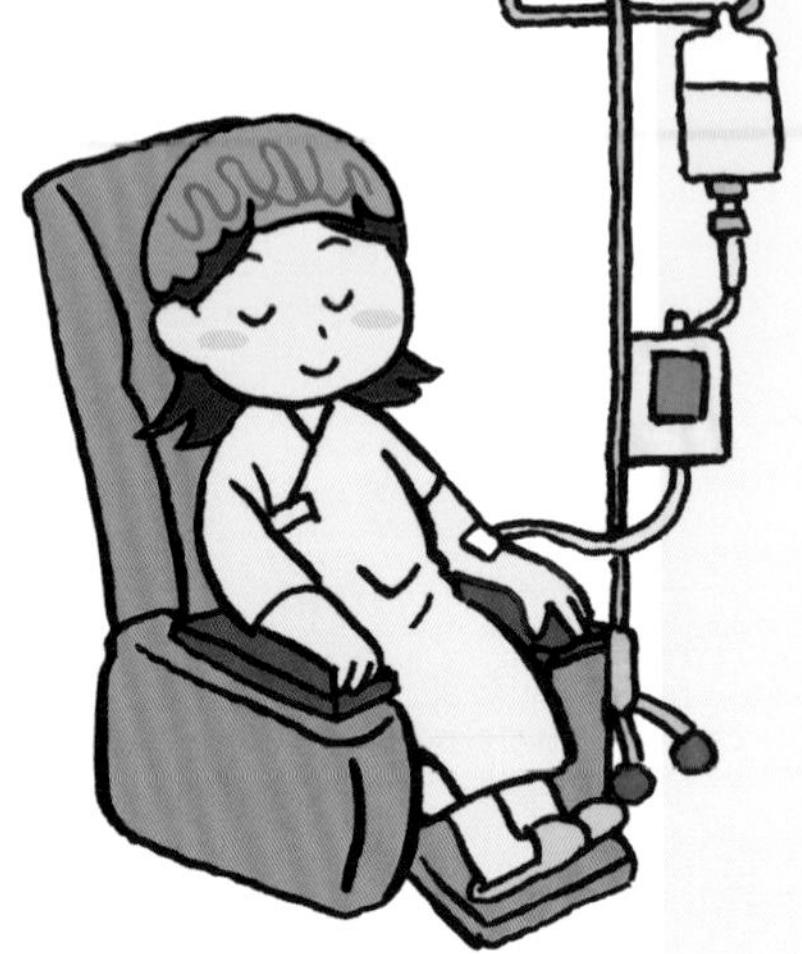

乳がん術後の乳房欠損や変形に対して治療をします

形成外科　部長
江口 智明（えぐち ともあき）

当院ではシリコンインプラントによる再建が多いですが、自家組織再建（腹部や背部の皮弁を使った再建）も行っています。ご希望により、乳頭再建や色素法（Tattoo）による乳輪乳頭の色調再建も行います。

4 手術

乳腺・内分泌外科医師により乳房切除術を行った後、形成外科医師により再建術を行います。病変の範囲によっては、乳頭乳輪を残す皮下乳腺全摘術を行う場合もあります。乳がんの治療も行いつつ、可能な限り、治療前と同じような大きさ・形の乳房を再建できるように努めています。

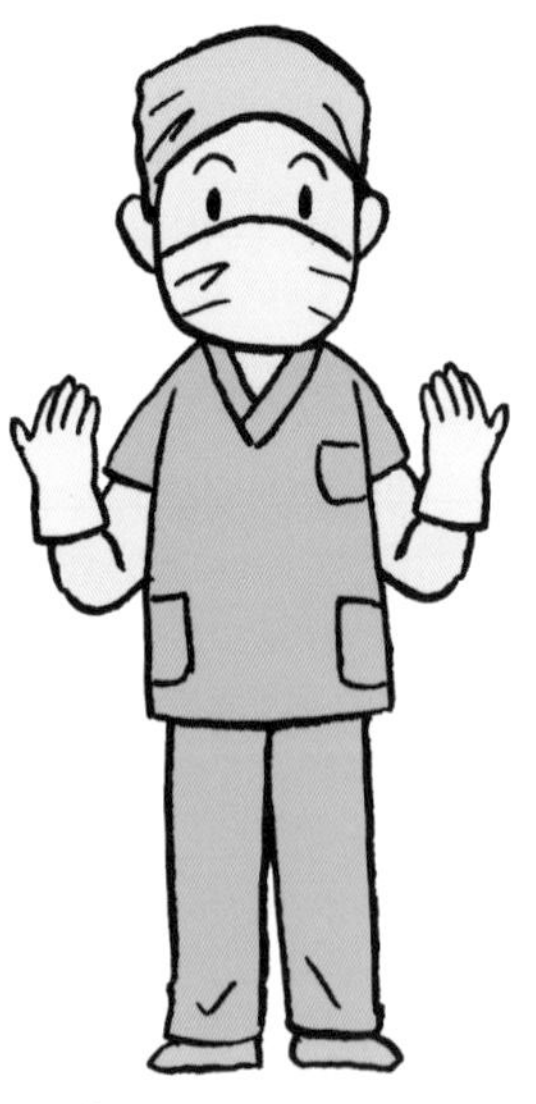

3 形成外科受診

各種検査により術式として、乳房切除術（＝乳房全摘術）が必要になる場合があります。美容・心理面から乳房再建を希望される場合には、形成外科を受診し、再建方法についてご相談ください。再建により乳がんの治療や予後に影響を与えることはありません。

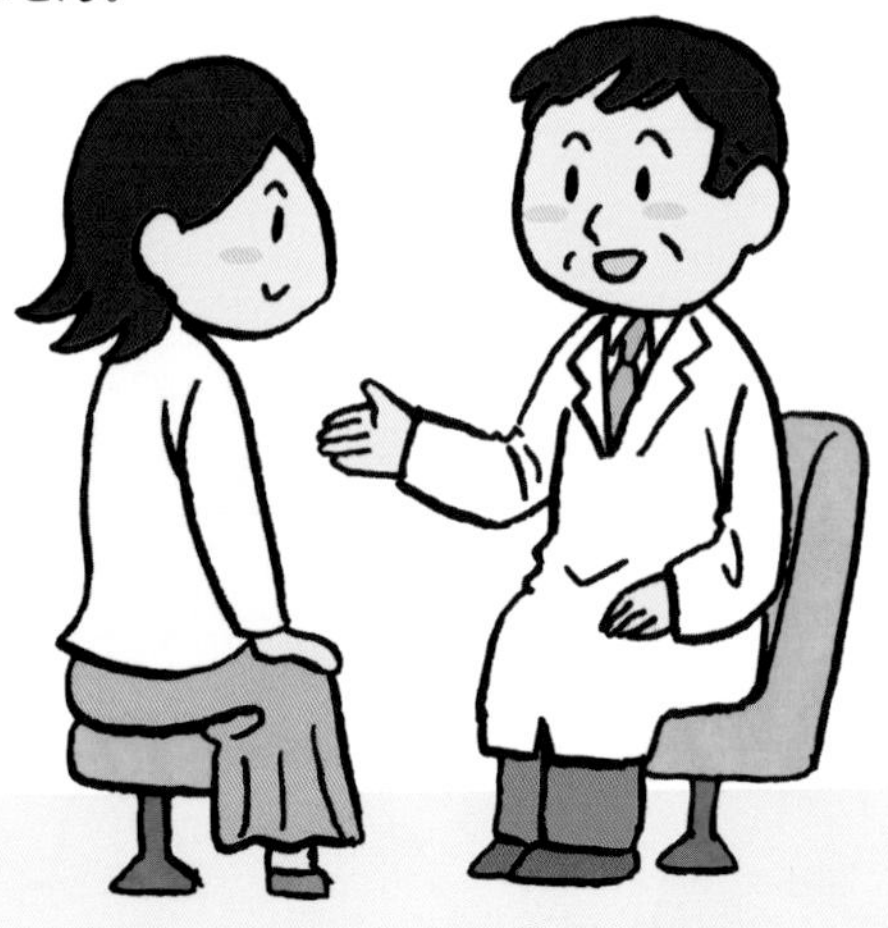

入院は前日、約１週間で退院です

乳腺・内分泌外科　医員
小倉 拓也（おぐら たくや）

手術前日に入院となり、手術翌日には、ほぼ通常通りに動けるようになります。痛みについても、内服の鎮痛薬でほぼ緩和されます。術後約１週間で退院となります。

2 乳がんチーム医療・乳房再建

日本人女性がかかるがんの中で、最も多いのが乳がんです。早期に発見し、適切な治療を行うことで根治（こんち）（完全に治すこと。治癒）することも可能ですが、手術では、しこりの場所や大きさによって、乳房全摘術が必要になる場合があります。乳房を喪失してしまうつらさは避けられません。それを少しでも緩和すべく、当院では、乳腺・内分泌外科だけでなく多職種で連携し、乳房再建を治療の1つとして取り入れています。ここではその流れをご紹介します。

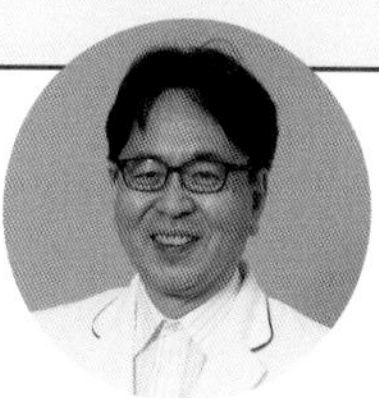

乳腺・内分泌外科
部長
川端 英孝
（かわばた ひでたか）

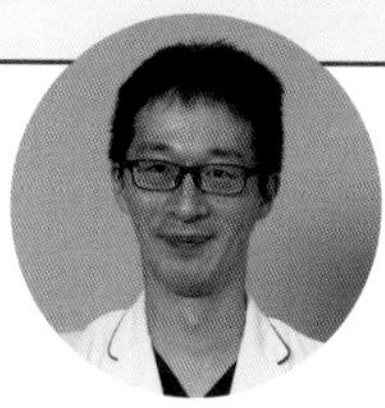

乳腺・内分泌外科
医員
小倉 拓也
（おぐら たくや）

看護師

外来
チーフナース
佐藤 喜代香
（さとう きよか）

全体の治療の流れをサポートします

乳がんの検査・治療は、手術以外はほとんど外来通院で行っています。慌ただしくスケジュールが組まれると、わからないことや不安なこと、困ったことなどが出てくることも少なくありません。私たちが適宜サポートし、一緒に治療を進めていきます。

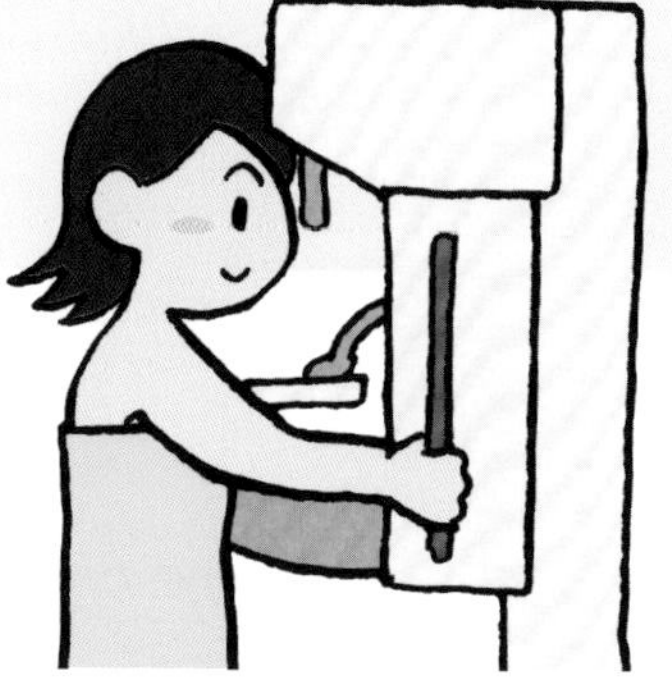

1 検診異常・症状自覚～受診

乳がん検診としてマンモグラフィ検査・乳房超音波検査を行い、早期発見に努めます。検査で異常がある場合には、精密検査のため乳腺・内分泌外科を受診していただきます。その他、しこりや乳頭分泌などの症状がある場合にも、受診をお勧めします。

早期発見を心がけています

健康管理センター

過去の検査も参考にしながら、小さな病変でも見つけられるように、慎重に検査を行っています。必要時は、迅速に乳腺・内分泌外科を受診できるように連携しています。

正確かつ迅速に診断します

病理診断科　医員
木脇 圭一
（きのわき けいいち）

針生検で得られた検体が、良性なのか悪性なのか、悪性であればどのような乳がんなのかを、正確かつ迅速に診断します。手術で切除された検体についても、診断を担当しています。

2 診断～術前検査

異常所見に対して、乳腺・内分泌外科にて針生検を行います。その検体から乳がんの診断を確定させます。乳がんにはさまざまなタイプがあり、タイプにより治療方針が異なります。タイプごとに適切な治療計画を立て、血液検査、MRI 検査、PET/CT 検査などの術前検査を行います。

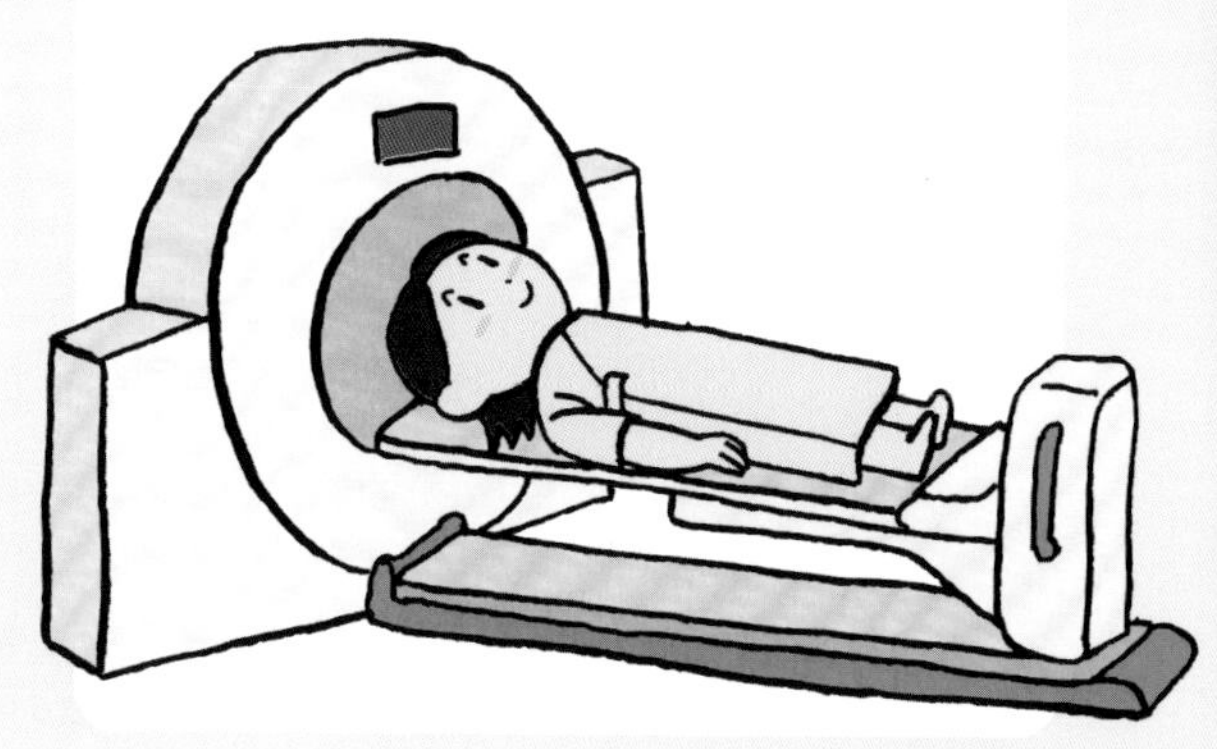

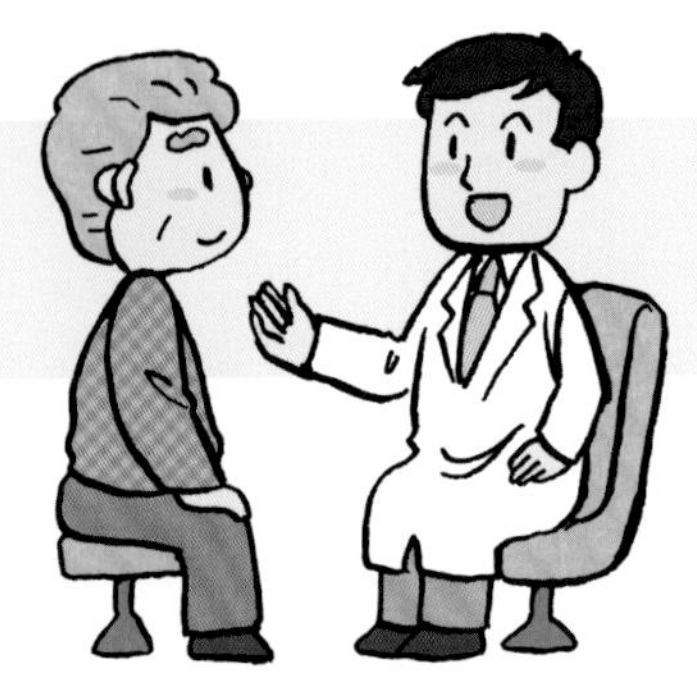

6 定期的なフォローアップ

手術したらそれで終わり、というわけではありません。目にみえないがん細胞が、後々になって芽を出してくることがあります。再発をいち早く見つけるために、定期的な検査が重要です。ステージによっては、術後半年間の補助化学療法をお勧めすることがあります。周術期*だけでなく、長期的に責任をもって経過を診ていきます。

＊**周術期**／入院、麻酔、手術、回復といった、術中だけでなく前後の期間を含めた一連の期間

5 術後経過

手術翌日には歩いていただきます。腸閉塞やエコノミークラス症候群といった合併症を防ぐためには、これがとても重要です。ここで低侵襲手術のメリットが生きてきます。順調であれば、術後１週間程度で退院です。

ストーマをつくった場合は、看護師の指導のもと、ストーマ管理ができるようになってから退院します。

4 手術

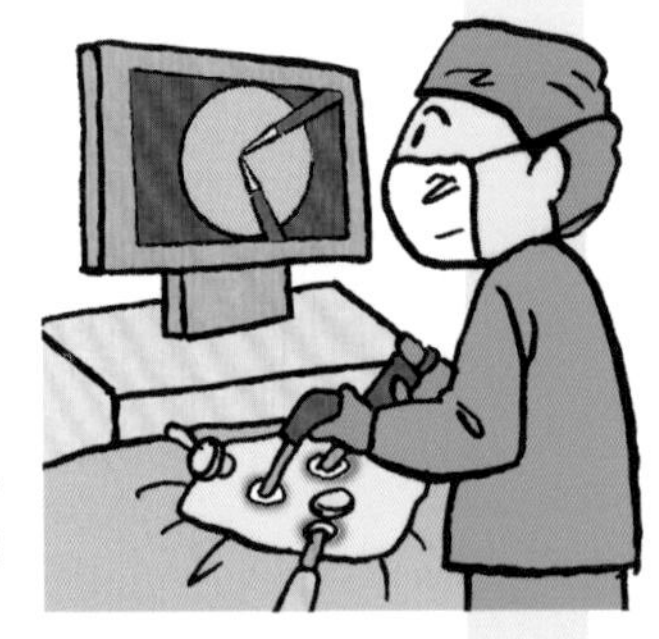

基本的に腹腔鏡手術、もしくはロボット支援下手術で行います。５か所ないし６か所程度の小さい孔（5～12mm）をあけて実施します。肛門に近い直腸がんに対しても、当院は高い肛門温存率で手術を行っています。

肛門に近い直腸がんの患者さんは、縫合不全を避けるため、３か月～半年間の一時的ストーマが必要になります。

3 手術の前に治療が必要な場合

肛門に近い進行直腸がんの場合、術前に化学放射線療法を行うことによって、局所再発率が減ったり肛門温存率が上がることがわかっています。

また、遠隔転移を伴うステージⅣの場合でも、抗がん剤治療を行うことによって病巣のコントロールがつけば、切除可能になることがあります。そのような場合には、手術の前に治療を行います。

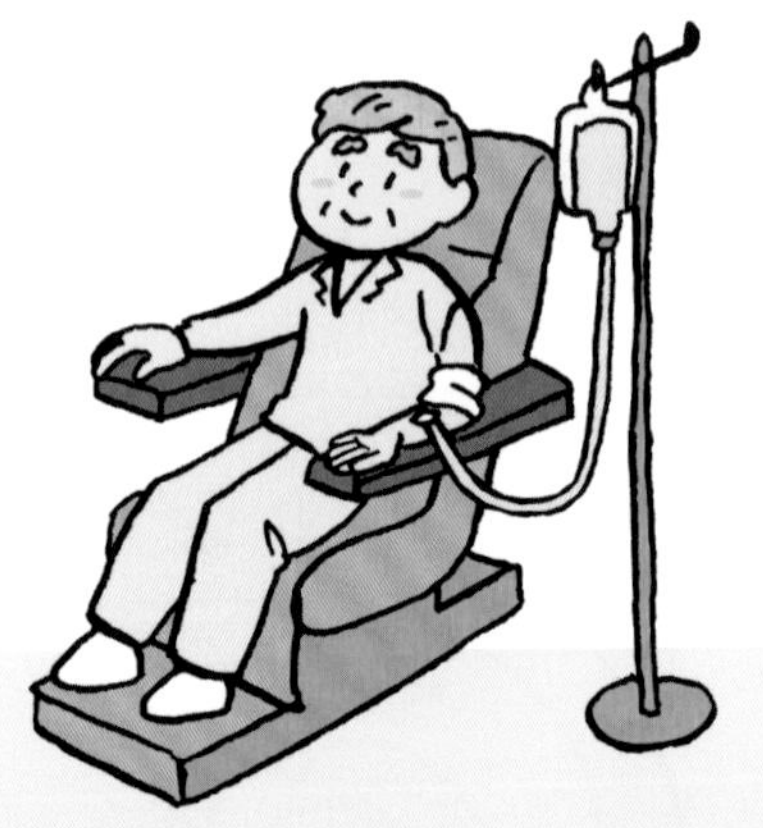

手術室看護師

手術室　看護師
三宅 幸子
（みやけ さちこ）

安心して手術が受けられるよう、サポートします

手術前日までに、当日の手術室での流れを説明します。大腸がんの手術は、砕石位という特殊な体位で行われるため、あらかじめ患者さんの体格や関節可動域などを確認します。手術に関して不安や心配なことがあれば、遠慮なくお声がけください。安全・安楽に手術を受けられるように、術前・術中・術後を通して看護します。

放射線治療科

放射線部
医学物理士
臺 洋平
（うてな ようへい）

放射線治療
看護師
丸山 亜希子
（まるやま あきこ）

スタッフが一丸となって、放射線療法を行っています

放射線治療科では、医師・看護師・診療放射線技師・医学物理士・事務が一丸となり、高精度で安心な放射線療法を提供しています。医師は、放射線療法全体の計画および統括を行います。看護師は治療が安楽に受けられるよう手助けをし、治療中に出現する症状が少しでも軽減するよう、お手伝いや指導を行っています。診療放射線技師は日々の照射業務（患者さんの位置合わせおよび照射）を行い、医学物理士は医師の治療計画を実現できるよう、照射計画の設計や機械で実現できるかの検証、照射機器等の管理を行っています。

3

大腸がんチーム医療

当院の特徴としては、①豊富な診療経験、②チームワークの良さ、③フットワークの軽さが挙げられます。当院では大腸がんの手術を年間400件ほど行っており、その98%を腹腔鏡手術（ふくくうきょうしゅじゅつ）やロボット支援下手術といった低侵襲（ていしんしゅう）（体に負担の少ない）手術で行っています。さまざまな併存疾患をお持ちの患者さんに対しても、各領域のエキスパートのバックアップのもとで、安全な手術に努めています。また、検査室や手術室の協力もあり、通常、受診いただいてから2週間以内に手術可能となっています。

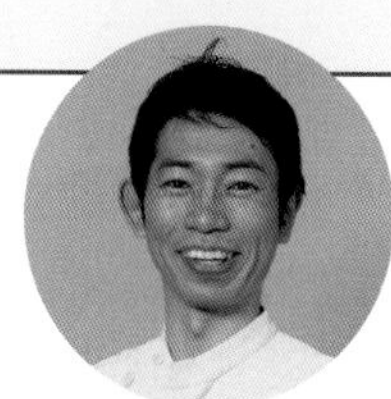

消化器外科（下部消化管）
医員
福井 雄大
（ふくい ゆうだい）

病棟看護師

消化器内科・
外科病棟
看護師長
長田 ゆり子
（おさだ ゆりこ）

手術前から退院まで、トータルでサポートします

手術前には、手術に向けてわからないことや不安なことがないかを伺い、準備を整えて手術に臨めるようお手伝いします。術後は痛み止めを使用しながら、できるだけ痛みがない状態で手術翌日から歩き始めます。人工肛門（ストーマ）をつくった場合には、退院後にご自身で交換できるよう、一緒に練習・指導を行います。

1 発見から受診まで

大腸がんが見つかってしまったら、かかりつけ医で診療情報提供書を書いてもらい、なるべく早く受診しましょう。もし診療情報提供書の準備に時間を要したり、何らかの理由で依頼が難しいようでしたら、直接お越しいただいてもかまいません。

がんにかかってしまったことは残念ですが、見つけてもらえてよかったです。当院では、今できる最善の治療をご提案します。

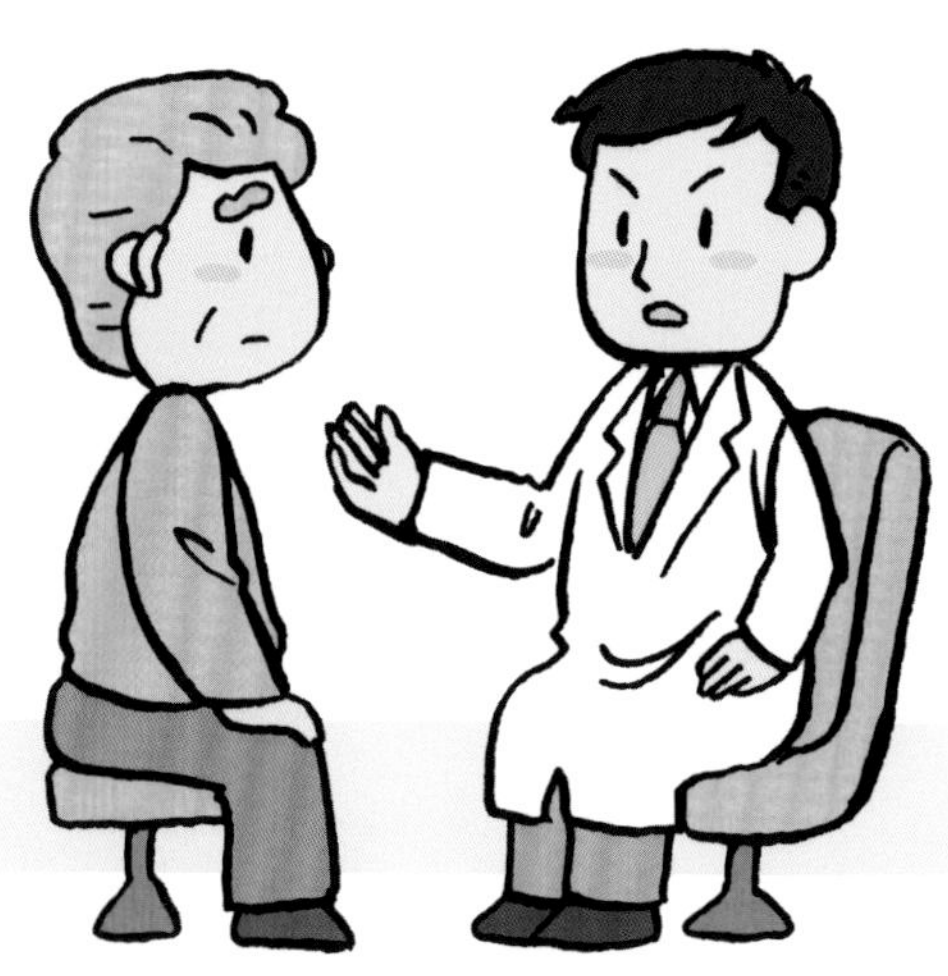

2 詳しい検査～治療方針の決定

採血、CT、MRI、大腸カメラなどの検査を行い、病気の全体像を把握します。また、全身麻酔下の手術を安全に行うために、心電図や呼吸機能検査で全身状態を評価します。なるべく通院の負担がないように検査室と連携し、ほとんどの検査は初診日にすませますので、次の来院は入院日です。

糖尿病、狭心症（きょうしんしょう）、肺気腫（はいきしゅ）といった併存疾患をお持ちでも、各専門家に相談しながら、手術に向けて準備を進めていきます。

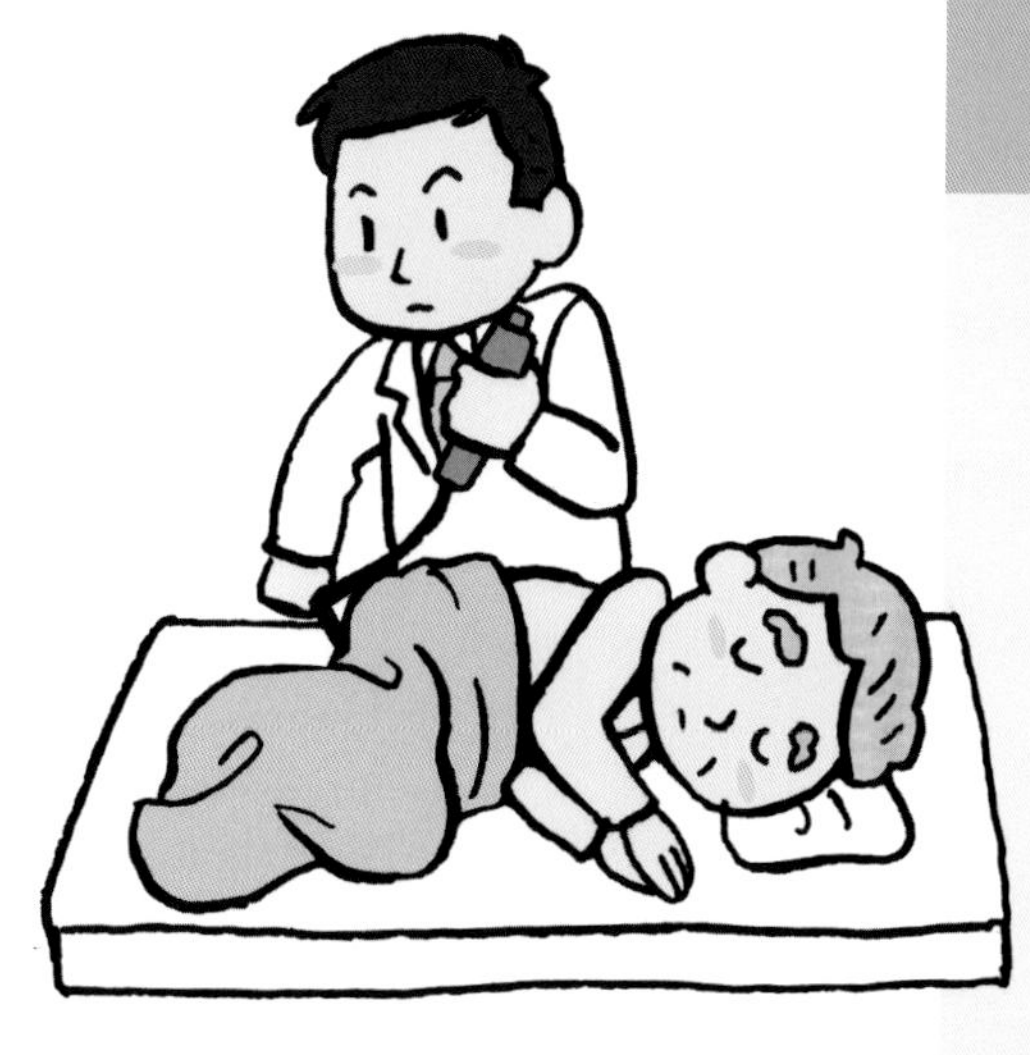

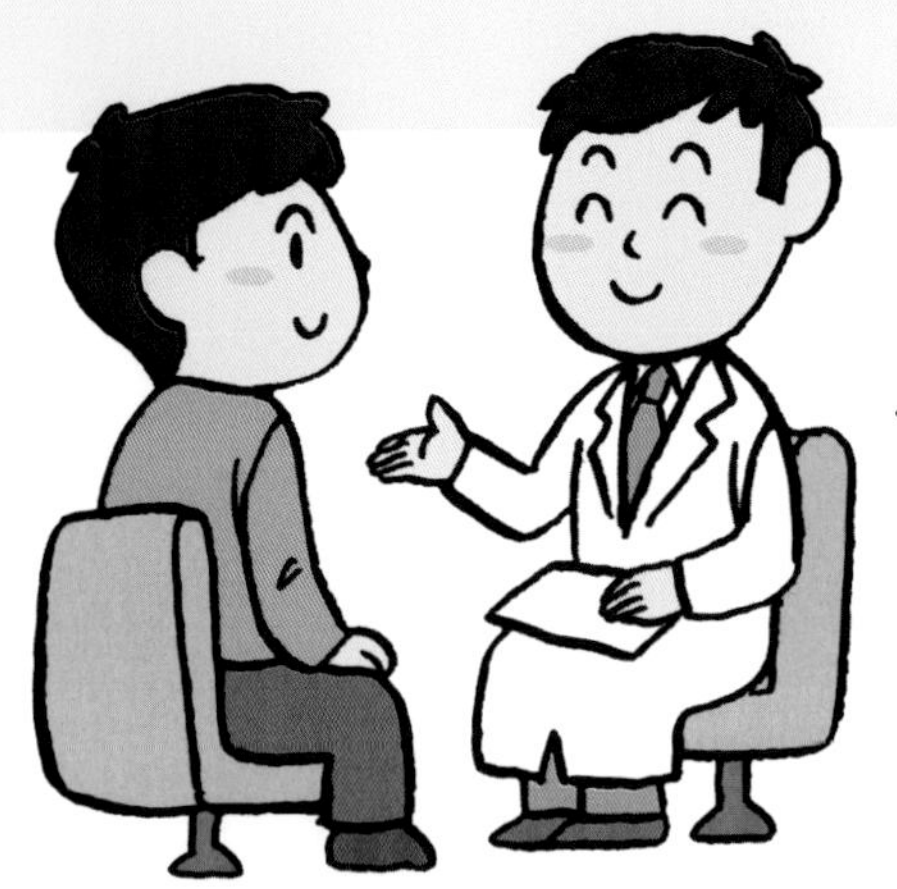

画像診断の結果を踏まえて最適な治療を

呼吸器センター内科　部長
玉岡 明洋（たまおか めいよう）

患者さんは不安な気持ちで検査結果を聞きに来られます。私たち主治医は、画像診断の結果をもとに患者さんに寄り添った最適な次の検査・治療方針について相談させていただきます。

6 患者さんへ検査結果を説明

画像検査後の外来受診時、あるいは入院中の病棟で、主治医から画像診断の結果についてご説明します。検査を終えた時ではなく、結果をお聞きになってはじめて画像診断は完了します。その他の検査結果も踏まえたうえで、今後の診断・治療の方針について相談していきます。

5 主治医が画像検査の報告書を確認

主治医は、検査で得られた画像をみて、自らの専門分野を中心に画像の所見を読み、病気の診断を行います。それに加えて、放射線診断医の作成した画像診断報告書を確認し、総合的な判断を下すことで、より良い画像診断が可能となります。

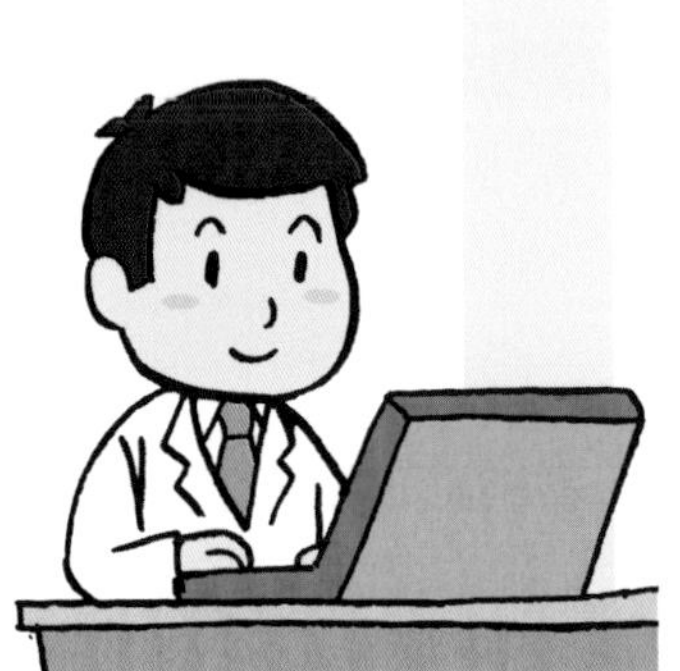

患者さんに優しく寄り添った検査をめざしています

放射線部　副部長
田野 政勝（たの まさかつ）

患者さんの容態に合わせ、工夫して苦痛の少ない方法で検査を行っています。また、いつでも患者さんの言葉に耳を傾け、納得いただいたうえで検査を行っています。

3 画像検査の実施

患者さんの病気、検査の目的によって、画像検査の内容はさまざまです。画像検査に習熟した診療放射線技師が、患者さんごとに適した検査内容を判断し、安全な検査に努めています。薬を使う必要がある検査では、看護師や医師が注射を行うことがあります。

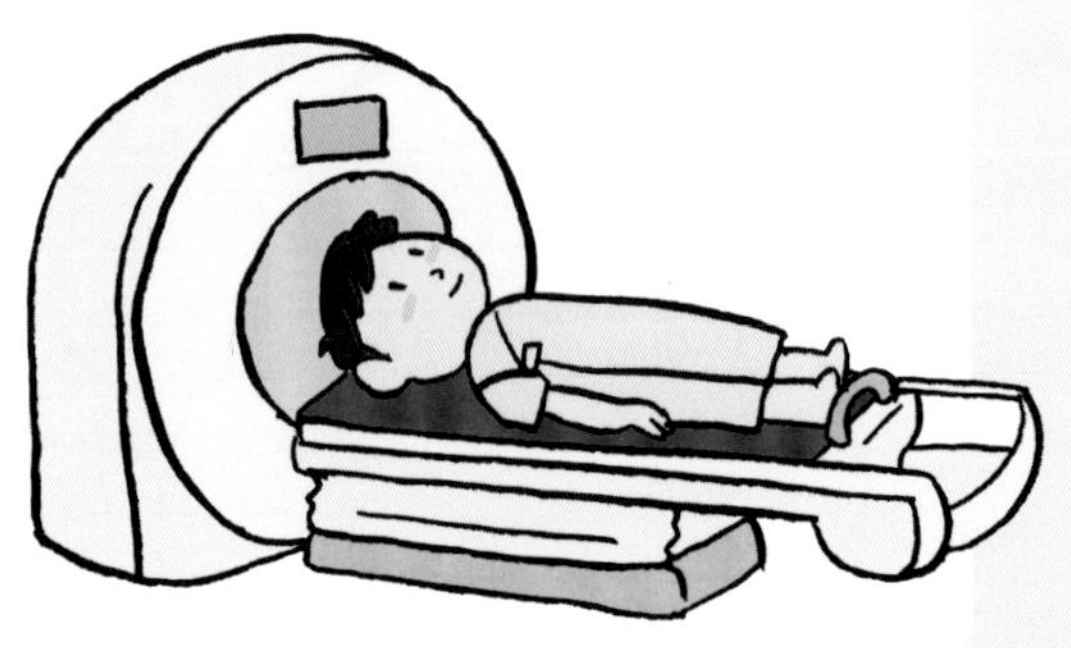

4 放射線診断医が画像を見て診断

CT・MRI・核医学検査などでは、画像診断を専門とする放射線診断医が丹念に画像を観察して所見を読みます（これを読影と呼びます）。患者さんの状況や過去の画像検査の結果なども踏まえて診断を下し、画像診断の報告書を作成します。

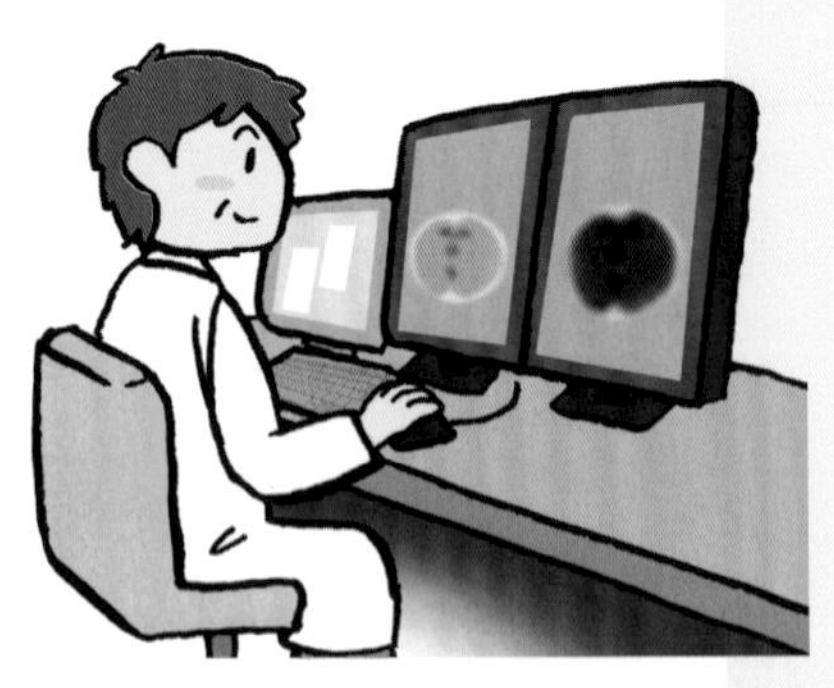

縁の下の力持ちとして、診療を支えています

放射線診断科　部長
増本 智彦（ますもと ともひこ）

私たち放射線診断医は、患者さんにお目にかかる機会があまりありません。しかし、毎日多くの患者さんの画像診断を行い、裏方として病院の診療を支えています。

4 画像診断チーム医療

がんの有無、がんの広がり、治療の効果、がんの再発などを調べるために、画像検査を行います。画像検査とは、さまざまな方法で体を傷つけずに人体の内臓を観察するもので、X線検査、CT検査、MRI検査、核医学検査などがあります。画像検査の結果をもとに医師が病気の診断を行うのが、画像診断です。患者さんの主治医、画像診断を専門とする放射線診断医、患者さんのケアをする看護師、画像検査を実行する診療放射線技師などが協力して、適切な画像診断を行っています。

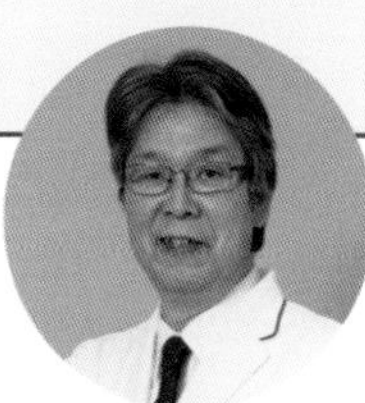

放射線診断科
部長
増本 智彦
（ますもと ともひこ）

看護師

放射線検査
チーフナース
朝長 真澄
（ともなが ますみ）

患者さんが、安全・安楽に検査を受けられるようサポートします

治療方針を決める大切な検査なので、正確に撮影が行えるよう援助しています。不安や疑問点がありましたら、遠慮なくお声がけください。

1 患者さんへの検査の説明と意思確認

症状などからがんが疑われている場合や、がんの治療後の経過観察の場合など、患者さんの状況に応じて主治医が適切な画像検査を計画します。検査の内容、検査によって得られるメリットとデメリット（副作用など）を説明したうえで、検査を受ける意思を患者さんに確認します。

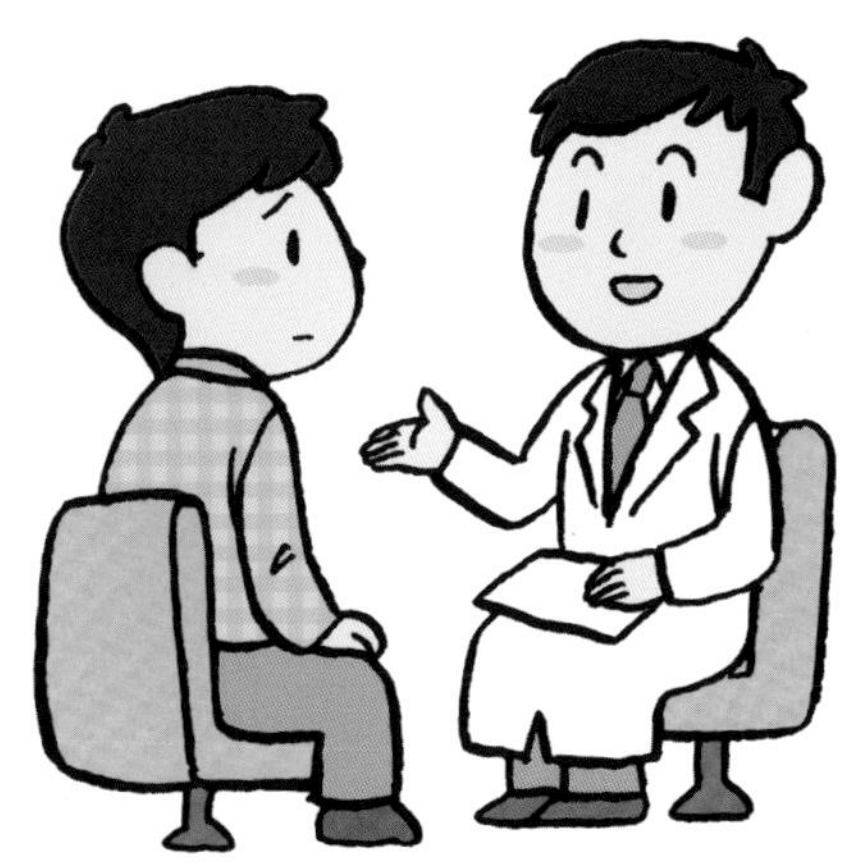

肺がん診療に必要な画像検査

呼吸器センター内科　部長
玉岡 明洋（たまおか めいよう）

肺がんの診療においては、病期（ステージ）を決定するため、通常、胸部～腹部の造影CT検査や頭部造影MRI検査、PET/CT検査などを行います。

検査によって注意事項がありますので、ご確認をお願いします

放射線検査　チーフナース
朝長 真澄
（ともなが ますみ）

検査で造影剤を使用する場合、薬の副作用や喘息（ぜんそく）があるかなどを事前に伺います。アレルギーや脱水予防のため、事前に水を飲んでいただくことをお勧めしています。

2 画像検査のオリエンテーション

検査前あるいは検査当日に、看護師や診療放射線技師から画像検査の流れについてご説明します。一部の画像検査では、安全に検査を実施するために、事前に質問票に記載していただき、その内容をもとに安全に検査が行えるよう計画します。

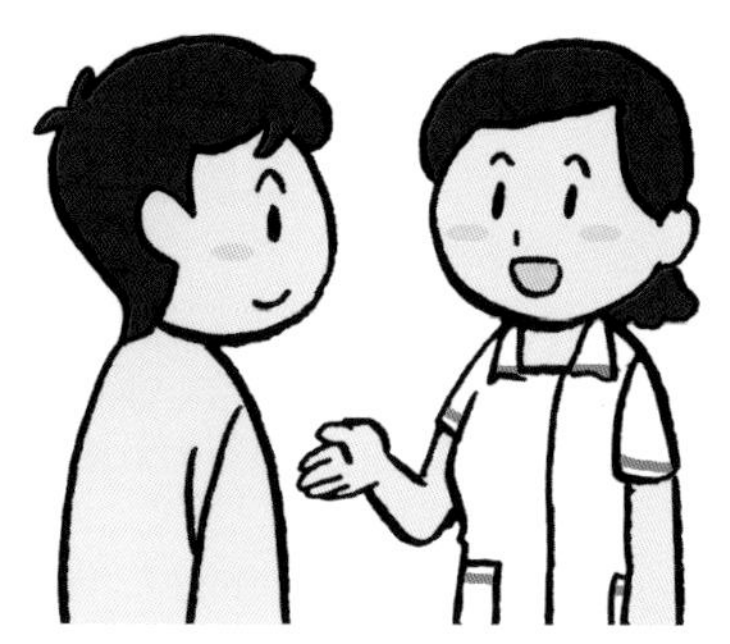

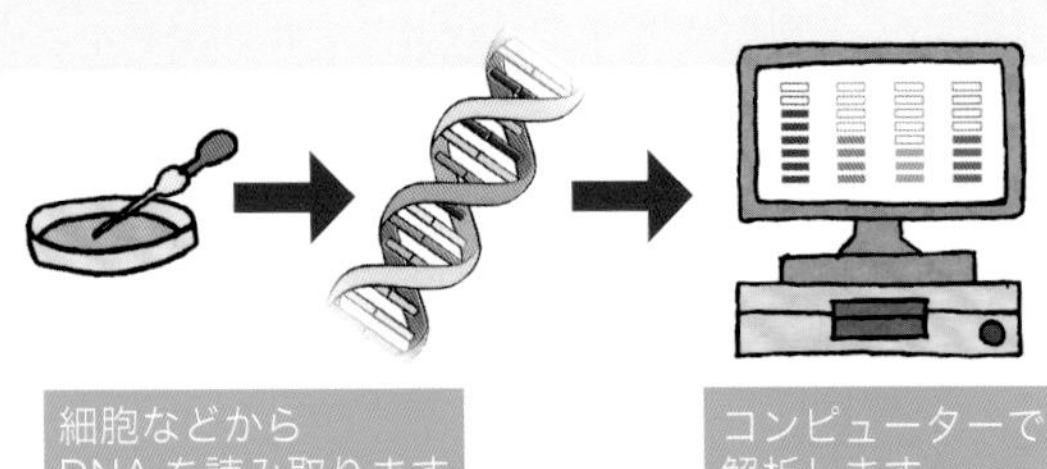

6 がんの治療後診断：治療戦略の見直しと遺伝子パネル検査

患者さんの手術後の経過観察、および放射線や薬物による治療効果の判定でも、組織診が行われます。転移や再発がみられた場合や治療効果が十分でない場合には、治療戦略の見直しが必要となります。

がんの原因にかかわる遺伝子を、網羅的に調べる検査技術が遺伝子パネル検査で、患者さんの治療薬の選択に役立ちます。がんの遺伝子パネル検査には、がんの形態学的な観察、すなわち組織診の情報が必須です。

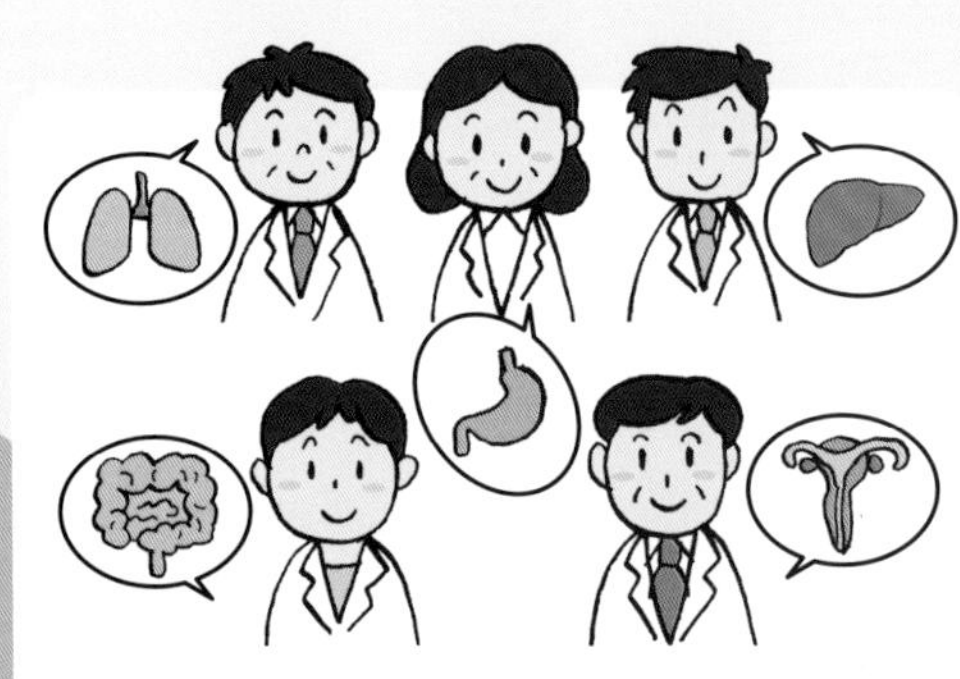

5 がんの個別化治療と病理②：病理の専門化

診断技術と治療の進歩とともに、患者さんそれぞれのがんに対する精密な病理診断が求められています。当院の病理診断科では、特定のがんについて専門的な深い知識をもった多数の病理医が、生検診断、術中迅速診断、コンパニオン診断などによって、個別化医療を支えています。

4 がんの個別化治療と病理①：コンパニオン診断

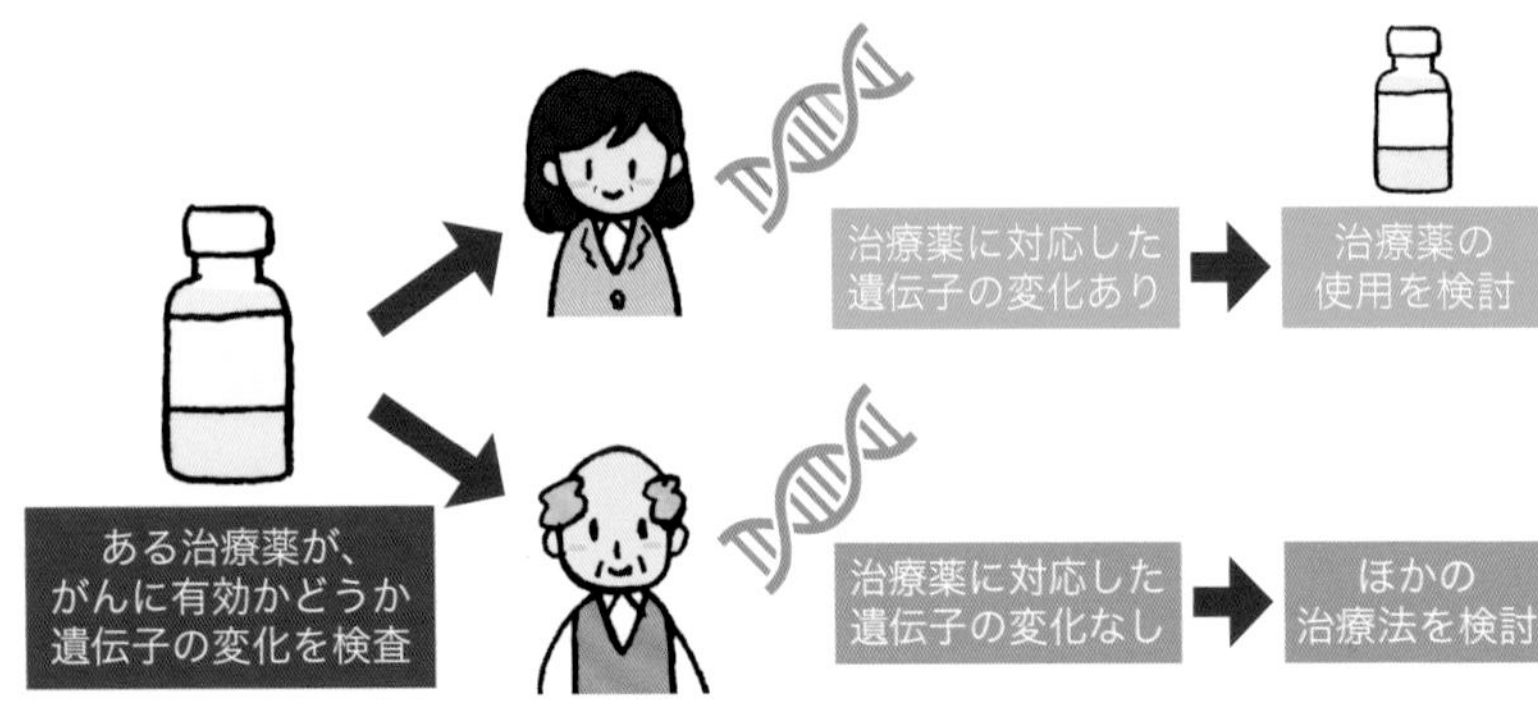

がんの治療は外科的治療のほか、抗がん剤や放射線を用いても行われます。
がんの個別化治療とは、がんを遺伝子やタンパク質などの分子レベルで調べ、治療効果が高く、副作用の少ない薬を患者さんに投与するものです。
分子標的薬という、がん細胞などの特定の細胞だけを攻撃する治療薬の開発が進んでおり、ある治療薬ががんに有効であるかどうか、治療の前にあらかじめ検査することを、コンパニオン診断といいます。病理部門がその診断を担当し、結果は患者さんの治療に反映されます。

3 外科手術中の診断：迅速組織診

生検が難しい場所にできたがんや非常に小さながんなどで、治療前に確定診断ができなかった場合、術中迅速組織診で、がんの有無を確認することもあります。また、術中迅速診断は、病変の広がりを確認して、患者さんの体の負担が少ない最小限の摘出範囲を決定する目的でも行われます。

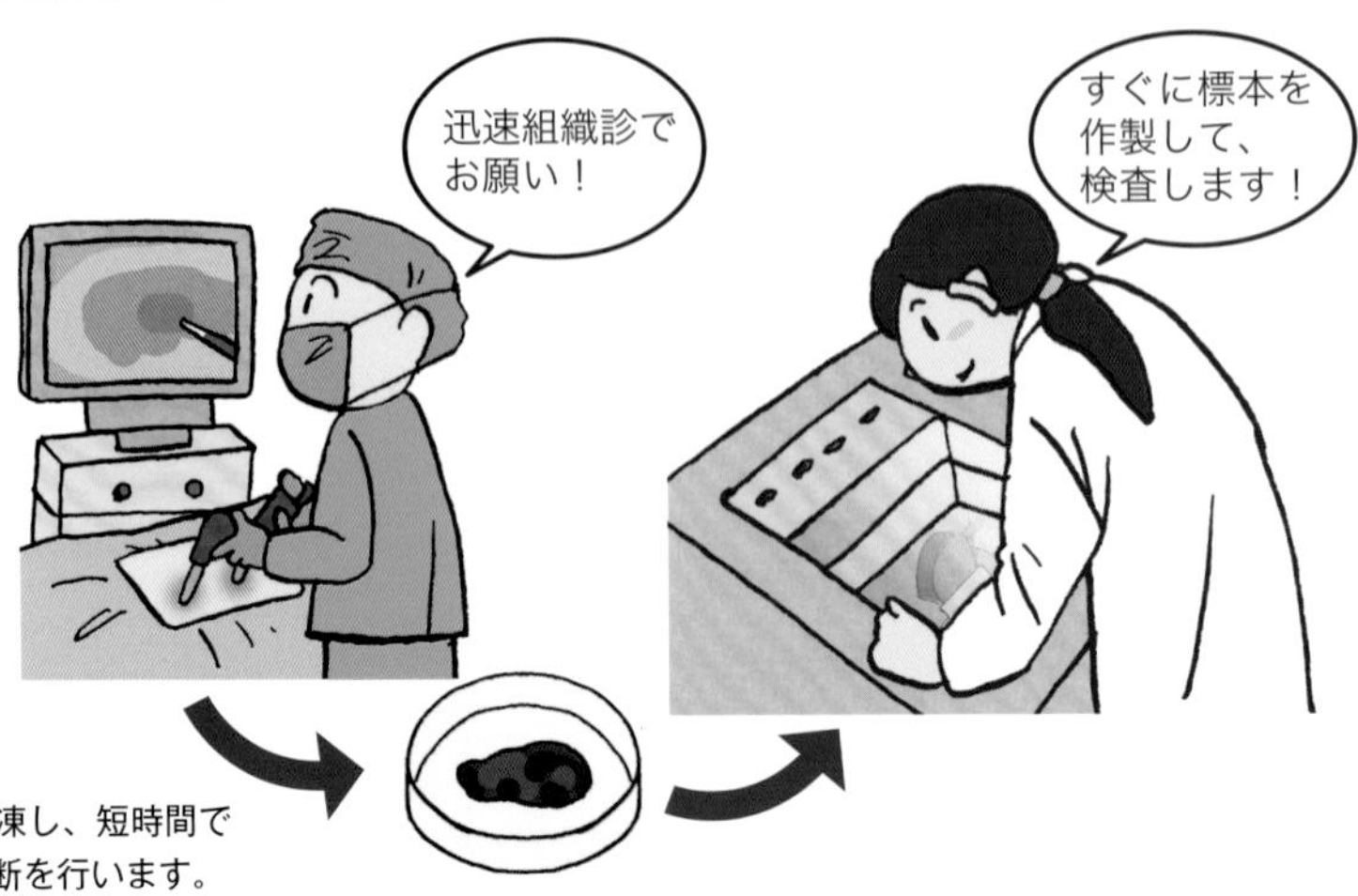

手術中に、検体を急速に冷凍し、短時間で組織の標本を作製して、診断を行います。

5 病理診断チーム医療

がんの確定診断は、病理診断によって行います

当院の病理部門（病理部と病理診断科）では、各診療科の医師や各検査部門の技師と協力して、患者さん一人ひとりに合った治療を提供するための基礎となる「がんの診断」を行っています。がんの確定診断は、現在でも顕微鏡で病変や細胞の形や色を観察することによって行われます。病理部門には多数の細胞検査士と病理専門医がおり、細胞診と組織診の2つの方法でがんの診断を行っています。

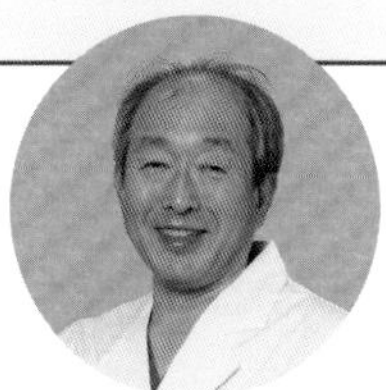

病理診断科
部長
髙澤 豊
（たかざわ ゆたか）

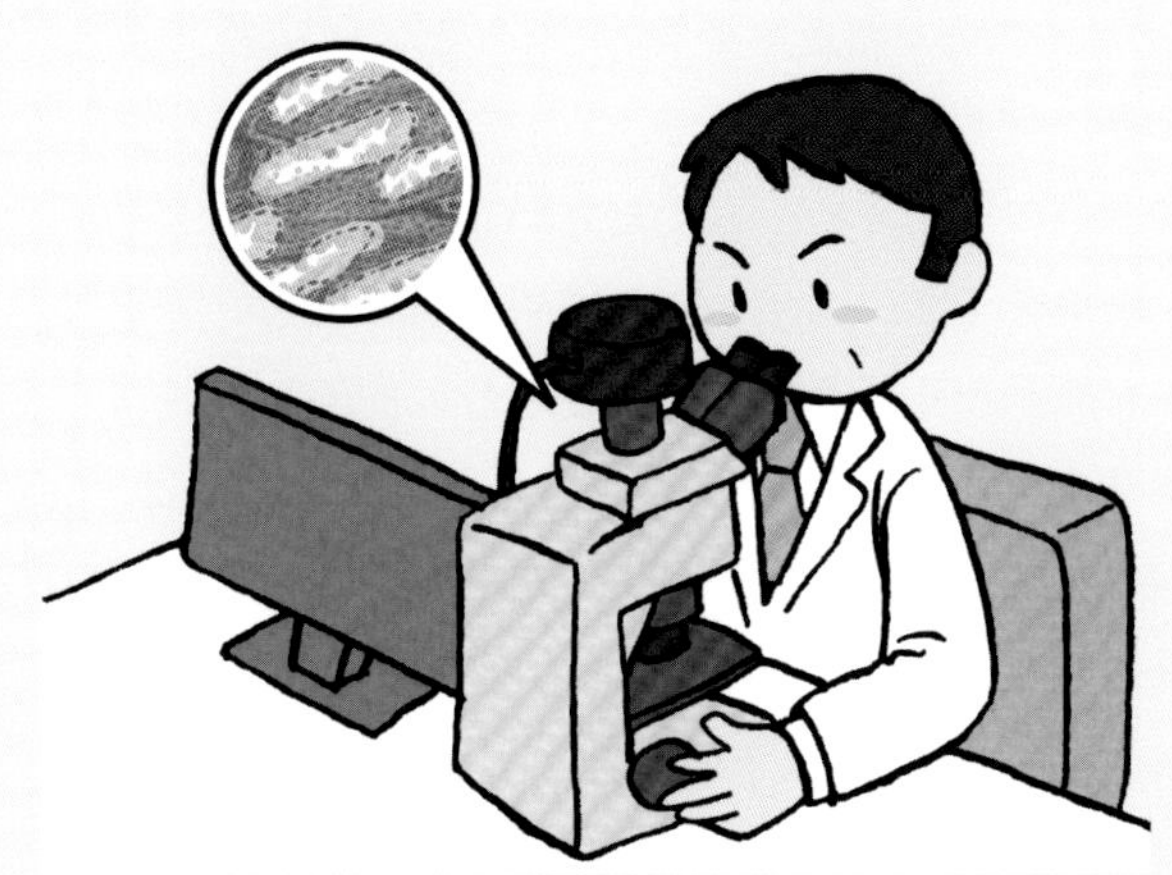

1 がんの治療前診断①：細胞診

細胞診とは、気管支、肺、子宮などの粘膜から、ヘラやブラシのようなものを使用したり、皮膚から針を刺して吸引したり、喀痰（かくたん）や尿などの液体や胸水、腹水を採取して、集めた細胞を顕微鏡で観察し、がん細胞があるかどうか、悪性かどうかについて、主に評価するものです。

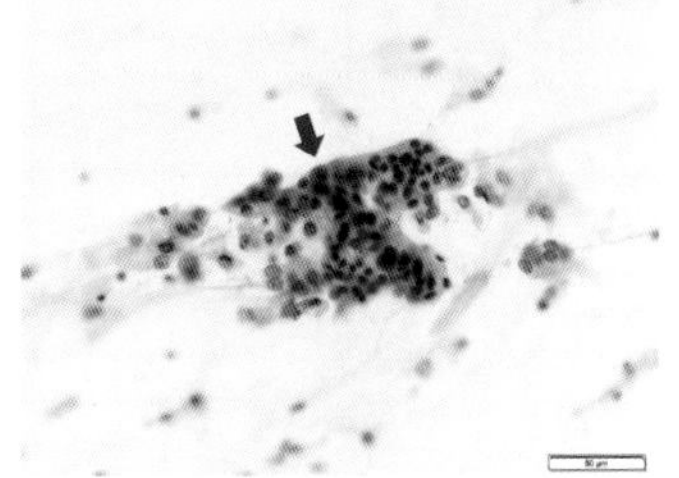

細胞診では、細胞の核と細胞質の観察に適したパパニコロウ染色が用いられます。左の写真はがん細胞の塊です。

2 がんの治療前診断②：組織診

組織診とは消化管の内視鏡検査などで、ある程度の量の組織を採取して（生検（せいけん）といわれる検査です）、がんの性質や特徴を評価するものです。形や色の観察が基本ですが、がんのさまざまな性質を可視化する技術を用いることによって、がんがどのような組織から発生してきたものか、悪性度はどの程度か（進行が速いか、ゆっくりか）などの情報が得られ、それらを総合し、「組織型」として、がんの最終診断が行われます。

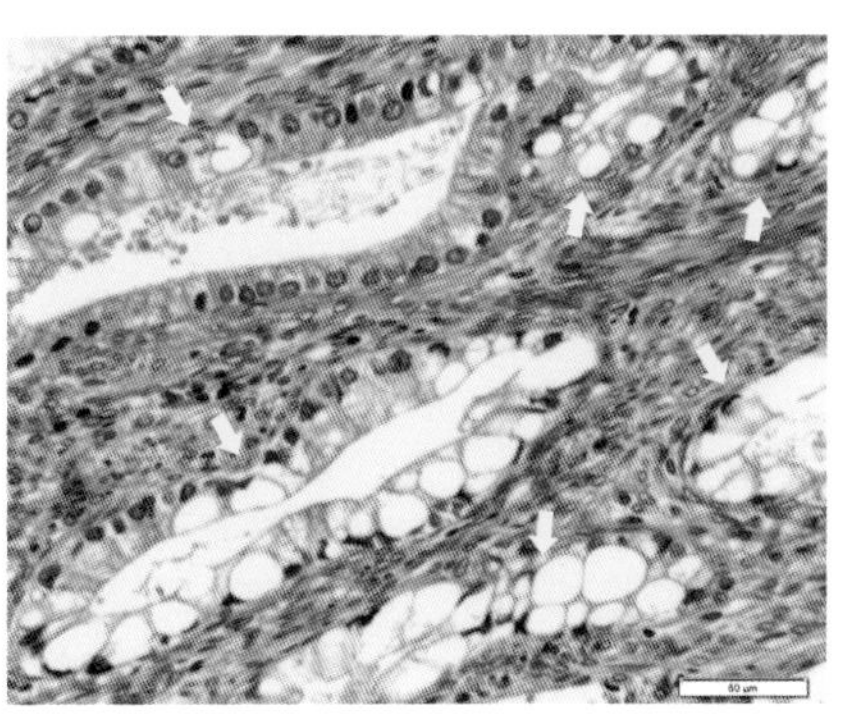

組織診では、ヘマトキシリンエオジン染色が用いられ、組織を青・紫・赤の色で観察します。左の写真は管状の構造が見られるがん（腺がん）です。

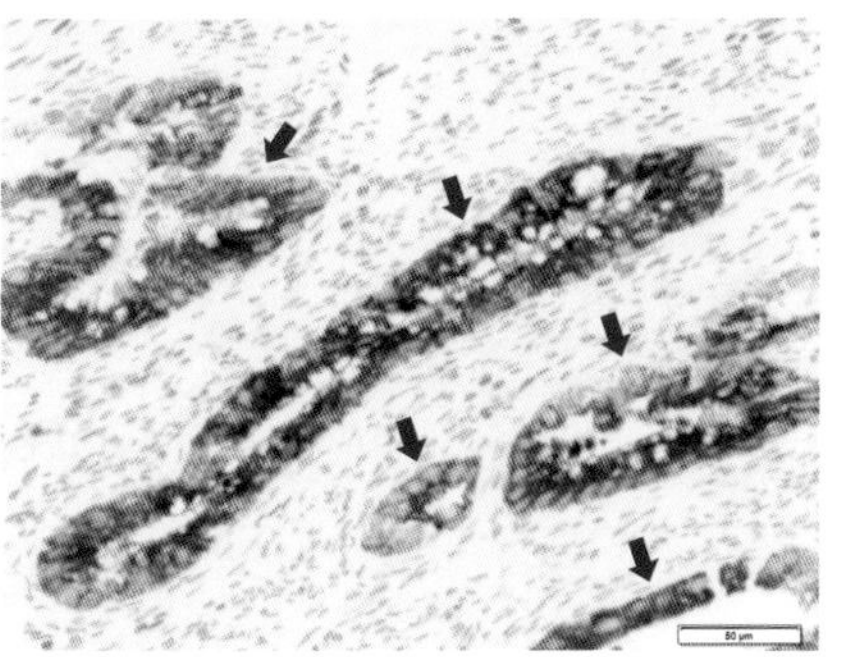

免疫組織化学という技術を使うことによって、がんの性質を可視化できます。左の写真は上の写真と同一のがんですが、茶色によって「胃型」の粘液が示されます。

Topic
4

人間ドックで、さまざまながん検診が可能です

健康管理センター センター長　荒木 昭博（あらき あきひろ）
画像診断センター センター長　石原 眞木子（いしはら まきこ）

健康管理センター・画像診断センターの人間ドックでは、受診される方のニーズに合わせた、さまざまながん検診プログラムを選択していただくことができます。

消化器（胃腸）の早期がん発見のためには、直接内部を観察できる上部消化管内視鏡検査をお受けください。ピロリ菌感染による慢性胃炎の方は胃がんのリスクが高く、除菌後も一定のリスクは残るため、毎年の検査が望ましいです。また、飲酒で顔が赤くなった経験がある方も食道がんのリスクがあり、定期的な検査をお勧めしています。

下部消化管（大腸）内視鏡検査としては、通常の内視鏡とカプセル大腸内視鏡をご用意しています。カプセル大腸内視鏡は、内視鏡を肛門から挿入する負担がないため、受診された方の支持が高い検査方法です。

大腸がんは、2021年時点で女性のがん死亡数第1位、男性は第2位を占めており*、がん検診受診率の低さが原因とされています。しかし、早期発見すれば早期治療、しかも内視鏡切除という負担の少ない治療が可能な、検診が最も有効ながんとされています。40歳以上の方には、一度、内視鏡による大腸の検診をお勧めします。

画像を用いた検診には、PET/CTがん検診（94ページ参照）、肺がん等検診（胸部CT）、乳がん検診、子宮がん検診、前立腺ドックなどがあります。2021年から開始した前立腺ドックは、造影剤を使わないMRIによる新しい前立腺がん検診です。前立腺がんの有病率が近年上がっている中で、初期２年間の調査で発見率2.8%と、PSA検診より高い発見率でした（表）。その他の画像ドックについても、表をご覧ください。

結果を丁寧にお伝えする結果説明外来も好評です。医師が受診された一人ひとりに的確なアドバイスを行い、精密検査や治療が必要な場合には、診療科へ速やかに紹介しています。皆さんの健康維持に、人間ドックのがん検診プログラムをぜひお役立てください。

＊出典：国立がん研究センターがん情報サービス「がん統計」（厚生労働省人口動態統計）

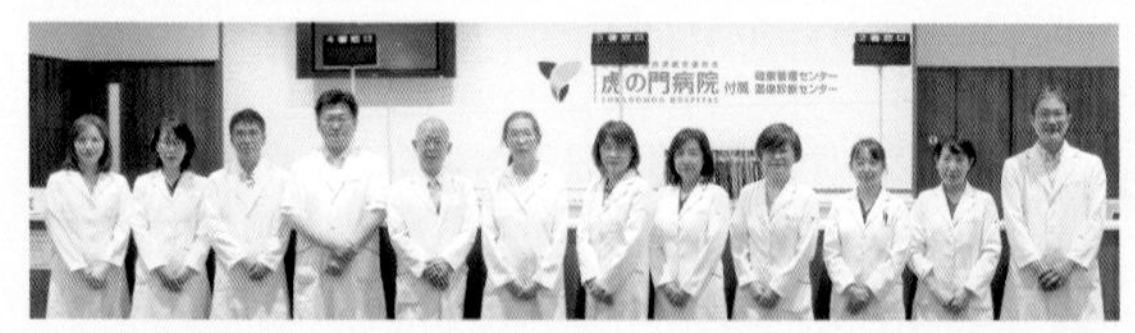

写真　健康管理センター・画像診断センターのスタッフ

表　当センターの画像を用いた検診プログラム（2023年３月現在）

検診名称	検査の内容	推奨対象者	特徴	当センターにおけるがん発見率調査結果
PET/CT がん検診	PET/CT（肺ヘリカル CT、腫瘍マーカーの組み合わせもあり）	50 歳以上、全身チェックを受けてみたい方にお勧めです	PET 核医学認定医による読影と説明。全身を一度に評価	1.4% (1)
肺がん等検診（胸部 CT）	肺ヘリカル CT	50 歳以上、重喫煙者にお勧めです	診断専門医と呼吸器内科専門医が連携。冠動脈の評価も実施	0.30%
乳がん検診	マンモグラフィ＋超音波検査	40 歳以上、2 年ごとの受診が推奨されています	マンモグラフィ検診精度管理システムを採用。乳腺外科専門医によるダブルチェック体制	0.43% (2)
子宮がん検診	婦人科検診のみ、もしくは婦人科検診＋子宮、卵巣 MRI	婦人科疾患のトータルなチェックとしての活用をお勧めします	婦人科専門医が更年期障害や骨粗しょう症などの相談にも応じます。MRI は診断専門医が読影	0.47% ※1
前立腺ドック	前立腺 MRI＋尿細胞診	最近夜間頻尿が気になるという方などにもお勧めです	診断専門医による MRI 読影と泌尿器科専門医による説明	2.8% ※2

※1 子宮がん検診のがん発見率は、細胞診（スメア）と画像からの総数です。また、細胞診（スメア）は「異形成」以上を発見率に含めています。
※2 前立腺がんの検出に一般的に用いるPSAの測定は、日帰りドックで実施しています（PSAによるがんの発見率は文献的に0.21～0.26%です）。

【参考文献】

(1) 石原眞木子、椎葉真人「PET がん検診の現状と将来展望」、『新医療』、42(9): 43-46、2015 年
(2) 四倉淑枝、佐藤梓、井上真理子、井上敏子、山口麻紀子、田村宜子、川端英孝、陣内由紀、岩男暁子、荒瀬康司「超音波併用乳がん検診の有用性についての検討」、『人間ドック』、35: 570-577、2020 年

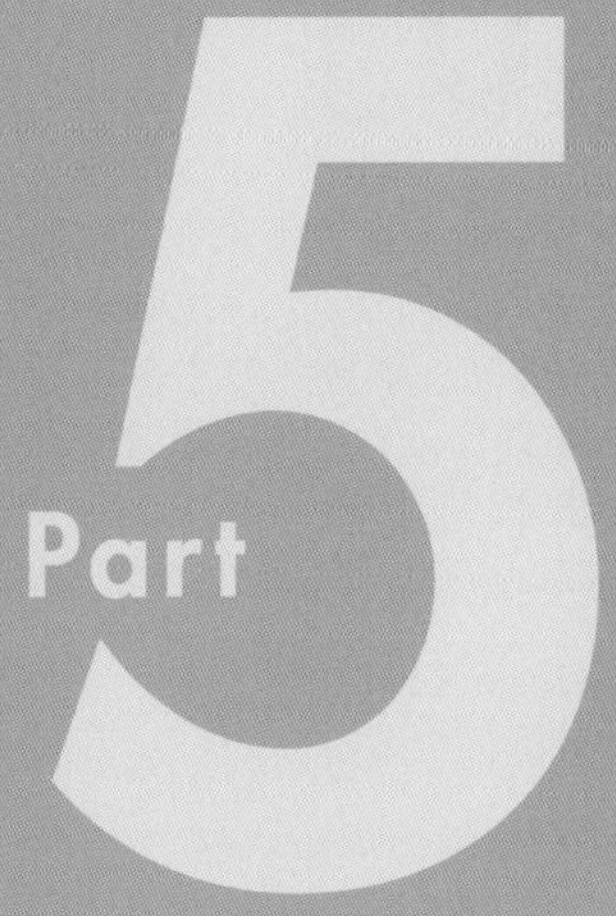

がんQ&A

数字でみる「がん」

日本の人口の高齢化に伴い、がんは年々増加しています。しかし、「罹患数と死亡数」グラフに示されるように、各がんの罹患数に対して、死亡数はそれほど上昇していないことがわかります。これは適切な治療によって、一定数のがんが「治る」ということを意味します。「5年相対生存率」グラフからも、同様のことがわかります。限局*1の生存率が向上していることから、早期にがんを発見できれば、生存率が高くなるといえます。また、限局のみならず、領域*2や遠隔*3でも生存率が良くなっており、近年ますますがん治療が発展していることを示しています。

Part 5では、がんに対する治療効果を最大限期待するために知っておいてほしい知識について、ご紹介します。

＊1 限局／がんが原発臓器にとどまっているもの
＊2 領域／がんが所属リンパ節に転移しているもの、または隣接する臓器に浸潤している（広がっている）もの
＊3 遠隔／がんが遠隔臓器や遠隔リンパ節などに転移・浸潤しているもの

罹患数と死亡数　年次推移（全国）

●全がん

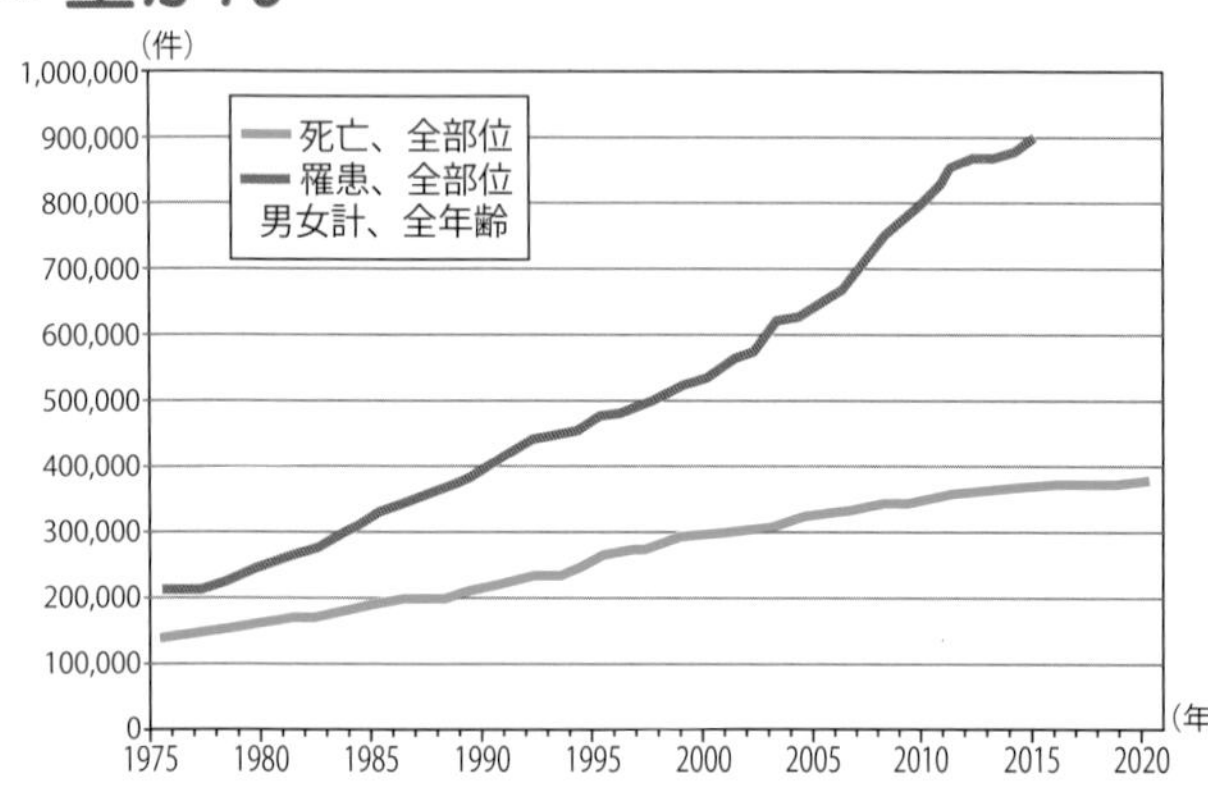

●肺

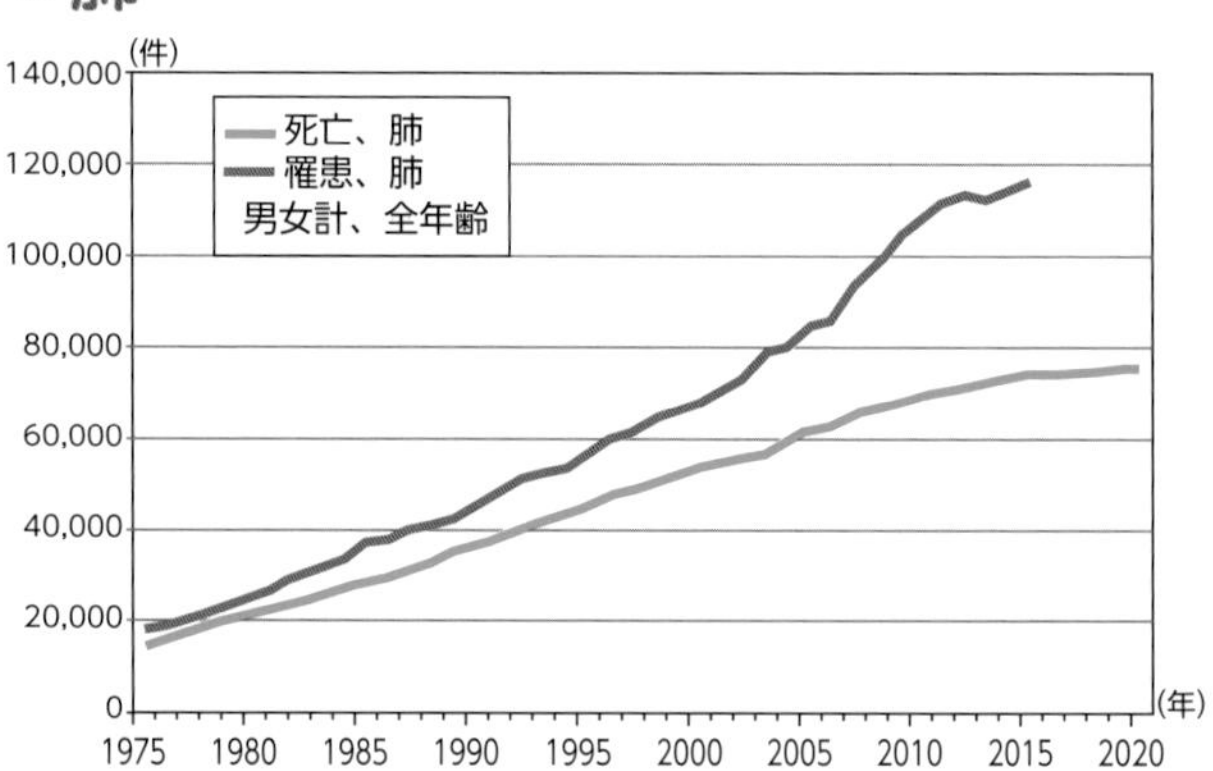

●胃

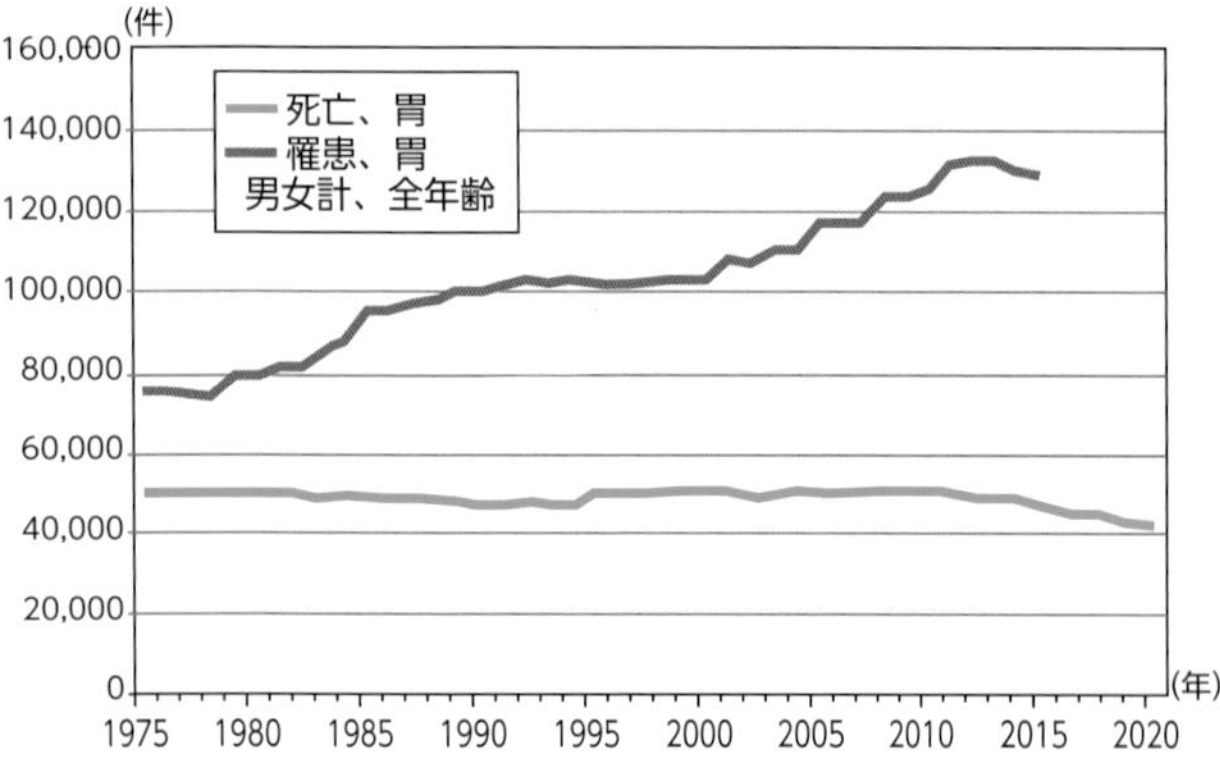

●肝臓

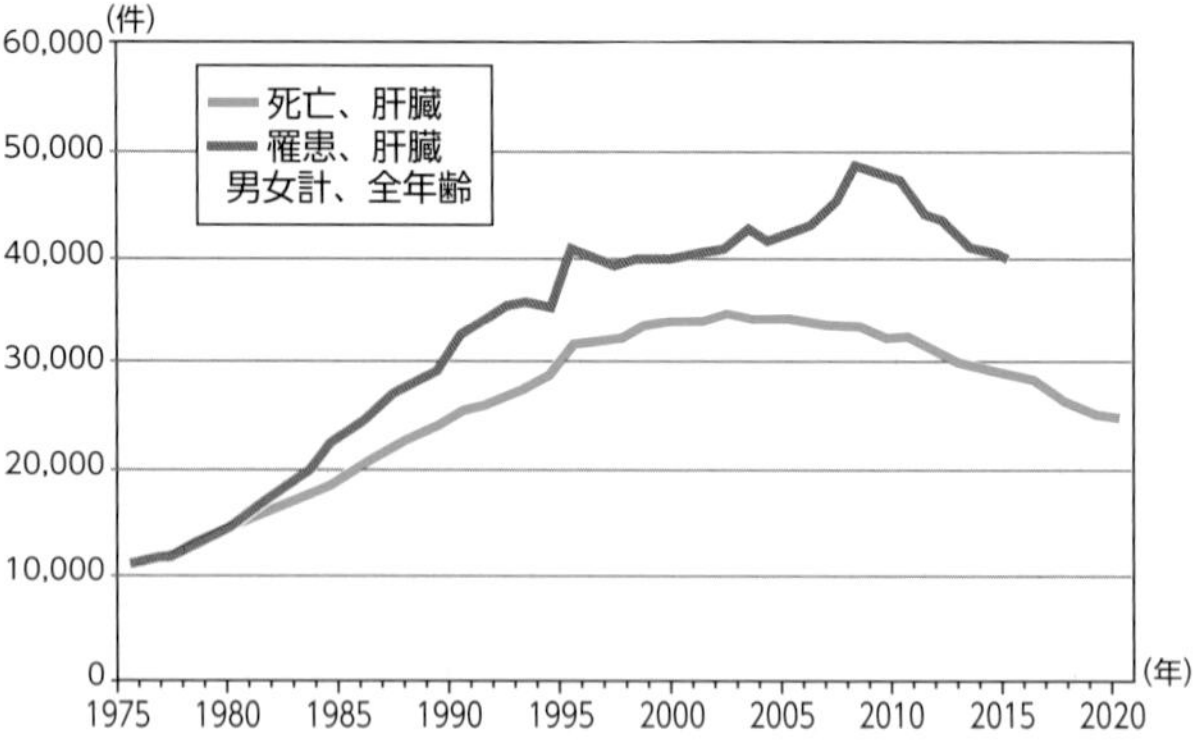

●大腸

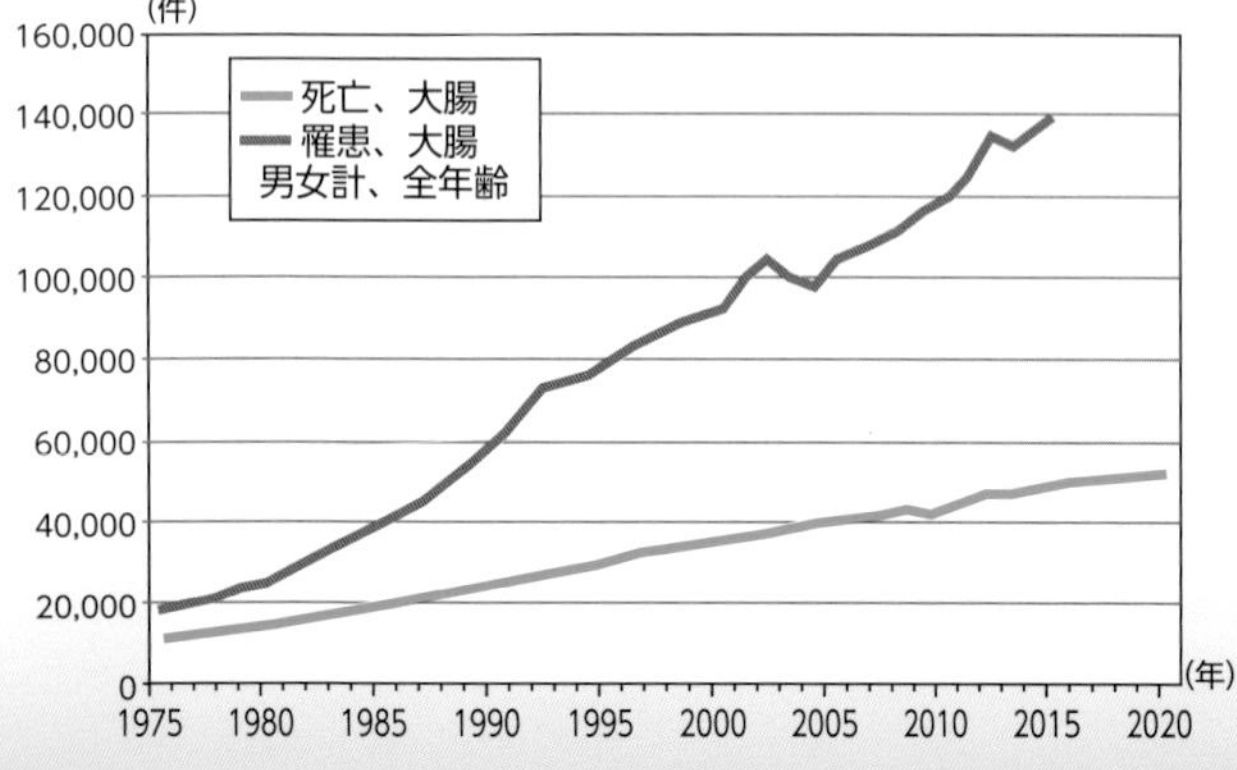

●乳房

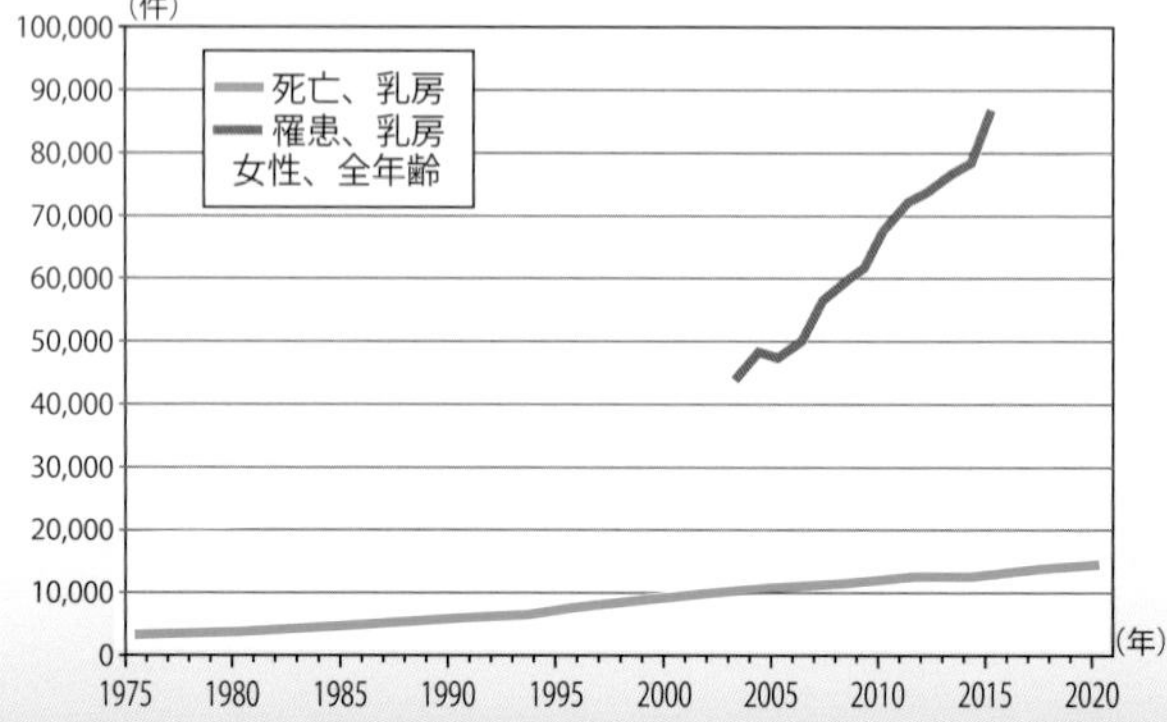

5年相対生存率（1993〜2011年診断例、進行度別）

限局　領域　遠隔

●全部位

●肺

●胃

●肝臓および肝内胆管

●結腸

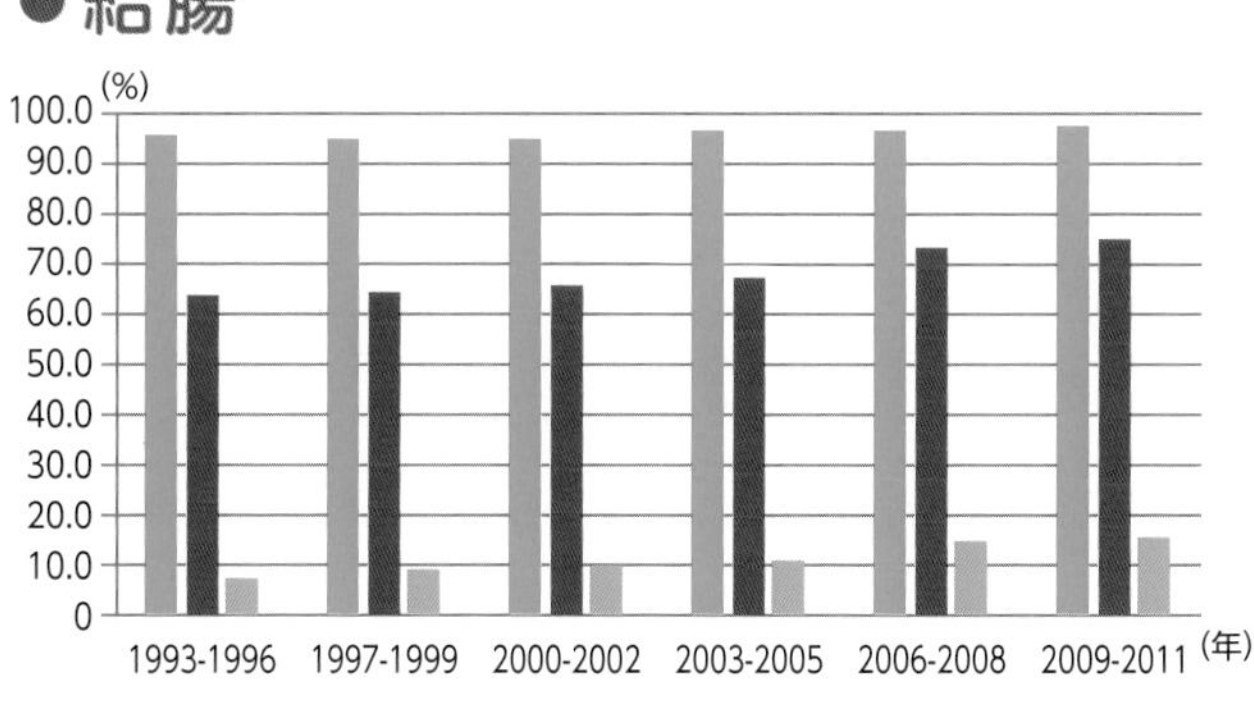

●直腸

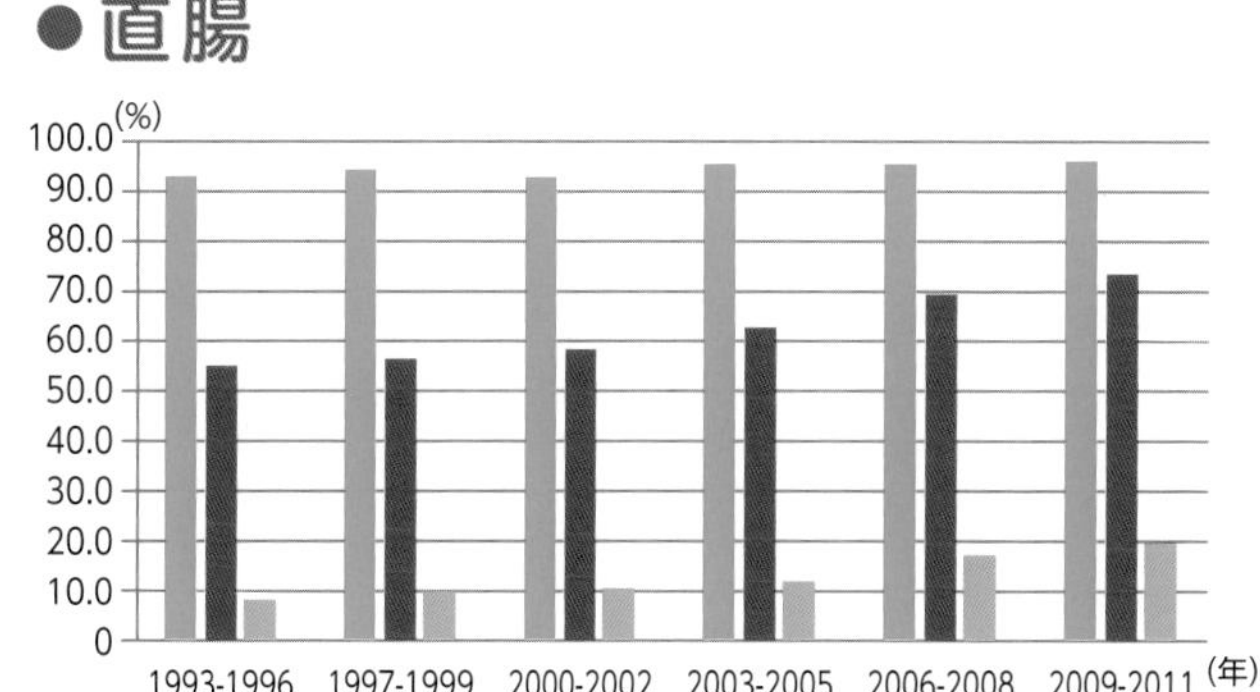

●乳房（女性のみ）

【出典】

⑴p.124の図：国立研究開発法人国立がん研究センターがん情報サービス「がん統計」（全国がん罹患モニタリング集計〈MCIJ〉、全国がん登録、厚生労働省人口動態統計）

⑵p.125の図：全国がん罹患モニタリング集計2009〜2011年生存率報告（国立研究開発法人国立がん研究センターがん対策情報センター、2020）、独立行政法人国立がん研究センターがん研究開発費「地域がん登録精度向上と活用に関する研究」平成22年度報告書

Q1

がんと診断されたら

がんと診断されて不安を感じています

患者支援部　統括課長
岡田 尚子
（おかだ ひさこ）

Q 病気について誰にどう伝えたらいいの？

A がんと告げられると大きな衝撃を受け、動揺したり、混乱したり、不安や落ち込み、悔しい気持ちで心がいっぱいになります。眠れないこともあるでしょう。このような気持ちは誰にでも起こり得ることで、自然な心の反応です。

つらい気持ち、不安な気持ちを一人で抱え込まずに、家族や親しい人に話したり、気持ちを打ち明けたりしてみましょう。つらい気持ちや不安について打ち明けることで、気持ちが少し楽になるかもしれません。

しかし、病気について周囲の人に知られたくない、心配をかけたくないという気持ちもあるかもしれません。そのようなとき、無理に病気のことを伝える必要はありません。まずは、自分の気持ちを大切にしましょう。自分の気持ちに少しゆとりができてから伝えましょう。

誰に伝えていいかわからない、身近な人に話すのが難しい、医療者とコミュニケーションがとりにくい場合などは、診察や病状説明などにがん相談支援センターのスタッフがかかわることもできます。まずはお話を聞かせてください。

Q 家族に心配をかけたくないのですが

A 家族や親しい友人など、あなたにとって身近な人には病気についてできるだけ伝えましょう。心配をかけたくないと思う方もいるでしょう。しかし治療を進めるうえで、家族等からの生活上のサポートは必要となり、とても重要です。心の支えにもなります。病名だけでなく、病状や今後の治療について、また、あなた自身の気持ちや想いも含め理解してもらい、一緒に考えていくことが大切です。

ご家族もあなたががんであることを知り、不安やつらい思いを抱くかもしれません。家族は「第二の患者」ともいわれ、患者さんと同じ気持ちになることもあります。患者さんと家族の意向が異なることも出てくるかもしれません。患者さんや家族だけで解決が難しいこともたくさんあります。大切なことは、診断や治療に関して正しく理解し、一人で抱え込まないことです。

Q 会社に病気のことを伝えるべき？

A 仕事をしながら、治療（入院・通院）や療養をするためには、会社側の理解や協力が必要です。治療を進めるうえで、症状や治療の副作用、後遺症等により、休暇をとる必要性も出てきます。一時的に仕事の能力が低下することも考えられます。

給与や休暇のこと、社会制度を利用するにも会社の協力は必要です。症状や治療方法も一人ひとり違うことから、必要な情報を具体的に会社側に伝え、理解してもらうことが大切です。

会社には労働安全衛生法などにより、労働者の安全と健康を確保するための配慮が義務づけられています。

会社の誰に何を伝えるか、どこまで伝えるかなど、自分の気持ちも含め、情報を整理してから、治療を始める前に伝えられるといいでしょう。

情報の整理が難しい場合はもちろん、がんと診断された方は、ぜひ、がん相談支援センターをご活用ください。

Q2 がんと診断されたら

家族が、がんと診断されました。どうしたらいいですか?

患者支援部　統括課長
岡田 尚子
(おかだ ひさこ)

近年、2人に1人ががんにかかるといわれ、がんは珍しくない病気となりました。それでも、診断されれば、病気を受け入れられず混乱することもあるでしょう。これはごく自然なことです。

そうした中で、家族が本人を支えなければとがんばって、我慢して無理に気持ちを抑えてしまう場合も少なくありません。その結果いろいろな不安が続いてしまうこともあります。

家族であるあなた自身のことも大切にしましょう。あなたの心配ごとを周りの人に相談することも大切です。また、医療者へ相談することも1つの方法です。「こんなときはどうしたらよいのだろう?」と不安を抱いたら、看護師などの医療者やがん相談支援センターにお声かけください。気持ちが少し楽になるかもしれません。

Q 家族の治療を何かサポートできる?

A がん治療では、主治医をはじめ多くの医療者と長くかかわっていくことになります。患者さん本人が納得して治療や療養と向き合えるように、医療者にしっかりと希望や疑問を伝え、信頼関係を築いていくのは大切なことです。

治療の主役はあくまでも患者さん本人です。本人が納得して治療の選択ができるよう、医療者と話し合いましょう。話し合いでは、本人の意向が尊重されるよう心がけましょう。

また「不安」や「落ち込み」等の心の反応に気づき、本人が治療についてしっかり考えられるように、ゆっくり休む時間を持てるよう配慮することも大切です。

Q 療養生活で気をつけることは?

A がんの治療が始まると、療養生活上でさまざまな悩みが生じます。家族が何かできることはないかと考えることもあるでしょう。家事の負担や仕事など、社会とのつながりで悩む方もいます。こうしたらよいなどの正解があるわけではなく、本人が納得して生活できるよう、本人の意思や希望を尊重することが大切です。

また、家族ならではのつらさを感じることもあるでしょう。体調不良に気づいてあげられなかったと自分を責めたり、自分が代わってあげることができたらと思うこともあるでしょう。

多くの家族が自身のことを後回しにしてしまうことが多いのですが、がん治療には長い期間がかかります。本人を支えるためにも、家族が自身の体や気持ちをいたわることが大切です。

生活を大事にすることで家族全体が安定し、治療を受ける本人の支えになります。しかし、家族だけではできる支援に限りがあります。家族間で相談しても解決が難しい場合や困ったことがあった場合は、周囲の力やさまざまな社会資源を活用し、本人の歩みに合わせて進んでいきましょう。

がんになったご本人とあなたを支える3つのヒント

ヒント1	患者さんの気持ちや希望を理解する
ヒント2	情報とうまく付き合う
ヒント3	家族が自分自身も大切にする

図　家族ががんになったとき
(出典:国立がん研究センターがん情報サービスHP、https://ganjoho.jp/public/support/family/fam/index.html)

Q3 がんと診断されたら

がんと診断されました。心の整理ができません

心理部　科長
舘野 由美子
（たての ゆみこ）

Q 頭が真っ白に！どうしたらいいの？

A がんと診断されて頭が真っ白になり、医師の説明をあまりよく覚えてないということがあります。がんと告げられると大きな衝撃を受け、混乱したり、「本当だろうか」「なぜ私が？」と不信感や怒りの気持ちを抱いたり、「この先どうなるんだろう」「もうだめかもしれない」と不安感や落ち込みが生じたりします。

これらは人がショックを受けたときに示す心の自然な反応です。逆に、がんと告げられても他人事のようで何も感じない、というほうが不自然でしょう。

ショックを受けた心の状態は、一般的に2週間程度すると、少しずつもとの自分の状態に回復してきます（図）。もし2週間以上たっても回復せず、日常生活に支障がある場合は医療者に相談をしましょう。

ここでひとつ大切なのは、無理に前向きになる必要はない、ということです。病気になって不安を感じない人はいないと思います。不安があっても大丈夫です。悲しい気持ちがあっても大丈夫です。そういう気持ちを持ちながらも、苦しくなりすぎず、自分らしく過ごせる時間を少しずつ持てるようになるとよいでしょう。

Q 心の整理を進めるためには？

A がんと告げられて動揺しない人はいないと思います。それでも、治療について決めないといけなかったり、仕事や生活について考えないといけなかったりします。どうか自分一人ですべて解決しようと、抱え込まないでください。

患者さんの家族も同じです。家族は「第2の患者」と呼ばれることがあります。がんと診断された患者さんと同じように、あるいはそれ以上に、家族は心の整理ができないことがあります。

心の整理を進めるために、そして治療や生活、人生について正しい選択をするために、信頼できる家族、友人、医師や看護師などの医療スタッフに話をしてみましょう。特に医療スタッフには、不安だ、悲しい、苦しい、つらい、痛い、どうしたらいいんだろう、など何でも話して大丈夫です。

当院のがん相談支援センターでは、看護師、医療ソーシャルワーカー、公認心理師などの専門職が、無料でがん

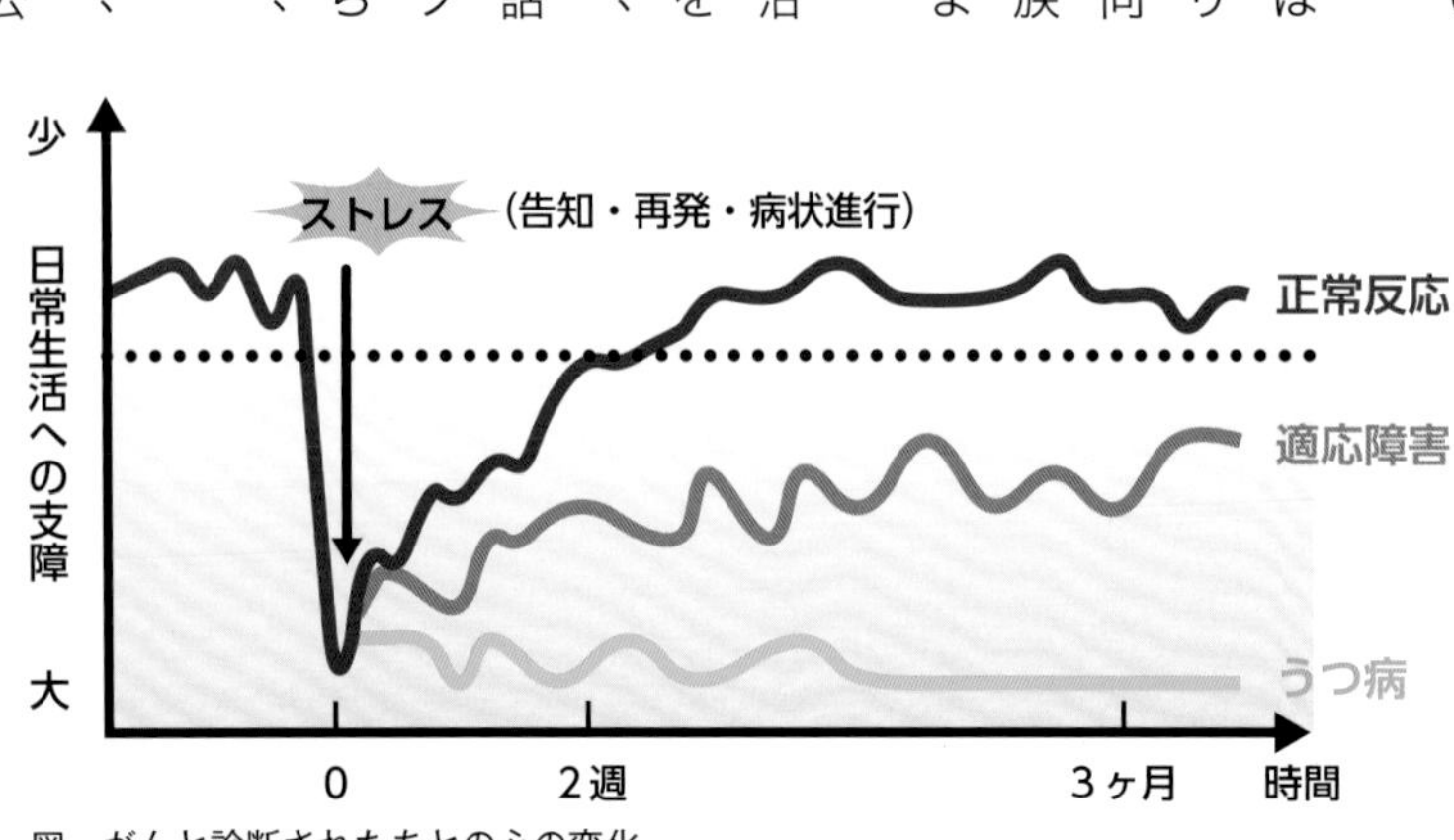

図　がんと診断されたあとの心の変化

（出典：一般社団法人サイコオンコロジー学会HP「がん患者さんとご家族のこころのサポートチーム」、「がんとこころの基礎知識」、https://support.jpos-society.org/manual/#m110）

に関する相談に乗ります。がん患者さんの家族も利用できます。具体的に知りたい情報があるときはもちろん、心の整理がつかず、何をどうしたらいいかわからないようなときにも、どうぞ遠慮なくご利用ください。

同じような体験をしている患者さんと話をすることで、心の整理が進むこともあります。がん相談支援センターでは、患者会についても情報提供しています。

さらに、がんに関する情報を調べてみることで、心の整理が進む場合もあります。そのときに大切なのは、正しい情報を得ることです。

最近はSNSなどで、さまざまな情報に触れることができます。その中から正しい情報、役立つ情報を選択するのは難しく、混乱してしまうかもしれません。そのようなときも、どうぞ遠慮なくご相談ください。

また、皆さんが手に取っている本書はもちろん、国立がん研究センターが運営する公式サイト「がん情報サービス」もお勧めです。

「国立がん研究センター
がん情報サービスHP」

Q 専門的な心のケアを受けるには？

A 当院では、専門的な心のケアを受けることもできます。「図」に示したように、もしがんと告げられてから2週間以上たっても心の動揺がおさまらず、日常生活に支障が出ているようでしたら、適応障害やうつ病という専門的な治療が必要な状態になっているかもしれません。

そのようなときは主治医、看護師、その他の医療スタッフ、誰でもかまいませんのでご相談ください。適切にがんの治療を受けられるように、そして少しでも自分らしく日々を過ごせるように、精神科医師や公認心理師がお手伝いします。

入院しているときには、リエゾンチーム（109ページ参照）という心の専門チームが相談に乗ります。がんの主治医と連携して治療にあたりますので、安心してお話しください。

専門的なケアの中には、薬による治療やカウンセリングがあります。リラクセーションやマインドフルネスといった技法を用いることで、気持ちや痛みが和らぐこともありますので、ぜひ試してみてください。

Q 自分でできるリラクセーション法を教えて

A がん治療を受ける中で、うまくストレスを解消していくために、呼吸法、筋弛緩法（きんしかんほう）、アロマセラピー、足浴など、自分でできるリラクセーション法を積極的に取り入れましょう。ここでは呼吸法を簡単にご紹介します。

①口から息を吐きます。
②鼻からゆっくり「1、2、3」と息を吸います。このとき肩が上がらないようにし、空気はお腹（なか）に入っていくイメージです。心地良いさわやかな空気が入るイメージを持てると、さらによいです。
③「4」で軽く息を止め、
④「5、6、7、8、9、10」で、口から息を吐きます。ゆっくりとすべての空気を吐ききります。体の痛みや心のつらさも一緒に外に出ていくイメージを持ちましょう。
⑤②から④を数回続けます。気持ちが落ち着くとともに、心拍や血圧も落ち着くといわれています。

MEMO カウンセリングって、何をするの？

カウンセリングでは、公認心理師がお話を伺います。心の整理ができないときに、皆さんの心に何が起きているのかを一緒に考えます。ほんの少し客観的な視点で、自分のことを考えられるようになるかもしれません。そうすると、いままで気づかなかったことに気づいたり、広い視野でものごとを考えられたりする可能性が広がります。

カウンセリングでは、上手に話す必要もありませんし、話したくないことは話さなくても大丈夫です。公認心理師は、皆さんが自分のペースで少しずつ感情に触れたり、考えを深めていったりすることのお手伝いをします。一度話してみたい、という方も継続的に話したいという方も、気軽にご相談ください。

写真　心理部のスタッフ
皆さんのペースに合わせて、お話を伺います

Q4

がんと診断されたら

「セカンドオピニオン」よく耳にする言葉ですが……

患者支援部　統括課長
岡田 尚子
（おかだ ひさこ）

Q より良い治療法の選択のために

A がんと診断を受けて、誰でも一度は「信じられない！」「診断は本当なの？」「ほかに治療法は？」という気持ちになるのではないでしょうか。がんの治療では患者さんや家族が主治医と十分に話し合い、納得して治療を受けることがとても大切です。

セカンドオピニオンとは、現在の病状や治療方針について、ほかの医師の意見を求めることです。医師は自分が最もよいと思う方針を勧めます。しかし、別の立場の医師からも意見を聞くことで、治療法について具体的な比較ができ、より適した治療法を患者さん自身で選択することができるため、治療を受けるうえで有益な場合もあります。

セカンドオピニオンは転院をするためのものではありません。あくまでも、現在の主治医のもとで治療を続けることが前提になります。

Q 主治医に申し訳ないと思うのですが……

A 診断や治療方針について、主治医から十分な説明を受け、内容について理解をすることが大切です。説明を受けてわからないことや不安に思うことについては、まず主治医に相談してみましょう。そのうえで、セカンドオピニオンを受けたいと思ったときには、主治医にその意向を伝えましょう。セカンドオピニオンを受けることは決して悪いことではありません。

セカンドオピニオンを受けたいけれど、主治医に伝えにくいと思う方は少なくありません。そのような場合は、がん相談支援センターに相談してください。主治医への意向の伝え方について良い方法をお伝えします。

Q セカンドオピニオンを受けるための流れは？

A まず、セカンドオピニオン外来のある医療機関を探します。医療機関の情報がよくわからないときは、がん相談支援センターにご相談ください。

医療機関が決まったら、その医療機関の窓口に連絡し、予約方法や受診方法、料金（保険外診療のため、医療機関によって料金が異なります）、診察時間、受診に必要な書類・資料など、セカンドオピニオンを受けるための手続きについて確認します。

そして、セカンドオピニオンを受けたいことを、主治医に伝えましょう。主治医は診療情報提供書（紹介状）等、必要な書類を準備します。病歴・所見についての記載や、必要に応じて画像データ、病理標本などを添付する場合もあります。これらの資料は患者さんの状態を評価するうえで、とても重要な情報となります。

実際にセカンドオピニオンを受けるときには、医師に伝えたいこと、聞きたいことを整理しておきましょう。これまでどのような検査をして、主治医からどのように説明を受けたか、質問したいことなどを具体的に書き出してから行くと、限られた時間を有効に使えます。何を質問すればよいのかわからないときや不安があるときには、事前にがん相談支援センターに相談し、情報を整理してもらいましょう。

セカンドオピニオンの結果は主治医に報告し、その結果を踏まえて、今後の治療方針を決めていきましょう。

Q5

生活の不安

治療にかかる費用が心配です

患者支援部　統括課長
岡田 尚子
（おかだ ひさこ）

Q 医療費の負担を軽くする制度を教えて

A 日本では、公的医療保険が適用となる医療を受ける場合は、原則どの医療機関でも同じ負担金額となります。年齢や所得等により本人が支払う自己負担割合が決められており、残りの割合は公的医療保険から支払われます。公的医療保険の適用となる医療については、国で基準が定められています。

公的医療保険の適用とならない医療となる場合は、事前に主治医から説明があります。わからないことがあれば主治医に確認しましょう。また、加入している保険について一度確認しておきましょう。保険の種類によって、自己負担金額や受けられるサービスの内容が異なる場合があります。

なお、食事代や室料差額、アメニティー等の医療費以外のものは公的医療保険対象外となり、全額自己負担となります。

●高額療養費制度

医療機関や薬局等の窓口で支払った医療費（公的医療保険適用）が1か月ごと（1日～末日）に一定の額を超えると、超えた分が後から支給される制度です。制度は改正されることがあります。厚生労働省のホームページの資料を参考にしてください。

「厚生労働省HP、高額療養費制度を利用される皆さまへ」

●限度額適用認定証

1か月の自己負担額が上限額を上回ることがあらかじめわかっている場合には、事前に「限度額適用認定証」（住民税非課税世帯の方は「限度額適用・標準負担額減額認定証」）の提示により、医療機関での1か月ごと（1日～末日）の支払額を自己負担の上限額までとすることができます。

当院ではオンライン資格等確認システムを導入していますので、健康保険証またはマイナンバーカードの確認により、限度額適用認定証の提示は不要です。

●所得税の医療費控除

1月1日から12月31日までの1年間に一定以上の医療費の自己負担があった場合に、納めた税金の一部が還付される制度です。

手続きの窓口は、住所地を直轄する税務署です。インターネットによるe-Tax（国税電子申告・納税システム）での申請も可能です。

●障害者の医療費助成制度

障害者手帳（身体障害者手帳、療育手帳、精神保健福祉手帳）の取得により、重度の障害があると認められた場合、医療費の自己負担金の全額または一部が助成される制度です。

対象となる手帳の種類や等級などにより助成額は異なります。詳しくはお住まいの市区町村にお問い合わせください。

●石綿による健康被害の救済制度

過去に石綿（アスベスト）を取り扱う業務に従事していた人が、石綿を原因とした肺がんや中皮腫（ちゅうひしゅ）などを発病し、療養や休業、亡くなられた場合、労働者災害補償保険（労災保険）の対象となり、補償が受けられます。

給付を受けるためには、仕事が原因で発病したことについて、労働基準監督署長の認定が必要です。申請方法や補償内容については、労働基準監督署にお問い合わせください。

Q6

生活の不安

仕事を続けたいけれど治療との両立が不安です

患者支援部　統括課長
岡田 尚子
（おかだ ひさこ）

Q 仕事の継続など、病気以外の相談を主治医にしても大丈夫？

A もちろん大丈夫です。治療中の仕事について相談するときは、雇用形態や業務内容、業務負荷について具体的な内容や働き方を伝えられるよう工夫しましょう。

例えば、「営業で長時間外回りの仕事をしている」「仕事で長時間運転することが多い」「重い荷物を持つ」「当直勤務や夜勤がある」「出張がある」「繁忙期があり休みが取りにくい」などです。具体的な内容を伝えることによって、主治医はあなたの仕事について理解しやすくなります。

今まで通りに働いていいのか、働くときに何か制限があるのか、休む必要があるのかなどを相談することもできます。また、今後の体調の変化や治療の見通しなど、医学的なことについて相談するのも良いでしょう。自身の体調について理解することができれば、仕事の調整もしやすくなります。

通院や入院により、休暇をとる必要性も出てきます。治療を進めるにあたり、休暇や休職、復職等で会社と医療機関が連携をとる場合も少なくありません。あなたの仕事について、主治医に理解してもらうことは、あなたが生活するうえで大切なことです。

Q すぐに退職しないで！

A がん患者さんの3人に1人は20～60歳代でがんに罹患し、仕事を持ちながら治療をしている方が多くいます。がんにかかると、治療内容によっては長期間の入院や複数回の通院が必要になり、多くの方が体力的に仕事を続けるのは困難なのではないか、会社に迷惑をかけるのではないかと思い悩み、就労継続に不安を持つでしょう。

厚生労働省の調査では、がんと診断を受けて4％の人が解雇され、約30％の人が依願退職をしています。そのうち、全体の60％の患者さんが初回治療までに退職・廃業しており、診断時から治療と仕事の両立について気軽に相談できる体制づくりが求められています。

当院では、がん患者さんが仕事をしながら治療できるように、多職種からなるチームで支援しています。

Q 虎の門病院で行っている支援って？

A がん相談支援センターは「地域がん診療連携拠点病院」として、がん患者さんの経済的な悩みや就労に関する相談に対応しています。

①仕事とお金のお悩み個別相談会（図1）

がん患者さんの就労継続や職場復帰は、社会にとっても大きな課題です。

「仕事とお金の制度を知りたい」「家計の問題で困っている」「がん治療を続けながら仕事も続けたい」「生命保険について」「年金について」「税金について」「住宅ローンの返済について」「相続について」などの悩みがある方に対して、職場の労務管理や、制度・お金の専門家である「社会保険労務士」「ファイナンシャルプランナー」と、当院がん相談支援センター相談員が協力して、チームで一緒に考えます。

少しでも悩み解決の手助けになればと、企画運営している相談会です。ぜひ、個別相談の場をご活用ください。

2023年度
開催のご案内

虎の門病院の
がん患者さん・ご家族のための
「仕事とお金のお悩み個別相談会」

相談料 無料

新型コロナウィルス感染症の流行状況によって
急遽中止となる可能性がございます

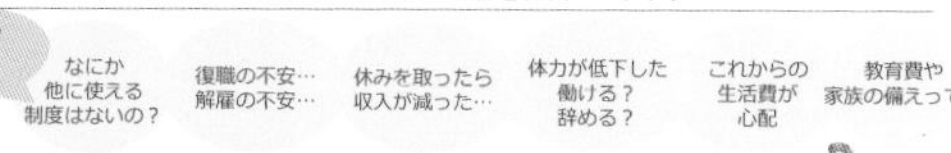

虎の門病院は、がん患者さんの治療と生活の支援をしています。治療と仕事の両立、経済的なお困りごとに対して、「仕事とお金のお悩み個別相談会」を開催しています。がん患者さんの就労継続や職場復帰は、社会にとっても大きな課題です。「仕事とお金の制度を知りたい」「家計の問題で困っている」「がん治療を続けながら仕事も続けたい」、「生命保険」「年金」「税金」「住宅ローン返済」「相続」などのお悩みがある方に対して、職場の労務管理や制度・お金の専門家である「社会保険労務士」・「ファイナンシャルプランナー」と、当院がん相談支援センター相談員が協力してチームで一緒に考えます。少しでもお悩み解決の手助けになれればと思います。是非この機会に個別相談の場をご活用ください。

開催日 事前予約制（事前にご予約ください）

入院中の方の相談は
WEB会議システムを使用する場合があります

2023年 4月	5月	6月	7月	8月	9月	10月	11月	12月	2024年 1月	2月	3月
25日（火）	26日（金）	28日（水）	26日（水）	23日（水）	25日（月）	24日（火）	24日（金）	21日（木）	23日（火）	26日（月）	15日（金）

＊相談時間は、①13時～、②14時～、③15時～、各時間一人50分の3枠となります

相談員 NPO法人がんと暮らしを考える会に所属する社会保険労務士とファイナンシャルプランナー

場所 虎の門病院 本院 2階 21番 患者サポートセンター内
がん相談支援センター

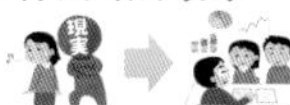

予約方法 がん相談支援センターに直接お越しいただくか、お電話でご予約ください。
ご予約の際に、当院相談員がご相談内容をお伺いします。

がん患者さんのこんなお悩みに・・・
なにか他に使える制度はないの？
復職の不安…解雇の不安…
休みを取ったら収入が減った…
体力が低下した働ける？辞める？
これからの生活費が心配
教育費や家族の備えって？

＊ こちらの 相談会では仕事先のご紹介はしておりません。
別途「ハローワーク飯田橋出張就職相談」をご案内しています。下記までご相談ください。

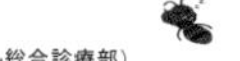

＜相談申し込み・お問い合わせ先＞

虎の門病院 本院 2階 21番 患者サポートセンター内 がん相談支援センター
TEL 03-3588-1171（平日9時～16時直通）
主催：虎の門病院がん相談支援センター（がん診療推進委員会・がん総合診療部）

図１　がん患者さん･ご家族のための「仕事とお金のお悩み個別相談会」（ポスター）

ハローワーク飯田橋による
がん患者さんのための
出張就職相談

2023年度
無料
個別相談

主催：虎の門病院　がん相談支援センター／共催：飯田橋公共職業安定所

虎の門病院では、キャリアコンサルティングの資格を持つ専門の就職支援担当「就職支援ナビゲーター」が就職相談を行います

対象 虎の門病院にがん等で受診中の患者さん

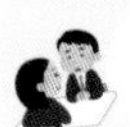

求人があるか知りたい
定期的な通院の必要はあるが働きたい
自分の病状・体力に合った仕事を見つけたい

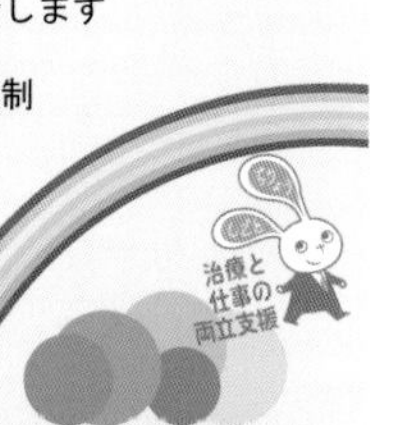

・症状や通院状況に配慮した求人を探します
・応募書類の作成や面接の受け方についてアドバイスします
・職業訓練や就職支援セミナーなどをご紹介します

内容 就職支援ナビゲーターによる担当制

日程 隔週水曜日（毎月2回）

時間 13:00～16:00
（予約制：1枠50分）

場所 虎の門病院　2階21番
患者サポートセンター内

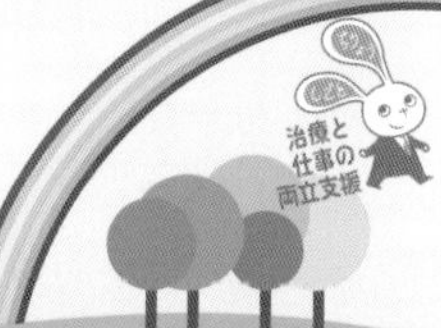

【予約受付・お問い合わせ】
虎の門病院 がん相談支援センター
TEL 03-3588-1171（直通）
受付 平日 9:00～16:00

図２　ハローワーク飯田橋による、がん患者さんのための出張就職相談（ポスター）

②ハローワーク飯田橋による出張就職相談（図２）

キャリアコンサルティングの資格を持つ専門の就職支援担当「就職支援ナビゲーター」が、個別相談を行っています。ハローワーク飯田橋からの出張相談ですので、症状や通院状況に配慮した求人を探したり、応募書類の作成や面接の受け方について的確なアドバイスをしたり、職業訓練や就職支援セミナーなどの紹介を行っています。

いずれの相談会も費用はかかりません。窓口はがん相談支援センターです。お話を伺い、相談会におつなぎします。どうぞ気軽にご相談ください。

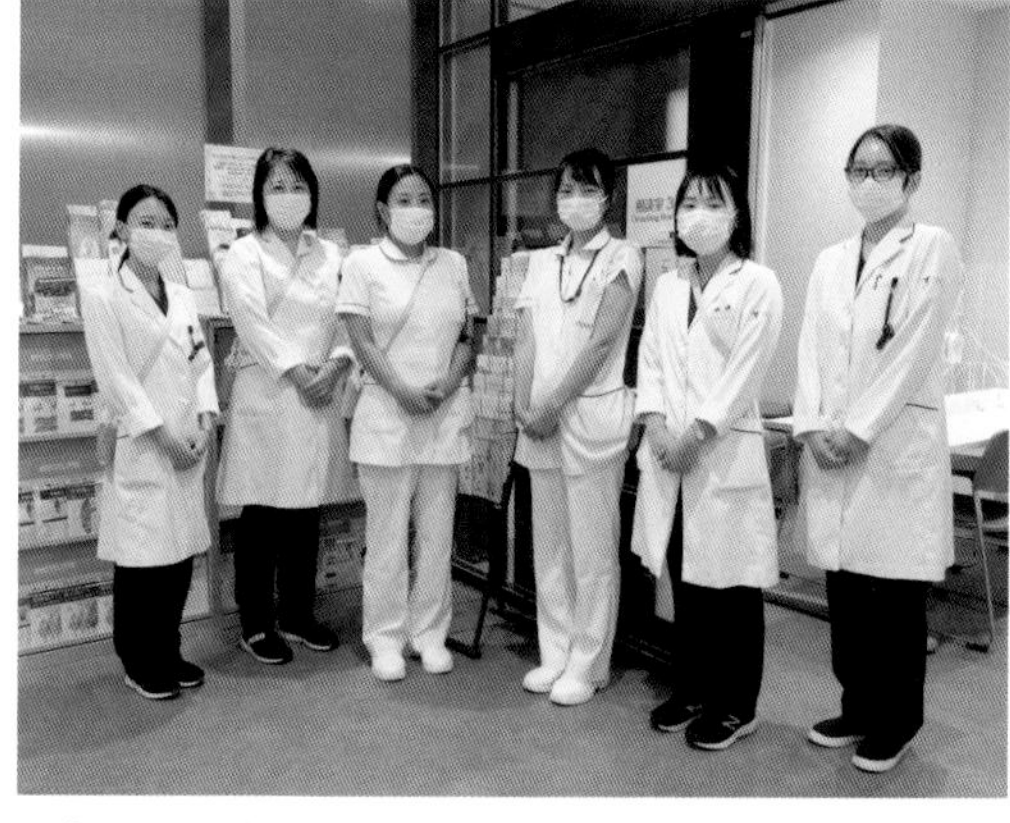

写真１　がん相談支援センターのスタッフ

MEMO **虎の門病院では治療と仕事の両立を支援しています**

当院では、両立支援コーディネーター研修を受けた医療ソーシャルワーカー、看護師、公認心理師等が患者さんの治療と仕事の両立を支援しています。

両立支援コーディネーターは、治療と仕事の両立に向けて、患者さん、主治医、会社・産業医などのコミュニケーションが円滑に図れるよう支援する役割を担います。具体的には、患者さんをはじめとした、それぞれへの支援や両立支援にかかわる関係者との調整を行います。

治療と仕事の両立とは、病気を抱えた働く意欲・能力のある人が、仕事を理由として治療機会を逃すことなく、また、治療の必要性を理由として就労の継続を妨げられることなく、適切な治療を受けながら、生き生きと仕事を続けられることを意味します。

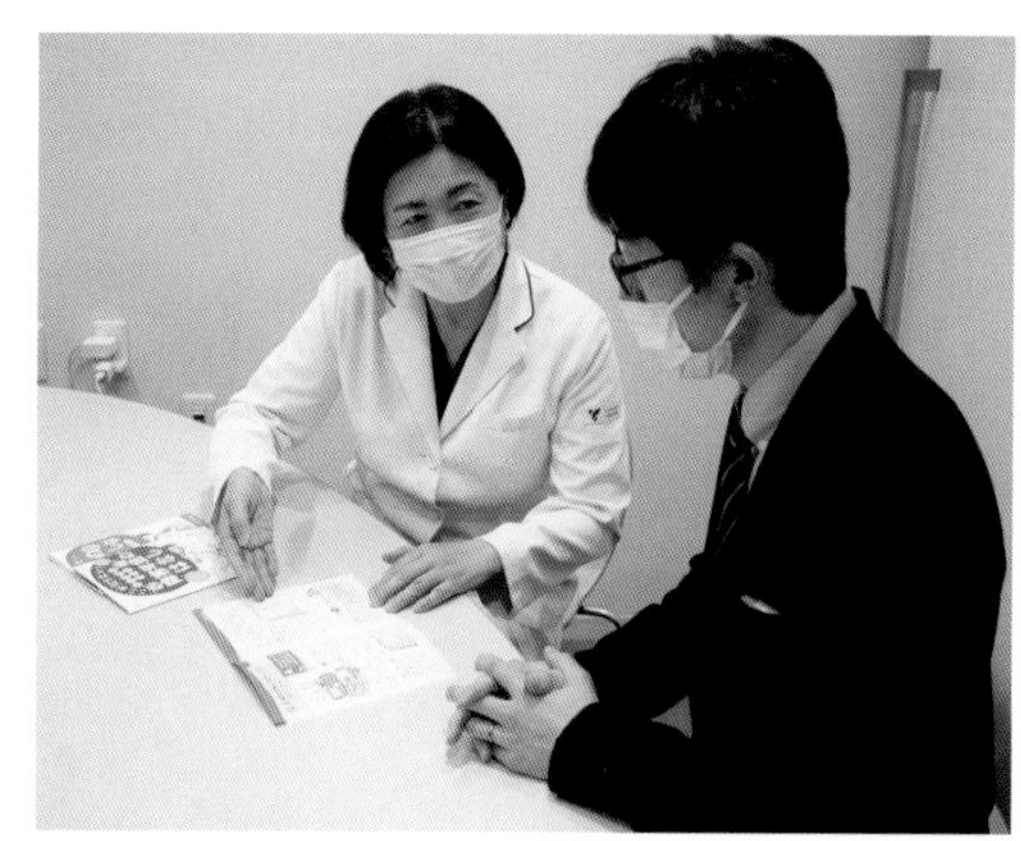

写真２　治療と仕事の両立ができるようサポートしています

Q7

生活の不安

がんになっても、妊娠・出産はできるの？

Q 妊娠中にがんが見つかりました。どうすればいい？

A 人工妊娠中絶（妊娠22週未満）や、早産でも帝王切開で産んで早くがん治療を始めるほうがよいかどうかは、がんの種類、悪性度、進行期などや妊娠週数によって違いますので、主治医と相談してください。

Q がんと診断されても、妊娠はできるの？

A 乳腺、消化器、血液（白血病、悪性リンパ腫）、精巣などの悪性腫瘍に対する手術、化学療法、放射線療法等の治療で、卵巣、精巣が影響を受けて、妊娠しにくくなることがあります。

不妊になる可能性が高い場合には、治療前に精子、卵子（未受精卵）、胚（受精卵）を凍結保存（妊孕性温存）し、妊娠が許可されてから凍結融解して、生殖補助医療（体外受精・胚移植、顕微授精など）で妊娠する方法があります。

Q がん治療後の妊娠には、どんな方法があるの？

A 妊孕性温存をしておらず、がん治療または加齢により不妊になった場合には、ホルモン検査、精液検査などで妊娠の可能性があるか調べることができます。永久に妊娠が難しい場合と、不妊治療で妊娠が期待できる場合があります。

治療後に閉経し妊娠が不可能になった場合は、骨粗しょう症や動脈硬化などを防ぐために、ホルモン療法をお勧めします。

がん治療の妊娠、出産への影響は、妊娠の方法や年齢により異なり、通常の妊娠と変わらない場合と、流産、早産の可能性が高くなる場合があります。

当院ではがん治療前の妊孕性温存、がん治療、がん治療後の不妊治療から出産まで、一貫して治療を行っています。

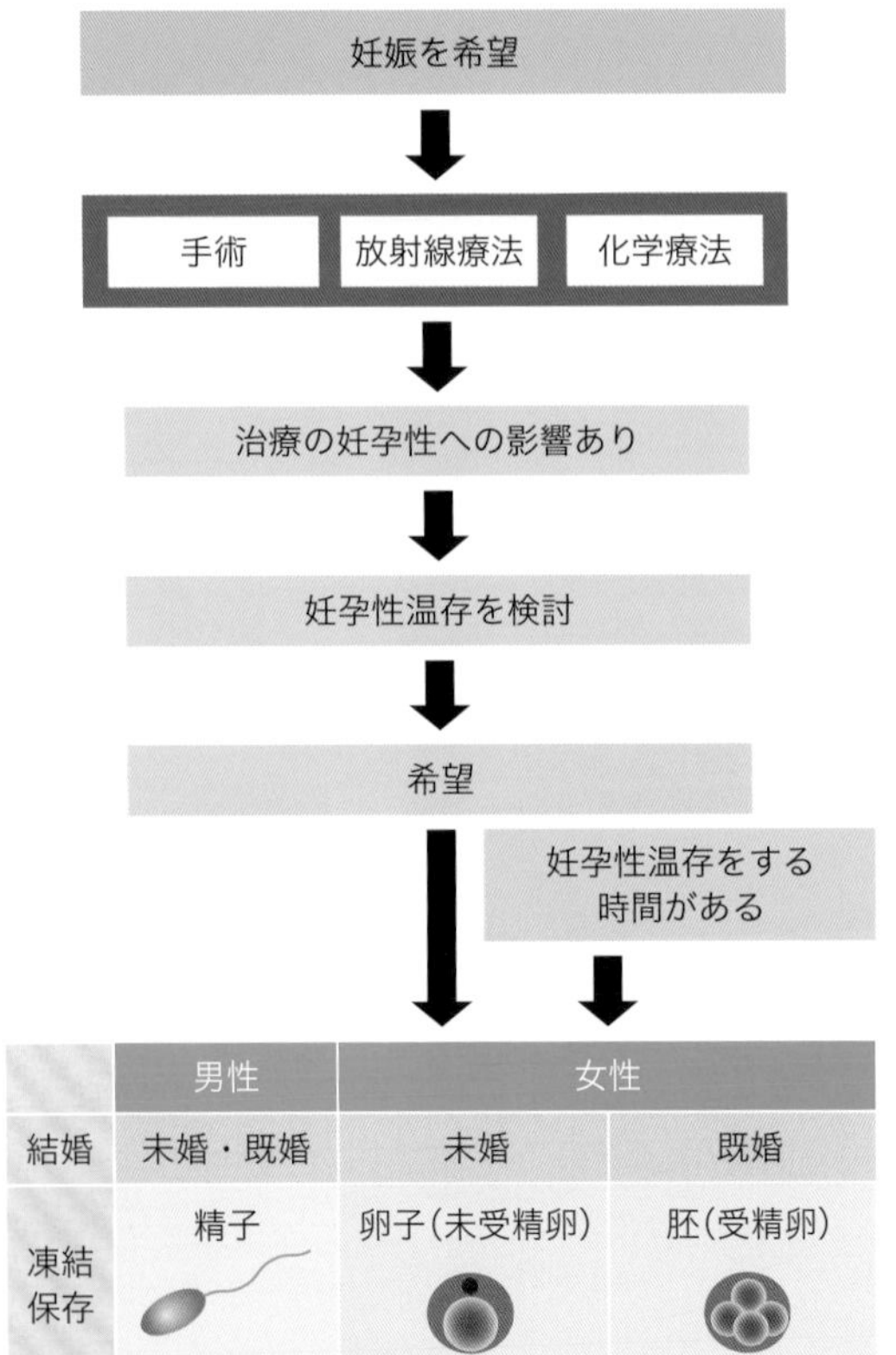

図　妊孕性温存の流れ

【参考文献】

(1) 日本癌治療学会 編『小児、思春期・若年がん患者の妊孕性温存に関する診療ガイドライン 2017年版』、金原出版、2017年

(2) 日本がん・生殖医療学会 編『乳癌患者の妊娠・出産と生殖医療に関する診療ガイドライン 2021年版』、金原出版、2021年

(3) AMED大須賀班 編『がん患者の妊孕性温存のための診療マニュアル』、金原出版、2019年

産婦人科　医長
東梅 久子
（とうばい ひさこ）

Q8

生活の不安

子育てと治療の両立、どうしたらいいですか？

患者支援部　統括課長
岡田 尚子
（おかだ ひさこ）

Q 子育てをしながら治療を受けていくには？

A 「家事・育児をしながらどうやって治療を受けていこうか」「子どもに病気のことを伝えたほうがいいのだろうか」「子どもに心配をかけてしまわないか」など、育児に治療や療養が加わると、心も体もつらくなることがあります。これまでの生活のバランスが崩れ、これにより子どもも敏感に反応して、不安定になることもあるかもしれません。責任感の強い方は悩み、よりつらい思いをするのではないでしょうか。

前向きに考えようと思っても、そんな気持ちには、なかなかなれないかもしれません。そんなとき、少し気持ちを切り替えてみませんか。一人で何もかも抱え込まずに、周囲の方にSOSを出す勇気も、生活をしていくうえで必要です。子育て中は、子どもに合わせた生活を送ることが多く、自分のことは後回しになりがちですが、まずは自分のがんの治療や体調を優先することを考えましょう。

あなたが困ったときに相談に乗ってくれる人、サポートしてくれる人を思い浮かべてみましょう。家族、親戚、友人、近所の方、職場の方、お子さんの友達の家族、保育士や幼稚園の先生、学校の先生、医療ソーシャルワーカー……、頼れそうな人がいればSOSを出しましょう。

また、地域のサービスにも目を向けてみましょう。子育て支援の制度やファミリーサポートサービス、家事支援サービス等、行政、民間、ボランティアによるサービスなど、何か見つかるかもしれません。

Q 何をサポートしてもらえばいい？

A SOSを出したいけれど、誰に何を頼めばよいのかわからない場合や、サービスの利用方法がわからない場合、また、サポートを依頼できる人がいない場合は、がん相談支援センターに相談しましょう。

治療のことや治療中の生活についてわからないことや困ったこと、心配なことは、主治医や看護師などの医療者にも相談することができます。

何を相談してよいかわからないときには、何に困っているのかを伝えてください。伝えることで、頭の中で考えていることや気持ちが整理され、困っていること、頼みたいことがはっきりしてきます。肩の力が少し抜けるかもしれません。また、困っていることがわからない場合も、ぜひ相談してください。お話を伺い、整理して、解決方法を一緒に考えます。

大切なことは、一人で抱え込まないことです。まず、話せる人に話してみることから始めましょう。

Q 保育園に病気について伝えたほうがいい？

A 保育園や幼稚園の教職員、学校の担任や養護教諭、スクールソーシャルワーカーやカウンセラーなど、信頼できる、子どものことをよく知る周りの大人には、可能な範囲で状況を伝えることも1つの方法です。

子どもの様子を見守ってもらうことで安心した気持ちになれるかもしれませんし、何らかの協力が得られるかもしれません。協力者をつくることは、あなたの力につながるはずです。

Q9

生活の不安

食事で気をつけることは？サプリメントは飲んでも大丈夫？

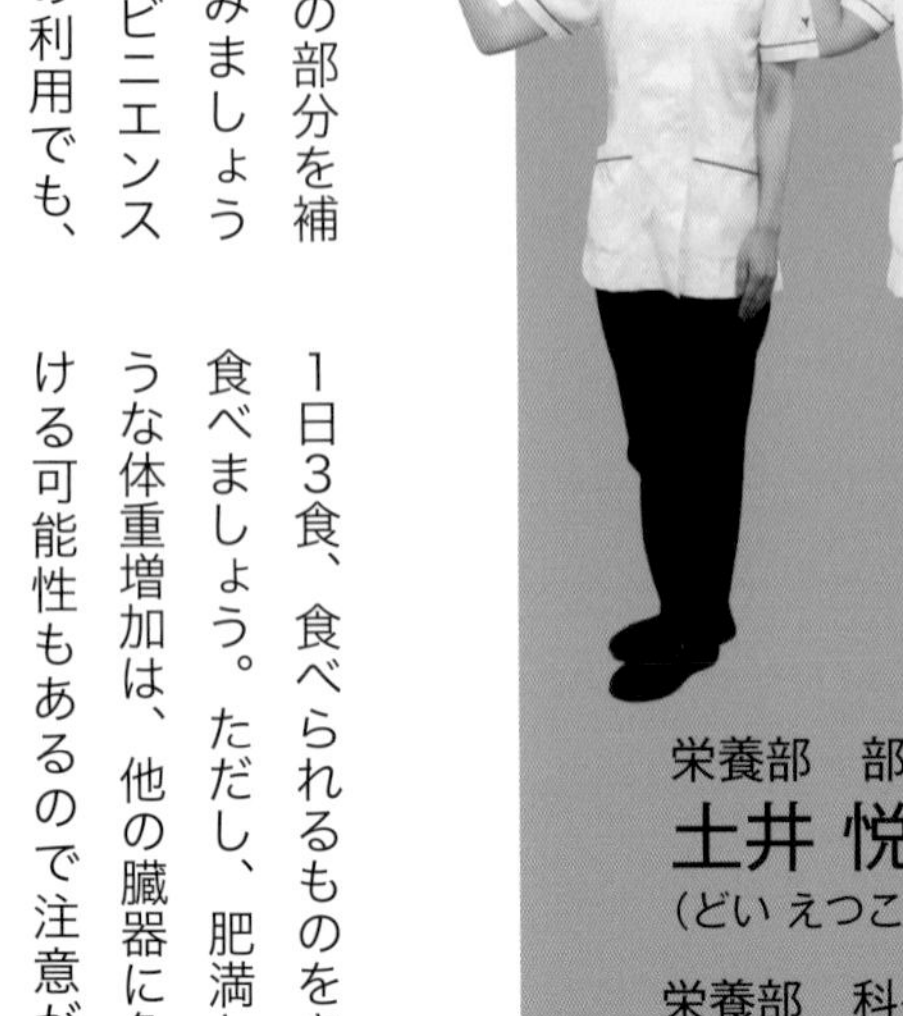

栄養部　部長
土井 悦子
（どい えつこ）

栄養部　科長
大山 博子
（おおやま ひろこ）

Q　がんに良い食事はありますか？

A　「○○を食べたらがんが治りました」「●●はがんに良くない」などという、さまざまな情報が出回っていますが、その多くはがんの治療に対して良いといえる根拠が十分ではありません。わらにもすがるような思いで食事をとっている方の中には、良いといわれた食材を必死に食べ、良くないといわれた食材を徹底的に排除している方も多くおり、そのために副作用の症状を悪化させていることもあります。

例えば、副作用の下痢（げり）が続いているにもかかわらず、がんには玄米や雑穀が良いといわれているという情報をもとに食べ続けている方もいますが、実は消化・吸収においては優れておらず、白米にしたら下痢が軽減したという声も聞いています。

良いといわれた食材を食事の中に取り入れてもかまいませんが、そればかりに偏らず、いろいろな食材を食べるほうが良いとされます。治療によっては食事が食べにくい期間もあるかと思いますが、体調に合わせてバランス良く食事をとることが大切です。

その「バランスの良い食事」とは、「主食（ご飯、パン、麺類などの炭水化物の多い食材）、主菜（肉、魚、卵、大豆製品などのたんぱく質や脂質を中心とした食材）、副菜（野菜や海藻などのビタミンやミネラルを多く含む食材）をそろえた食事」です（図1）。

一汁三菜のいわゆる定食は、バランスのとれた食事といえますが、1食の中にこれらの食材が入っていれば、一品料理や麺類でもかまいません。不足が見られるときには、不足の部分を補えるもう1品を追加してみましょう（図2）。外食の利用やコンビニエンスストアなどの弁当や惣菜の利用でも、バランスを考えた食事をとることは可能です。一度ご自身の食事を見直してみましょう。ただし、いずれの場合にも、食塩のとり過ぎには注意が必要です。

手術直後であったり、がん以外の糖尿病などの疾患を持っていたり、がんの発生部位によっては、食材や食べ方に注意が必要な場合があります。治療を継続していくうえでは、まずはそちらの食事内容を優先させることが必要となりますので、医師や管理栄養士にご確認ください。

がんの治療をしていくには体力も必要となり、しっかりと栄養をとることはとても大切です。がん予防の観点からも、食材のあれこれに惑わされず、1日3食、食べられるものをきちんと食べましょう。ただし、肥満となるような体重増加は、他の臓器に負担をかける可能性もあるので注意が必要です。

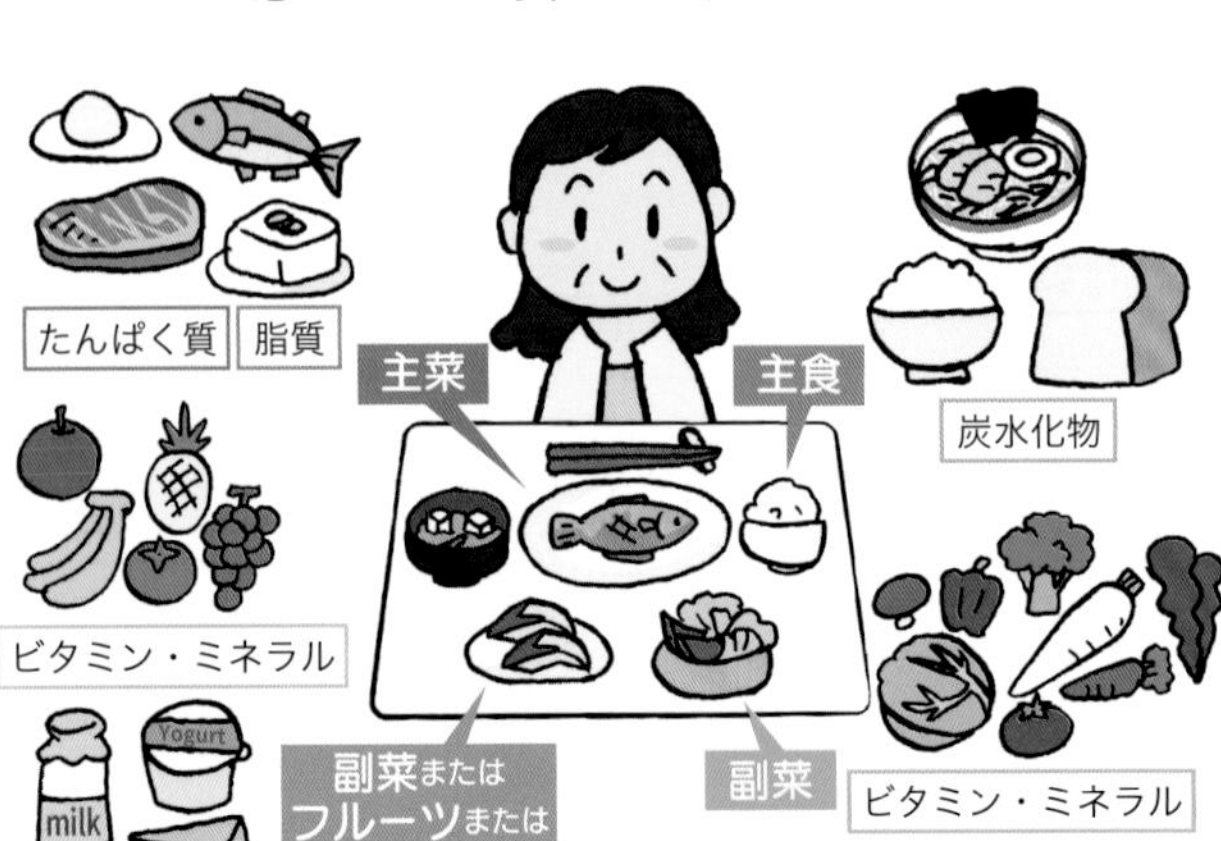

図1　バランスの良い食事

冷やし中華

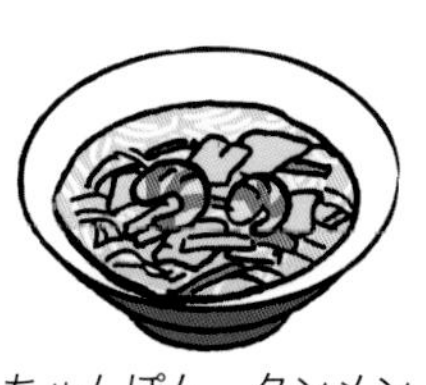

ちゃんぽん、タンメン

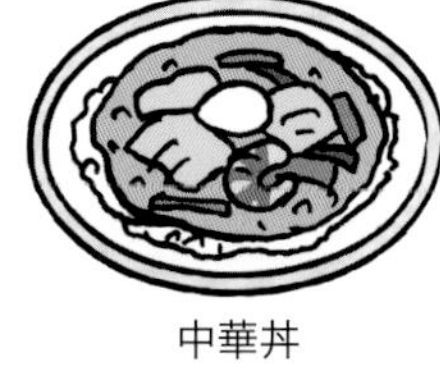

中華丼

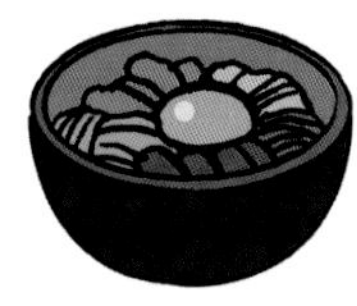

ビビンバ

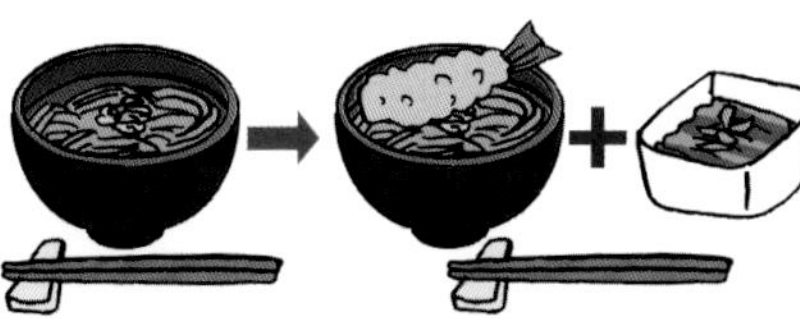

かけそばだけでなく、えび天（主菜）と
ほうれん草のお浸し（副菜）を追加する方法も良いです

図2　オススメの一品料理

Q サプリメントは飲んでも大丈夫？

A 単にサプリメントといっても、1つの栄養素だけが含まれている商品のほかに、サプリメントの種類によってはいろいろな成分が入っている商品もあります。食事がまったくとれていないのであれば、サプリメントで補給する必要性がある場合もあります。

しかし、処方されている薬や治療に影響が出てしまう危険性のほうが大いにありますので、サプリメントを利用しているのであれば、まずは必ず担当の医師や薬剤師に確認してください。ただし、がんに効くとされているサプリメントは、今のところありません。

現在すでに何らかのサプリメントを利用していて、体調が良いと感じている場合であれば、医師などの許可のもと継続しても問題ありませんが、効果をあまり感じられていないようであれば、いったん休止してみてもよいかもしれません。今から新しく飲み始めることはしなくてもよいように思います。

サプリメントの利用が許可された場合であったとしても、新しい治療が始まる際には、治療の効果を確認するためにも、サプリメントの利用をいったん休止するようお伝えしています。

治療の効果が安定してきて、サプリメント利用の再開を希望される場合には、医師に確認してみましょう。また、海外製品の利用は栄養素以外の成分が入っていることも多く、あまりお勧めはできません。

Q 食事のことは誰に相談したらいいの？

A 食事について不安なことがあれば、栄養相談を利用することが可能です。まずは担当の医師にご相談ください。

当院では、がんの患者さんを対象とした「腫瘍栄養外来」を開設しています。がんの治療によって「食事が食べにくい」「下痢が続いている」「体重が減ってしまった」「何を食べたらよいかわからない」などの不安はありませんか？　どんなことでもかまいません。がん病態栄養専門管理栄養士がお答えします（写真）。

また、化学療法室にて点滴での抗がん剤治療を行っている方であれば、治療中にベッドサイドにお伺いしてお話しすることも可能です。化学療法室の看護師にもお声がけください。もちろん通常の栄養相談の枠もご利用いただけますので、ご都合に合わせてこちらもご利用ください。

幼い頃の好き嫌いから始まり、食習慣や食の嗜好は個々人でまったく異なりますので、一人ひとりに合わせた食事のアドバイスを行っていきます。食べ方のコツや食事のポイントもお話しできます。患者さんの状態に合わせて栄養補助食品をお勧めすることも可能ですので、ご希望をお伝えください。

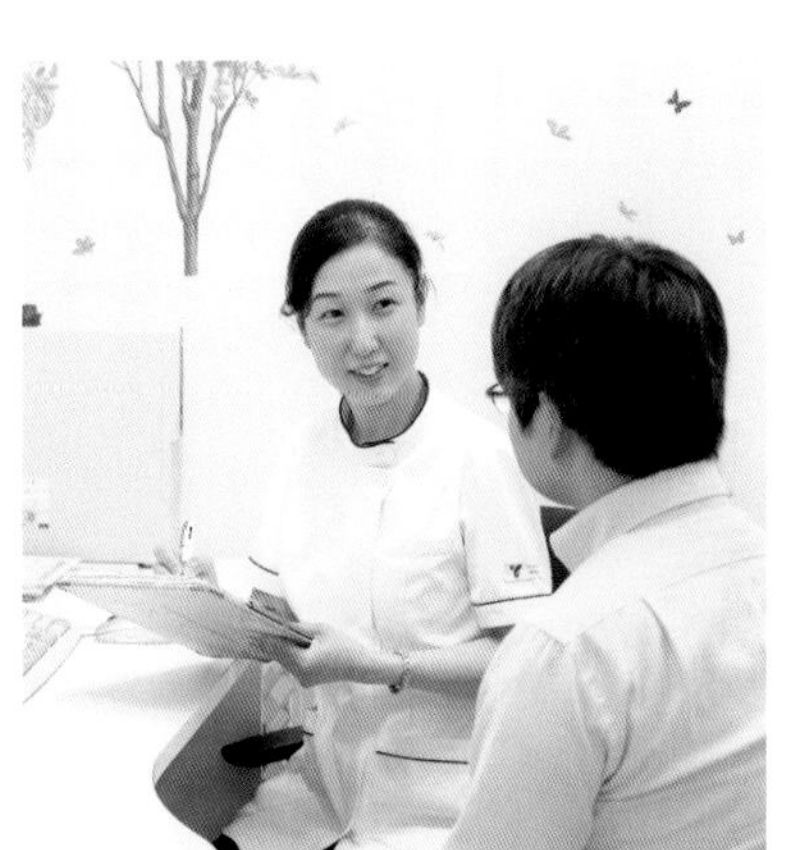

写真　腫瘍栄養外来での栄養相談の様子

MEMO　食事をとって栄養管理をしていきましょう

お腹が減ったからご飯を食べるといった「食事」という行動は、幼い頃から行われてきた、日常生活を送るうえでなくてはならないもので、「生活の一部」です。ただ、がんの治療をしていくうえでは、「栄養を管理する」ことは「治療の一部」となります。治療の効果を上げるには、適切なタイミングに適量の食事をとることも大切です。単に日常生活の食事と思わず、薬を飲むのと同じように、「栄養をとることも大切である」ということを考えてみてください。中には、生活が見られて恥ずかしいと思う方もいるかもしれません。日常の生活を大きく変えず、今ある生活の中でできるアドバイスもありますので、小さなことでも、まずは管理栄養士にご相談ください。

Q10

生活の不安

脱毛や爪のケアについて、教えて！

乳腺・内分泌外科　医長
田村 宜子
（たむら のぶこ）

Q 抗がん剤による脱毛について教えて！

A 一般的に「抗がん剤」と呼ばれる殺細胞性の薬剤による脱毛は、がん患者さんにとってつらい症状です。治療後3年でも40％以上の方が発毛後も薄毛・まばらな脱毛・白髪・くせ毛などの悩みを抱えているという報告もあり、対策がとれない副作用として知られていました。

これに対して、抗がん剤の点滴中に頭皮を冷却して血流を減らすことで、毛根へのダメージを最小限にする頭皮冷却療法という方法があります。国内では血液がん以外のがんに保険外診療として認められています。

2021年に改定された国内のガイドラインでは、周術期の乳がん患者さんに対して医学的に根拠がある方法として認められており、2021年より当院で導入しました。まだ導入している施設は少なく、当院の取り組みは多くの患者さんに反響をいただいています。

Q 抗がん剤治療中の爪のケアを教えて！

A 抗がん剤や分子標的薬によって、爪の色調が変化・菲薄化（ひはくか）・二枚爪・浮く・剥離（はくり）・陥入爪・巻き爪・爪囲炎（そういえん）など、さまざまな症状を起こすことがあります。

ご自身でできる基本的なケアとして、爪の切り方ややすりのかけ方、テーピングの方法などさまざまな方法がありますが、陥入爪や巻き爪、爪囲炎は感染を併発し、抗がん剤治療自体を中止する必要が生じる場合もあります。

当院では、爪のケアについて化学療法室の看護師と相談し、必要に応じて皮膚科の医師にも診察・治療してもらいながら、がん治療を行っています。

Q アピアランスケアって、なに？

A 患者さんから「見た目の変化でがんとわかることや、体調を心配されるのが嫌だ」という声を聞くことがあります。がんやその治療によって外見の変化が生じることで、家族を含む人とのつながりを苦痛に感じ、社会とのつながりを避け、精神的につらい思いをされることがあります。

がんとその治療による外見の変化や、それによる心理的問題・社会的問題に対し、さまざまな手段を用いて患者さんの苦痛を緩和することで、QOL（生活の質）を改善していく医療者のアプローチを「アピアランスケア」と呼びます。

アピアランスケアは美容ケアやウィッグの紹介、メイクの指導のみを指す美容行為ではありません。当院では、化学療法室・がん相談支援センター・病棟の看護師で相談しながら、医学的に根拠のあるケアを行ってきましたが、組織だって充実させていくために、2023年4月にアピアランスケアセンターを立ち上げました。病院全体のスタッフが患者さんの悩みを知り、できるケアをともに考え、各々が自信をもってケアを提供していけるように発展させていきたいと考えています。

【参考文献】
(1) 日本がんサポーティブケア学会 編『がん治療におけるアピアランスケアガイドライン 2021年版』、金原出版、2021年
(2) Takayuki Kinoshita et al. Efficacy of Scalp Cooling in Preventing and Recovering From Chemotherapy-Induced Alopecia in Breast Cancer Patients: The HOPE Study. Frontiers in Oncology. Frontiers Media SA. 2019.

Q11

生活の不安

がんになっても、スポーツは続けられるの？

整形外科 医長
安野 雅統
（あんの まさと）

がんと診断された場合でも、基本的にはスポーツ・運動を行うことが推奨されます。

Q がんと診断されても運動するほうがいいのはなぜ？

A 一般的に、運動をすることで身体機能が高まり、ＱＯＬ（生活の質）が上がるとされています。がん患者さんにおいても、これまでの研究から、運動による生活機能の改善が示されています。

一方、運動量が減ると、がん自体やがん治療に伴う副作用などからさらに動かなくなってしまい、筋力が一層弱って、ＱＯＬが下がるといった悪循環に入ってしまうことがあります。

Q どのような運動を、どの程度行うのがいいの？

A ポイントは、有酸素運動と筋力トレーニングです。

有酸素運動は、ウォーキングや軽いジョギング、水泳などを週に１５０分程度行うことが推奨されています。例えば、週に5日間30分のウォーキングに取り組むといった内容です。運動の強度は、息がはずむくらいが目安です。これに加えて、スクワットなどの筋力トレーニングを週3回程度行います。

なお、体調が許せばスポーツジムを利用するのもよいでしょう。

ただし、がんの治療状況や体力レベルにより実施可能な運動は異なります。体調がすぐれないときは休養し、回復に合わせて少しずつ歩くところから開始して、様子を見ながら運動を習慣化することが大切です。

Q スポーツ・運動に際して注意すべきポイントは？

A もともと取り組んでいるスポーツがあれば、基本的には病状に合わせて無理のない範囲で継続してください。続けてよいか不安なときは、医師に相談してみましょう。前述の通り、体を動かすことで、ＱＯＬが維持・向上され、精神的にも良好な状態が保たれます。

一方、これから運動を始めようとお考えの方は、まずは気楽に取り組めるレベルから始めてみて、週に2〜3回体を動かしてみてはいかがでしょう。少しでも楽しく続けていくために、家族や友人と一緒に体を動かしたり、運動した内容・強度をスマートフォンやメモ帳に記録したりするのも有用です。日々の歩数をメモしておき、医療者と共有するのもよいかもしれません。

なお、運動して大丈夫な状態なのか心配なときは、必ず主治医や整形外科医に相談してください。

当院では２０２１年9月よりがん患者さんの運動器診療に特化した、がんロコモ*外来を開設しました（毎月第1木曜午後）。がん患者さんが持つさまざまな運動器の問題に関する相談窓口として、多くの方にご利用いただいています。

***がんロコモ**／ロコモとはロコモティブシンドロームの略称で、立つ、歩くなどの移動能力が低下した状態。がんロコモは、がん患者さんに発生した運動器障害を指します。

Q12

生活の不安

同じ病気の患者さんとお話がしたいです

患者支援部　統括課長
岡田 尚子
（おかだ ひさこ）

Q 患者会や患者サロンについて教えて

A 患者会とは、同じ病気や障害、症状など、何らかの共通する患者体験を持つ人たちが集まり、患者同士が支え合うことを目的に、自主的に運営する会のことです。お互いの悩みや心配、不安を共有したり、情報を交換したりできる場です。

参加することで気持ちが楽になったり、療養生活を送るためのアイデアや手がかりを得られることもあります。また自分の体験を伝えることで、考えていることや感じていることが整理されたり、新たな気づきが生まれる場合もあります。患者会の活動は場所、時間、内容等それぞれの会によって異なります。

なお同じがんでも、治療内容や療養生活の送り方は人それぞれです。医学的なことは、必ず主治医に相談しましょう。

インターネットでも、患者会情報が検索できます。オンライン登録によるコミュニティサイトへの参加も可能です。定期的に開催される患者会や、都度つながることのできるオンラインコミュニティサイト等、患者会の種類はさまざまです。大切なのは、自分に合った患者会を見つけることです。

患者サロンは、患者さんやそのご家族など、同じ立場の人が、がんのことを気楽に本音で語り合う交流の場です。地域がん診療連携拠点病院などの医療機関が、患者サロンを設置している場合が多くみられます。また、地域で患者サロンを立ち上げているところもあります。

Q 虎の門病院にはどんな患者会があるの？

A 当院には、次のような患者会やがんサロンがあります。感染対策上、中止とする場合もありますが、これらの情報は、がん相談支援センターが提供しています。

●院内がんサロン「ハーモニーの会」

全がん患者さんとご家族が対象です。当院がかかりつけではない患者さんやご家族も対象です。

●院内乳がん患者会「アルメリア」

当院の乳がん患者さんとそのご家族が対象です。患者さん数人が世話人となって患者会を設立し運営しています。がん相談支援センターは、運営のサポートを担っています。

●血液疾患患者・家族のおしゃべり会「ちゃとらclub」

虎の門病院血液内科の患者さんとそのご家族が対象です。血液内科の患者さんが世話人となり、血液内科部長とともに運営しています。

●虎の門病院血液内科移植患者の会「虎の門13会」

当院で造血細胞移植を受けられた患者さんとそのご家族が対象です。患者さん、ご家族、医療者による親睦会を行っています。

当院では患者さん、ご家族がいつでも気軽に参加できる患者会や患者サロンができるよう、さまざまな職種のスタッフが取り組み、奮闘中です。

Q13

治療についての疑問

がんの集学的治療って?

臨床腫瘍科　部長
三浦 裕司
(みうら ゆうじ)

Q 集学的治療ってどのようなもの?

A がんの治療には大きく分けて、手術、放射線療法、薬物療法があり、一般に、これらを組み合わせて行うことを集学的治療といいます。

例えば、薬物療法を行い、がんが小さくなった後に手術を行う場合や、手術の後に再発を予防する目的で薬物療法を行う場合、あるいは薬物療法と放射線療法を同時に行う場合などがあります。また、薬物療法を行っている途中で、症状緩和のために放射線療法や手術を行うこともあり、それらも集学的治療といえます。

なお、集学的治療は、がんの種類や進行の状況により、効果や合併症のリスクをよく評価したうえで、慎重に検討されます。また「図」のように、そのほかにも集学的治療において重要な役割を担う領域があります。具体的には、副作用などに対する支持療法、合併症の管理、緩和医療、リハビリテーション、栄養療法、心理療法などです。

がんに対してより高い治療効果を期待し、さまざまな治療・ケアを組み合わせる集学的治療は、複数の診療科と多職種のチーム医療により実現されます。

図　がんの集学的治療

Q 集学的治療はどのように行うの?

A 集学的治療を行うには、複数の専門領域にわたって検討する必要があり、単独の医師により治療法を決定することが難しい場合があります。そのため、キャンサーボードやカンファレンスという、複数の診療科や職種による会議を行い、それぞれの専門の医療スタッフからの意見をもとに、治療の組み合わせや順序を決めます。

当院では、胸部疾患、上部消化管、下部消化管、乳腺、泌尿器、婦人科、骨転移(こつてんい)など、種々の疾患領域でカンファレンスを行い、それぞれの患者さんにとってより良い治療方針を検討しています。

集学的治療を行うためには、がん治療の専門医だけでなく、さまざまな専門家による介入も重要です。いくつかのがんでは、治癒をめざすために手術だけでなく、その前後に抗がん剤を使用することが必要です。どちらか一方が欠けても治療成績が落ちるため、抗がん剤の副作用のせいで、肝心の手術が受けられなくなった、なんてことが起きないようにしなくてはなりません。

例えば、心臓の機能が悪い患者さんには循環器専門医が、糖尿病の患者さんには糖尿病専門医がサポートすることで、手術に影響が出ないように抗がん剤治療を受けることができます。また、リハビリテーションや管理栄養士、薬剤師、看護師など医師以外のさまざまな専門家のかかわりも重要です。当院では、抗がん剤副作用・合併症マネジメントセンターを設立し、各診療科・職種の連携を強化して、集学的がん治療を支えています。

Q14

治療についての疑問

複数の治療法を説明されました。どうやって決めればいいの？

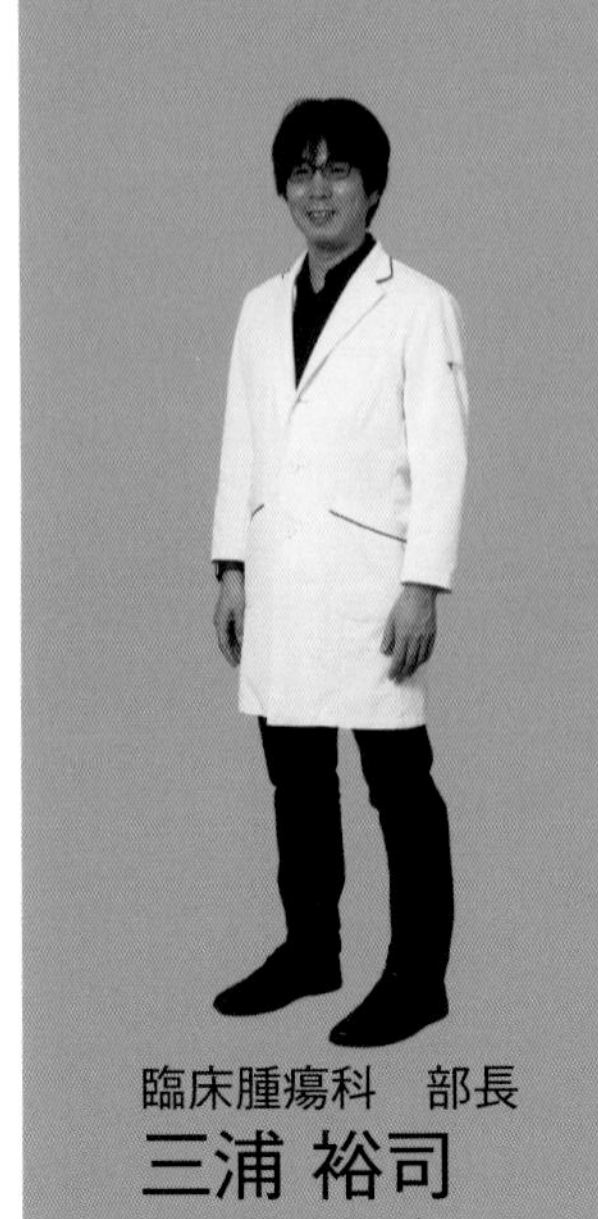

臨床腫瘍科　部長
三浦 裕司
（みうら ゆうじ）

Q ほかの先生の意見を聞いてもいいの？

A もちろんです。納得のいく治療法を選択することができるように、ほかの先生の意見を聞くことは大事です。この方法を「セカンドオピニオン」といいます。現在診療を受けている医師とは別に、違う医療機関の医師に「第二の意見」を求めるという意味です。

担当の先生から治療方針を説明された際に、「別の治療法はないのか」と思うこともあると思います。そういった場合に、セカンドオピニオンを受けることで、別の角度から治療法を検討できる可能性があります。仮に同じ治療法が説明された場合でも、病気に対する理解が深まり、より納得して治療を受けることができるかもしれません。また、別の治療法が提案された場合には、選択の幅が広がります。

なお、病状によっては時間的な余裕がなく、治療開始が遅れることで病気が進行してしまい、患者さんのデメリットになる場合もあります。そのため、現在の担当の先生とよく相談したうえで検討することを、お勧めします。

Q「一番良い治療法」とは？

A「一番良い治療法」は、実は個々の患者さんによって異なるため、医療者が画一的に決めることはできません。

どんな治療法にも、必ずメリットとデメリットがあります。得られるメリットにどれくらい価値があると考えるか、デメリットをどれくらい避けたいか、患者さんによってその程度は異なります。そのため、医療者が一番良いと思う選択肢が、必ずしも患者さんにとって最良の選択肢ではないこともあります。医学的な側面と、患者さんの価値観や人生観とを照らし合わせて、初めて治療法の選択ができるのです。

医師は、科学的なデータやそれぞれの分野の専門性を考え、効果と副作用のバランスのとれた治療の選択肢を複数提案する場合が多いです。そのような治療は標準治療と呼ばれます。ある意味すべて正解の治療選択肢の中から、どれを選ぶのか、そこには、前述の患者さんの価値観や人生観が大きくかかわってきます。

例えば、抗がん剤が標準治療とされている場合でも、患者さんの価値観から抗がん剤はあえて使用せず、緩和医療のみを重点的に行っていくという治療方針を選択する場合もあります。この場合は、標準治療を選んだわけではないですが、患者さんの価値観に合致した正解の治療ということになります。

もちろん、理解が難しい場合や決められないときは、どうか遠慮なくおっしゃってください。また、選択することの難しさに戸惑うこともあるかもしれません。そんなときは、どのように迷っているかを教えていただくことで、患者さんのみならず、患者さんに対する私たち医療者の理解も進むため、説明の仕方を工夫することができます。

時に厳しい状況の中で、限られた選択肢をお伝えすることもありますが、どんなときも、その都度患者さんにとって最善の選択ができるようにサポートします。

Q15

治療についての疑問

自由診療について、知りたい

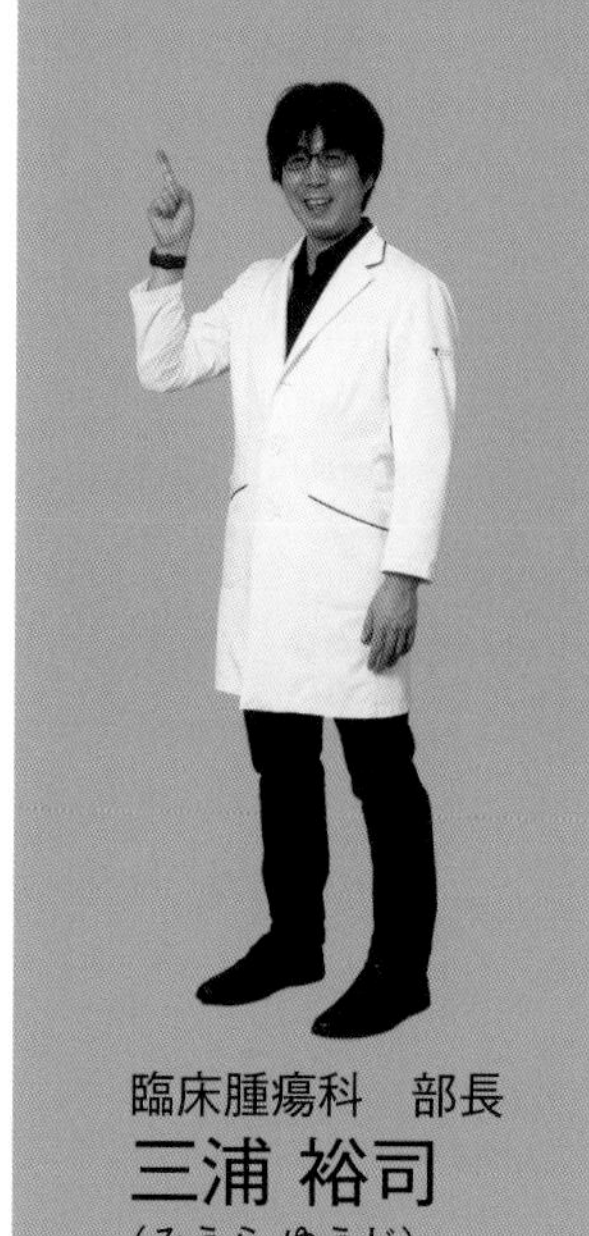

臨床腫瘍科　部長
三浦 裕司
（みうら ゆうじ）

Q 自由診療って、普通の診療と何が違うの？

A 自由診療と聞くと、「並の治療ではない、何か特別な最先端の治療を受けられる」と受け止めてしまいがちですが、必ずしもそうではありません。言葉の定義が非常に複雑なので、まずは「図」を見て考えてみましょう。

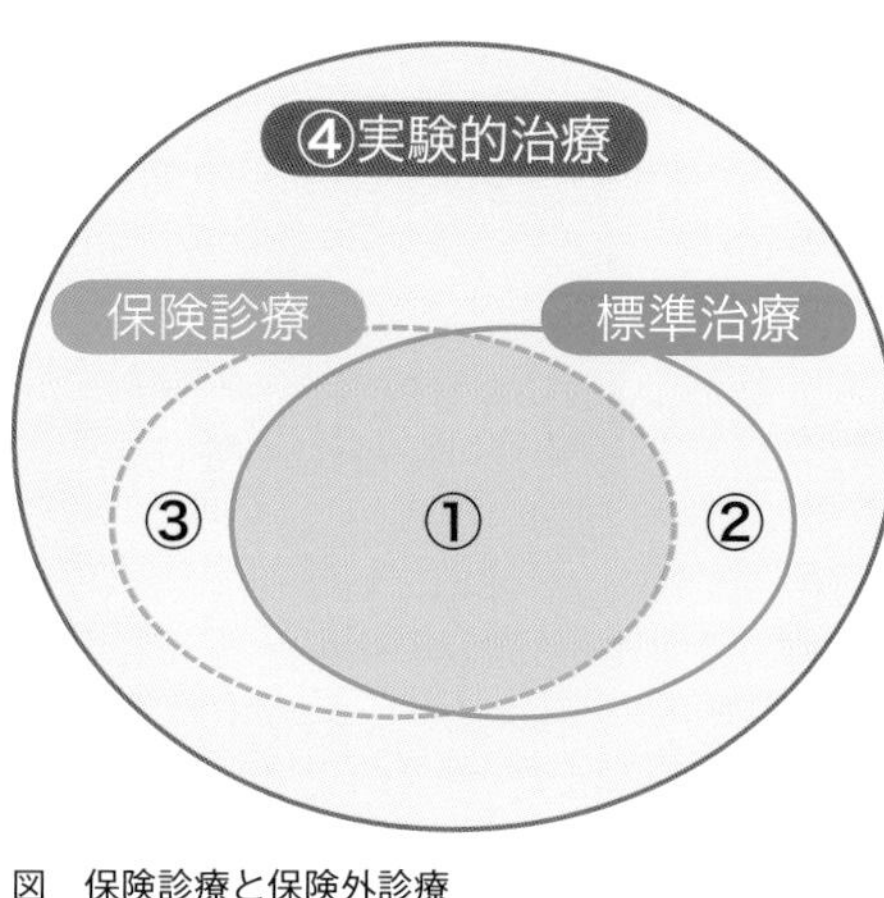

図　保険診療と保険外診療

●自由診療とは／公的医療保険が適用されない（保険で認められていない治療を行う）診療のことです。

つまり、図の緑の点線で囲まれた部分以外は、すべて自由診療となります。

●標準治療とは／科学的に検証済みで、国内外のガイドラインで推奨されている、現時点で最も効果と副作用のバランスが良いと考えられている治療法です。

●図中の①／国際的に標準治療であり、保険適用されている治療。この部分の比率は国によって異なりますが、日本は、この割合が非常に高いことが知られています。

つまり、世界で標準治療と考えられている治療法の大部分は、日本では保険適用内で可能ということです。

●図中の②／海外では標準治療と考えられていますが、日本では保険適用とされていない治療。①の逆になりますが、日本では、このような治療は非常に少ないと考えられます。

このような治療が日本で保険適用になるまでの、海外との時間差のことを「ドラッグ・ラグ」と呼びますが、その期間は現在では非常に短くなり、特に抗がん剤では数か月レベルまで短くなってきています。

●図中の③／いわゆる科学的根拠は証明されておらず、標準治療の範疇には入りませんが、保険適用とされている治療。この範疇に入る治療は本当にさまざまであり、中には科学的に推奨できないものも含まれるため、注意が必要です。

しかし医学とは、皆さんが思っている以上に不確実性の高い学問であり、まだまだ科学的に証明されていないことのほうが多いくらいです。そのため、標準治療とまではいえなくても、専門家として許容できる範疇の治療があり、その多くは保険診療で実施が可能となっています。

私自身は、この部分を「確固たる標準治療の周りにある許容できる（リーズナブルな）範囲の治療」と呼んでいます。

●図中の④／①〜③の周りにあるのが、実験的治療になります。

ここには、治験、先進医療、自由診療などが含まれ、標準治療の外にありますので、基本的には、いまだ効果も副作用もわかっていない治療です。

Q16

治療についての疑問

抗がん剤の副作用と対策について、教えて

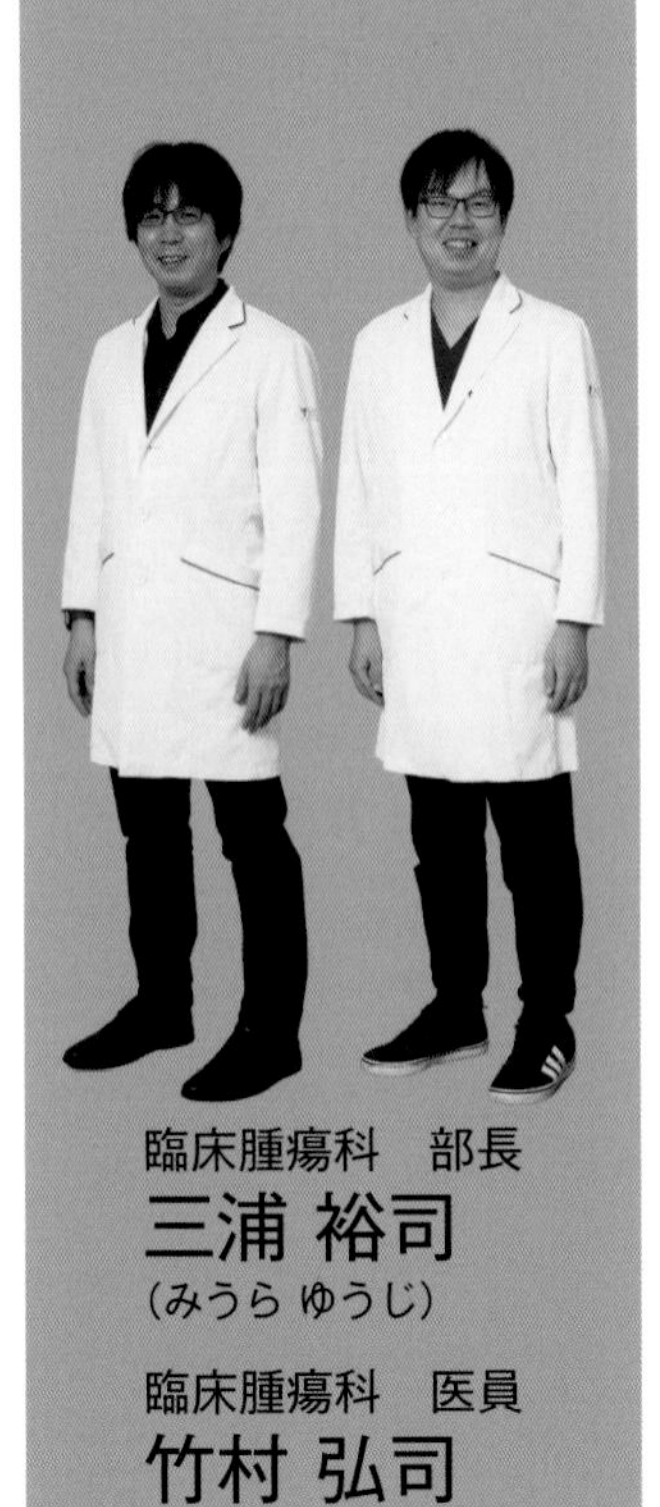

臨床腫瘍科　部長
三浦 裕司
（みうら ゆうじ）

臨床腫瘍科　医員
竹村 弘司
（たけむら こうじ）

Q 抗がん剤にはどんな副作用、対策がある？

A 「抗がん剤の副作用って強いんですよね？」——抗がん剤を始める患者さんから、よくこのような質問を受けます。ただ、抗がん剤の副作用を考える際には、必ず次の2つのポイントに基づいて判断する必要があります。

①「抗がん剤」を一緒くたにしない

抗がん剤といっても、ものすごい数の種類があります。そして、それぞれに副作用の特徴が存在します。例えば、髪が抜けるものもあれば、抜けないものもありますし、髪は抜けないけど、手足のしびれが出やすいもの、しびれはないけど下痢が起きやすいもの、などです。そのため、「抗がん剤は……」と総論で考えるのではなく、「〇〇という薬剤は」と、各論で考えることが重要です。

②副作用は、種類、程度、頻度の3軸で考える

強い・弱いというのは、前述の程度だけを考えた1軸の考えです。しかし、ここでも同様に各論で考えることが重要です。

まずは、その副作用は、何なのか？　例えば、脱毛であれば、「少し薄くなっただけでも嫌」という人もいれば、「脱毛は気にしません」という人もいます。その場合、強い・弱いという程度は、個人の価値観によることになります。また、例えば下痢という副作用が2人に1人と高い頻度で出現しますが、1日1、2回程度ということであれば、問題ないかもしれません。さらに脳炎など命にかかわる副作用が知られていますが、頻度が0・01％程度ということであれば、それほど恐れる必要はないかもしれません。

このように、抗がん剤の副作用を考えるときには、「各論」で考える癖をつけるとよいでしょう。

さて次に、従来からある抗がん剤の代表的な副作用についてお話しします。抗がん剤の種類によって、出やすい副作用は異なります。すべての患者さんにみられるわけではありませんが、「表1」に一般的に頻度の高いものを挙げています。

特に、抗がん剤治療中は白血球が減りやすく、感染症に注意が必要です。抗がん剤治療中に発熱した場合（一般的に37・5～38℃以上が発熱の基準になります）は、担当医師の指示に従い、病院を受診するなどしてください。

ただし、最近はいろいろなタイプの

副作用の種類	起きやすい時期	予防対策・対応
アレルギー反応	抗がん剤投与中～終了直後	・アレルギー予防の薬剤
吐き気、嘔吐、食欲低下、下痢、便秘	抗がん剤投与終了後～数日間	・吐き気止め、下痢止め、緩下剤の内服
口内炎	抗がん剤投与後１～２週頃	・塗り薬やうがい薬
骨髄抑制（白血球数の減少、貧血、血小板数の減少）	抗がん剤投与後２～３週頃	・手洗い、うがいなどの日常生活の感染対策 ・発熱時は感染症の可能性があるため、医師に相談する
脱毛	抗がん剤治療開始後２～３週してから徐々に出現	・かつら（ウィッグ）の着用 ・頭皮冷却（周術期乳がんの治療時）
手足のしびれ	抗がん剤治療開始から数コース後に徐々に出現	・冷たいものを触らない ・しびれを緩和する内服薬 ・しびれの原因薬の休薬

（注）すべての抗がん剤でこれらの副作用がみられるわけではありません。

表１　抗がん剤による一般的な副作用

新しい抗がん剤もたくさん登場しており、「表1」に示した副作用のほかにも、さまざまな副作用がみられます。注意が必要な副作用も薬剤によって異なるため、担当医師や薬剤師に確認してください。

Q irAE（免疫関連有害事象）ってなに？

A 免疫チェックポイント阻害薬特有の副作用のことをいいます。現在、さまざまながん種で、免疫チェックポイント阻害薬と呼ばれるタイプの抗がん剤が使用されています。前述したような、従来の抗がん剤でよくみられる骨髄（こつずい）抑制（よくせい）や吐き気、脱毛などの副作用は起きにくいです。その代わりに、免疫関連有害事象（irAE／immune-related adverse events）と呼ばれる、特有の副作用に注意が必要です。irAEは、体の全身にいろいろな症状を引き起こすことが知られており、副作用が起きる時期も人によってさまざまです。

一般的な抗がん剤とirAEの副作用の対策は、それぞれ、台風と地震に例えられることがあります（図）。

①一般的な抗がん剤の副作用＝台風／抗がん剤の種類によって、だいたいどのくらいの時期に、どのような副作用が起きるかが予想できます（天気予報）。そのため、患者さんも私たちもその時期に備えて、対策もしくは注意しておけばよいです。

②irAE＝地震／いつ来るか、わかりません（地震予測は難しい）。程度が軽いirAE（ちょっと揺れるだけ）は結構よく経験します。ただ頻度は低いですが、入院が必要になるような、時には命にかかわるような重篤なirAE（大震災）が起きる場合があります。そのため、日頃から、そのような重篤なirAEに備えて、知識を蓄え対策をとっておく必要があります。

irAEには、明確な予防法がありません。放置すると重篤になる可能性もあるため、できる限り早期に発見して適切な治療を行うことが大切です。代表的なirAEについて、「表2」に示します。免疫チェックポイント阻害薬で治療中の患者さんは、日常生活でこのような症状が出ていないか注意して、気になることがあれば、担当医師にご相談ください。

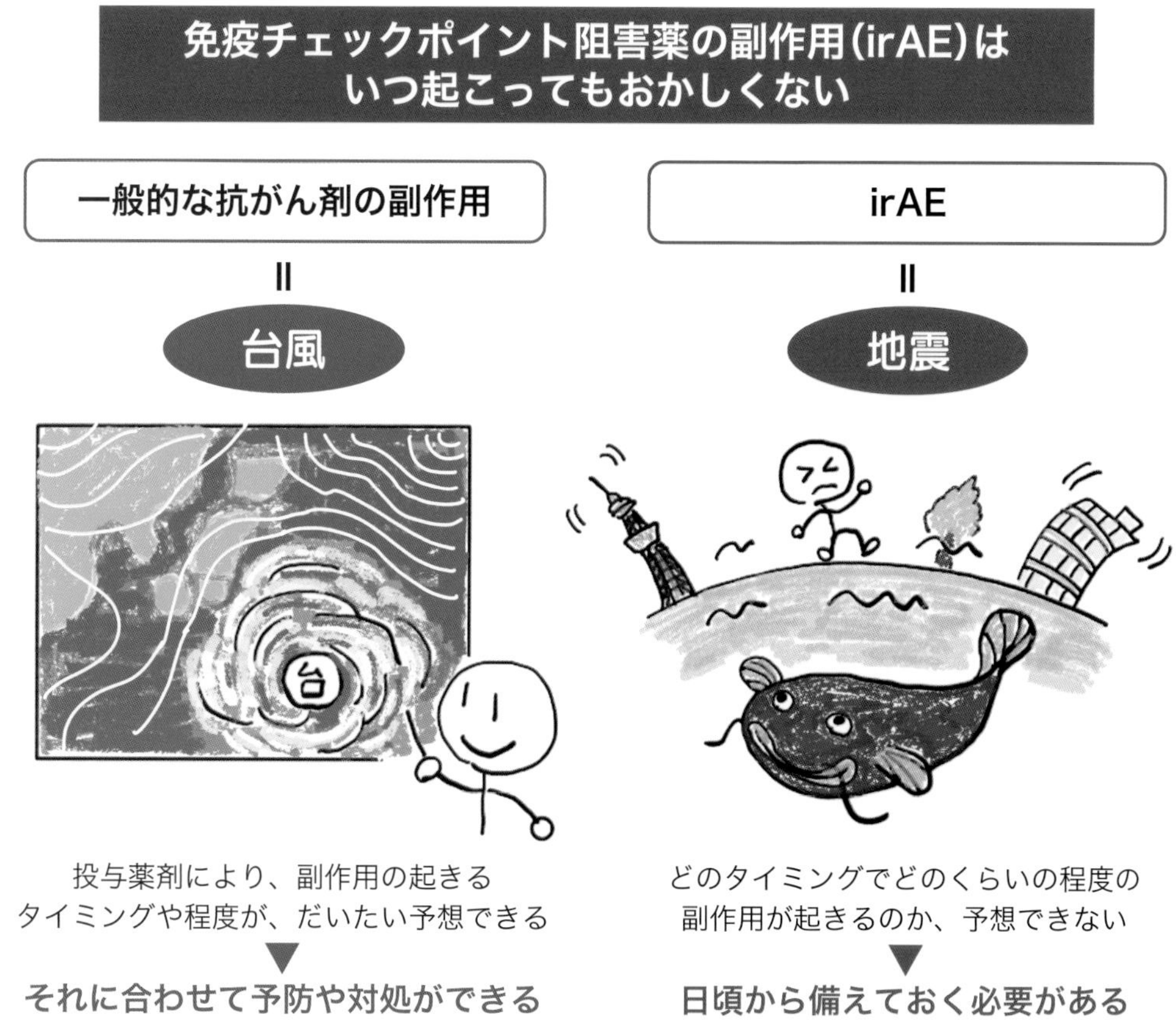

免疫チェックポイント阻害薬の副作用（irAE）はいつ起こってもおかしくない

一般的な抗がん剤の副作用
＝
台風

投与薬剤により、副作用の起きるタイミングや程度が、だいたい予想できる
▼
それに合わせて予防や対処ができる

irAE
＝
地震

どのタイミングでどのくらいの程度の副作用が起きるのか、予想できない
▼
日頃から備えておく必要がある

図　一般的な抗がん剤の副作用（台風）とirAE（地震）

副作用が起きる場所	症状
皮膚	皮膚のできもの（皮疹）、かゆみ、水ぶくれや皮膚のただれ、目や口の粘膜の赤み　など
肝臓	だるさ、食欲低下、黄疸　など
肺	発熱、咳、息苦しさ　など
大腸	下痢、血便、腹痛　など
膵臓	喉の乾き、多尿、だるさ　など（1型糖尿病）
甲状腺	だるさ、食欲低下、動悸、むくみ　など
副腎皮質	だるさ、食欲低下、吐き気、眠気　など
筋肉	筋肉痛、脱力感、息苦しさ　など

表2　irAEの例

Q17

治療についての疑問

外来でできる抗がん剤治療について、教えて

臨床腫瘍科　医員
竹村 弘司
（たけむら こうじ）

臨床腫瘍科　部長
三浦 裕司
（みうら ゆうじ）

Q 抗がん剤治療は、通院でできる？

A 多くの抗がん剤治療は、通院で実施することが可能です。「え、でもテレビドラマでは、抗がん剤治療を受けている患者さんが、吐き気であんなに苦しんでるじゃないですか！　あんな状態じゃ、苦しくて家で過ごすことなんてできません」と思う方もいるかもしれません。

たしかに、そのような時代があったことは間違いありませんし、現在でも抗がん剤の種類や人によっては、同じような副作用が起きる場合もあります。ただ、昨今の薬物療法の開発と進歩は目覚ましく、それと同時に、吐き気などの副作用を軽減するための治療がこの20年ほどで、かなり進歩しました。その結果、最近ではほとんどのがんに対する抗がん剤治療が、外来で実施できるようになりました。

それでも、「入院して行うほうが安心だし、楽なんじゃないですか？」と思われるかもしれません。ただ、外来で行うことのメリットも多いことが、近年わかってきました。

例えば、わが家で、好きな音楽を聴きながら、リラックスして過ごしたり、好きな時に好きなものを食べたりするほうが、副作用が出にくい場合もあります。また、入院による慣れないにおいが吐き気を引き起こしてしまう場合もあります。高齢の方は、短期間の入院であっても、筋力低下のリスクもあります。

そのため、日常生活を送りながら、抗がん剤治療を行える外来通院治療が、現在では一般的になっています。

Q 入院が必要な抗がん剤治療はある？

A がんの種類や抗がん剤治療の種類によっては、抗がん剤治療を入院で行う場合もあります。

例えば、点滴時間が長い場合、数日間にわたり連日の投与が必要な場合、腎障害の副作用を軽減するために、大量の生理食塩水の投与が必要な場合、などの理由です。

外来通院での治療が可能な抗がん剤であっても、がんの病状や合併症のリスクが高いと判断した場合には、最初のうちだけ入院での治療が望ましいことがあります。そのため、通院治療が可能か、入院治療が必要か、担当医師とよくご相談いただければと思います。

Q 虎の門病院の通院治療の実際を教えて！

A 当院では5階の外来化学療法室で、通院による抗がん剤治療を行っています。来院されたら、まず化学療法室で、看護師が血圧測定や体温測定など体調の確認を行います。その後、抗がん剤治療前の検査（血液検査や胸部X線検査など）がある場合は検査を行い、医師の診察後、化学療法室で抗がん剤治療を実施しています。

患者さんが、安心して安全に抗がん剤治療を受けられるよう、当院では、さまざまな取り組みを行っています。必要に応じて薬剤師が説明したり、看護師が副作用の状況を確認したりします。

外来での抗がん剤治療中に、悩みなどがありましたら、気軽にお声がけください。

Q18

治療についての疑問

リンパ浮腫になったら、どうすればいいの？

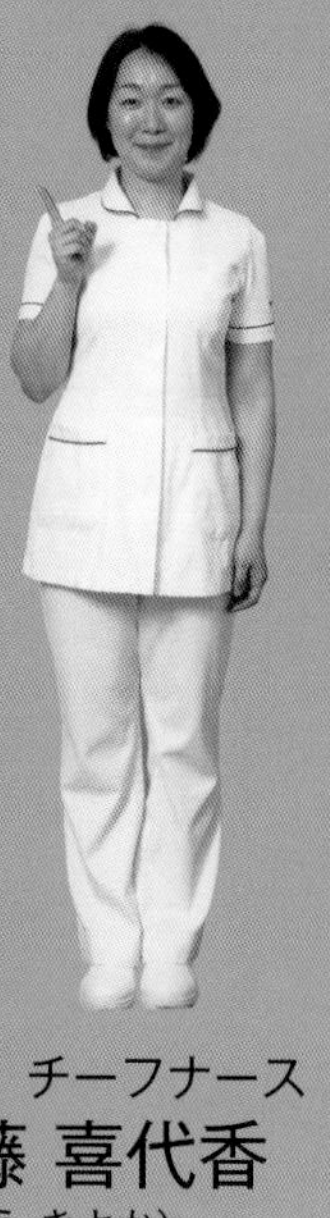

外来　チーフナース
佐藤 喜代香
（さとう きよか）

Q リンパ浮腫って、どんなもの？

A リンパ浮腫とは、がん（乳がん、子宮がん、卵巣がん、前立腺がんなど）の治療として行うリンパ節の切除や放射線療法、一部の薬物療法によってリンパ液の流れが悪くなり、がんの治療部位に近い腕や足などの皮膚の下にリンパ液がたまって、むくんだ状態のことをいいます。

治療したすべての患者さんが発症するわけではありませんが、治療直後に生じることもあれば、10年以上経過してから生じることもあります。

Q リンパ浮腫になると、どうなるの？

A むくんだところが重くなる、だるくなる、関節が曲げづらくなるなど、生活にも影響することがあります。

リンパ浮腫によるむくみは、放っておいても完全に引くことがなく、進行しやすいことが特徴です。そのため、予防することや早く見つけて治療を受けることが必要です。リンパ浮腫かなと思ったら、まずは、担当の医師に相談しましょう。

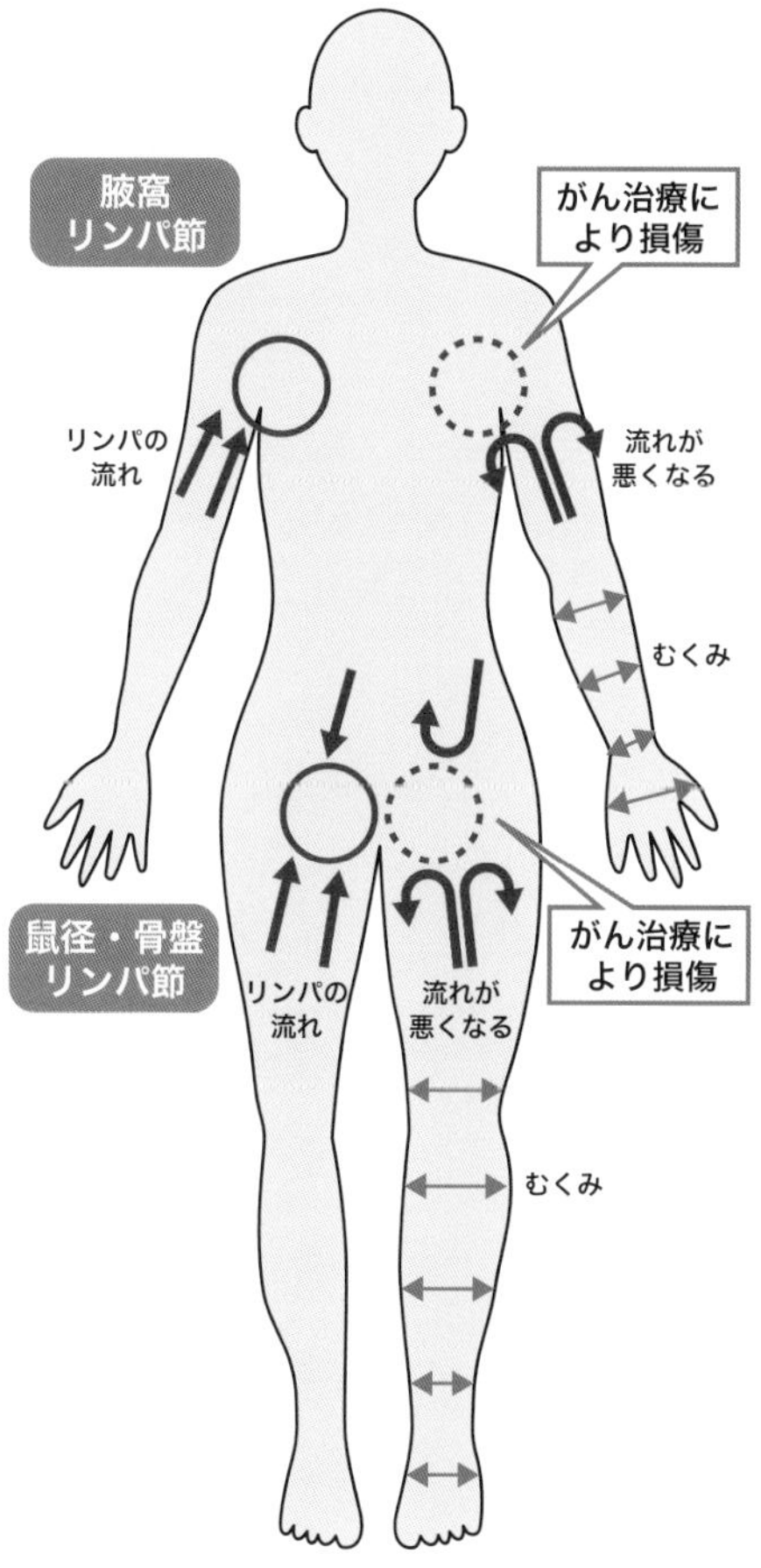

Q リンパ浮腫の予防法を教えて

A リンパ浮腫を予防するためには、むくみを早期発見すること、丁寧なスキンケアなど、日常生活での自己管理が大切です。むくみの起こりやすい腕、足の全体を目で見たり、手で触れたりして、むくみがないか確認しましょう。

リンパ浮腫の原因になりやすいのが、皮膚の炎症です。日頃から皮膚を清潔に保ち、乾燥を防ぎましょう。また、皮膚を傷つけないことも大切です。虫さされや切り傷、やけどなどに十分注意をしましょう。

体重の増加もリンパ浮腫を生じるきっかけになりますので、適度な運動を心がけて、体重の増加に注意しましょう。

当院では乳腺内分泌外科で、乳がんに対してセンチネルリンパ節生検、腋窩リンパ節郭清術を予定している患者さんの手術前後に、看護師が両腕の太さの測定、肩関節の可動域を確認、日常生活の注意点について説明します。リンパ浮腫が生じている場合には、医師と情報共有し、患者さんに合ったケアを提供します。

図　リンパ液の流れ

Q19

治療についての疑問

頑張って治療を受けましたが、再発のことが心配です

臨床腫瘍科　部長
三浦 裕司
(みうら ゆうじ)

Q 再発・転移はどうして起きるの? 再発したら治らないの?

A 「再発」とは、手術や抗がん剤治療、放射線療法などで、いったんは目には見えないほど縮小したがんが、再び大きくなったり、別の場所に出現したりすることを指します。「転移」とは、がんが最初に発生した場所(原発巣)から、血管やリンパ管に入り込んだのちに、血液やリンパの流れに乗って別の場所に移動し増えることを指します。再発する場所は、がんが最初に発生した場所に近い場合もあれば、離れている場合もあります。それぞれ「局所再発」や「遠隔転移再発」と呼ばれることもあります。

再発・転移が起こる理由の1つとして、できる限りの治療のあとでも、目に見えない小さながん細胞が体の中に潜んでいることが考えられています。再発・転移を防ぐため、世界中でさまざまな治療が研究されています。

再発・転移が起きたとき、多くの場合は「なるべくがんの進行を長く抑え、病気と治療とうまく付き合っていくこと」が治療の目標になります。ただし、再発・転移が起きた時期、部位、個数、がんの種類によっては、再度治癒を目標にした治療をめざせる場合もあります。一人ひとりの状況に合わせて、何が最善の選択であるか、担当の医師と相談しましょう。あなたの気持ちを担当医に伝えてみることが大切です。

Q 不安に対してどう対応すればいいの?

A 多くの方が再発に対して、不安や恐怖を経験することが知られています。未知のことに対するそのような感情は、危険を察知し対処するために人間に生まれつき備わっている力であり、むしろ、ごく当たり前のものであるといえます。詳細を知ったらさらに不安がつのるという考え方もあると思いますが、漠然とした不安がさらなる不安につながることもあるため、まずは自身の状況について理解を深めることはよい方法かもしれません。

当然、不安の程度や内容、おかれている環境は一人ひとり異なりますが、信頼できる情報(がん情報サービスのホームページ等)や患者会への参加を通じて、似た経験をした方を参考にすることもできます。また、趣味や運動などを通して、意識的に不安から気をそらしてみることで、うまく気持ちを切り替えられるようになるかもしれません。

大切なことは、どのような場合においても、不安を感じていることを一人で抱え込まず、信頼できる家族や友人、医療者を頼って打ち明けることです。

不安を感じた場合、主治医、担当医、外来、病棟の看護師に直接ご相談ください。がん相談支援センター(152ページ参照)での相談も可能です。また、不眠や食欲低下、無気力などの症状が続いた際には、精神科医や公認心理師に積極的に相談したほうがよい場合もあり、主治医からがんサポートチーム(102ページ参照)やリエゾンチーム(109ページ参照)に依頼し、受診していただくこともあります。

このように、さまざまな部署で連携して、患者さんの不安を解消できるようサポートしていきたいと考えています。

「国立がん研究センター
がん情報サービスHP」

Q20

治療についての疑問

リハビリテーションは必要？

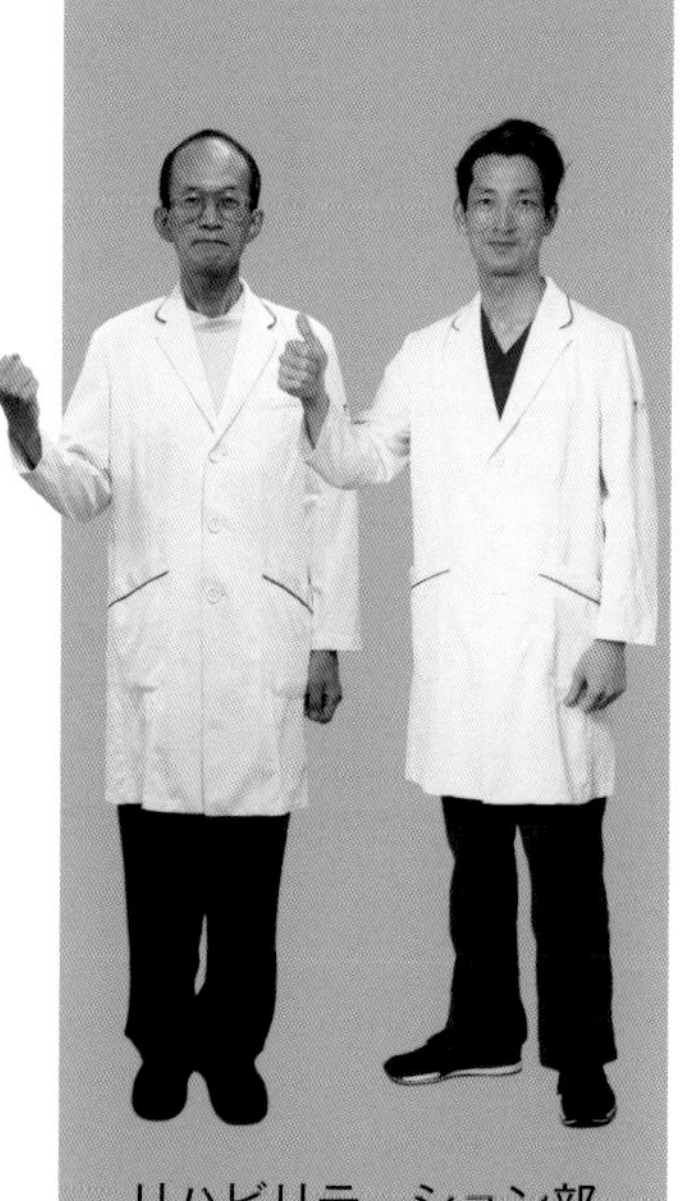

リハビリテーション部
部長
中道 健一
（なかみち けんいち）

整形外科　医長
安野 雅統
（あんの まさと）

がんになると、がんそのものによる痛みや倦怠感、あるいはその治療過程における認知障害、嚥下障害、筋力低下、拘縮（関節が硬くなり動かしづらくなること）、四肢のしびれや浮腫（むくみ）など、さまざまな機能障害が生じます。そのため、がん患者さんにとってもリハビリテーションは重要な診療の1つです。

日本リハビリテーション医学会によると、「がんのリハビリテーション治療とは、がん治療の一環としてリハビリテーション科医とリハビリテーション専門職により提供される医学的治療であり、がん患者の身体的・認知的・心理的な障害を診断・治療することで、活動を育み、自立度を高め、QOLを向上させるものである」[1]と定義されています。病期に応じて、「図」の通り4つの段階に分けられます。

Q それぞれの病期に応じたリハビリテーションの目的は？

A 予防的リハビリテーション（以下、リハビリ）は、治療を開始する前に導入し、その後に発生しうる機能障害を予防します。回復的リハビリでは、治療開始後の機能障害、筋力・体力の衰えを低減し、最大限の機能回復をめざします。

がんの増大や再発・転移による機能障害が進行しつつある患者さんに対しては、残された能力をできる限り生かすために自助具の使用やセルフケアを指導し、拘縮や筋力低下といった廃用*の予防も行います。終末期のがん患者さんに対しても、ご本人の要望や価値観を尊重しながら、身体的・精神的・社会的にQOL（生活の質）を高く保てるようにサポートします。

*廃用／長期間にわたり安静を続けることで、体に生じるさまざまな悪影響

Q リハビリを行ううえで注意すべきポイントは？

A がん診療のあらゆる段階において、リハビリが必要です。なかでも、手術を行う場合は、術前や手術直後からリハビリを導入することで、早期の機能回復や後遺症の軽減を図ります。薬物療法や放射線の治療中・後においては、体力回復のほか、手足のしびれなどによる不快感、歩行能力の低下を軽減する目的で、リハビリを行います。さらに、がんの終末期においてもQOLをできる限り高く維持するため、在宅を含めたリハビリの導入が有用です。

一方、重度の貧血や意識障害、病的骨折、脊髄圧迫などによりリハビリの中止を検討すべき状況もあり、継続的に全身状態の評価を行っていく必要があります。

【引用文献】
(1)日本リハビリテーション医学会 監修『リハビリテーション医学・医療コアテキスト』、医学書院、2018年

がんの診断　治療開始　再発・転移

予防的 → 回復的 → 維持的

緩和的

図　病期に応じたリハビリテーション医療

【参考文献】
(1)日本がんリハビリテーション研究会 編『がんのリハビリテーション診療ベストプラクティス 第2版』、金原出版、2020年
(2)Dietz, J. H., Rehabilitation oncology, John Wiley & Sons, New York, 1981.

Q21

治療についての疑問

治験について、教えて！

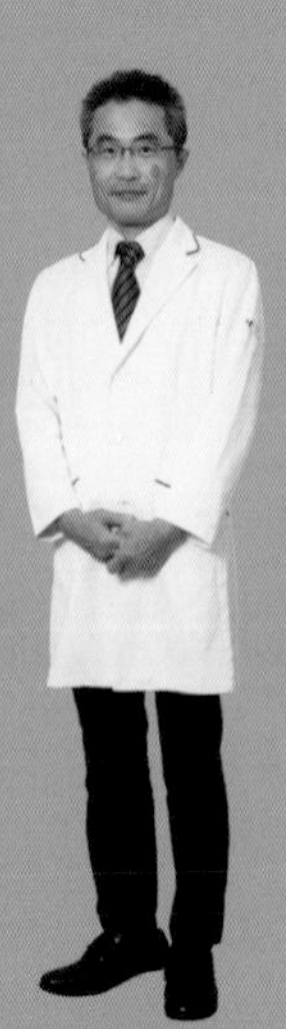

治験臨床研究部　部長
内田 直之
（うちだ なおゆき）

Q 「治験」ってなんですか？

A 新しいくすりが開発され発売されるまでには、どのような過程があるか、ご存じですか？

まず初めに、「くすり」になる可能性のある物質を試験管や動物を使って実験し、病気に効果があり、かつヒトに使用しても安全と予測されるものが、「くすりの候補」となります。そしてヒトに対して有効か、安全かを検討するために、健康な人や患者さんを対象に試験をします。これを「臨床試験」と呼び、中でも、くすりの製造販売を国に認めてもらうために実施されるものを「治験」と呼んでいます。

治験では、「くすりの候補」の効き目と副作用等を客観的に評価するために、「現在使われている標準的なくすり」や「プラセボ（有効成分を含まない偽薬）」と比較することもあります。

院内の治験審査委員会で、計画されている治験が科学的に問題ないか、患者さんの安全と人権が守られているかなどについて厳正に審査され、承認された治験が実施されます（図）。

Q 治験に参加するにはどうしたらいいの？

A 治験実施計画書の条件に当てはまると考えられる患者さんに、治験の目的・方法、治験薬の効果や副作用、治験以外の治療方法などについて、治験を担当する医師や治験コーディネーターが詳しく説明します。

参加・不参加は患者さんの自由です。誰かに強制されたり、担当医から勧められたから参加するものではありません。不参加と決めても、これまで通り適切な治療が受けられます。

Q 治験に参加したら、通常の診察や治療と何が違うの？

A 治験に参加すると、まだ国の承認がとれていない「くすりの候補」が使われます。治験によっては有効成分を含まない「プラセボ」が使用されることもありますが、これは「くすりの候補」の効果と安全性を客観的に評価するために必要だからです。

治験参加中は、患者さんの安全を守るため、また信頼できるデータを集めるために、決まったスケジュールでの診察や検査が必要となったり、治験薬と一緒に使えないくすりや治療の制限があったり、食事・運動・喫煙・飲酒が制限されたりします。治験への参加を途中で中断することもでき、その場合は通常の診療に戻ります。

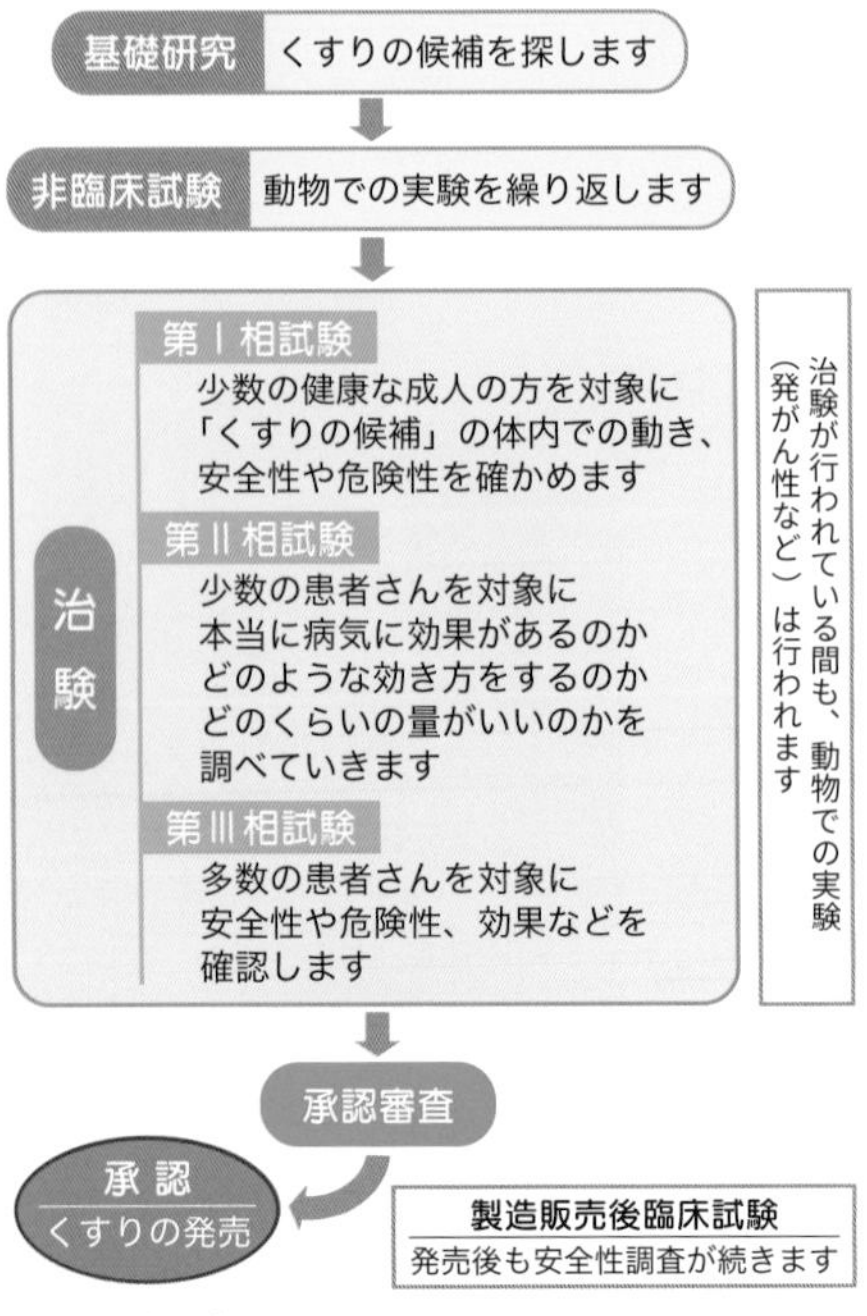

基礎研究　くすりの候補を探します
↓
非臨床試験　動物での実験を繰り返します
↓
治験
- 第Ⅰ相試験：少数の健康な成人の方を対象に「くすりの候補」の体内での動き、安全性や危険性を確かめます
- 第Ⅱ相試験：少数の患者さんを対象に本当に病気に効果があるのかどのような効き方をするのかどのくらいの量がいいのかを調べていきます
- 第Ⅲ相試験：多数の患者さんを対象に安全性や危険性、効果などを確認します

治験が行われている間も、動物での実験（発がん性など）は行われます
↓
承認審査
↓
承認　くすりの発売

製造販売後臨床試験　発売後も安全性調査が続きます

図　治験の流れ

Q22

相談窓口

抗がん剤副作用・合併症マネジメントセンターについて、教えて

臨床腫瘍科　部長／
抗がん剤副作用・合併症マネジメントセンター
副センター長
三浦 裕司
（みうら ゆうじ）

Q 抗がん剤副作用・合併症マネジメントセンターって？

A がんに対する薬物療法は、この20年ほどで凄まじい進歩を遂げ、がん患者さんの生存期間は劇的に伸びました。

一方で、これらのさまざまな薬剤の効果の影に、必ずつきまとうのは副作用です。薬のメカニズムが増えれば増えるほど、複雑になればなるほど、副作用も体のさまざまな臓器に起こり、多様になります。

そのような副作用のマネジメントに、当院の複数のチームで立ち上げたのが、「抗がん剤副作用・合併症マネジメントセンター」です。

2023年7月現在、循環器内科医による腫瘍循環器外来、糖尿病内科医による腫瘍糖尿病外来、整形外科医によるがんロコモ外来、管理栄養士による腫瘍栄養外来、腫瘍内科医による副作用外来、呼吸器内科医による肺合併症外来、脳神経内科医による腫瘍神経内科外来と、7つの外来が稼働しています。またこれ以外にも、現場ではさまざまな科の専門医とコラボレーションしています。

Q どのような副作用を見てもらえるの？

A 当センターは、前述のように7つの専門外来を設置しています。しかし、真の目的は、がん患者さんが副作用や合併症を含めてさまざまな悩みを持ったときに、患者さんも、そして主治医も道に迷うことがないように、コンシェルジュ的な、かけこみ寺的な役割を担うことです。

当院は総合病院なので、院内にさまざまな専門家がいます。患者さんの悩みの種類に合わせて、どの専門家につなげばよいのか、その窓口になれればと思っています。

また、抗がん剤の副作用だけでなく、手術や放射線療法などの副作用にも対応していますし、場合によっては、それらの治療を行うにあたり、元々の持病である高血圧や糖尿病のコントロールが必要な場合など、がん治療をスムーズに行えるようなお手伝いもしています。

Q 抗がん剤副作用・合併症マネジメントセンターの受診方法は？

A まずは主治医に受診の希望があることをお伝えいただき、院内紹介状を書いてもらうのが一番よくあるパターンになります。

そのほかにも、外来化学療法室の看護師や薬剤師に伝えてもらったり、2階のがん相談支援センターでお伝えいただいても結構です。

図　抗がん剤副作用・合併症マネジメントセンター（ポスター）

Q23

相談窓口

がん相談支援センターってどんなところ？

患者支援部　統括課長
岡田 尚子
（おかだ ひさこ）

Q がん相談支援センターについて教えて

A 地域がん診療連携拠点病院の指定を受けている当院では、地域の方々やがん患者さん、家族の方々に安心して治療・療養してもらえるよう、がんに関する相談の窓口「がん相談支援センター」を設置しています。

患者さんや家族はもちろん、当院にかかっていない方も相談することができます。相談の方法は対面と電話の2種類があり、料金はかかりません。

Q どんな相談にのってくれるの？

A がんと診断されたとき、ショックを受ける方が多く、動揺しない方はほとんどいないのではないでしょうか。「どうしよう」「これからどうなっていくのだろう」「なぜ私が……」と、不安な気持ちやつらい気持ちでいっぱいになってしまうこともあるでしょう。

そのような気持ちはもちろん、治療のこと、療養上の不安や疑問、仕事のこと、家事や育児のこと、治療費・生活費等の経済的なこと、何を相談していいかわからない……など、どんな些細なことでも、想いを伺います。一人で抱え込まず、気軽に「がん相談支援センター」にご相談ください。

相談することをためらう場合があるかもしれません。一度勇気を出して相談してみませんか。がんと診断された方にはぜひ利用していただきたいです。がん専門相談員が想いを伺い、どうしたらよいかを寄り添いながら一緒に考え、継続的に支援します。

Q どんな職種の人が相談にのってくれるの？

A がん相談支援センターでは、国が指定した研修を修了した看護師、医療ソーシャルワーカー（社会福祉士、精神保健福祉士）、公認心理師などの専門職が、がん専門相談員として相談に応じています。

これらの相談員にご相談いただくことで、さまざまな心配ごとや問題について一緒に考えることができます。気持ちの整理がついたり、問題解決の糸口やヒントが見つかったりするかもしれません。一人で悩まず、まず一度ご相談ください。匿名での相談も可能です。

また、専門相談員のほか、社会保険労務士、ファイナンシャルプランナー、ハローワーク就職支援担当者による個別相談会も実施しています。

Q 相談したことを誰にも知られたくないです

A 当院では、患者さんの治療を第一に考え、多職種でチームをつくり治療や支援にあたっています。がん相談支援センターでは、チームの一員としてそれぞれの専門性を生かした情報提供や支援を行っています。治療に必要な場合は、相談内容を相談支援センター内あるいは院内の医師や看護師等と共有する場合があります。

しかし、ご相談いただいた内容が患者さんの同意なしに他人に知られることはありません。例えば、医師に知られたくない等の内容の場合は、その旨を相談員にお話しください。相談員がその気持ちに配慮しながら対応します。また、相談されたことにより不利益が生じるようなことはありません。

Q24

相談窓口

患者サポートセンターは何をするところ？

患者支援部　統括課長
岡田 尚子
（おかだ ひさこ）

Q 患者サポートセンターって？

A 患者サポートセンターは、患者さんのための総合相談窓口です。「がん相談支援センター」をはじめとした「入院予約手続・入院当日手続」「検査説明」「入院前面談」「医療ソーシャルワーカーへの相談」「肝疾患相談センター」「国際室」「医療連携室」「患者相談窓口」「脳卒中相談窓口」から構成されており、さまざまな職種のスタッフが対応しています。

場所は2階21番にあり、受付機でカテゴリー別の受付をしていただいた後、順番にご案内し対応しています。

患者さん向けにさまざまなリーフレットを用意しています

Q 窓口の種類とそれぞれの役割を教えて

A ここでは「がん相談支援センター」以外の窓口をご紹介します。

●入院予約手続・入院当日手続／入院に関する事務手続きを事務職員が担当して行っています。

●検査説明／検査に関する説明を看護師が行っています。

●入院前面談／入院予約の手続き後、看護師、薬剤師、管理栄養士が患者さんの生活について伺い、入院に必要な情報を整理し、医師をはじめとする医療スタッフと共有しています。

●医療ソーシャルワーカーへの相談／医療ソーシャルワーカー（社会福祉士、精神保健福祉士）が患者さんの療養上抱えているさまざまな不安や心配ごとを伺い、問題を解決できるようお手伝いしています。

がん相談支援センターへの相談に抵抗がある方は、こちらに相談いただくことで、医療ソーシャルワーカーによる対応が可能です。お話を伺い、他の専門職につなげるお手伝いもしています。

●肝疾患相談センター／肝疾患診療連携拠点病院として指定を受けた病院が設置している、肝疾患に関する総合的な相談支援を行っています。

専従の看護師、専従の事務員、肝臓専門医が、電話や直接面談にあたっています。また、患者さんや地域住民、医療従事者を対象とした講習会・研修会を企画し、開催しています。

●国際室／英語、中国語担当の専従の職員が、外国人患者さんの対応にあたっています。

当院では、①国内の外国人への医療の提供と、②アジア諸国などの海外からの患者さんの受け入れの2つの柱で、国際対応を強化しています。国際室は外国人患者さんが当院の医療を安心・安全に享受できることをめざして、窓口としての役割を担っています。

●医療連携室／かかりつけ医や虎の門ネットワーク医等と連携して、患者さんの受診・入院支援を行っています。また、診療科と協力し、各種セミナーの企画運営を行っています。

●患者相談窓口／患者さんや家族からのご意見やご要望を伺っています。

●脳卒中相談窓口／脳卒中療養相談士（医療ソーシャルワーカー、看護師、脳卒中専門医等）が療養上の相談支援および情報提供を行っています。

外来診療の流れ

来院から受診までの流れ（初診の方）

1 初診の受付手続きを行います

2階の①【初診・紹介】受付へお越しください。

- 診療申込書を記入し、保険証・紹介状・画像CD・お薬手帳等と一緒に提出してください。

➡次の受付場所をご案内します。

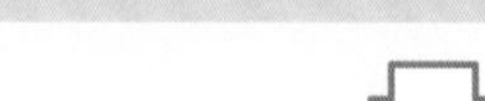

2 受診する科の受付手続きを行います

1でご案内した場所、【共通外来】受付等にお越しください。

- 問診票を記入して、提出してください。

➡患者案内票が発行されます。診察のお呼び出しは、患者案内票に記載されている受付番号で行います。

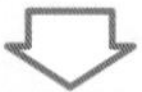

3 到着確認を行います

2でご案内した【到着確認機】にお越しください。

- 患者案内票の右上に記載されたバーコードを、【到着確認機】にかざしてください。
- 【到着確認機】の画面表示をご確認ください。

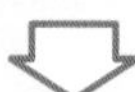

4 診察の順番を待ちます

各階の待合スペースや2階などをご利用ください。

- 順番が近づくと、案内表示板または【メール呼出】でご案内しますので、診察室の近くにお越しのうえ、お待ちください。
- 診察の順番になりましたら、再度、案内表示板でご案内します。

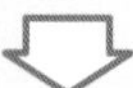

診察・検査

診察が終わったら（ご帰宅までの流れ）

1【患者案内票】をご確認ください

診察終了時にお渡しする【患者案内票】の記載内容をご確認ください。

- 「料金計算受付へお越しください」と記載されている場合
- 「そのまま支払機でお支払いください」と記載されている場合

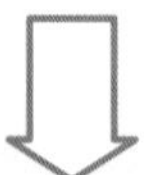

2【料金計算】受付へお越しください

2階の⑤【料金計算】受付にお越しください。

受付で新たな番号票をお渡しします。計算終了はこの番号でお知らせいたします。

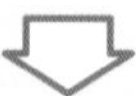

3 計算終了までお待ちください

計算が終わりましたら、電子掲示板に番号でお知らせいたしますので、それまでお待ちください。

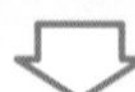

4 お支払いをお願いします

【診療費支払機】でお支払いください。

診療費支払機は2階・3階・4階・5階にございます。

※現金払いに対応しているのは、2階の診療費支払機のみです。

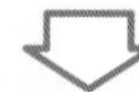

ご帰宅

入院～退院の流れ

入院の予約・手続き

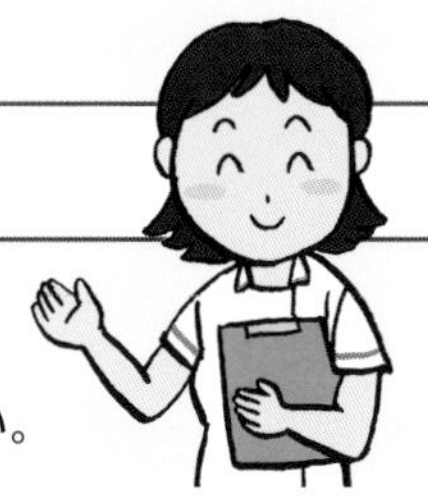

外来受診にて主治医より入院の指示がありましたら、
患者サポートセンター（２階）で手続きを行ってください。

入院

- 当院では、入院中に検査や治療が順調に行われ、安心して退院を迎えられるように、入院前からさまざまな医療専門職が連携して、療養の支援を行っています。
- 検査や治療については、「入院診療計画書」や「クリニカルパス」などを用いてご説明します。
- 1日のスケジュールは、前日もしくは当日の担当看護師がご説明します。
- 食事、安静度、清潔ケア等は、治療の経過によって変更する場合があります。
- 検査や治療の内容、入院中の生活、退院後の生活などについてご不明な点やご質問がありましたら、遠慮なく主治医または看護師等にご相談ください。
- 各病棟に入退院支援職員を配置し、ご希望を伺いながら、安全・安心に住み慣れた地域で療養生活が送れるよう支援を行います。また、地域の連携機関との調整、就労支援のご案内や制度のご説明を行います。

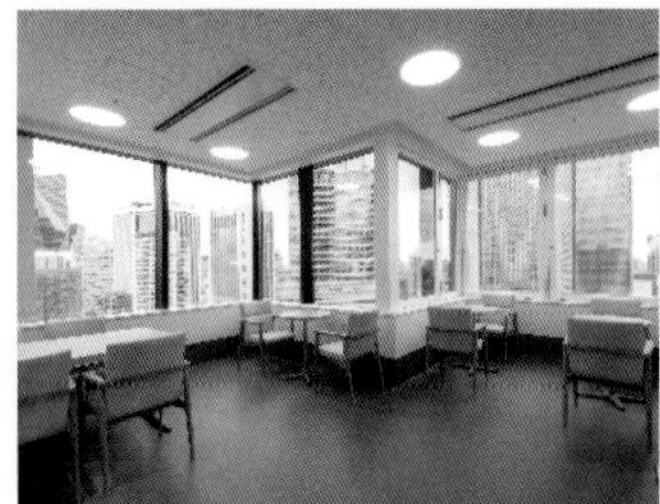

デイルーム

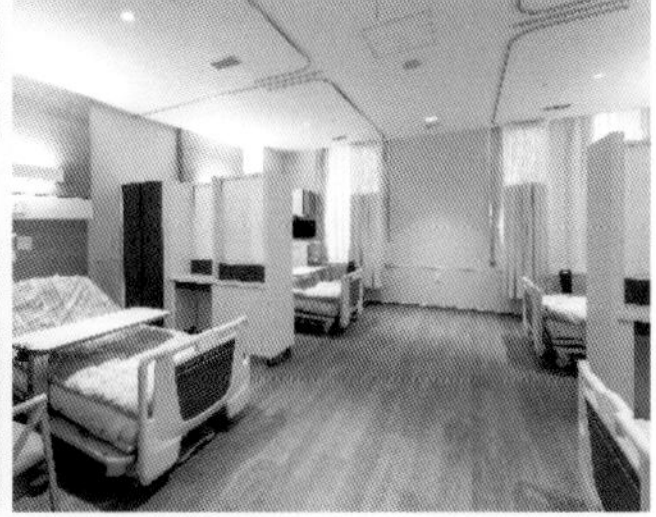

４人床（有料）

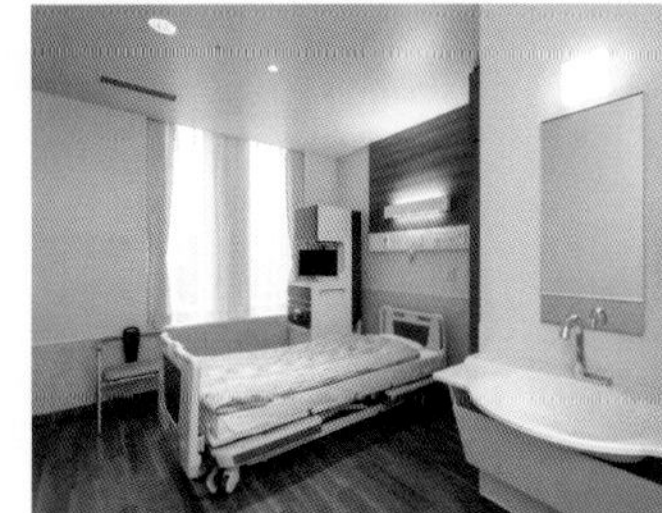

個室（有料）

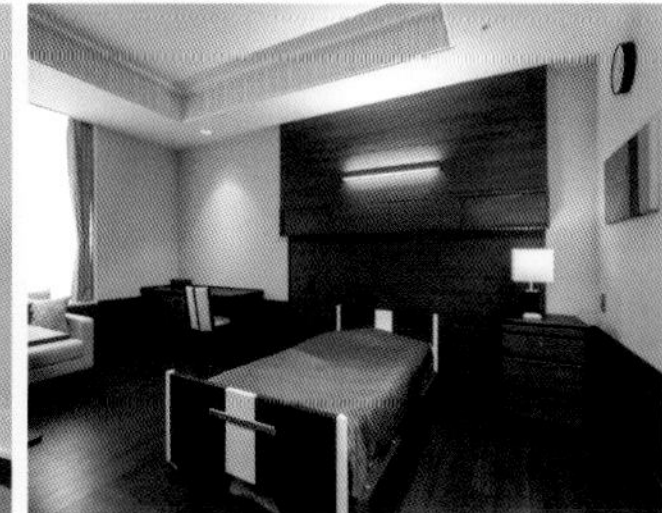

特別個室Ｃ（有料）

退院

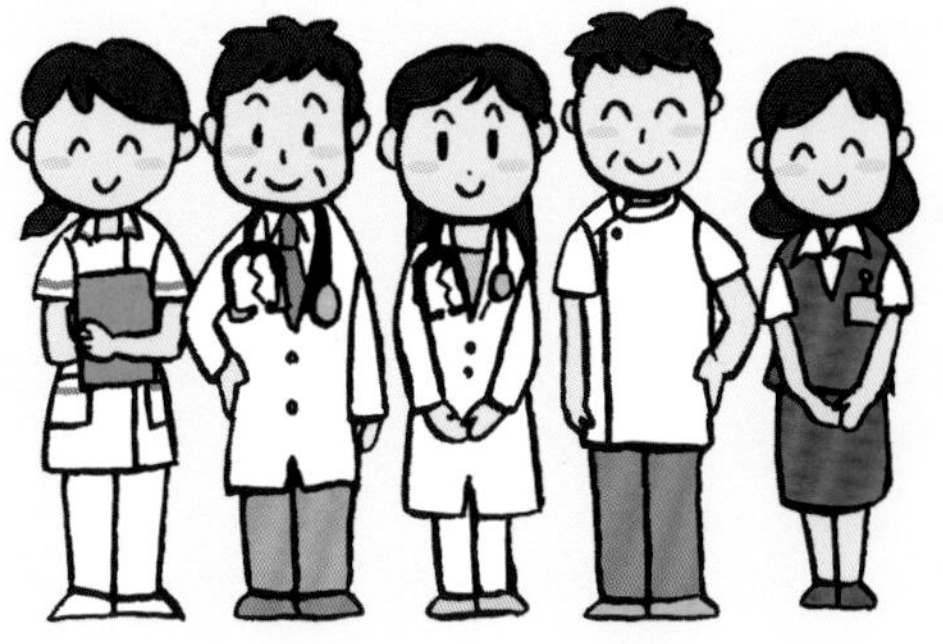

- 主治医から退院の許可がありましたら、退院となります。
- 退院にあたっての注意や、退院後の療養の計画をまとめた「退院療養計画書」をお渡しします。

入院についての詳細は、当院ホームページをご確認ください。

入院のご案内▶

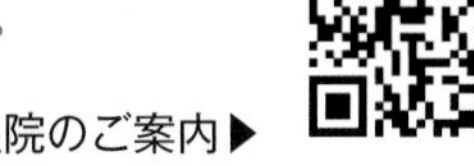

用語解説 「シームレス」とは

英語でseamlessは「縫い目のない、継ぎ目のない」という意味を持ちます。

本書では、検査でがんが発見され、治療を開始し、治療終了するまで、あらゆる段階で継ぎ目なく提供される医療という意味で「シームレスな医療」という文言を用いています。当院では人間ドックから精密検査、治療までシームレスな医療を提供しています。

近年、医療はますます専門分化が進んでいます。検査・手術・化学療法・放射線療法・緩和医療等、それぞれに専門家がいます。医療者は自身の専門分野については多くの知識と経験を持ちますが、専門以外についてはあまり詳しくない分野もあります。

当院では患者さんを「うちの診療科で診る」のではなく、「虎の門病院全体で診る」という風土が根付いているので、各診療科・部門は垣根なく活発にコミュニケーションを取り、お互いを補い合っています。内科あての紹介状をお持ちになっても必要であれば外科の医師が、外科あてでも内科の医師が治療を行うこともあります。各専門家が連携を密にして、患者さん一人ひとりに合わせた適切な医療を一貫して提供できるように努めています。

索引

病状、検査・診断方法、疾患名、治療方法やケアなどにかかわる語句を掲載しています。

（読者の皆さんに役立つと思われる箇所に限定しています）

虎の門病院

〒105-8470　東京都港区虎ノ門 2-2-2
TEL　03-3588-1111（代表）
https://toranomon.kkr.or.jp/

【企画・編集】
虎の門病院　マルチメディアデスク、広報企画室

■装幀／スタジオ ギブ
■カバーイラスト／秋葉あきこ
■本文 DTP ／濱先貴之（M-ARTS）
■撮影／海野惶世（フリー スペース スタジオ）
■図版／岡本善弘（アルフぉンス）
■本文イラスト／久保咲央里（デザインオフィス仔ざる貯金）
■編集／西元俊典　本永鈴枝

虎の門病院式 がん治療

2024 年 2 月 16 日　初版第 1 刷発行

編　著／虎の門病院
発行者／出塚太郎
発行所／株式会社 バリューメディカル
〒150-0043　東京都渋谷区道玄坂 2-16-4 野村不動産渋谷道玄坂ビル 2 階
TEL　03-6679-5957
FAX　03-6690-5791

印刷製本所／大日本印刷株式会社
※定価はカバーに表示してあります。

ISBN978-4-907522-22-3